全国高等教育五年制临床医学专业教材精编速览

外科学

主编　郑树森　匡　铭

中国健康传媒集团
中国医药科技出版社

内 容 提 要

本书是全国高等教育五年制临床医学专业教材《外科学》的配套辅导用书。全书共68章，内容密切结合临床病案分析，章前设重点、难点、考点，部分章后设速记导引图，有助于考生以临床思维理解基础知识和快速测试所学知识的掌握程度。

本书供全国高等教育五年制临床医学专业本科、专科学生和参加医学研究生入学考试的考生使用，也可直接作为医学生准备国家执业医师资格考试参考用书。

图书在版编目（CIP）数据

外科学 / 郑树森，匡铭主编. —北京：中国医药科技出版社，2020.4

全国高等教育五年制临床医学专业教材精编速览

ISBN 978-7-5214-1758-6

Ⅰ. ①外… Ⅱ. ①郑…②匡… Ⅲ. ①外科学–高等学校–教材 Ⅳ. ①R6

中国版本图书馆 CIP 数据核字（2020）第 059898 号

美术编辑 陈君杞

版式设计 易维鑫

出版 **中国健康传媒集团** | 中国医药科技出版社

地址 北京市海淀区文慧园北路甲 22 号

邮编 100082

电话 发行：010–62227427 邮购：010–62236938

网址 www.cmstp.com

规格 889×1194mm 1/16

印张 27

字数 741 千字

版次 2020 年 4 月第 1 版

印次 2020 年 4 月第 1 次印刷

印刷 北京市密东印刷有限公司

经销 全国各地新华书店

书号 ISBN 978-7-5214-1758-6

定价 79.00 元

《全国高等教育五年制临床医学专业教材精编速览》
《全国高等教育五年制临床医学专业教材同步习题集》

出版说明

为满足全国高等教育五年制临床医学专业学生学习与复习需要，帮助医学院校学生学习、理解和记忆教材的基本内容和要点，并进行自我测试，我们组织了国内一流医学院校有丰富一线教学经验的教授级教师，以全国统一制订的教学大纲为准则，围绕临床医学教育教材的主体内容，结合他们多年的教学实践编写了《全国高等教育五年制临床医学专业教材精编速览》与《全国高等教育五年制临床医学专业教材同步习题集》两套教材辅导用书。

本教材辅导用书满足学生对专业知识结构的需求，在把握教材内容难易程度上与相关教材相呼应，编写的章节顺序安排符合教学规律，按照教案形式归纳总结，内容简洁，方便学生记忆，使学生更易掌握教材内容，更易通过考试测试。在《精编速览》中引入"重点、难点、考点""速览导引图""临床病案分析"，使学生轻松快速学习、理解和记忆教材内容与要点；《同步习题集》是使学生对学习效果进行检测，题型以选择题［A 型题（最佳选择题）、B 型题（共用备选答案题）、X 型题（多项选择题）］、名词解释、填空题、简答题、病例分析题为主。每道题后附有答案与解析，可以自测自查，帮助学生了解命题规律与提高解题能力。

本书可供全国高等教育五年制临床医学专业本科、专科学生和参加医学研究生入学考试的考生使用，也可直接作为医学生准备执业医师考试的模拟练习用书。

中国医药科技出版社
2019 年 5 月

《全国高等教育五年制临床医学专业教材精编速览》
《全国高等教育五年制临床医学专业教材同步习题集》

建设指导委员会

编委会

主　编　郑树森　匡　铭

副主编　徐　骁　吴　健　耿　磊　朱庆棠

编　委（以姓氏笔画为序）

王　跃（浙江大学医学院附属第一医院）
王金海（浙江大学医学院附属第一医院）
邓俊芳（浙江大学医学院附属第一医院）
龙健婷（中山大学附属第一医院）
朱家源（中山大学附属第一医院）
邬一军（浙江大学医学院附属第一医院）
刘江辉（中山大学附属第一医院）
杨东杰（中山大学附属第一医院）
李任远（浙江大学医学院附属第一医院）
吴　军（中山大学附属第一医院）
吴　凯（浙江大学医学院附属第一医院）
沈　岩（浙江大学医学院附属第一医院）
沈倩云（浙江大学医学院附属第一医院）
张　珉（浙江大学医学院附属第一医院）
张劲军（中山大学附属第一医院）
张信华（中山大学附属第一医院）
张鸿坤（浙江大学医学院附属第一医院）
陈文斌（浙江大学医学院附属第一医院）
陈创奇（中山大学附属第一医院）
陈敏英（中山大学附属第一医院）
林才照（浙江大学医学院附属第一医院）
封志云（浙江大学医学院附属第一医院）
赵志成（浙江大学医学院附属第一医院）
赵海格（浙江大学医学院附属第一医院）
胡小坚（浙江大学医学院附属第一医院）

胡文杰（中山大学附属第一医院）
柯尊富（中山大学附属第一医院）
俞　军（浙江大学医学院附属第一医院）
祝胜美（浙江大学医学院附属第一医院）
高　原（浙江大学医学院附属第一医院）
郭　华（浙江大学医学院附属第一医院）
凌　琪（浙江大学医学院附属第一医院）
梁力建（中山大学附属第一医院）
傅佩芬（浙江大学医学院附属第一医院）
童　鹰（浙江大学医学院附属第一医院）
谢小军（浙江大学医学院附属第一医院）
谢立平（浙江大学医学院附属第一医院）
赖佳明（中山大学附属第一医院）
谭进富（中山大学附属第一医院）
潘剑威（浙江大学医学院附属第一医院）

编写秘书　张昆松　沈　恬　杨　喆　陈　伟

前 言

在教育部坚持“以本为本”，推进“四个回归”，加快建设高水平本科教育、全面提高人才培养能力的战略目标下，如何进一步有效提升五年制本科医学院校教学质量，培养出更多合格的为健康中国服务的医学生是医学院校面临的时代新要求。同时，信息化、大数据、人工智能又使医学生面临着海量的知识和信息，因此，有效且高效的学习变得现实而迫切。在此背景下，中国健康传媒集团中国医药科技出版社组织编写了《全国高等教育五年制临床医学专业教材精编速览》和《全国高等教育五年制临床医学专业教材同步习题集》教材辅导用书。该套丛书包含《外科学精编速览》和《外科学同步习题集》两本，内容通俗易懂，简明扼要，改变了医学生知识体系繁杂、信息量大、思考太少的现状。其中，《外科学精编速览》每个章节列举了学习要点、难点和考点，内容提纲挈领，能够使学生快速把握学习重点，高效率牢记知识内容，节后附有临床病案分析，让学生在掌握理论知识的同时，可以结合病例应用学到的理论知识，加深对知识的理解，并早期开展临床思维训练，既增加了学习兴趣又强化了知识应用。希望通过此次编写工作，《外科学精编速览》和《外科学同步习题集》能够实现帮助医学生达成知识学得快、重点记得牢、考试考得过的目标。

该辅导用书以全国医学院校五年制教学大纲为依据，以高等教育出版社“全国高等学校医学规划教材”《外科学》（第 2 版）和中国医药科技出版社“全国普通高等医学院校五年制临床医学专业十三五规划教材”《外科学》为蓝本，由郑树森院士和匡铭教授主编、数十位来自于浙江大学医学院附属第一医院和中山大学附属第一医院长期从事一线教学工作且具有丰富临床经验的专家教授共同参与编写，适合于五年制在校医学生课后自学和备考使用，也可作为医学生准备研究生入学考试和国家执业医师资格考试参考用书。

由于编者编写时间仓促，知识容量有限，在编写过程中难免存在一些疏漏和不足之处，恳请广大师生和读者批评指正。

编 者

2019 年 10 月

目 录

第一章 绪论 ……1
第二章 无菌术 ……3
第三章 水、电解质代谢紊乱和酸碱平衡失调 ……6
第四章 输血 ……13
第五章 外科休克 ……16
第六章 全身炎症反应综合征 ……20
第七章 重症监测治疗与复苏 ……23
第八章 麻醉 ……30
第九章 疼痛治疗 ……37
第十章 围术期处理 ……42
第十一章 外科病人代谢与营养支持 ……46
第十二章 外科感染 ……49
第十三章 创伤和战伤 ……60
第十四章 烧伤、冻伤、咬蜇伤 ……69
第十五章 肿瘤 ……76
第十六章 器官移植 ……82
第十七章 微创外科 ……86
第十八章 分子生物学的外科应用 ……89
第十九章 加速康复外科 ……92
第二十章 颅内压增高和脑疝 ……95
第二十一章 颅脑损伤 ……100
第二十二章 颅内和椎管内肿瘤 ……104
第二十三章 颅内和椎管内血管性疾病 ……108
第二十四章 颈部疾病 ……111
第二十五章 乳房疾病 ……122
第二十六章 胸部损伤 ……126
第二十七章 胸壁疾病 ……132
第二十八章 肺疾病 ……135
第二十九章 食管疾病 ……141
第三十章 原发性纵隔肿瘤 ……151
第三十一章 心脏疾病 ……158
第三十二章 胸主动脉疾病 ……167

第三十三章　腹外疝……169
第三十四章　腹部损伤……175
第三十五章　腹腔感染……178
第三十六章　胃十二指肠疾病……182
第三十七章　小肠疾病……192
第三十八章　阑尾炎……204
第三十九章　结、直肠与肛管疾病……208
第四十章　肝疾病……231
第四十一章　门静脉高压症……238
第四十二章　胆道疾病……242
第四十三章　胰腺疾病……252
第四十四章　脾疾病……265
第四十五章　消化道大出血的诊断与外科处理原则……270
第四十六章　急腹症的鉴别诊断……275
第四十七章　周围血管与淋巴管疾病……278
第四十八章　泌尿、男生殖系统畸形……299
第四十九章　泌尿、男性生殖系统损伤……303
第五十章　非特异性泌尿、男生殖系统感染……308
第五十一章　泌尿、男生殖系统结核……312
第五十二章　尿路梗阻……315
第五十三章　尿路结石……319
第五十四章　泌尿、男生殖系统肿瘤……322
第五十五章　泌尿、男生殖系统的其他疾病……328
第五十六章　运动系统畸形……331
第五十七章　骨折概论……334
第五十八章　上肢骨、关节损伤……346
第五十九章　手外伤及断肢（指）再植……360
第六十章　下肢骨、关节损伤……367
第六十一章　脊柱、脊髓与骨盆骨折……376
第六十二章　周围神经损伤……381
第六十三章　运动系统慢性损伤……387
第六十四章　腰腿痛与颈肩痛……391
第六十五章　骨与关节化脓性感染……398
第六十六章　骨与关节结核……401
第六十七章　非化脓性关节炎……406
第六十八章　骨肿瘤……410

第一章 绪论

重点	外科学概念，如何学好外科学
难点	外科学概念

（一）概念

外科学是以手术或手法治疗为主的临床学科。

（二）外科学的发展过程

（1）公元前1300年我国已有与外科相关的“疥”“疮”等文学记载。

（2）公元前500年我国已有外科手术记载。

（3）公元前460－377年古希腊医学家Hippocrates成为西方外科学最初奠基人。

（4）1745年后外科医生形成独立团体，1843年成立英国皇家外科学院。

（三）推动外科学发展的基础

（1）抗菌术、无菌术。

（2）麻醉术。

（3）解剖学。

（4）病理学与生理学。

（5）手术基本操作。

（四）20世纪后现代外科学的发展

1. 概念的创立和更新

（1）围术期处理：术前、术中、术后是手术的一个整体，任何一个环节都能直接影响手术的成败。

（2）微创概念：减少手术的创伤，获得最大的预期治疗效果。

（3）循证外科学：“循证外科学”的研究范畴可概括为三类：①在外科治疗中应用的药物或非手术治疗方法；②手术方式的对比；③手术治疗与非手术治疗的对比。

采取随机对照实验的研究方法（RCT）获得准确数据指导临床，现在命名为“循证医学”或“证据医学”。根据研究结果的说服力按照强弱程度分为一至五级。循证医学另一重要概念是“后果”评估。

2. 诊断技术的进步

（1）影像学：超声、计算机断层成像（CT），数字减影血管造影（DSA），磁共振成像（MRI），正电子发射断层显像（PET）等。

（2）内镜和腔镜：已出现经自然腔道进行腹腔手术的技术。

（3）免疫学诊断：特别是肿瘤标志物的检测，大大提高肿瘤的诊断率。

3. 治疗方法的进步

（1）微创技术：显微技术，介入技术，内镜技术，腹/胸腔镜技术，机器人辅助外科手术及其他一些如射频消融、微波消融、冷冻、γ刀等技术。

（2）器械的改进与代用品的应用，如消化道吻合器、闭合器、人工血管等。

（3）器官移植。

4. 药物的创新

抗生素的更新，免疫抑制剂，生物工程及重组技术。

（五）未来外科学的发展

（1）内科和外科的相互交叉：内科不能有效治疗时努力寻求外科治疗，也需要不断寻找有效的内科疗法，替代有创的手术治疗。

（2）外科学按系统分工更有利于连贯性地治疗疾病，是将来医学发展的一种模式：如心血管系统，消化系统，神经系统等。

（六）如何学好外科学

（1）明确学习目的：掌握和利用外科手术这一手段治疗患者，解除患者痛苦，恢复健康。

（2）学习有关的基础理论知识和基本操作技能。

（3）手术是外科学占主要地位的治疗方法，需要掌握手术方式的目的、设计原理、对机体生理功能的影响，才能成为外科医师而不是手术师。

第二章 无菌术

重点	手术人员手臂消毒法、穿无菌手术衣和戴手套的方法；手术区的消毒和铺无菌巾；手术进行中的无菌原则
难点	手术进行中的无菌原则
考点	手术区的消毒和铺无菌巾；手术进行中的无菌原则

无菌术（asepsis）是针对可能的感染来源和途径采取有效的预防方法，包括灭菌法、消毒法、无菌操作规则及管理制度等。灭菌（sterilization）是指杀灭或清除传播媒介上一切微生物的处理。而消毒（disinfection）是指杀灭或清除传播媒介上病原微生物和其他有害的微生物，使其达到无害化的处理。

一、灭菌、消毒法

（一）灭菌法

有高温灭菌法、低温灭菌和电离辐射灭菌三种方法。

（1）高温灭菌法：包括压力蒸汽灭菌，快速压力蒸汽灭菌和干热灭菌法。主要用于耐高温、耐湿热医用物品。

（2）低温灭菌法：主要采用环氧乙烷气体灭菌法、过氧化氢等离子体低温灭菌法和甲醛蒸气灭菌法。适用于不耐高温、湿热医疗材料。

（3）电离辐射灭菌法：属工业化灭菌法，主要用于无菌医疗耗材（如一次性注射器、丝线）。

（二）消毒法

目前仅适用于医院环境表面和物体表面及皮肤黏膜的消毒，室内空气消毒等。

1. 常用消毒剂及其使用方法

（1）75%乙醇：适用于皮肤、环境表面及医疗器械的消毒等。

（2）含活性碘消毒剂：目前广泛应用的0.2%安尔碘皮肤消毒剂适用于皮肤表面消毒，0.5%安尔碘Ⅲ型皮肤黏膜消毒剂适用于口腔黏膜、阴道及创面消毒。

（3）0.2%～0.5%过氧乙酸（$C_2H_4O_3$）消毒剂：适用于医院环境室内物体的表面消毒。

（4）有效氯消毒剂：适用医院地面消毒、墙面及各类用品的表面消毒。

2. 空气消毒法

包括循环风紫外线空气消毒器及静电吸附式空气消毒器。

二、手术人员和患者手术区域的准备

（一）手术人员的术前准备

1. 一般准备

进入手术室之后，应更换清洁鞋和衣裤，戴好帽子和口罩。剪短指甲，并去除甲缘下的积垢。手或臂部有破损或有化脓性感染时，不能参加手术。

2. 外科手清毒

（1）洗手法：①流水冲洗双手臂；②取洗手液 4～5 ml；③按“六步洗手法”彻底清洗手臂，洗手过程要保持双手位于胸前并高于肘部，双前臂保持拱手姿势。④用无菌毛巾擦干手和臂。

（2）外科手消毒：取手消毒剂 8～10 ml，按洗手法揉搓双手、前臂至肘上 6 cm，至消毒液干燥。

3. 穿无菌手术衣和戴无菌手套的方法

（1）穿无菌手术衣：提起手术衣两肩袖口处，轻轻将手术衣抖开，稍掷起手术衣，顺势将两手插进衣袖内并向前伸，将两手从袖腕口伸出。巡回护士在身后系好颈带和背带，腰带由本人在前腹部系结。

（2）戴无菌手套：没戴手套的手只能接触手套袖口的向外翻折部分，不应碰到手套的外面。用左手捏住手套的翻折部，右手先伸入手套内；再用戴好手套的右手指插入左手手套的翻折内，帮助左手伸入手套内。最后将手套袖口翻折部翻回盖住手术衣的袖腕。

4. 连续进行手术的手消毒法

若连续进行下一台手术时，需重新按外科手消毒法进行。

（二）患者手术区的准备

（1）手术患者皮肤准备：手术前一日，健康状况允许的患者应沐浴。如皮肤上有较多油脂或胶布粘贴的残迹，可用松节油拭去。

（2）术区剃毛。

（3）皮肤消毒。

注意事项：①应由手术区中心部向四周涂擦；如为感染部位手术或会阴肛门区手术，应从手术区外周涂向感染处或会阴肛门处。②手术区皮肤消毒范围要包括手术切口周围至少 15 cm 的区域。③面部及会阴部皮肤消毒，采用 0.5%安尔碘Ⅲ型皮肤黏膜消毒剂。④皮肤、黏膜消毒前应作好清洁处理，再用安尔碘消毒，否则影响消毒效果。

（4）铺设无菌手术单：以上腹部手术为例，先用中单铺盖下腹；再用同样的中单与下腹中单重叠并铺盖器械台；第三块中单铺盖胸部和头部同时铺盖头架和麻醉架；第四块小无菌巾铺盖术者对侧腹部皮肤；第五块无菌巾铺盖术者同侧腹部；两侧、头侧和足端部均应垂下超过手术台边 30 cm。无菌巾铺盖后，不可随便移动，如位置不正确，只能由手术区局外移，不能由外向内移动。最后铺盖大无菌巾。原则上除手术野外，至少要有两层无菌布遮盖。

三、手术进行中的无菌原则

（1）手术人员一经洗手消毒并穿无菌手术衣和戴无菌手套后，不准再接触未经消毒的物品。个人的背部、腰部以下和肩部以上属于有菌区，不能接触；手和前臂不可垂至腰部和手术台以下。

（2）保护手术切口。

（3）同侧人员调换位置时，一人应先退一步，背对背地转身到达另一位置，以防触及对方背部非无菌区。

（4）经手术切口两侧、主要手术者手臂下传递手术器械；不可在手术人员的背后传递手术器械或物品；手术使用的器械物品一旦落到手术台以外，按污染处理。

（5）手术中如果手套破损或接触有菌地方，应立即更换无菌手套；如果手指被污染，应用 0.5%安尔碘或 75%乙醇棉球涂擦污染处；如果前臂或肘部触碰到有菌部位，应更换无菌手术衣或加套无菌袖套；如果无菌巾、布单等已被浸湿，应加盖干的无菌巾单。

（6）切开空腔脏器前，要先用干纱布垫保护周围组织；胃或肠腔切开处应用 0.5%安尔碘消毒液浸湿的棉球擦拭，以防止和减少污染；使用后的污染的纱布及时移出腹腔；接触污染部位的器械应隔离使用，不能再用于无菌区。

（7）手术开始前要清点器械、敷料，手术结束时，检查胸、腹等体腔，待核对器械、敷料数无误后，才能关闭切口。

（8）关闭腹部前应冲洗腹腔；腹膜缝合后冲洗切口；皮肤切口缝合前用消毒剂消毒切口周围皮肤；切口缝合后用无菌敷料覆盖切口。

（9）手术室的条件应适合外科医生工作。

（10）控制参观手术人数。参观者不可贴近手术人员或站得太高，尽量减少在手术间的走动。

（11）手术进行过程中不应开窗通风或用电扇，室内空调机风口也不应吹向手术台，以免污染手术室内空气。

第三章 水、电解质代谢紊乱和酸碱平衡失调

重点	水、电解质代谢紊乱和酸碱平衡失调的病理、生理、临床表现、诊断和治疗方法
难点	水、电解质代谢紊乱和酸碱平衡失调的防治原则及综合防治方法
考点	水、电解质代谢紊乱和酸碱平衡失调的防治原则及综合防治方法

一、基本知识点

（1）水：全身总水量（total body water，TBW），男性 60%，女性 50%。婴幼儿可达 70%～80%，14 岁后与成人相仿。

体液分为细胞内液和细胞外液，细胞外液约占体重 20%，可分为血浆、组织间液两部分。血浆量约占体重的 5%，组织间液约占体重的 15%。

内生水：即体内代谢过程产生的水，每天约产生 300 ml。每克脂肪、糖和蛋白质氧化后分别产生 1.0 ml、0.6 ml 和 0.5 ml 的水。

成人每日每千克体重需水 30～40 ml。小儿代谢旺盛，每日每千克体重需水 80～90 ml。2 岁以下，每日每千克体重需水 100～150 ml。

（2）钠：正常范围为 135～150 mmol/L。

（3）钾：正常范围为 3.5～5.5 mmol/L。正常人体内约 90%钾存储于细胞内，仅约 1.4%的钾在细胞外液中。钠和钾在体液间隔中的这种差异，是由细胞膜 Na^+,K^+－ATP 酶（泵）来维持的，它以 3:2 的比率转运 Na^+出细胞外并使 K^+入细胞内。

（4）钙：正常值为 2.25～2.75 mmol/L。

（5）镁：正常值为 0.75～1.25 mmol/L。

（6）磷：正常值为 0.8～1.6 mmol/L。

（7）酸碱平衡：正常人体动脉血液 pH 保持在 7.35～7.45。血液共有四对缓冲系统，即碳酸氢盐缓冲系统［B_2CO_3/H_2CO_3］、血浆蛋白缓冲系统［B－蛋白/H－蛋白］、血红蛋白和氧合血红蛋白缓冲系统，以及磷酸盐缓冲系统［B_2HPO_4/BH_2PO_4］。前两者主要在血浆内，后两者主要在细胞内。

碳酸氢盐缓冲系统是最主要的缓冲系统，约占血液缓冲系统总量的 1/2 以上，缓冲能力强。

肺的呼吸是排出 CO_2 和调节血液中的呼吸性成分，即 PCO_2，也是调节血中的 H_2CO_3。

肾脏调节作用是通过排出固定酸及保留碱性物质来维持血浆 HCO_3^- 浓度，使血浆 pH 保持相对恒定。

（8）血气分析

1）酸碱度（pH）：是血液内氢离子浓度［H^+］的负对数值，正常值为 7.35～7.45。大于 7.45 为碱中毒，小于 7.35 为酸中毒。

2）二氧化碳分压（$PaCO_2$）：指物理溶解在血浆中的 CO_2 分子所产生的压力。正常为 4.67～6.0 kPa（35.1～45.1 mmHg），是反映呼吸性酸碱平衡失调的重要指标。

3）氧分压（PaO_2）：指溶解在血液中的氧所产生的压力。参考值为 10.64～13.3kPa（80～100 mmHg）为正常。

4）氧饱和度（SaO_2）：指血红蛋白被氧饱和的百分比。是判断是否缺氧的指标。

5）二氧化碳结合力（CO_2CP）：指血浆 HCO_3^- 和 CO_2 的含量，即呈化学状态的 CO_2 量，正常值为 23～31 mmol/L。

6）实际碳酸氢盐（AB）：指血浆中实测 HCO_3^- 含量，受呼吸和代谢两方面的影响。

7）标准碳酸氢盐（SB）：指血浆在标准条件下［38℃，$PaCO_2$ 5.33 kPa（40.1 mmHg）］，血红蛋白完全氧合）所测得的 HCO_3^- 含量，是判断代谢性因素的指标，正常值为 22～27 mmol/L。

8）缓冲碱（BB）：指血中具有缓冲作用的碱性物质的总量，包括 HCO_3^-，血浆蛋白离子、血红蛋白离子和磷酸盐等。正常值为（50±0.5）mmol/L，是反映代谢性因素的指标。

9）剩余碱（BE）：指在标准条件下［38 ℃，$PaCO_2$ 5.33 kPa（40.1 mmHg）］，滴定血标本，使其 pH 恢复正常（7.40）所需酸或碱的量。正常值为 −3 ～ +3 mmol/L，正值表示缓冲碱增多，提示代谢性碱中毒；负值表示缓冲碱减少，提示代谢性酸中毒。在判断酸碱失衡。

10）阴离子间隙（AG）：临床上测得的阳离子与阴离子不平衡，其差额即 AG。$AG = Na^+ - (Cl^- + HCO_3^-)$，正常值为 10 mmol/L。AG 增高的临床意义较大，常反映有酸中毒或高 AG 代谢性酸中毒及其程度。

二、水、电解质代谢紊乱和酸碱平衡失调

1. 高渗性脱水

又称低容量性高钠血症，其特点是失水多于失钠，以血清 Na^+＞150 mmol/L、血浆渗透压＞310 mOsm/L 为特征。

（1）病因：①摄入水分不足，临床上多见于进食和饮水困难等情况，如食管癌致吞咽困难、危重病患者给水不足等。②水丧失过多，常见于腹泻、高热、大量出汗、烧伤暴露疗法、甲状腺功能亢进等。

（2）临床表现：最突出的表现为不同程度的口渴。根据缺水程度不同和症状的轻重，将其分为轻、中、重三度。

1）轻度缺水：缺水量占体重的 2%～4%，除口渴外，无其他症状。

2）中度缺水：缺水量占体重的 4%～6%，极度口渴、乏力、尿少和尿比重增高、唇舌干燥、皮肤弹性差、精神不集中。

3）重度缺水：缺水量超过体重的 6%，除上述症状外，由于脑组织的严重失水，可出现躁狂、幻觉、谵妄、昏迷甚至死亡。体温调节中枢功能紊乱，出现高热，严重时可致肾功能衰竭。

（3）诊断：根据病史和临床表现。实验室检查常发现：血 Na^+浓度＞150 mmol/L，尿比重增高，血红蛋白量和血细胞比容增高。

（4）治疗：尽早去除病因，补充足量的水。优先口服或鼻饲，不能进食或病情严重时，可采用静脉补液，给予 5%葡萄糖溶液或 0.45%氯化钠溶液。补液量计算：①根据临床表现估计丧失水量占体重百分比，每丧失体重的 1%，补液 400～500 ml。②根据血钠浓度计算，补水量（ml）=［血钠测得值（mmol/L）−血钠正常值（mmol/L）］×体重（kg）×4。计算所得的补水量不宜在当日一次补充，以免发生水中毒。一般可分两日补给，当日先补充一半，余部分次日补给。此外，尚需补充当日需要量 2000 ml，血容量补足的指标是每小时尿量 30～40 ml。在补水的同时应补钠，合并低钾时应补钾，经过补液治疗后，酸中毒仍未纠正时，应补充碱性溶液（5%碳酸氢钠溶液等）。

2. 低渗性脱水

又称慢性或继发性缺水或低钠血症。特点是 Na^+丢失多于失水，血清 Na^+浓度＜135 mmol/L。

（1）病因：①胃肠道消化液持续性丧失，如反复呕吐、慢性肠梗阻、大量含 Na^+消化液丢失。②大创面

慢性渗液。③长期连续应用排钠利尿剂。

（2）临床表现：根据缺钠的程度，低渗性脱水可分为三度。

1）轻度缺钠：口渴不明显，患者感疲乏、头晕，尿Na^+减少，血钠浓度在135 mmol/L以下，每千克体重缺氯化钠0.5 g。

2）中度缺钠：除上述症状外，尚有恶心、呕吐、脉搏细速，血压不稳定或下降，脉压变小。尿中几乎不含钠和氯。血钠浓度在130 mmol/L以下，每千克体重缺氯化钠0.50～0.75 g。

3）重度缺钠：患者神志不清，肌痉挛性抽痛，肌腱反射减弱或消失，常发生低血容量休克。血纳浓度在120 mmol/L以下，每千克体重缺氯化钠0.75～1.25 g。

（3）诊断：根据病史特点和临床表现，可初步诊断为低渗性脱水。实验室检查常发现，血清Na^+浓度在135 mmol/L以下，尿Na^+和Cl^-常明显减少，尿比重常在1.010以下，血红蛋白量、血细胞比容及尿素氮均增高。

（4）治疗：应积极处理致病原因。对于轻、中度缺水患者，可通过静脉滴注5%葡萄糖氯化钠补充所需钠量。重度缺钠患者应先补足血容量，以改善微循环和组织灌流。静脉滴注高渗的5%氯化钠200～300 ml，尽快纠正血钠过低。一般可按公式计算需补充的钠盐量（mmol/L），需补充的钠盐量（mmol/L）=［血钠正常值（mmol/L）－血钠测得值（mmol/L）］×体重（kg）×0.60（女性为0.50）。按17 mmol/L Na^+=1 g钠盐计算补给氯化钠的量。当天补给一半和日需量，其中2/3以5%氯化钠溶液输给，其余量用等渗盐水补给。并根据缺水程度，适当增加补液量。

3. 等渗性脱水

又称急性或混合性失水，在外科患者中最易发生。特点是水和钠成比例丢失，血清钠浓度仍在正常范围内，细胞外液的渗透压也保持正常。

（1）病因：①消化液急性丧失，如大量呕吐、肠外瘘、腹泻等。②体液丧失在感染区或软组织内，如腹腔或腹膜后感染、肠梗阻、烧伤等。

（2）临床表现：少尿、厌食、恶心、乏力等，但不口渴。体征包括：皮肤干燥、松弛，严重时出现脉搏细速、肢体湿冷、血压下降等休克表现。

（3）诊断：依据病史和临床表现常可确定诊断。血红蛋白升高，血细胞比容升高、血钠浓度正常，尿比重增高，动脉血血气分析可判别是否有酸、碱平衡失调存在。

（4）治疗：消除病因，减少水和钠的继续丢失。若伴有早期休克表现，先静脉滴注等渗盐水或平衡盐溶液3000 ml（按体重60 kg计算），若无血容量不足征象，可给患者上述液体的1/2～2/3，即1500～2000 ml。

也可根据细胞压积计算补水量：

$$\text{等渗盐水（L）}=\text{红细胞压积上升值}/\text{红细胞压积正常值}\times\text{体重(kg)}\times 0.25$$

尚需补充日需量约2000 ml和氯化钠4.5 g，治疗中应注意单纯补充等渗盐水有高氯性酸中毒的危险。纠正失水后，易发生低钾血症，尿量达40 ml/h后应补钾。

三种失水类型的对比见表3–1。

表3－1　三种失水类型对比

脱水类型	丢失成分	典型病因	临床表现	实验室检查
等渗性	等比丢失水钠	肠瘘	舌干、不渴	血液浓缩、血钠浓度正常
低渗性	失钠＞失水	慢性肠梗阻	神志差、不渴	血钠浓度低
高渗性	失水＞失钠	食管癌梗阻 大量出汗	口渴	血钠浓度高

4. 低钾血症

血清钾浓度低于 3.5 mmol/L，严重者血钾浓度可低至 2.0 mmol/L 以下。

（1）病因：①长期禁食。②长期或大量应用呋塞米或噻嗪类利尿剂、盐皮质激素，肾功能不全多尿期。③呕吐、持续胃肠减压、肠瘘、腹泻、输尿管乙状结肠吻合术后等。④钾在体内分布异常，此时体内总钾量并不低，而是由于细胞代谢紊乱和酸碱失衡失调而引起钾在细胞内外移动所致。

（2）临床表现：肌无力，表现为肌肉软弱无力，甚至软瘫、肠蠕动消失等肠麻痹表现；心脏受累主要表现为传导阻滞和节律异常。典型的心电图改变为早期出现 T 波降低、变宽、双相或倒置，随后出现 ST 段降低、QT 间期延长和 U 波。

（3）治疗：首先应尽快去除病因，减少钾的继续丢失并同时补钾。（血清钾浓度＜3 mmol/L，给 K^+浓度 200～400 mmol，一般提高血清钾 1 mmol/L。血清钾为 3.0～4.5 mmol/L，补 K^+ 100～200 mmol，可提高血清钾 1 mmol/L。）补钾原则：①速度不宜过快，补钾速度一般限制在 10～20 mmol/h。②浓度不宜过高，一般不超过 40 mmol/L。③见尿补钾，尿量在 30～40 ml/h 或 500 ml/d 以上方可补钾。④剂量一般限制在 80～100 mmol/d。轻度缺钾可口服补钾，并鼓励病人进食含钾丰富的水果、蔬菜和肉类。缺钾较重又不能口服，或出现严重心律失常、神经肌肉症状者，可静脉滴注氯化钾。方法是将 10%氯化钾 10～15 ml 稀释在 500 ml 液体中缓慢滴入。

5. 高钾血症

血清钾浓度＞5.5 mmol/L。

（1）病因：①肾排钾功能减退、盐皮质激素不足，钾不能有效地从尿中排出。②进入体内或血液内的钾增多，如口服或静脉输入氯化钾，服用含钾药物，组织损伤或大量输入保存期较久的库存血等。③酸中毒、应用琥珀酰胆碱、输注精氨酸等使钾在体内分布异常。

（2）临床表现：早期症状无特异性，常有肌肉轻度震颤，手足感觉异常，肢体软弱无力，甚至出现延缓性麻痹。严重时可出现皮肤苍白、青紫、血压降低等。当血钾超过 7 mmol/L 时，常有心电图改变，早期为 T 波高尖，QT 间期缩短，随后出现 QRS 增宽，PR 间期延长，患者出现心律不齐、心跳缓慢，甚至心搏骤停。

（3）治疗：①立即停用一切含钾药物或溶液。②积极防治心律失常。③迅速降低血清钾浓度。④积极处理原发疾病和恢复肾功能。

处理方法：静脉滴注 5%碳酸氢钠 250 ml，既可增加血容量而稀释血清 K^+，又促使钾移入细胞内或从尿排出。用 25%葡萄糖溶液 250 ml 加胰岛素 20 U，可使血钾移入细胞内，必要时 3～4 小时重复给药。肾衰竭时因不能补液过多，可用 10%葡萄糖酸钙 10 ml、11.2%乳酸钠溶液 50 ml、25%葡萄糖溶液 1000 ml、胰岛素 30 U，持续静滴 24 小时。应用阳离子交换树脂，每日口服 2～3 次，每次 15 g，可从消化道排出钾离子。静注 10%葡萄糖酸钙 20 ml，可缓解高 K^+对心脏的毒性。上述治疗仍无法降低血清钾浓度时，可采用血液透析和腹膜透析两种。

6. 低钙血症

血钙浓度＜2.25 mmol/L。

（1）病因：多发生在急性胰腺炎、坏死性筋膜炎、肾衰、胰瘘、小肠瘘和甲状旁腺功能减退的患者。

（2）临床表现：主要为神经肌肉兴奋性升高，如容易激动、口周和指（趾）尖麻木、手足抽搐、腱反射亢进。心脏收缩减弱，QT 间期延长，血钙浓度低于 2 mmol/L 时即可确诊。

（3）治疗：应积极治疗原发病，一般用 10%葡萄糖酸钙 20 ml 稀释后缓慢静脉注射，可重复给药。对需长期治疗的患者可口服乳酸钙，应同时补充维生素 D。

7. 高钙血症

血钙浓度＞2.75 mmol/L。

（1）病因：主要发生在甲状旁腺功能亢进症、恶性肿瘤骨转移，特别是接受雌激素治疗的骨转移性乳癌患者。

（2）临床表现：早期症状无特异性，常有疲乏无力、食欲减退、恶心、呕吐。

（3）治疗：应积极处理原发病，补液以纠正失水及增加钙的排泄，还可采用呋塞米、糖皮质类固醇激素、磷酸盐等，以暂时降低血钙浓度。

8. 低镁血症

血清镁浓度＜0.75 mmol/L。

（1）病因：主要有严重腹泻、短肠综合征、溃疡性结肠炎、Crohn 病、胆道疾病及坏死性胰腺炎等。长时间肠外营养而没有补充镁，也是引起低镁症的重要原因之一。

（2）临床表现：与钙缺乏表现相似，常出现神经紧张、易激动、烦躁不安、手足徐动症等。做镁负荷试验进行诊断：正常人静注氯化镁或硫酸镁 0.25 mmol/kg 后，注入量的 90%，从尿中排出；而在低镁血症的患者注入相同量的镁剂后，40%～80%的镁仍保留在体内，尿中每日仅排出 1 mmol。

（3）治疗：常用补镁的药物有氯化镁和硫酸镁溶液。一般按 0.25 mmol/（kg·d）的剂量补镁，严重缺镁时，可给予 1 mmol/（kg·d），用量以每千克体重给 10%硫酸镁 0.5 ml 计算。在解除症状后仍应补镁 1～3 周。可使用 5%硫酸镁 5～10 mmol（2.5～5.0 ml），肌内注射或稀释后静脉注射。

9. 高镁血症

血清镁浓度＞1.25 mmol/L。

（1）病因：主要发生在肾功能不全患者，因子痫而接受硫酸镁治疗的母婴也可发生高镁血症。此外，早期烧伤、大面积损伤或外科应激反应、严重细胞外液不足和酸中毒时，亦可引起血清镁增高。

（2）临床表现：血清镁＞2 mmol/L 时，会出现镁过量的症状和体征。主要是镁离子对神经系统和心血管系统的作用。血清镁＞5 mmol/L 时，对神经肌肉结合部有箭毒样作用，可出现腱反射消失、周围血管扩张、血压下降、心率减慢或心搏骤停。心电图示 QRS 增宽，ST 段低平，T 波高耸。

（3）治疗：10%葡萄糖酸钙 10～20 ml 溶于等量葡萄糖溶液静注，10～20 分钟注完，同时积极纠正失水和酸中毒，经治疗后血清镁仍无明显下降可行透析疗法。

10. 低磷血症

血清无机磷＜0.8 mmol/L。

（1）病因：多发生于慢性腹泻、吸收不良综合征、维生素 D 缺乏、代谢性酸中毒及甲状旁腺功能亢进症等。长期肠外营养而未补充磷制剂，也可致低磷血症。

（2）临床表现：轻度低磷血症临床表现不明显。当血清磷＜0.4 mmol/L 时症状较突出，常可出现乏力、眩晕、烦躁、肌无力、四肢异样感觉、抽搐等。这些表现常被原发病电解质紊乱、营养不良等并发症所掩盖。

（3）治疗：除积极治疗原发病外，可用磷酸二氢钠或磷酸二氢钾缓冲液 200 mg/d 静滴，3～7 天即可纠正。

11. 高磷血症

成人血清无机磷＞1.6 mmol/L。

（1）病因：多发生于肾功能不全、甲状旁腺功能低下、酸中毒、淋巴瘤及白血病等用细胞毒性化疗药物治疗的患者。

（2）临床表现：由于高磷血症常继发性低钙血症，患者表现出一系列低钙症状。可因异位钙化出现肾功能受损表现。

（3）治疗：针对病因治疗，同时用肠道磷结合药物，如氢氧化铝凝胶。肾功能衰竭引起高血磷者，可做透析治疗。

12. 代谢性酸中毒

临床上最常见的酸碱平衡失调类型。

（1）病因：多为休克，缺氧、脱水、饥饿、急性肾功不全等；也可由于大量消化液丢失，创面大量渗液，肾功能回收钠障碍，长期使用抑制碳酸酐酶的利尿剂而有碱丢失。

（2）临床表现：患者多表现为呼吸深且快，通氧量增加，呼吸频率加快，酮症酸中毒者呼气中带有酮味。患者表现疲乏、眩晕、嗜睡，面颊潮红，心率加快。代谢性酸中毒患者常伴有严重缺水、急性肾功能不全及休克。

（3）诊断：动脉血气分析及血生化检测可以明确诊断，并可了解代偿情况和酸中毒的严重程度。失代偿时，血液 pH 降低（<7.35），实际 HCO_3^-（AB）和标准 HCO_3^-（SB）均下降，但 AB<SB。

（4）治疗：最重要是针对原发病的治疗。因脱水或饥饿引起的代谢性酸中毒，当纠正脱水或补充热量后，只要肾功能良好，多能自行纠正。

当患者症状明显或 pH 低于 7.35，AB<10 mmol/L 或代谢性酸中毒发展迅速时，应及时给予碱性药物进行治疗。常用的碱性药物为碳酸氢钠溶液。

$NaHCO_3$ 的使用量可根据测定结果计算。HCO_3^- 欠缺量（mmol）= 0.4 × 体重（kg）×（24 – AB）。AB 为实际 HCO_3^- 量；0.4 表示 HCO_3^- 分布间隙在代酸时约占体重的 40%。在具体应用时，可将计算量的一半在 2～4 小时内输完，以后复查血气分析，再决定是否继续输给剩下量的全部或一部分。不宜过速地使血浆［HCO_3^-］超过 14～16 mmol/L，以免发生手足抽搐，神志改变和惊厥，纠正酸中毒时要注意补钾及补钙。

13. 代谢性碱中毒

（1）病因：幽门、十二指肠梗阻和胃肠道液体大量丢失是导致代谢性碱中毒的常见原因。此外：①摄入钾的来源断绝。②饥饿时组织分解钾从细胞内移出，易于从尿中排出。③肾保钾能力差，缺钾时肾仍继续排钾。④血容量下降，醛固酮分泌增加，钾排泄增多。⑤碱中毒时肾远曲小管细胞分泌 H^+ 排泄的竞争对手减弱，H^+ 与 Na^+ 的交换由 Na^+ 与 K^+ 交换替代，尿排钾量增多。

（2）临床表现：呼吸变浅变慢、无力、头痛、眩晕，重者出现精神异常、嗜睡、谵妄，可出现手足抽搐和肌肉疼痛。伴有钾缺乏时，可表现为倦怠、无神、肌软，腱反射消失，四肢麻痹。血气分析参数变化规律为氯低于正常，pH 升高，$PaCO_2$ 继发性升高，BE 正值加大。

（3）诊断：根据病史、临床表现、实验室检查及血气分析结果可诊断。

（4）治疗：原则是积极治疗原发疾病，纠正脱水、低氯性碱中毒和钾缺乏，尽快恢复有效血容量，改善肾功能，有利于调整酸碱平衡。

轻症患者，静脉滴注生理盐水即能补充较多的 Cl^-，达到治疗目的，同时口服氯化钾 3～6 g，分 3 次服。

重症患者，根据氯损失量计算。氯损失量（mmo1）=［正常血氯值（mmol/L）– 测得血氯值（mmol/L）］× 体重（kg）× 0.2。1 mmol 氯相当于 0.1 mol/L 盐酸 10 ml。以 10%氯化钾 30～60 ml 缓慢静滴以纠正缺钾。对于碱中毒的纠正不宜过急，首次用量为计算量的 1/3～1/2，然后再根据情况补充其余部分，同时监测尿氯含量，如尿内有多量的氯，表示氯量已足够。不需继续补氯。

14. 呼吸性酸中毒

（1）病因：主要有血胸、气胸、肺损伤、肺不张、肺水肿、ARDS、支气管痉挛、喉痉挛、呼吸机使用不当等。

（2）临床表现：患者表现为呼吸困难、换气不足和全身乏力。还有气促、发绀、头痛、胸闷等；重者可出现血压下降甚至昏迷。血气分析显示血液 pH 下低，$PaCO_2$ 增加，血浆 HCO_3^- 正常或升高。

（3）诊断：根据病史、临床表现、实验室检查及血气分析结果可诊断。

（4）治疗：关键在于及时去除病因，同时预防肺水肿和肺不张的发生。根本措施是解除呼吸道梗阻和增加肺部有效通气量，使 CO_2 顺利地从肺内排出。必要时应作气管插管或气管切开术，使用呼吸机，以改善换气。对因呼吸机使用不当所造成的通气过度，应调整呼吸机的频率、压力或容量。对于中枢性原因引起的呼吸抑制，必要时可给呼吸兴奋剂。

治疗急性呼吸性酸中毒时，一般不应使用碱性溶液，除非因缺氯合并代谢性酸中毒，且当 pH 低于 7.10～7.15，$PaCO_2$ 又一时不能降低时，可用小剂量 $NaHCO_3$，暂时缓解酸中毒。

15. 呼吸性碱中毒

（1）病因：常见的有因焦虑、癔症、精神过度紧张、药物中毒（如阿司匹林）、手足搐搦症等导致过度通气。与腹部外科有关的病因主要有发热、创伤、感染、低氧血症、肝昏迷等。而慢性呼吸性碱中毒在外科患者中较少见。

（2）临床表现：多数患者感头晕、胸闷，呼吸由快深变浅而短促，表现为叹息样呼吸。继而出现手足和口周麻木和针刺感，这是由于碱中毒时血清 Ca^{2+} 减少，神经肌肉兴奋亢进的缘故。有时出现肌肉震颤、手足搐搦，严重时出现眩晕甚至昏厥。碱中毒时，氧利用障碍，引起组织缺氧，脑缺氧时出现精神症状，肝缺氧时发生酮血症和乳酸浓度增加。血气分析常显示 pH 增高，CO_2CP 减少，$PaCO_2$ 和[HCO_3^-]降低，而 AG 不变或增高。

（3）诊断：根据病史、临床表现、实验室检查及血气分析结果可诊断。

（4）治疗：积极治疗原发疾病是治疗呼吸性碱中毒的关键。一般患者无需特殊治疗，可在原发病治疗过程中逐步恢复。除此之外，可适当增加 CO_2 的吸入，或吸入含 5%O_2 的混合气体。合并低氧血症时，给氧至关重要。可采用纸袋罩住口鼻，以增加呼吸道无效腔，减少 CO_2 排出，亦可应用镇静剂以适当减少通气量。如系呼吸机使用不当所致的通气过度，应调整呼吸机。当 pH＞7.55 可发生室性心律失常、抽搐等严重并发症，必要时可使用肌肉松弛剂，静脉注射葡萄糖酸钙。治疗过程中应注意补 K^+。

第四章 输 血

重点	输血的适应证、注意事项、并发症及防治
难点	输血的适应证和并发症防治
考点	输血的适应证和并发症防治

一、输血的适应证、输血技术和注意事项

（一）适应证

1. 大量失血

（1）失血量/总血容量＜10%（500 ml）：机体可自身代偿，常无需输血。

（2）失血量/总血容量≥10%～20%（500～1000 ml）：可输入适量晶体液、胶体液或少量血浆代用品。

（3）失血量/总血容量≥20%（1000 ml）：除输入晶体液或胶体液补充血容量外，还需适当输入浓缩红细胞以提高携氧能力。原则上，失血量在30%以下时，不输全血。

（4）失血量/总血容量≥30%：可输全血与浓缩红细胞各半，再配合晶体和胶体液及血浆以补充血容量。

（5）失血量/总血容量≥50%：大量输入库存血，同时补充白蛋白、血小板及凝血因子等特殊成分。

2. 贫血或低蛋白血症

常因慢性失血、烧伤、红细胞破坏增加或白蛋白合成不足所致。需行手术者，术前予纠正。

3. 重症感染

全身性严重感染或脓毒症、恶性肿瘤化疗后致严重骨髓抑制继发难治性感染者，当其中性粒细胞低下和抗生素治疗效果不佳时，可考虑输注粒细胞集落刺激因子辅助控制感染。

4. 凝血异常

输入新鲜冰冻血浆以预防和治疗因凝血异常所致的出血。根据引起凝血异常的原因补充相关的血液成分。根据2000年卫生部输血指南建议：Hb＞100 g/L不需要输血；Hb＜70 g/L可输入浓缩红细胞；Hb在70～100 g/L之间，应根据病人的具体情况来决定是否输血。对于可输可不输的患者应尽量不输。

（二）注意事项

（1）静脉选择：选择口径适中/血流通畅的周围静脉。紧急大出血时应经中心静脉置管输血。腹部创伤和手术，尽量选择上肢输注。

（2）血液滤过：选择带170 μm过滤器的输血器。

（3）输注速度：成人5～10 ml/min；老年或心功能差的患者1 ml/min；小儿约10滴/分钟。急性大出血可快速输入。一次输血不超过4小时，避免细菌繁殖。

（4）严格查对：核对供血者及输血者姓名、血型，交叉配血单、血袋严密性、血制品外观、保存时间等。

（5）血液预热：＜32 ℃。

（6）不加药物：除生理盐水冲管外。

（7）加强观察：患者反应、体温、脉率、血压及尿色等。输血完毕后仍需观察。输血后血袋应保留1天。

二、输血的不良反应及其防治

（1）发热反应：最常见。主要表现为畏寒、寒战和高热，持续0.5～2小时后缓解。

治疗：症状较轻的可先减慢输血速度；病情严重者则应停止输血。发热时可服用阿司匹林；伴寒战者可肌内注射异丙嗪25 mg或哌替啶50 mg。

（2）过敏反应：表现为皮肤局限性或全身性瘙痒或荨麻疹。严重者出现咳嗽、喘鸣、呼吸困难以及腹痛、腹泻，甚至过敏性休克乃至昏迷、死亡。

治疗：①局限性皮肤瘙痒或荨麻疹：暂时中止输血，口服抗组胺药物。②反应严重：立即停止输血，肌内注射肾上腺素和(或)静脉滴注糖皮质激素。合并呼吸困难者应做气管插管或切开。

（3）溶血反应：典型的症状表现为沿输血静脉的红肿疼痛，寒战、高热、呼吸困难、腰背酸痛、头痛、胸闷、心率加快乃至血压下降、休克，随之出现血红蛋白尿、溶血性黄疸，甚至继发少尿、无尿及急性肾衰竭。术中全麻的患者最早征象是不明原因的血压下降和手术野渗血。延迟性溶血反应多发生在输血后7～14天。

治疗：①抗休克。②保护肾功能：碱化尿液、利尿、血液透析等。③若DIC明显，予肝素治疗。④血浆交换治疗。

（4）细菌污染反应：轻者仅有发热；重者可出现内毒素性休克和DIC。临床表现为烦躁、寒战、高热、呼吸困难、恶心、呕吐、发绀、腹痛和休克。也可以出现血红蛋白尿、急性肾衰竭、肺水肿，致患者短期内死亡。

治疗：①立即终止输血，行涂片染色细菌检查及细菌培养检查。②抗感染和抗休克治疗。

（5）循环超负荷：常见于心功能低下、老年、幼儿及低蛋白白血病患者，由于输血过快、过量引起急性心力衰竭和肺水肿。表现为输血中或输血后突发心率加快、呼吸急促、发绀或咳血性泡沫痰。有颈静脉怒张，肺内可闻及大量湿啰音。胸片见肺水肿表现。

治疗：停止输血。吸氧，使用强心剂、利尿剂。

（6）输血相关的肺损伤：多见于输血小板和血浆后，表现为急性呼吸困难、严重的双侧肺水肿、发热、对输液无效的低血压等。需要与心源性呼吸困难鉴别。

治疗：气管插管、机械通气、吸氧、维持血流动力学稳定和呼吸通畅等。

（7）输血相关性移植物抗宿主病：患者发病前常已有免疫力低下、低蛋白血症、淋巴细胞减少或骨髓抑制等异常。表现为发热、皮疹、肝炎、腹泻、骨髓抑制和感染，发展恶化可致死亡。

治疗：无有效的治疗手段，应注重预防。

（8）疾病传播：以输血后肝炎和疟疾多见。①病毒性：EB病毒、巨细胞病毒、肝炎病毒、人类免疫缺陷病毒（HIV）等。②细菌性：布氏分枝杆菌病等。③其他：梅毒、疟疾等。

（9）免疫抑制：输血可使受血者的免疫功能受抑制，增加术后感染率，并可促进肿瘤生长、转移及复发。

治疗：宜输去白细胞的血液制品。不超过3 U红细胞成分血对肿瘤复发影响较小。

（10）大量输血的影响：①低体温。②碱中毒。③低钙血症。④高钾血症及凝血异常。

治疗：有出血倾向及DIC表现时，输浓缩血小板。在监测血钙下补充钙剂。肾功能障碍时应监测血钾。若高钾血症又合并低钙血症，注意对心功能的影响。

三、自体输血

1. 自体输血

自体输血是收集患者自身血液后在需要时进行回输。主要优点是既可节约库存血，又可减少输血反应和疾病传播，且不需检测血型和交叉配血试验。

2. 常用的三种方法

（1）回收式自体输血。

（2）预存式自体输血。

（3）稀释式自体输血。

3. 自体输血的禁忌证

①血液已受胃肠道内容物、消化液或尿液等污染。②血液可能受肿瘤细胞污染。③肝、肾功能不全的患者。④已有严重贫血的患者，不宜在术前采血或血液稀释法作自行输血。⑤有脓毒症或菌血症者。⑥胸、腹腔开放性损伤超过 4 小时或血液在体腔中存留过久者。

四、血液成分制品

（一）血细胞成分

1. 红细胞制品

（1）浓缩红细胞：用于各种急性失血，慢性贫血及心功能不全者输血。

（2）洗涤红细胞：用于对白细胞凝集素有发热反应及肾功能不全不能耐受库存血中之高钾血症者。

（3）冰冻红细胞：用于：①同洗涤红细胞；②自身红细胞的储存。

（4）去白细胞的红细胞：用于：①多次输血后产生白细胞抗体者；②预期需要长期或反复输血者。

2. 白细胞制剂

主要有浓缩白细胞，输注后并发症多，现已较少应用。

3. 血小板制剂

用于再生障碍性贫血和各种血小板低下的患者及大量输库存血或体外循环手术后血小板锐减的患者。

（二）血浆成分

1. 新鲜冰冻血浆

Ⅷ因子和Ⅴ因子及部分纤维蛋白原含量比冰冻血浆高，用于血友病或Ⅷ和Ⅴ因子缺乏者。

2. 冰冻血浆

用于多种凝血因子缺乏症、肝胆疾病引起的凝血障碍和大量输库存血后的失血倾向。

3. 冷沉淀

用于血友病甲、先天或获得性纤维蛋白缺乏症等患者。

（三）血浆蛋白成分

1. 白蛋白制剂

用于提高血浆蛋白水平，补充血容量。

2. 免疫球蛋白

用于预防传染病或治疗重症感染。

3. 浓缩凝血因子

用于治疗血友病及各种凝血因子缺乏症。其中ⅩⅢ因子复合物有利于促进伤口愈合。

五、血浆代用品

1. 右旋糖酐

在体内维持时间短，有引起出血倾向。

2. 羟乙基淀粉

在体内维持时间较长，用于低血容量性休克及手术中扩容。

3. 明胶类代血浆

能有效防止组织水肿，改善心排血量和外周组织灌注。

第五章　外科休克

重点	外科休克的临床表现、诊断方法和治疗手段
难点	休克的监测内容和治疗原则
考点	外科休克的临床表现、诊断方法和治疗手段

一、概论

（一）定义

休克是机体有效循环血容量减少、组织灌注不足、细胞代谢紊乱和功能受损的病理生理过程，由多种病因引起。

（二）分类

分为低血容量性（包括失血性及创伤性）、感染性、心源性、神经源性和过敏性休克五类。低血容量性和感染性休克在外科最常见。

（三）病理生理

（1）微循环的变化：由于有效循环血容量减少，机体代偿机制启动，伴随休克发展，微循环经历收缩期（“只出不进”），扩张期（“只进不出”）和衰竭期。

（2）代谢改变：无氧代谢引起代谢性酸中毒，伴随应激反应导致系列能量代谢改变，最终可导致多器官功能不全综合征（MODS）。

（3）炎症介质释放和缺血再灌注损伤：严重创伤、感染、出血等刺激机体释放过量炎症介质，形成“瀑布样”连锁放大反应。

（4）内脏器官的继发性损害：肺急性呼吸窘迫综合征（ARDS），急性肾衰竭，脑（意识障碍），心（心肌损伤、心衰），胃肠道（黏膜屏障损伤、肠源性感染），肝损害。

（四）临床表现

休克代偿期和失代偿期的表现见表 5－1。

表 5－1　休克的临床表现、程度和失血量估计

休克程度	黏膜	神志	口渴	皮肤	脉搏	血压	尿量	失血量
轻度（代偿期）	开始苍白	清楚，紧张	口渴	苍白，凉	＜100 次/分	舒张压增高，脉压缩小	正常	20%以下（＜800 ml）
中度（失代偿期）	苍白	淡漠，尚清楚	很渴	苍白，冷	100～200 次/分	脉压小，收缩压 90～70 mmHg	尿少	20%～40%（800～1600 ml）
重度（失代偿期）	显著苍白，肢端青紫	模糊，昏迷	非常渴	肢端青紫，厥冷	细速，扪不清	收缩压＜70 mmHg	尿少或无尿	40%以上（＞1600 ml）

（五）诊断

了解患者有无可致休克的原发疾病，例如严重创伤、大量出血、重度感染以及过敏和有心脏病病史者。密切注意休克的早期表现，如精神紧张或烦躁、面色苍白、皮肤湿冷、尿量减少、脉快、过度换气、血压正常或升高和脉压差缩小者，应高度怀疑休克。

（六）休克的监测

1. 一般监测

对一般情况及休克严重程度作出初步估计。

（1）精神状态：早期烦躁或精神紧张，后期转为淡漠，迟钝，意识模糊，甚至昏迷。

（2）皮肤温度、色泽：四肢皮肤苍白、湿冷、弹性差，黏膜及甲床灰白或发绀，黏膜干躁，手、足背浅静脉萎陷。

（3）血压：通常认为，收缩压低于 12.0 kPa（90 mmHg），脉压小于 2.7 kPa（20 mmHg）是休克存在的表现。一般发病后收缩压降低 20%以上时，应警惕休克的出现。但血压并不是反映休克程度唯一的指标。

（4）脉率：脉搏细速常出现在血压下降之前。休克指数＝脉率/收缩压（mmHg）；＜0.5 多提示无休克；1.0～1.5 提示有休克；＞2.0 提示严重休克。

（5）尿量：观察每小时尿量的变化，平时肾功能无异常的患者，休克时尿量少于 30 ml。

2. 特殊监测

（1）中心静脉压（CVP）：休克患者 CVP＜5 cmH_2O 表示血容量不足，＞15 cmH_2O 提示有心功能不全或肺血管阻力增高。CVP 正常，则可能为血容量不足或心功能不全，应作补液试验鉴别。

（2）肺毛细血管楔压（PCWP）、心排出量和心脏指数：应用 Swan－Ganz 漂浮导管，可测量的数据包括肺动脉压、PCWP，同时还可以计算心排出量、心脏指数及氧代谢参数等。PCWP 正常值 6～15 mmHg，其低于正常值反映血容量不足，增高则反映左心房压力增高，例如急性肺水肿时。

3. 实验室检查

（1）血细胞计数：测红细胞计数、血红蛋白及血细胞压积，了解血容量变化，血液浓缩情况，也可了解失血、贫血情况。在感染性休克时应检查白细胞计数。

（2）血型：作输血准备。

（3）尿常规：了解肾功能情况。

（4）血生化：血清 Na^+、K^+、Cl^-、TCO_2、BUN、Cr 等。

（5）动脉血气分析：动脉血氧分压（PaO_2）正常值为 10.5～13.5 kPa（80～100 mmHg），动脉血二氧化碳分压（$PaCO_2$）正常值为 4.5～6.0 kPa（35～45 mmHg）。休克时，如患者原来并无肺部疾病，过度换气，可致 $PaCO_2$ 较低。常有代谢性酸中毒。

（6）动脉血乳酸盐测定：正常值为 1.0～1.5 mmol/L。数值增高表示组织低灌注，动态监测有助于估计休克及复苏的变化趋势。

（7）弥散性血管内凝血（DIC）的检查：血小板计数、凝血时间、凝血酶原时间、纤维蛋白原含量、3P 试验、优球蛋白溶解试验。其他异常红细胞异形、破碎、血小板巨大畸形、抽出血液不凝固等。

（8）胃肠黏膜内 pH 监测：反映内脏组织局部灌流状态，有利于发现隐匿型休克患者。

4. 其他

休克时间长者，应密切监测有无肾、脑、肺并发症及 DIC 的发生。

（七）休克的治疗

1. 治疗原则

（1）紧急治疗和积极处理原发病：包括摆放休克复苏体位、保暖、吸氧、创伤制动、大出血止血，在抗休克的同时积极处理原发病。

（2）补充血容量。

（3）纠正微循环障碍、酸碱平衡失调，改善心脏功能，恢复人体的正常代谢。

（4）防治并发症：如 DIC、急性肺水肿、休克、肾功能衰竭、脑水肿及心搏骤停等。

2. 注意休克治疗中的几个问题

（1）补充血容量：尽快恢复有效循环血容量是纠正组织低灌注和缺氧的关键。应该在密切监测的基础上，合理应用晶体、胶体液，必要时进行成分输血。

（2）血管活性药物的应用：提高血压是使用血管活性药的目标，但应该在充分容量复苏的前提下使用血管活性药，以维持重要脏器的灌注。

1）血管收缩剂：包括多巴胺、去甲肾上腺素、间羟胺等。多巴胺有兴奋多巴胺受体、α 受体和 β_1 受体作用，不同剂量产生的作用也不相同。多巴酚丁胺主要兴奋 β 受体达到心肌正性肌力作用。去甲肾上腺素主要兴奋 α 受体收缩血管而提高血压。临床应用时需要根据患者的血流动力学指标选择相应的血管活性药。

2）血管扩张剂：分 α 受体拮抗剂和抗胆碱能药两类。α 受体拮抗剂（酚妥拉明等）在低血容量休克和感染性休克较少用。抗胆碱能药物中山莨菪碱具有改善微循环的作用。

3）强心药：在容量复苏时监测 CVP 超过正常范围可考虑使用强心苷（西地兰）和 β 受体兴奋剂（多巴酚丁胺）。

（3）皮质类固醇的应用：应掌握指征勿盲目应用，多用于治疗严重的感染性休克。一般主张应用大剂量，静脉滴注，一次滴完。

二、低血容量性休克

重点	低血容量休克的临床表现和治疗要点
难点	低血容量性休克的诊断和治疗
考点	低血容量休克的临床表现和治疗要点

（一）定义

低血容量性休克：因大量出血或体液丢失，或液体积聚于第三间隙，致有效循环血容量降低引起。进一步可以分为失血性休克和创伤性休克。通常在失血超过全身总血量的 20%即出现失血性休克。

（二）失血性休克的治疗

包括补充血容量和积极处理原发病、控制出血两个方面。

（1）补充血容量：根据表 5-1 估计失血量。应用平衡盐溶液和人工胶体液快速扩容。一般认为，血红蛋白浓度大于 100 g/L 无需输血，低于 70 g/L 可补充浓缩红细胞。临床上常以血压结合中心静脉压指导补液。

（2）病因治疗：尽快止血，纠正失血和失液的原因。必要时应一边抗休克，一边采取止血措施，特别是大出血。

三、感染性休克

重点	感染性休克的临床表现和治疗要点
难点	感染性休克诊断和治疗
考点	感染性休克的临床表现和治疗要点

（一）临床类型

感染性休克根据血流动力学特点，分为高动力型和低动力型。两者临床表现可见下表 5-2。

高动力型：又称高排低阻型休克，暖休克。通常见于革兰阳性菌导致的感染性休克早期，患者往往没有明显的失液。

低动力型：又称低排高阻型休克，冷休克。更为常见。革兰阴性菌感染所引起的感染性休克通常为冷休克，而且革兰阳性菌感染的休克加重也可能进展为冷休克。

表 5－2　感染性休克的临床表现和分类

临床表现	高动力型（暖休克）	低动力型（冷休克）
神志	清醒	躁动、淡漠或嗜睡
皮肤色泽	淡红或潮红	苍白，发绀或呈花斑
皮肤温度	较温暖、干燥	冷汗、湿冷
毛细血管充盈时间	1～2 秒	延长
脉搏	慢，搏动清楚	细速
脉压差	＞30 mmHg	＜30 mmHg
尿量	＞30 ml/h	＜25 ml/h

（二）治疗

治疗原则：在休克未纠正前着重治疗休克，同时治疗感染；休克纠正后，着重治疗感染。

（1）积极液体复苏，补充血容量：患者大多有体液丢失和摄入不足，血容量明显不足，故扩容剂量应较大，输注速度应较快，液体选择先晶体后胶体液。一般监测中心静脉压及血压、心率作为扩容参考。

（2）控制感染：应用抗菌药物、积极处理原发感染灶。对病原菌尚未明确的可根据感染部位、医院及病区的流行病学资料选用抗生素，已知致病菌则根据药敏结果选用抗生素。原发感染灶是导致休克主要因素，必须尽早处理。

（3）纠正酸碱平衡：应在扩容的同时，纠正严重酸中毒。

（4）血管活性药物应用：在液体复苏、纠正酸中毒后休克无好转时，酌情考虑使用。收缩血管和舒张血管的药物可联合使用，达到既能提高血压保障组织灌注压，又可改善微循环的作用。

（5）糖皮质激素：限于早期、大剂量冲击疗法。

第六章　全身炎症反应综合征

重点	全身炎症反应综合征的概念、诊断
难点	如何区别 SIRS 与脓毒症
考点	全身炎症反应综合征的概念、诊断、治疗原则

一、概述

（1）感染：病原微生物侵入人体所引起的局部组织或全身性炎症反应。

（2）菌血症：外界的细菌经由体表入口或是感染部位入口进入血液系统后，在人体血液内繁殖并随血流至全身播散。

（3）全身炎症反应综合征（SIRS）：由各种感染和非感染因素作用于机体，所导致的一系列全身性炎症反应的过程，称之为 SIRS。包含：①感染性 SIRS（脓毒症）；②非感染性 SIRS。

诊断：具备以下两项或两项以上体征：①体温＞38 ℃或＜36 ℃。②心率＞90 次/分。③呼吸频率＞20 次/分，或过度通气，$PaCO_2$＜32 mmHg。④白细胞计数＞$12×10^9$ /L 或＜$4×10^9$ /L 或不成熟的中性粒细胞数＞10%，但应排除可以引起上述急性异常改变的其他原因（如化疗导致 WBC 急剧降低等）。

2016 年《国际拯救脓毒症指南》已经不再强调 SIRS 概念。

（4）脓毒症：由感染引起的 SIRS 称为脓毒症。脓毒症的诊断：①具有感染的确实证据，临床上存在可证实的感染灶，但血培养可以阳性或阴性；②其余指标则与 SIRS 完全一致，但程度上可加重。

2016 年国际拯救脓毒症指南将脓毒症 3.0 版定义：为机体对感染的反应失调而导致危及生命的器官功能障碍。

（5）脓毒症休克：是脓毒症严重的阶段，虽经恰当的输液治疗，低血压依然存在，同时伴有灌注不足或器官功能障碍。即使应用血管活性药物或正性肌力药物，低血压被缓解，但低灌注或器官功能障碍却持续存在，患者处于感染性休克状态。

（6）多器官功能障碍综合征（MODS）：感染、创伤、休克等危重病时伴有 2 个及 2 个以上器官功能障碍。MODS 可分为原发性与继发性，临床上以继发性 MODS 常见。

（7）代偿性抗炎反应综合征（CARS）、混合性的炎症反应综合征（MARS）：促炎介质与抗炎介质之间的作用不平衡导致，炎症反应占优势表现为 SIRS。抗炎反应占优势表现为 CARS。如果既有炎性反应过度，又有免疫反应低下，则表现为 MARS。

二、病理生理

1. 机体对损伤的生理性炎症反应

机体的自身防御能力通常基于三个方面：①外部的屏障，阻止病原体入侵和组织损伤。②非特异性系统阻止外来的病原体。③抗原特异性对外来病原体的应答。炎症时局部通常出现四个主要的变化：血管扩张、微血管的通透性增加、细胞激活/黏附和凝血，继而产生典型的红、肿、热、痛表现。

2. 全身性炎症反应综合征的病理生理变化

SIRS 的进展分为 3 个阶段：①第一阶段，局部的炎症反应。②第二阶段，增加的局部炎症反应：少量细胞因子从损伤局部被释放到循环中。③第三阶段，全身性炎症反应：促炎介质和抗炎介质不能达到平衡，全身炎症反应开始启动，大量的炎症介质触发神经体液反应，同时失去了微循环的完整性，并造成远处终末器官的损伤。

SIRS 导致潜在的破坏性效应主要包括以下几个方面：①白细胞和内皮细胞的激活（是 SIRS 时病理生理改变的重要基础）。②外周血管扩张和血管通透性增加：导致持续的外周血管阻力下降和低血压，最终造成终末器官的低灌注、水肿、无氧代谢和器官功能障碍。③微血管内的凝血。

三、全身炎症反应综合征的炎症介质

炎症介质：引起炎症反应的化学活性物质（化学介质）和生物活性物质（细胞因子）。炎症介质的作用包括：①血管扩张，通透性升高，引起渗出。②对炎细胞的趋化作用。③导致组织损伤。④引起局部和全身的炎症反应。

炎症介质包括内毒素、外毒素、细胞因子、黏附分子、化学介质。

1. 内毒素和外毒素

内毒素又称脂多糖（LPS），是 G^-菌的细胞壁成分，可来自开放性创面、呼吸道、胃肠道、泌尿道或各种介入管道，胃肠道是更重要的来源。肠黏膜具有屏障作用，当屏障发生障碍时，出现细菌、内毒素通过肠黏膜进入淋巴或门静脉的易位现象。

外毒素：G^+菌感染通过外毒素诱导 SIRS。外毒素被免疫系统识别后激活免疫炎性细胞，刺激产生大量细胞因子，从而介导 SIRS。

2. 细胞因子

细胞因子是免疫细胞产生的一类具有广泛生物活性的多肽物质，对炎症过程中起重要的作用。主要包括：

（1）肿瘤坏死因子 α（TNF-α）：能直接或间接启动全身炎症反应，并通过刺激其他炎症介质产生，放大炎症反应。在 SIRS 的发生和发展中具有特别重要的作用。

（2）白细胞介素：包括 IL-1、IL-6、IL-8 等。

3. 黏附分子

整合素家族、免疫球蛋白超家族、选择凝集素家族。

4. 化学介质

来源于细胞和体液的化学活性炎症介质种类繁多，在炎症和 SIRS 过程中起重要的作用。包括组胺、花生四烯酸代谢产物、血小板活化因子、氧化亚氮等。

四、全身炎症反应综合征的治疗策略

SIRS 治疗的目的和核心是及时有效地阻止 SIRS 向 MODS 转化。因此 SIRS 整体治疗的重点，应包括三个方面：原发病的治疗、器官功能的保护、预防“二次打击”。

1. 原发病的治疗

持续的损伤或再次的损伤会加重 SIRS,导致病情恶化。因此，妥善处理原发病，积极防治原发病的并发症，对 SIRS 的治疗具有根本的意义。

2. 维护器官功能

液体复苏，保持最佳前负荷，维持器官微循环的灌注，减轻缺血再灌注损伤，是保护器官功能的重要措施。

3. 预防“二次打击”

常见的“二次打击”包括感染、休克、出血、缺氧等，对治疗过程中可能出现的潜在发病因素施行预警性早期干预，防止“二次打击”，打断疾病恶性趋向化的链条，对预防 SIRS 转化为 MODS 具有重要的意义。

多年来，针对 SIRS 治疗有许多探索。抗介质治疗已被证实无效，血液净化、免疫调理（抗内毒素治疗、血液滤过）等治疗近年似乎让人们看到希望。

SIRS 思维导图

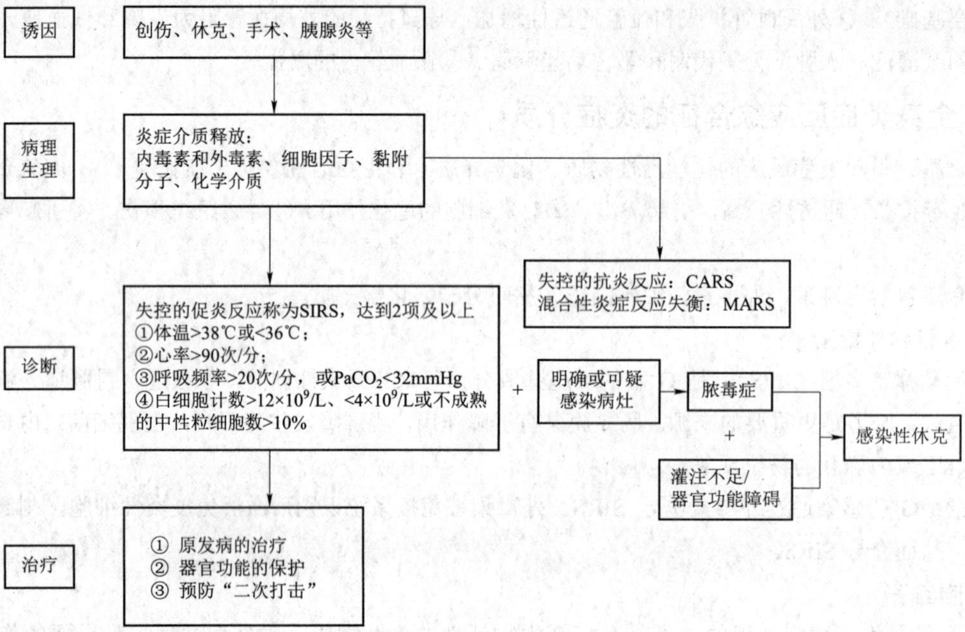

临床病案分析

患者，女，右上腹痛伴发热 3 天，加重 1 天入院。曾在社区医院就诊，给予“胃药”、“甲硝唑”治疗，效果不佳来院就诊而收入院。查体：精神萎靡，痛苦面容，巩膜轻度黄染，呼吸急促，T 38.9 ℃，RR 27 次/分，P 115 次/分，BP 84/57 mmHg。双肺听诊呼吸音粗，未闻啰音，心率 115 次/分，腹肌稍紧张，右上腹压痛，肝肋下 1cm，胆囊区叩痛（+），移动性浊音（−）。四肢末梢湿冷。

思考

1. 本病案最可能的诊断是什么？有何依据？

2. 该如何拟定治疗方案？

解析

1. 该患者最可能的诊断是感染性休克，依据是：①右上腹痛伴发热 3 天。②右上腹压痛，胆囊区叩痛（+）。③T 38.9 ℃，RR 27 次/分，P 115 次/分，达到 SIRS 诊断标准。④有组织灌注不足表现：BP 84/57 mmHg，四肢末梢湿冷。

2. 拟定治疗方案包括：①完善检查，明确是否存在胆道梗阻，通过外科手段解除病因。②抗休克。③抗感染。

第七章 重症监测治疗与复苏

重点	急性肾损伤、ARDS
难点	肾前性与肾性肾损伤、ARDS 诊断
考点	ARDS 的概念、诊断、治疗原则

一、概论

（一）定义

多器官功能障碍综合征（MODS）：

（1）机体在遭受严重的脓毒症、创伤、烧伤或严重炎性损害等急性病变。

（2）持续至少 24 小时以上。

（3）同时或序贯性地发生两个或两个以上器官或系统功能障碍或衰竭。

（4）MODS 定义演变更符合动态的病理生理变化，具有可逆性。

（二）发病机制

MODS 起源于持续的、难以控制的炎症反应和免疫紊乱。感染或非感染因素（如创伤、休克、胰腺炎等）均可引起。全身炎症反应综合征（SIRS）是 MODS 发生的基础。

（三）危险因素

①常见于脓毒症；②严重创伤、烧伤、颅脑及内脏损伤或大手术打击；③各种原因的休克和心肺脑复苏后；④肢体、组织或器官缺血再灌注损伤；⑤重症胰腺炎、弥散性血管内凝血等；⑥肿瘤患者接受放疗或化疗后免疫功能低下者易发生 MODS；⑦治疗干预（如输血、输液、药物或机械通气等）有时也可能诱发 MODS。

（四）临床类型及诊断

MODS 有两种临床类型，即速发型和迟发型。

早期诊断 MODS：

（1）重视发生 MODS 的高危因素。

（2）动态观察 SIRS 向 MODS 演变的过程，掌握器官功能的变化趋势。

（3）多个器官同时或先后发生功能障碍。

（五）预防和治疗

（1）提高复苏质量。重视患者循环和呼吸情况，加强循环和呼吸支持，尽早纠正低血容量、组织低灌注和缺氧状态。

（2）防治感染是预防 MODS 极为重要的措施。及时进行充分的外科引流感染灶是防止发生 MODS 的根本性措施。同时合理和有效应用抗生素。

（3）早期识别最先出现的器官功能障碍，在出现明显 MODS 以前进行针对性的早期治疗和有效处理。

（4）提高机体的抵抗疾病和调节能力。

二、急性肾损伤

（一）定义

急性肾损伤（AKI）：

（1）各种原因导致的肾功能损害，短时间内尿量减少。

（2）代谢产物不能及时被清除。

（3）产生氮质血症，水、电解质代谢紊乱，以及酸碱平衡失调等。

（二）病因与分类

（1）肾前性：见于各种原因引起的血容量减少，如大出血、休克、心排血量下降等所引起的肾灌注不足，肾小球滤过率下降。

（2）肾后性：由尿路梗阻引起，尿不能完全排出，影响肾小球过滤，导致肾功能障碍。短期梗阻解除肾功能可恢复。

（3）肾性：急性肾小管坏死较常见，约占 3/4。主要损害是肾缺血和肾中毒。

（三）发病机制

（1）肾缺血。

（2）肾小管上皮细胞变性坏死。

（3）肾小管机械性堵塞。

（4）缺血 – 再灌注损伤。

（5）药物和感染引起间质性肾炎。

（四）临床表现

尿量明显减少是肾功能障碍最突出的表现。成人 24 小时尿量＜100 ml 称为无尿（anuria），＜400 ml 称为少尿（oliguria）。

非少尿型 AKI：尿量超过 400 ml/d，但血中肌肝、尿素氮却进行性升高，多见于使用肾毒性抗生素导致的部分肾损害，预后相对较好。

少尿型 AKI 临床表现分为两期：

（1）少尿或无尿期：一般为 7～14 天，可持续 1 个月以上。水、电解质代谢紊乱和酸碱平衡失调（三高三低两中毒）是主要的表现。

1）高钾血症：高血钾引起乏力、胃肠道动力障碍，影响心肌细胞动作电位。严重时可引起心搏骤停。

2）高镁血症：血镁与血钾呈平行改变，高钾血症时必伴高镁血症。可引起神经肌肉传导障碍，出现低血压、呼吸抑制、肌力减弱、昏迷甚至心脏停搏。

3）高磷血症：血磷升高，有 60%～80%的磷转向肠道排泄，并与钙结合，引起低钙血症。

4）低钠血症和低氯血症：低钠血症往往由于水潴留、血浆稀释引起。氯和钠往往成比例丢失，低钠血症通常伴低氯血症。

5）低钙血症：低血钙可引起肌肉抽搐，加重高血钾对心肌的毒性作用。

6）水中毒：易导致心力衰竭、肺水肿、脑水肿等。出现恶心、呕吐、心悸、呼吸困难、头晕、嗜睡，甚至昏迷等症状。

7）代谢性酸中毒：特点是呼吸深、快，呼气带有酮味，面部潮红，并可出现胸闷、气急、乏力、嗜睡及神志不清，严重时血压下降、心律失常，甚至发生心脏停搏。

（2）多尿期：每日尿量增至 800 ml 以上，即进入多尿期。一般历时约 14 天，尿量每日可达 3000 ml 以上。开始时尿量虽有所增加，但尿素氮、肌酐和血钾仍继续上升。多尿期可出现脱水、低钾血症、低钠血症、低镁血症等现象。

（五）诊断

（1）病史和体格检查。

（2）尿量和尿液检查：精确记录每小时尿量，注意观察尿液物理性状，尿比重恒定于 1.010～1.014 之间为等渗尿，提示存在肾性 AKI。尿镜检可见粗大、颗粒管型的肾小管上皮细胞（肾功能衰竭管型），表明有急性肾小管坏死。

（3）血肌酐（SCr）和尿素氮（BUN）升高：常作为判断肾功能的重要指标。

（4）辅助检查及肾功能试验：有助于鉴别不同类型的 AKI。

1）补液和利尿剂试验：补液试验可鉴别急性少尿型肾衰与容量不足引起的少尿。心肺功能不全者不宜应用。利尿剂试验可鉴别肾前性与肾性 AKI。

2）肾衰指标：滤过钠排泄分数（FENa）、肾衰指数（RFI），FENa 和 RFI 均＞1，提示为肾性 AKI。

3）影像学检查：B 超、磁共振成像（MRI）可辅助诊断肾后性急性肾衰竭（ARF）。

（六）治疗

1. 少尿期的治疗

（1）利尿剂：适用于早期肾小管损害较轻的患者，大剂量利尿剂会加重肾损伤。

（2）限制水、电解质摄入，维持内环境稳定：精确记录 24 小时出入量，量出为入，宁少勿多。高血钾是少尿期最主要的死亡原因，控制钾的摄入。出现高钾血症时（血钾超 5.5 mmol/L），需予紧急处理：钙剂或碳酸氢钠或高糖加胰岛素。

（3）纠正酸中毒：严重酸中毒患者使用血液净化是最有效的办法。

（4）营养支持：补充足够的热量及蛋白质。

（5）预防和控制感染：是减缓 ARF 发展的重要措施。

（6）血液净化：保守治疗无效时需尽快进行血液净化。指征：①血肌酐超过 442 μmol/L。②血钾超过 6.5 mmol/L。③严重代谢性酸中毒。④严重氮质血症。⑤明显水中毒症状和体征等。

2. 多尿期的治疗

注意仍有水、电解质失衡的可能。

AKI 思维导图

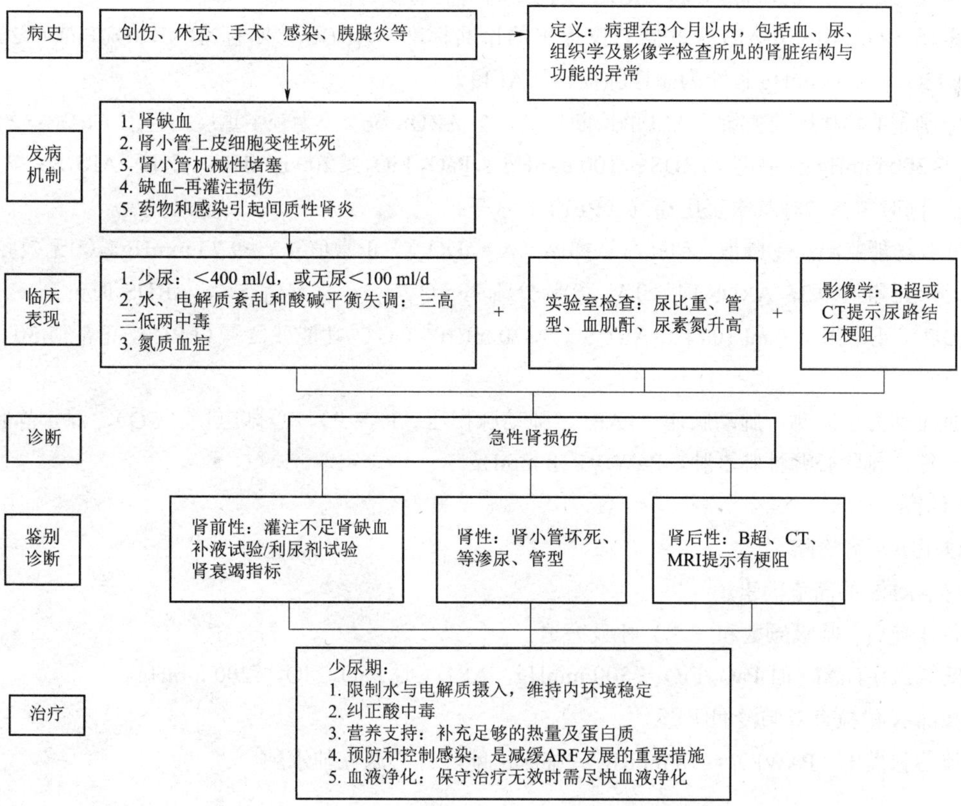

三、急性呼吸窘迫综合征

（一）定义

急性呼吸窘迫综合征（ARDS）：

（1）肺实质发生急性弥漫性损伤。

（2）急性缺氧性呼吸衰竭。

（3）临床特征：进行性呼吸困难和顽固性低氧血症。

（二）病因

可分为肺的直接损伤和间接损伤。

（三）发病机制

（1）非心源性肺水肿。

（2）肺泡表面活性物质数量减少和活性降低，肺顺应性降低。

（3）肺内分流增加，灌流不足。

（4）肺间质炎症继发感染，加重肺的病理改变。

（四）临床表现

（1）在原发病后12～72小时发生。

（2）最早出现的症状是呼吸加快。

（3）呈进行性加重的呼吸困难、发绀，常伴有烦躁、焦虑和出汗等。

（五）实验室及其他检查

（1）X线胸片：早期可无异常，或呈轻度间质改变，表现为边缘模糊的肺纹理增多。继之出现斑片状甚至融合成大片状的浸润阴影，大片阴影中可出现支气管充气征。

（2）血气分析：血气分析是诊断ARDS及判断病情的重要指标。

既往采用1992年欧美ARDS联席会议提出的诊断标准，ARDS诊断标准为$PaO_2/FiO_2 \leqslant 200$ mmHg。$200 < PaO_2/FiO_2 \leqslant 300$ mmHg诊断为急性肺损伤（ALI）。

2001年制定的柏林标准去除了ALI的诊断标准，将ARDS统一分为轻中重度，轻度ARDS：200 mmHg$<PaO_2/FiO_2 \leqslant 300$ mmHg；中度ARDS：100 mmHg$< PaO_2/FiO_2 \leqslant 200$ mmHg；重度ARDS：$PaO_2/FiO_2 \leqslant$ 100 mmHg。同时需参考呼气末正压通气（PEEP）水平。

（3）呼吸功能监测：①肺泡－动脉血氧梯度（$A-aDO_2$），正常值4.5～9.75 mmHg。②无效腔/潮气量比值（V_D/V_T），正常值0.3，ARDS时≥0.5。③肺分流率（Q_S/Q_T），正常值5%，ARDS时升高。④有效动态顺应性（EDC），正常为100 ml/100 Pa，ARDS时≤20 ml/100 Pa。⑤功能残气量（FRC），正常值30～40 ml/kg，ARDS时降低。

（4）血流动力学监测：肺动脉压（PAP）、肺动脉楔压（PAWP）、心排出量（CO）、混合静脉血氧饱和度（SvO_2）等。排除心源性肺水肿，PAWP≤18 mmHg。

（六）诊断

符合以下五项可诊断。

（1）有ARDS的高危因素。

（2）急性起病、呼吸频数和（或）呼吸窘迫。

（3）低氧血症，ALI时$PaO_2/FiO_2 \leqslant 300$ mmHg，ARDS时$PaO_2/FiO_2 \leqslant 200$ mmHg。

（4）胸部X线检查双肺浸润阴影。

（5）肺动脉楔压（PAWP）≤18 mmHg或临床上能除外心源性肺水肿。

（七）治疗

主要治疗措施包括原发病治疗、循环支持治疗和呼吸支持治疗等。

（1）原发病治疗：是处理 ARDS 的首要原则和基础。

（2）补充血容量并给予血管活性药物：维持正常循环，注意避免输液过量而加重肺间质及肺泡水肿，酌情使用利尿剂。

（3）呼吸支持：纠正低氧血症和改善肺泡换气功能。

（4）监测：使用呼吸机过程中，应监测血气变化，及时调节。应注意监测和防治呼吸机引起的并发症及不良反应。

（5）抗感染治疗。

（6）其他治疗：糖皮质激素、一氧化氮吸入等。

ARDS 思维导图

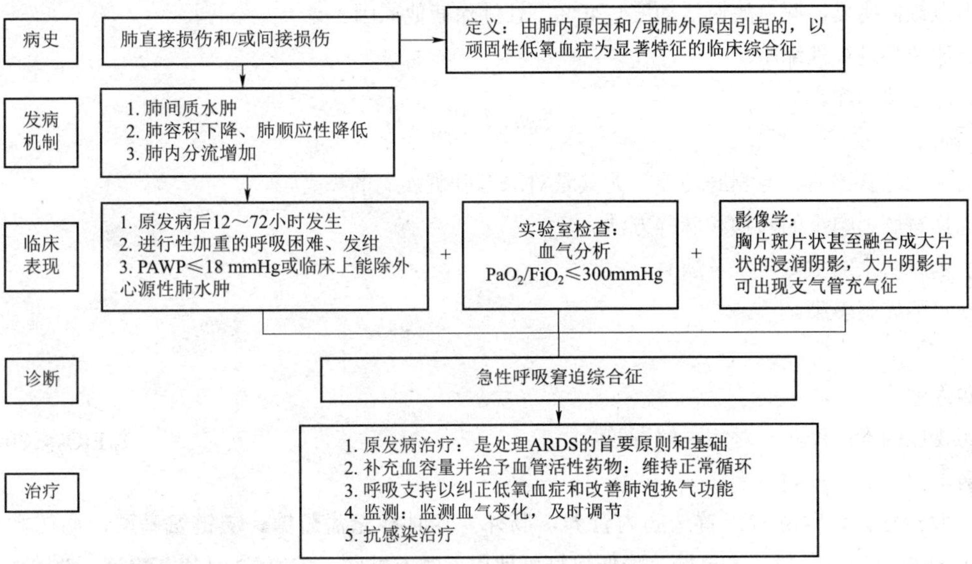

四、急性肝功能衰竭

（一）定义

急性肝衰竭（AHF）：由于各种原因引起的短时间内肝脏功能急剧恶化，导致肝脏本身合成、解读、排泄和生物转化等功能发生严重障碍或失代偿，表现为进行性意识障碍和凝血功能异常的综合征。

（二）病因

（1）病毒性肝炎：病毒性肝炎是 AHF 常见病因，我国以乙型肝炎最为常见。

（2）化学物中毒。

（3）外科疾病：肝脏手术、外伤、胆道结石、严重感染、休克等均可诱发 AHF。

（4）妊娠期（多在后 3 个月）及遗传代谢障碍。

（三）临床表现

（1）早期的非特异性表现：消化道症状，如恶心、呕吐等。

（2）意识障碍 ：肝性脑病，可分为四度。

Ⅰ度（前驱期）：反应迟钝、情绪改变。

Ⅱ度（昏迷前期）：嗜睡、行为不能自控。

Ⅲ度（昏睡或浅昏迷期）：嗜睡，尚可唤醒。

Ⅳ度（昏迷期）：昏迷不醒，对刺激无反应，反射逐渐消失，伴有呼吸、循环的改变。

（3）肝臭：特殊的甜酸气味，似烂水果味。

（4）出血：肝合成凝血因子和纤维蛋白原减少，皮肤瘀斑、注射部位出血、消化道出血等。

（5）并发其他器官系统功能障碍：肝肾综合征、血压下降、颅内压增高、电解质紊乱、酸碱失衡、肺水肿、感染等。

（6）实验室检查：可出现转氨酶增高、血胆红素增高、凝血功能障碍、电解质酸碱紊乱。

（四）诊断

依据病史、临床表现和辅助检查等综合分析而确定。

（1）既往无肝炎病史，以急性黄疸性肝炎起病。

（2）迅速出现Ⅱ度以上肝性脑病（以Ⅳ度划分）。

（3）起病后2周内出现极度乏力，伴恶心呕吐等消化道症状。

（4）出血倾向明显，凝血酶原活动度≤40%，且排除其他原因。

（5）肝浊音界进行性缩小。

（6）黄疸迅速加深。

（五）预防

（1）围术期注意评估、监测肝功能。尤其是对原有肝脏疾病的患者。

（2）选择对肝影响小的药物和麻醉方法。

（3）手术时防止发生低血压及缺氧。

（4）预防和控制感染。

（六）治疗

（1）病因治疗。

（2）药物性因素：停药、对症、解毒等。

（3）病毒性肝炎：抗病毒治疗。

（4）一般治疗：营养支持：首选肠内营养，肠外营养时补充葡萄糖、支链氨基酸，脂肪乳剂选择长链/中长链。补充白蛋白。口服乳果糖。降低血氨可使用乙酰谷酰胺、谷氨酸/门冬氨酸等。改善中枢神经递质。纠正酸碱失衡。

（5）防治多器官功能障碍。

（6）预防感染。

（7）肝性脑病治疗：脱水、低温、激素（自身免疫性肝病）。

（8）人工肝支持：尤其适用于等候移植者。

（9）肝移植：AHF最有效的治疗。

五、急性胃肠功能障碍

（一）定义

急性胃肠功能损伤（AGI）：

（1）继发于创伤、烧伤、休克和其他全身性病变的一种胃肠道急性病理改变。

（2）以胃肠道黏膜损害以及运动和屏障功能障碍为主要特点。

（二）病因和发病机制

（1）胃肠黏膜缺血缺氧。

（2）肠黏膜屏障功能受损：胃肠菌群紊乱、细菌毒素易位、“肠源性”感染。

（3）肠道动力障碍。

（三）临床表现及诊断

腹胀、腹泻、麻痹性肠梗阻、消化道出血、难以控制的全身性感染、大量出血且有全身失血表现。通常需要内镜辅助诊断。

（四）预防和治疗

（1）治疗原发病。

（2）胃肠功能支持：尽早经口进食，或行肠内营养。

（3）降低胃酸和保护胃黏膜：pH 保持在 3.5 以上。

（4）止血治疗：药物、内镜、介入治疗。

（5）手术治疗：原则上不适于手术治疗。

临床案例分析

男性患者，78 岁，因腹痛、腹胀 1 月余，加重伴发热 3 天入院。既往有高血压病史，服药不规律，血压控制在 150/90 mmHg 左右。入院后行 CT 检查诊断乙状直肠癌并肠梗阻，完善术前检查，限期行乙状直肠癌根治性切除术，手术时间 4 小时，出血 150 ml，输液 2300 ml，尿量 150 ml。术后顺利返回病房，患者当天晚上心率 110 次/分，BP 维持在 85～100/47～58 mmHg 之间，手术当天至第二天早上 8 点尿量共 380 ml。

思考

1. 考虑该患者可能的并发症是什么？

2. 需要做哪些检查或治疗来鉴别诊断？

解析

1. 该患者有可能并发急性肾损伤。

依据：

（1）腹痛、腹胀 1 月余，诊断乙状结肠癌，进食受影响，存在容量不足导致肾前性肾损伤的因素。

（2）既往有高血压病史，血压控制不佳，而手术后血压维持在 85～100/47～58 mmHg 之间，已较基础血压降低超过 30%，肾灌注压降低。

（3）少尿：尿量小于 400 ml/d。

2. 需要做相关的检验来鉴别是肾前性还是肾性 AKI。

（1）尿常规：尿液检查，检测尿比重，肾前性 AKI 表现为尿比重增加，正常血浆比重 1.020 以上；肾性 AKI 可出现等渗尿，尿比重恒定于 0.010～1.014 之间。尿镜检若见粗大、颗粒管型的肾小上皮细胞，表明有急性肾小管坏死。

（2）补液试验：可鉴别急性少尿型肾衰和容量不足引起的少尿。将 5%葡萄糖液 250～500 ml 在半小时内静脉输入，若尿量增加、尿比重降低，为容量不足引起的少尿。反之，可能为肾性 AKI。利尿剂试验可鉴别肾前性 AKI 和肾性 AKI。若血容量已补足，尿量仍少者，可试用 20%甘露醇 50～100 ml 在 10～15 分钟内静脉注入，若尿量增加至每小时 40 ml，多为肾前性 AKI，尿量不超过 40 ml/h，则 3 小时后再重复 1 次，仍无反应者多考虑为肾性 AKI。

（3）血尿素氮（BUN）和血清肌酐（SCr）常作为诊断肾功能的重要指标。正常 BUN 为 2.9～7.5 mmol/L；SCr 男性为 53～106 μmol/L，女性为 44～97 μmol/L。

第八章 麻 醉

一、麻醉前准备和麻醉前用药

重点	ASA 分级，麻醉前用药的目的
难点	ASA 分级，患者术前准备
考点	ASA 分级

（一）麻醉前患者病情的评估

麻醉前访视患者，应详细询问现病史、既往病史、手术及麻醉史、个人史、治疗用药史、过敏史及家族史等，了解平时的体力活动能力及目前的变化。重点关注患者生命体征、气道、心肺功能、脊柱及神经系统。根据访视和检查的结果，对病情和患者对麻醉及手术的耐受能力做出全面评估。美国麻醉医生协会（American Society of Anesthesiolog，ASA）将手术前的患者全身健康状况分为 6 级，对病情的判断有重要参考价值（表 6–1）。

表 6–1 ASA 病情分级和围术期死亡率

分级	标 准	死亡率%
Ⅰ	体格健康，发育营养良好，各器官功能正常	0.06～0.08
Ⅱ	除外科疾病外，有轻度并存疾病，功能代偿健全	0.27～0.40
Ⅲ	并存疾病较严重，体力活动受限，但尚能应付日常活动	1.82～4.30
Ⅳ	并存疾病严重，丧失日常活动能力，经常面临生命威胁	7.80～23.0
Ⅴ	无论手术与否，生命难以维持 24 小时的濒死患者	9.4～50.7
Ⅵ	确诊为脑死亡，其器官拟用于器官移植手术	—

急诊病例在相应 ASA 分级后加注“急”或“E”，表示风险较择期手术增加。

（二）麻醉前患者准备

要纠正或改善患者的病理生理状态以及合并的内科疾病。

（1）血红蛋白≥80 g/L，血浆白蛋白≥30 g/L，并纠正脱水，电解质紊乱和酸碱平衡失调。

（2）合并心脏病者，重视改善心功能。有心衰史、心房纤颤或心脏明显扩大者，应以洋地黄类药物治疗，手术当日停药。长期服用 β 受体拮抗剂治疗心绞痛、心律失常和高血压者，围术期继续用药至手术当日。

（3）合并高血压者，应经内科系统治疗控制血压稳定，收缩压≤180 mmHg、舒张压≤100 mmHg 较为安全。降压药可应用到手术当日，避免因停药而发生血压剧烈波动。

（4）合并呼吸系统疾病者，建议术前检查肺功能、动脉血气分析或肺部 X 片；吸烟者最好戒烟 2 周以上，并进行呼吸功能锻炼；有急、慢性肺部感染者应用有效抗生素治疗控制感染后手术。

（5）合并糖尿病者，术前控制空腹血糖≤8.3 mmol/L，尿糖低于（＋＋）且尿酮体（－）。伴急诊酮症酸中毒者应静滴胰岛素以消除酮体、纠正酸中毒后手术。

（6）麻醉前胃肠道准备，择期手术前应常规排空胃，以免在围术期发生胃内容物分反流、呕吐或误吸，以及由此导致的窒息和吸入性肺炎（表6–2）。

表6–2 建议术前禁食时间（2014版）

食物种类	最短禁食时间（小时）
清饮料	2
母乳	4
婴儿配方奶粉，牛奶等液体乳制品	6
淀粉类固体食物	6
油炸、脂肪及肉类食物	≥8

（三）麻醉前用药

目的：①消除患者紧张、焦虑及恐惧的情绪；②提高患者的痛阈；③抑制呼吸道腺体的分泌；④消除因手术或麻醉引起的不良反射，特别是迷走神经反射。药物选择：全麻患者以镇静药和抗胆碱药为主，有剧痛者加麻醉性镇痛药。腰麻患者以镇静药为主，硬膜外麻醉者可酌情给予镇痛药。

临床病例分析

女性，65岁，3天前因腹痛，腹胀，停止从肛门排气排便入院。既往有高血压病史12年，服用硝苯地平缓释片1片，一日一次，控制血压，尚可。有慢性支气管炎病史，秋冬季会发作，发作时要住院治疗。有糖尿病7年，服用二甲双胍2片，一日二次，血糖控制尚可。20年前曾因阑尾炎行阑尾切除术。目前该患者因肠梗阻需紧急行剖腹探查术。

思考

1. 该患者ASA分级为几级？
2. 患者术前需要行哪些检查以评估病情？
3. 术前用药选择哪类为主？
4. 为防止反流误吸，我们应该采取哪些措施？

解析

该患者患有高血压、糖尿病和慢性支气管炎，但是都在代偿范围内，ASA分级为Ⅱ级。对于该患者入院后首先测量基本生命体征、心率、血压、呼吸、SpO_2、体温，了解基本情况，听诊双肺呼吸音了解患者目前肺部情况。检查血常规，血糖肝肾功能，胸片，心电图检查，了解其各个脏器功能。如有异常可进一步肺功能，胸部CT，心脏B超检查以了解全身情况。

这是一个肠梗阻患者，影响胃肠排空，即使禁食时间大于8小时，也可能有胃内容物尚未排空。在术前用药应避免使用食道胃底括约肌松弛的药物或强效镇静药，因其可造成反流甚至误吸，术前可放置胃管，引流胃内容物，防止反流误吸。

二、全身麻醉

重点	气管插管的目的和方法；全麻并发症的处理
难点	全麻深度判断；全麻并发症的识别处理
考点	气管插管的目的及方法，全麻并发症的处理

定义：麻醉药经呼吸道吸入或静脉、肌内注射进入体内，产生中枢性神经系统的抑制，临床表现为神志消失、全身的痛觉丧失、遗忘、反射抑制和一定程度的肌肉松弛，这种方法称为全身麻醉。

（一）全身麻醉药

根据用药途径和作用机制，全身麻醉药分为吸入麻醉药和静脉麻醉药。此外，肌松药和麻醉性镇痛药也是全麻中不可或缺的药物。

1. 吸入麻醉药

是指经呼吸道吸入进入人体内并产生全身麻醉作用的药物。可用于全身麻醉诱导和维持。吸入麻醉药的强度以最低肺泡有效浓度（MAC）来衡量。MAC是指某种吸入麻醉药在一个大气压下与纯氧同时吸入时，能使50%患者在切皮时不发生摇头、四肢运动等反应时的最低肺泡浓度。MAC越小，麻醉效能越强。

常用吸入麻醉药：氧化亚氮（笑气，N_2O）、恩氟烷（氨氟醚）、异氟烷（异氟醚）、七氟烷（七氟醚）地氟烷（地氟醚）。目前临床常用的吸入麻醉药有异氟烷（异氟醚）、七氟烷（七氟醚）、地氟烷（地氟醚）。

2. 静脉麻醉药

经静脉注射进入体内，通过血液循环作用于中枢神经系统而产生全身麻醉作用的药物，称静脉麻醉药。其优点是诱导快，对呼吸道无刺激，无环境污染。常用静脉麻醉药有苯二氮䓬类镇静药（地西泮、咪达唑仑、劳拉西泮等）、依托米脂、丙泊酚、右旋美托咪定、氯胺酮。

3. 肌肉松弛药

能阻断神经－肌肉传导功能而使骨骼肌松弛。注意：肌松药只能使骨骼肌麻痹，而不产生麻醉作用。根据干扰方式不同，分为去极化肌松药和非去极化肌松药。

（1）去极化肌松药：以琥珀胆碱为代表。

作用特点：①使突触后膜持续呈去极化状态；②首次注药后，在肌松作用出现前，可有肌纤维成束震颤，是肌纤维不协调收缩的结果；③胆碱酯酶抑制剂不仅不能拮抗其肌松作用，反而有增强效应。

（2）非去极化肌松药：泮库溴铵、维库溴铵、罗库溴铵、顺式阿曲库铵。

作用特点：①阻滞部位在神经－肌肉接合部，占据突触后膜的乙酰胆碱受体；②神经兴奋时突触前膜释放乙酰胆碱的量并未减少，但不能发挥作用；③出现肌松作用前没有肌纤维成束收缩；④能被胆碱酯酶抑制剂拮抗。

4. 麻醉性镇痛药

主要有阿片类药物、阿片受体激动－拮抗药、非阿片类中枢性镇痛药和非甾体类抗炎镇痛药等。

（1）阿片受体激动剂：是临床麻醉中最主要的镇痛药，但是其毒副作用和潜在的成瘾性也为人们所关注，必须按照国家颁布的《麻醉药品管理条例》严加管理。目前临床常用的有吗啡、哌替啶、芬太尼、瑞芬太尼、阿芬太尼和舒芬太尼。

（2）阿片受体激动－拮抗药：是一类对阿片受体兼有激动和拮抗作用的药物，临床应用有镇痛作用。目前临床应用的有喷他佐辛、布托啡诺、纳布啡、烯丙吗啡等。

（3）非阿片类中枢性镇痛药：近年来合成的新型镇痛药曲马多与阿片类药物作用机制不完全相同，是临床常用的镇痛药。

（4）非甾体类抗炎镇痛药：是一类具有解热、镇痛且兼有消炎、抗风湿、抗血小板聚集作用的药物。应用历史悠久，也可用于围术期镇痛。

（二）全身麻醉的实施

1. 全身麻醉的诱导

指患者接受全麻药后由清醒状态到神志消失，进入全麻状态后并进行气管插管，这一阶段称全麻诱导。在此期间应监测心电图、血压、SpO_2。

2. 全身麻醉的维持

根据使用麻醉药和途径的不同，可分为吸入麻醉药维持，静脉麻醉药维持和复合全身麻醉。

3. 维持气道的通畅性

方法为仰头、托起下颌；置入口咽或鼻咽通气道；喉罩、气管插管、食管–气管联合导管。

4. 气管插管

是将气管导管经口腔或鼻腔插入到患者的气管内。其目的是：①麻醉期间保持病人的呼吸道通畅，防止异物进入呼吸道，便于及时的吸出气管内分泌物或血液；②进行有效的人工或机械通气，防止病人缺氧和 CO_2 蓄积；③便于吸入性全麻药的应用。气管插管有经口腔和经鼻腔两种方法。气管插管前首先要保持气道通畅。是否选择气管插管全身麻醉进行手术取决于麻醉医师个人技术经验和设备条件。对于喉水肿、急性喉炎、喉头黏膜下血肿等在插管时可能引起严重的出血导致窒息，禁忌气管内插管。

5. 全麻深度的判断

由于乙醚本身的特性，其麻醉深度变化缓慢，麻醉深浅程度明确且层次分明，虽然乙醚已经退出临床，但是乙醚麻醉的分期特点仍可作为当今临床麻醉中判断和掌握麻醉深度的参考（表 6–3）。

表 6–3 通用全身麻醉深度判断标准

麻醉分期	呼 吸	循 环	眼 征	其 他
浅麻醉期	不规则，呛咳，气道阻力↑，喉痉挛	血压↑，心率↑	睫毛反射（–），眼睑反射（+），眼球运动（+），流泪	吞咽反射（+），出汗，分泌物↑，刺激时体位变动
手术麻醉期	规律，气道阻力↓	血压稍低但稳定，手术刺激无变化	眼睑反射（–），眼球固定中央	刺激时无体位变动，黏膜分泌物消失
深麻醉期	膈肌呼吸，呼吸↑	血压↓	对光反射（–），瞳孔散大	

（三）全身麻醉的并发症及其防治

1. 反流与误吸

预防为主措施：严格禁食，提高胃液 pH，降低胃内压，加强对呼吸道的保护。

2. 呼吸道梗阻

处理原则：去除引起梗阻的病因，对气道水肿及痉挛对症处理。

3. 通气量不足

对于麻醉后的通气不足，多由于麻醉药的残留和手术因素造成的中枢性呼吸抑制。对于严重通气不足患者应以机械通气维持呼吸直至呼吸功能完全恢复，对于麻醉药的残留必要时可以拮抗药物逆转。

4. 低氧血症

常见原因：①吸入氧浓度过低。②笑气麻醉时弥散性缺氧。③肺不张。④误吸。⑤肺水肿。

5. 低血压

麻醉期间收缩压下降幅度超过基础值的 30%或绝对值低于 80 mmHg 应及时处理。

6. 高血压

麻醉期间舒张压高于 100 mmHg 或收缩压升高幅度超过基础值的 30%，都应根据原因进行适当处理。

7. 心律失常

除外麻醉因素，应对病因进行处理。

8. 高热、抽搐和惊厥

常见于小儿麻醉，因为婴幼儿体温调节中枢尚未发育完善。

9. 恶性高热

表现为持续肌肉收缩、$PaCO_2$迅速升高、体温急剧上升，可超过 42 ℃。最容易诱发恶性高热的药物是琥珀胆碱和氟烷，死亡率极高。治疗恶性高热的特效药是丹曲林。

临床病案分析

男，55 岁，突发意识不清 10 小时入院，CT 提示颅内出血，拟行开颅血肿清除术。

思考

1. 选择什么麻醉方式？可选择哪些麻醉药物？
2. 术中血压如何控制？
3. 此患者呕吐过三次，对麻醉有什么影响？

解析

此患者意识不清，行颅内血肿清除术，首先选择全身麻醉药，避免引起胃内压和颅内压升高的药物（琥珀胆碱、氯胺酮）。患者颅内出血，颅压升高，发生呕吐，在意识不清的情况下可能发生误吸，可通过听诊、SpO_2、血气分析、胸片、胸部 CT 等了解患者肺部状况。术中应该维持血压平稳，避免因为血压高引起出血和血压低引起灌注不足。

三、局部麻醉

重点	局部麻醉方法，局麻药剂量毒性反应症状、预防和正确处理
难点	椎管内麻醉的禁忌证和并发症
考点	局麻常用方法，局麻药剂量及毒性反应处理

（一）局麻药分类

酯类局麻药包括普鲁卡因、丁卡因等；酰胺类局麻药包括利多卡因、布比卡因和罗哌卡因等。

（二）常用局麻药

1. 普鲁卡因（procaine）

是一种弱效、短时效但是较安全的常用局麻药。黏膜穿透力弱，故不用于表面麻醉和硬膜外阻滞。由于其毒性小，适用于局部浸润麻醉。成人一次限量为 1 g。

2. 丁卡因（tetracaine）

是一种强效、长时效的局麻药。黏膜穿透力强，适用于表面麻醉、神经阻滞、硬膜外及蛛网膜下隙阻滞。一般不用于局部浸润麻醉。成人一次限量表面麻醉 40 mg、神经阻滞 80 mg。

3. 利多卡因（lidocaine）

是中等效能和时效的局麻药，组织弥散性能和黏膜穿透力都很好，可用于各种局麻方法，但使用的浓度不同。成人一次限量表面麻醉为 100 mg，局部浸润麻醉和神经阻滞 400 mg。反复用药可产生快速耐药性。

4. 布比卡因（bupivacaine）

是一种强效和长时效的局麻药，常用于神经阻滞、硬膜外及蛛网膜下隙阻滞，很少用于局部浸润麻醉。它与血浆蛋白结合率高，故透过胎盘的量少，较适用于分娩镇痛，常用浓度为 0.125%～0.25%。作用时间为

4～6 小时。成人一次限量为 150 mg。使用时注意其心脏毒性。

5. 罗哌卡因（ropivacaine）

作用强度和药代动力学与布比卡因类似，但其心脏毒性低。成人一次限量为 150 mg，由于低浓度、小剂量时几乎只阻滞运动神经，故适用于硬膜外镇痛如术后镇痛和分娩镇痛。

（三）局麻药的不良反应

1. 毒性反应

局麻药使用过量或误入血液和鞘内引起，主要累及中枢神经系统和心血管系统。中枢神经系统：轻度毒性反应时，患者常出现眩晕、多语、嗜睡、寒战、惊恐不安和定向障碍等症状；严重者可出现意识丧失，面肌和四肢肌肉的震颤。心血管系统早期表现以兴奋为主，如血压升高，心率增快。当血药浓度继续增大时表现为全面抑制现象，如心肌收缩力下降、心排血量减少、血压下降、房室传导阻滞、心率缓慢甚至心搏骤停。

预防：一次用药不要超过限量，注药前应回吸无血液。

治疗：一旦发生毒性反应，立即停止用药，吸氧，轻度毒性反应者可静注地西泮 0.1 mg/kg 或咪达唑仑 3～5 mg，对惊厥反复发作者，可静注琥珀胆碱 1～2 mg/kg 后，行气管插管及人工呼吸。对于血压降低者可用麻黄素或间羟胺，心率缓慢可用阿托品。

2. 过敏反应

酯类局麻药过敏者多见，酰胺类少见。主要临床表现是使用少量局麻药后出现荨麻疹、咽喉水肿、支气管痉挛、低血压和血管神经性水肿，甚至危及生命。一旦发生过敏反应，立即停药，吸氧，保持呼吸道通畅，维持循环稳定。

（四）局麻方法

局麻方法包括表面麻醉、局部浸润麻醉、区域阻滞、神经阻滞和椎管内麻醉，一般前三种由手术医生实施，后两种麻醉方法由麻醉医生实施。

1. 表面麻醉

将穿透力强的局麻药用于黏膜表面，使其透过黏膜而阻滞位于黏膜下的神经末梢，使黏膜产生麻醉现象，称表面麻醉。眼、鼻、咽喉、气管及尿道等处的浅表手术或内镜检查常用此法。常用 1%～2%丁卡因或 2%～4%利多卡因。

2. 局部浸润麻醉

将局麻药注射于手术区的组织内，阻滞神经末梢而达到麻醉作用，称局部浸润麻醉。常用 0.25%～0.5%利多卡因。

3. 区域阻滞

在手术部位的四周和底部注射局麻药，阻滞通入手术区的神经纤维，称区域阻滞。适用于肿块切除，如乳腺肿块切除、头皮肿块切除等。

4. 神经阻滞

在神经干、丛、节的周围注射局麻药，阻滞其冲动传导，称神经阻滞。近年 B 超技术的兴起，使越来越多的神经阻滞变得更容易。常用的神经阻滞有臂神经丛阻滞、颈神经丛阻滞、肋间神经阻滞、股神经阻滞、坐骨神经阻滞等。

5. 椎管内麻醉

是将局部麻醉药注入椎管内的不同腔隙，可逆地阻断或减弱相应脊神经传导的一种麻醉方法。包括硬膜外间隙阻滞麻醉，蛛网膜下隙阻滞麻醉（腰麻）及腰麻－硬膜外间隙联合阻滞麻醉。将药物注入蛛网膜下隙，主要作用于脊神经根所引起的阻滞称为蛛网膜下隙麻醉。将局麻药注入硬膜外间隙，阻滞脊神经根，使相应节段的感觉和交感神经被完全阻滞，运动神经被部分或完全阻滞，称为硬膜外麻醉。

（1）硬膜外麻醉：主要用于腹部以下部位的手术，包括妇产科、泌尿外科及下肢手术和产科镇痛、术后镇痛以及一些慢性疼痛的镇痛治疗。

（2）蛛网膜下隙麻醉（腰麻）：起效快，影响麻醉平面的因素有局麻药的比重、剂量、容积、患者身高、脊柱生理弯曲和腹内压，其中药物的剂量是影响蛛网膜下隙麻醉的主要因素。除外这些因素，穿刺间隙、患者体位和注药速度是调节平面的重要因素。适用于手术时间 2 小时左右的下腹部、盆腔、下肢和肛门会阴部手术。

（3）椎管内麻醉的禁忌证：①中枢神经系统疾病；②凝血功能障碍；③休克；④穿刺部位有皮肤感染；⑤脓毒症；⑥脊柱外伤或结核；⑦急性心力衰竭或冠心病发作。

（4）椎管内麻醉术中并发症

1）血压下降、心率减慢：当血压明显下降时，可先快速静脉输液 200～300 ml，以扩充血容量，必要时可静注麻黄素，心动过缓者可静注阿托品。

2）呼吸抑制：常出现在高平面腰麻患者，硬膜外麻醉和骶管阻滞的患者平面扩散广时也会出现。一旦发生给予面罩吸氧，必要时可辅助通气，一旦呼吸停止立即气管插管和人工呼吸。

3）恶心、呕吐：常见于麻醉平面过高，迷走神经亢进，牵拉腹腔脏器，对术中辅助用药敏感。一旦发生应针对原因处理，可应用中枢性止吐药如氟哌利多、昂丹司琼等药物治疗。

（5）椎管内麻醉术后并发症

1）腰麻后头痛：发生率 3%～30%，常出现于麻醉后 2～7 天，年轻女性多见。特点其抬头或坐立时头痛加重，平卧后减轻，症状一般不超过 1 周，但也有病程较长者。必要时可采用硬膜外自体血填充治疗。

2）尿潴留：较常见，必要时留置导管。

3）腰麻后神经并发症：脑神经麻痹；粘连性蛛网膜炎；马尾综合征。

4）化学性脑脊膜炎：严重者可危及生命，故重在预防。

临床病案分析

患者，男，75 岁，因足背部肿块拟行肿块切除术。

思考

选择什么麻醉方式？各有什么特点？

解析

足底肿块根据肿块大小、深浅可选择区域阻滞，神经阻滞，硬膜外麻醉，蛛网膜下隙阻滞麻醉。区域阻滞对患者生理功能影响小，术后恢复快，但是很小的肿块影响其定位，大的阻滞不全。神经阻滞可以提供良好的镇痛效果，对生理影响小，在 B 超引导下阻滞可提高其成功率，但是偶有阻滞不全和神经损伤等并发症。硬膜外和蛛网膜下隙麻醉都可以达到满意的麻醉效果，术中管理要求高，凝血功能要在正常范围，会受到脊柱条件限制，并且可能会有一些并发症出现。

第九章　疼痛治疗

重点	疼痛的机制、分类、评定、病理生理、三阶梯镇痛
难点	疼痛的治疗方法、药物特点、多模式镇痛
考点	疼痛的机制、分类、评定、病理生理、三阶梯镇痛

一、概述

（一）定义

疼痛（pain）：是由人类大脑对机体组织损伤或可能导致组织损伤的刺激所产生的一种不愉快的主观感觉。

（二）疼痛机制

（1）疼痛感受器：感觉神经游离末梢，是产生痛觉信号的外周换能装置。

（2）疼痛在周围神经的传导：损伤导致局部致痛物质（前列腺素类、组胺、缓激肽、P物质等）释放，兴奋疼痛感受器，通过A_δ纤维和C纤维神经轴传入到脊髓后角，在此交换神经元并进行疼痛信号的调整。

（3）疼痛在中枢的传导：部分冲动经脊髓前柱和前侧柱产生节段性反射效应。另一些冲动经脊髓丘脑束、脊髓网状束和脊颈束等上传至丘脑的有关核团、下丘脑和脑干网状结构，导致脊髓节段以上的反应。

（4）疼痛的感知和识别：中央回负责感知疼痛部位，网状结构、大脑边缘系统及广泛大脑皮质等负责综合分析，并对疼痛产生情绪反应。

外周敏化：指组织损伤导致炎性介质局部释放，如缓激肽、组胺、ATP、5－羟色胺（5－HT）和一氧化氮（NO）等，激活炎性反应，使伤害性感受器产生敏化，使原先低强度的阈下刺激也可导致疼痛。

中枢敏化：伤害刺激经初级传入神经元C纤维传入脊髓，并释放谷氨酸、神经肽、神经营养因子等，使临近脊髓神经元致敏，引起损伤区周围正常组织对阈上刺激的反应增强，痛敏区范围扩大，持续时间延长，强度增加，兴奋阈值下降，出现疼痛超敏。

（三）疼痛的分类

（1）按疼痛的神经生理机制分类：①伤害感受性疼痛，包括由各种伤害性刺激导致的躯体性和内脏性疼痛；②非伤害感受性疼痛，包括神经源性疼痛和精神性或心理性疼痛。

（2）按起病缓急分类：①急性疼痛，发病急，疼痛短暂或持续；②慢性疼痛，发病缓或由急转缓，持续时间长或间断发作。

（3）按疼痛程度分类：①轻微疼痛；②中度疼痛；③剧烈疼痛。

（4）按疼痛部位分类：①浅表痛，位于体表和黏膜，性质多锐痛，定位明确；②深部痛，多为内脏、关节、韧带，一般为钝痛，不局限，难以明确疼痛的部位。

（5）按疼痛的表现形式分类：①局部痛，为病变部位的局限性疼痛；②放射痛，神经干、神经根或中枢神经受病变刺激时，疼痛不仅发生于刺激局部，并可沿受累的感觉神经向末梢方向传导，出现该神经分布区疼痛；③扩散痛，一个神经分支受到刺激时，疼痛除了向该分支分布区散射外，还可扩散到另一神经分支，甚至邻近脊髓节段的其他神经所支配的区域也出现疼痛。牵涉痛也是一种扩散痛。

（四）疼痛程度的评定

（1）视觉模拟疼痛评分法（VAS）：使用一条长约 10 cm 的游动标尺，有可滑动的游标，背面有代表 0 的无痛到最剧烈疼痛的 10（或 0 到 100）的数字，患者面对无刻度的一面，将游标放在当时最能代表疼痛程度的部位，根据标出的位置确定疼痛分值。是目前认为较敏感和可靠的测痛方法，多用于临床研究。

（2）口述描绘评分法（VRS）：使用无痛、轻微疼痛、中度疼痛和剧烈疼痛等口语来表述疼痛程度。

（3）数字评分法（NRS）：0 为无痛，10 或 100 为最剧烈的疼痛，患者直接数字来描述疼痛程度。是临床上最简单、最常使用的评估疼痛的方法。

（五）疼痛的病理生理

（1）神经内分泌系统：疼痛可引起感觉支配区脊髓节段及以上的节段交感张力增加和下丘脑兴奋，促使体内以儿茶酚胺为主的多种激素释放，最终导致糖、蛋白质和脂质分解代谢的增加，令患者发生血糖升高和负氮失衡。内源性儿茶酚胺还使外周伤害感受末梢致敏，导致疼痛–儿茶酚胺释放–疼痛的恶性循环。

（2）心血管系统：交感神经兴奋导致血压升高、心动过速和心律失常。醛固酮、皮质激素和抗利尿激素可以引起患者体内水钠潴留，加重心脏负担。对有高血压、冠脉供血不足的患者更为不利。

（3）呼吸系统：胸、腹部的急性疼痛对呼吸系统影响较大。疼痛可导致肺不张，引起通气灌流失调，产生低氧血症。

（4）胃肠道和泌尿系统：疼痛引起交感神经系统兴奋，反射抑制胃肠道功能，导致发生肠麻痹、恶心和呕吐等不良反应。疼痛还可引起尿道和膀胱功能减退，继之排尿困难、尿潴留。

（5）机体免疫：与疼痛有关的应激反应可引起机体淋巴细胞减少，白细胞增多和网状内皮系统处于抑制状态。可使肿瘤患者体内杀伤性 T 细胞的功能减弱、数量减少等机体免疫机制的负性改变。

（6）凝血机制：疼痛诱发应激反应，可增加血液黏度，使血小板黏附功能增强，纤溶功能降低使血液处于一种高凝状态，以及患者因疼痛怕动等可增加血栓形成或栓塞等并发症。

（7）其他方面：疼痛使患者出现失眠、焦虑、易怒不安。

二、慢性疼痛的治疗

慢性疼痛是指疼痛持续超过相关疾病的一般病程或超过损伤愈合所需的一般时间或疼痛复发持续超过 1 个月；或疼痛持续时间超过 3 个月。

（一）诊治范围

慢性疼痛包括：①慢性疼痛性疾病；②神经痛与神经炎；③自主神经功能障碍引起的疼痛；④血运不良引起的疼痛；⑤创伤后疼痛；⑥癌性疼痛；⑦内脏性疼痛；⑧分娩痛、诊疗操作相关疼痛；⑨其他，如头痛和原因不明性疼痛。

（二）常用的治疗方法

1. 药物治疗

药物治疗是最基本、最常用的方法。

（1）解热镇痛消炎药：也被称为非甾体抗炎药（NSAIDs），是临床上最常用的镇痛药物，通过抑制环氧化酶（COX）使前列腺素 E 生成减少，降低外周伤害性感受器对致痛因子的增敏作用而产生镇痛作用。对头痛、牙痛、神经痛、肌肉痛或者关节痛效果较好，对创伤性剧痛和内脏痛有一定效果。选择性抑制 COX－2 活性的昔布类胃肠道等副作用较少。

（2）麻醉性镇痛药：主要指阿片类镇痛药，主要用于伤害性剧痛和晚期癌症疼痛，使用不当有成瘾性。

依赖性是持续阿片类药物应用后突然停药产生的一些戒断症状。耐受是指药理特性，随着用药时间的延续，同样剂量的阿片类药物产生的镇痛作用逐渐降低。成瘾性是尽管知道滥用药物以后有极其不良的后果，但仍不择手段想方设法获取药物，属于一种精神依赖。

阿片类镇痛药用于慢性疼痛患者虽可发生药物耐受，但极少发生成瘾现象。尤其是控释剂型和透皮贴剂的使用。

阿片类药物治疗非癌性疼痛的适应证为：①中到重度疼痛；②诊断明确的非癌性疼痛，并明确疼痛的病理原因（伤害性或神经源性）；③年龄≥40 岁；④NSAIDs 和弱阿片类药物治疗无效或理疗等综合治疗失败者，在严格监控下使用强阿片类药物治疗。

（3）辅助型镇痛药：对于某些慢性神经性疼痛，如糖尿病神经痛、三叉神经痛、带状疱疹后神经痛（PHN）、复杂性区域疼痛综合征（CRPS）等，辅助型镇痛药已作为一线治疗用药。

1）抗抑郁类药：可分为三环类抗抑郁药（TCAD）、选择性血清素摄取抑制药（SSRI）、血清素－去甲肾上腺素摄取抑制药（SNRI）、单胺氧化酶抑制药（MAOI）等。

阿米替林是最常用的三环类抗抑郁药，镇痛作用比抗抑郁作用出现早，但不良反应较大是其主要缺陷。

2）抗癫痫药：抗惊厥类药是治疗神经源性疼痛如三叉神经痛、幻肢痛等较为有效的药物之一，如苯妥英钠和卡马西平。目前副作用较少的药物有加巴喷丁和新一代的普瑞巴林。

3）α_2 肾上腺素能受体激动剂：活性位点主要在脊髓，鞘内给药效果更好。包括可乐定和副作用更小的右美托咪啶。

（4）其他

1）氯胺酮：是一种 N－甲基－D－天冬氨酸（NMDA）受体拮抗剂，对慢性神经源性疼痛、疼痛超敏和周围神经受压或损伤者，镇痛效果尤为好。主要副作用为注射部位局部硬结、恶心、疲劳及头晕等。

2）利多卡因：酰胺类中效局麻药。用于局部浸润和阻滞。禁用于二度、三度房室传导阻滞患者。有些神经性疼痛患者对利多卡因贴片反应良好。

3）曲马多：弱阿片受体激动药，同时抑制中枢 5－羟色胺和去甲肾上腺素的释放和再摄取，增强中枢对疼痛下行性传导的抑制。适用于各种急性或慢性疼痛；广泛用于各类手术后的镇痛；可用于 WHO 三阶梯治疗癌痛的第二阶梯镇痛。主要不良反应为恶心、呕吐和眩晕。

2. 神经阻滞治疗

神经阻滞（nerve block）是治疗慢性疼痛的主要手段之一。指对脑和脊神经末梢、神经丛和交感神经节通过注入药物或高温、冷冻、切断等手段以达到阻断或破坏神经传导功能的方法。

（1）暂时性神经阻滞

1）神经阻滞的作用选择：药物保守治疗无效或出现严重副作用，而又无手术适应证时，选择神经阻滞治疗。

2）神经阻滞与激素：皮质类固醇联合低浓度局麻药和神经营养药注射可减轻神经根周围的炎症、粘连，尤其是新近出现的压迫所引起炎症和粘连。硬膜外腔激素治疗仍是目前慢性腰腿痛首选的微创治疗方法之一。

3）神经阻滞有助于疼痛的诊断与治疗，确定疼痛的起源。

（2）永久性神经毁损治疗：针对神经根采用化学或物理的方法以达到长期或永久性神经传导阻滞。在实行永久性神经阻滞前必须先做暂时性神经阻滞。

1）无水乙醇、酚甘油和苯酚：使神经变性坏死，从而达到长期镇痛的目的，但可能发生严重并发症，只有在其他各种疗法均失败后才考虑使用。

2）冷冻治疗：用冷冻探头产生极低温度阻滞外周神经，或用极低温破坏神经末梢来缓解疼痛。

3）射频热凝术：射频热凝术是利用可控温度作用于神经节、干、根等部位，使其蛋白质凝固变性，阻滞神经冲动的传导。具有温度可控、精确定位的优点，可区分穿刺针所在组织，防止损伤无关组织。三叉神经痛可采用此法。

4）脊髓电刺激：通过放置在硬膜外腔的电极，提供电流或产生磁场作用于脊髓，可缓解某些神经性疼痛。

（3）交感神经阻滞和切断：临床常用的非破坏性阻滞方法有交感神经阻滞、α－肾上腺素能药物静脉区域阻滞和交感神经阿片类药物阻滞。

交感神经阻滞是复杂区域性疼痛（CRPS）Ⅰ型反射性交感神经营养障碍（RSD）最有效的治疗方法。

1）常用的交感神经阻滞方法有：星状神经节阻滞和腰交感神经阻滞。

2）交感神经阻滞的适应证包括：①急性疼痛的早期治疗；②慢性疼痛药物疗法起效前的暂时处理；③为缩短病程的早期干预，如带状疱疹后神经痛。

交感神经破坏或切断可以用于某些缺血性疾病，改善疼痛症状。

3. 心理疗法

慢性疼痛患者均伴有不同程度的心理障碍，如焦虑、紧张、抑郁、异常人格特性甚至自杀倾向。

4. 痛点注射

关节肌肉韧带炎症和劳损明显导致的压痛点，可进行痛点注射治疗。

5. 针灸、推拿疗法

适用于各种急慢性疼痛治疗。针刺方法分为体针和耳针两种。

6. 物理疗法

电疗、光疗、磁疗等具有消肿、止痛、解痉、改善血液循环和提高组织新陈代谢等作用。

7. 化学疗法

如胶原酶注射治疗椎间盘突出症引起的疼痛。

8. 手术治疗

慢性疼痛的手术治疗方法包括交感神经切断术、周围神经切断术、脊髓前外侧束切断术、脊神经后根切断术和脊髓前连合切断术等。因创伤大，有导致新发神经病理性疼痛的可能，目前已极少使用。

（三）癌性疼痛的治疗

癌性疼痛也是慢性疼痛的一种。中晚期癌症患者普遍存在疼痛，晚期癌症患者尤为剧烈。癌性疼痛是癌症患者最痛苦、最难以忍受的症状之一。

1. 癌性疼痛的药物治疗原则

（1）口服给药，一般以口服药为主。

（2）有规律地按时给药。

（3）按阶梯给药。

（4）个体化用药。

（5）注意使用抗焦虑、抗抑郁类药和激素等辅助药物的细节。

2. 癌性疼痛药物治疗的“三阶梯疗法”

（1）第一阶梯，非阿片类镇痛药：用于轻度癌痛患者，主要药物有阿司匹林、对乙酰氨基酚等，可酌情应用辅助药物。

（2）第二阶梯，弱阿片类镇痛药：用于当非阿片类镇痛药不能控制疼痛时或中度癌痛患者，主要药物有可待因、曲马多等。

（3）第三阶梯，强阿片类镇痛药：用于治疗中度或重度癌痛，不主张第三阶梯药物与第二阶梯药物合用。

三、术后镇痛

术后疼痛是最常见的急性疼痛，它因机体损伤而产生，一般随伤口愈合而消失。

术后疼痛的主要原因：切口组织损伤、内脏牵拉和术后病理生理改变。

其影响因素主要包括：①手术部位：一般地，胸部手术后疼痛最剧烈，持续时间最长。其余依次为上腹部手术、下腹部手术、肢体手术，但神经末梢支配丰富的指（趾）手术也常常伴有剧痛。②性别、年龄：不同性别手术后疼痛程度相似。年龄的增大，痛阈也提高。③心理因素：过度焦虑、高度神经质的患者术后疼痛更剧。

（一）镇痛药物

（1）阿片类镇痛药：是最常用的术后镇痛药。对各种疼痛有效。最严重的不良反应是呼吸抑制，对用药患者应监测呼吸，出现呼吸抑制时应用纳洛酮治疗。最常见不良反应为恶心、呕吐、瘙痒。镇痛有效剂量和不良反应个体差异显著。

（2）非阿片类镇痛药：曲马多，严重副作用较阿片类药物少。

（3）非甾体类抗炎药：主要作用于外周，有封顶效应，无耐受性和生理依赖性。禁用于有消化道溃疡、肾功能不全或出血倾向病史的患者及 12 岁以下儿童。

（4）局麻药：主要用于硬膜外间隙、区域神经阻滞时的术后镇痛。罗哌卡因、布比卡因作用时间长，有感觉神经－运动神经阻滞分离特点。

（5）辅助镇痛药：包括可乐定、氯胺酮、苯二氮草类等，与上述药物联用有协同作用。

（二）镇痛方法

（1）口服：口服给药方便，易于接受。

（2）肌内注射：与口服给药相比，肌注给药起效快，但它不能完全有效镇痛。

（3）静脉注射：单次静脉注射镇痛药物后，起效迅速，但作用时间短。

（4）皮下注射：小剂量持续皮下输注优于肌内注射。

（5）椎管内注射：阿片类药物注入蛛网膜下隙或硬膜外间隙后，药物可直接作用于脊髓和神经根，镇痛效果好，剂量明显少于全身给药，副作用更小。局麻药和阿片类药物有协同作用，是目前临床上最常用的配方。禁忌证主要有：椎管内穿刺禁忌者，如局部感染、凝血障碍；休克未纠正者；哮喘、呼吸功能不全者；高龄且全身情况欠佳的老年患者。

（6）周围神经阻滞：优点在于简单安全，对术后心血管、呼吸及神经内分泌功能影响较小；尤其适用于不能用椎管内镇痛的抗凝患者。效果确切，可减少术后静脉血栓形成。

（7）患者自控镇痛（PCA）

1）优点包括：①使用镇痛药物能真正做到及时、迅速；②基本消除不同病人对镇痛药物需求的个体差异，更高的满意度；③减少剂量相关性不良反应发生；④减少医护人员工作量。

2）通常 PCA 装置包括三部分：储药泵、按压装置和连接导管。

3）给药模式包括：①单纯 PCA 患者完全自控；②持续输注量＋PCA（简称 CP）；③负荷剂量＋持续输注量＋PCA（简称 LCP）。LCP 模式最常用。

4）PCA 给药途径：包括经静脉、硬膜外、皮下和外周神经阻滞等。其中，经静脉和硬膜外最为常用。

（8）其他给药方法：经口腔或鼻腔黏膜、直肠给药，经皮肤给药，手术部位局部。

（9）多模式镇痛或联合镇痛：是联合使用作用于不同部位和水平的镇痛药，达到协同的镇痛作用，其目的在于以最小剂量来获得最理想的镇痛效果，而副作用最小。联合镇痛包括：①术前、术中、术后联合应用镇痛药；②联合应用作用于外周神经末梢、脊髓水平、大脑皮层水平的镇痛药，即平衡镇痛；③在某一部位联合应用不同的镇痛药。

（10）非药物治疗方法：如神经电刺激、冷冻镇痛、心理治疗等可单独用于术后镇痛，或作为辅助治疗手段。

第十章 围术期处理

重点	手术时限分类，术前一般准备和特殊准备；术后处理；术后常见并发症的诊断、治疗和预防
难点	术前一般准备和特殊准备；术后常见并发症的预防和治疗
考点	不同部位切口缝线拆除的时间；切口的分类和愈合的分级以及相关表示方法

围术期处理是指为取得手术治疗的最佳效果，在术前、术中和术后不同阶段所采取的一系列必要处理，以保证手术麻醉患者的医疗安全。

（一）术前准备

1. 按照手术的时限性，外科手术分为三种

（1）急症手术：病情危急，需要在最短时间内，甚至争分夺秒进行紧急手术，如胃肠破裂、窒息、胸腹腔内大血管破裂等。也包括在复苏的同时立即进行抢救生命的手术（如胸腔、腹腔内大出血）。

（2）限期手术：手术时间虽可选择，但不宜延迟太久，应在尽可能短的时间内做好术前准备（一般4周内），如各种恶性肿瘤根治术。

（3）择期手术：完成充分的术前准备，在医患双方时机都合适时进行手术，如腹股沟疝修补术、良性肿瘤切除术。

2. 心理准备

（1）术前同患者和（或）家属充分沟通，解释病情、手术必要性及可能取得的效果、手术方式、手术风险及可能的各种并发症以及术后康复过程和预后。不做手术的风险也应充分交代。

（2）以恰当和安慰的语言进行沟通，消除患者紧张情绪，取得患者的信任，使患者以积极心态接受手术。

（3）请患者和（或）家属签署手术、输血、麻醉等知情同意书。

3. 生理准备

使患者在较好的状态下安全度过手术和术后的治疗过程。

（1）适应性锻炼：练习床上大小便，学习正确的咳嗽、咯痰方法等。术前2周停止吸烟。

（2）纠正水、电解质和酸碱平衡失调，纠正贫血，必要时输血。

（3）下列情况需预防性应用抗生素：①涉及感染病灶或切口接近感染区域的手术。②胃肠道手术。③操作时间长、创面大的手术。④开放性创伤，创面已污染；清创时间长或清创不彻底者。⑤恶性肿瘤手术。⑥涉及大血管的手术。⑦植入人工材料的手术。⑧器官移植术。预防性抗生素应在手术前30分钟开始使用首次剂量。手术时间超过3小时或失血超过1500 ml，术中应给予第二剂。预防性抗生素使用不超过24小时，个别情况可用48小时。

（4）胃肠道准备：成人术前8～12小时禁食固体食物，术前4小时禁饮；幽门梗阻患者，术前洗胃；结直肠手术术前一天及手术当天清晨行清洁灌肠。

（5）其他准备：手术前夜，可给予镇静剂，以保证患者良好的睡眠。如发现患者有与疾病无关的体温升高或妇女月经来潮等情况，应推迟手术。若患者有活动义齿术前应予取下。

4. 特殊准备

（1）营养不良：如血浆白蛋白低于 30 g/L，应补充肠内和（或）肠外营养。

（2）脑血管病：近期有脑卒中史，择期手术应至少推迟 2 周，最好推迟 6 周。

（3）心血管疾病：有高血压者应口服降压药，手术当天早上应继续口服降压药。血压在 160/100 mmHg 以下，可不必做特殊处理。血压超过 180/100 mmHg 者，术前应使用降压药使血压降至 160/100 mmHg 以下，但不要求降至正常。心力衰竭患者应在病情控制 3～4 周后再施行手术。急性心肌梗死患者发病后 6 个月内不宜施行择期手术；6 个月以上无心绞痛发作者，可在严格监护下手术。

（4）急性呼吸系统感染：急性呼吸系统感染者，择期手术应推迟至治愈后 1～2 周。患者如为急症手术，需应用抗生素并避免吸入麻醉。

（5）肾脏疾病：急性肾衰竭的危险因素包括术前血尿素氮和肌酐升高、充血性心力衰竭、老年、术中低血压、夹闭腹主动脉、脓毒血症、使用肾毒性药物（如氨基糖苷类抗生素和放射性造影剂）等。纠正和避免肾前性因素：脱水、大量出血、脓毒血症。纠正水、电解质失衡，避免使用损害肾脏的药物。如果需要透析，应在计划手术 24 小时内进行。

（6）糖尿病：术前空腹血糖控制目标为 5.6～11.2 mmol/L。术前口服降糖药的患者，术前停用 1～3 天，改用胰岛素控制血糖。手术日晨停用胰岛素。有酮性酸中毒须行急诊手术患者，纠正水、电解质和酸碱平衡失调，待血糖得到控制，酸中毒基本纠正后，才施行急诊手术。术中静脉滴注胰岛素控制血糖。

（7）凝血障碍：术前应详细询问出血病史及家族史，口服抗凝、抗血小板、非甾体抗炎药物及降血脂药物史。术前检查凝血时间、凝血酶原时间、血小板计数。术前 7 天停用阿司匹林，术前 2～3 天停用非甾体抗炎药。当血小板计数（PLT）＜50×10^9/L，建议输血小板；大手术或涉及血管部位的手术，应保持 PLT＞75×10^9/L；神经系统手术，应保持 PLT≥100×10^9/L。

（8）下肢深静脉血栓形成的预防：围手术发生静脉血栓形成的危险因素包括年龄＞40 岁，肥胖，有血栓形成病史，静脉曲张，吸烟，大手术，长时间全身麻醉和凝血功能异常，如抗凝血酶Ⅲ缺乏、血纤维蛋白原异常、蛋白 C 或 S 缺乏、血小板增多症和高血黏度综合征。有静脉血栓形成危险因素者，应预防性使用低分子肝素、间断气袋加压下肢抗凝。

（二）术后处理

术后处理是手术治疗的延续，是促进术后患者顺利康复的重要组成部分。

（1）术后医嘱：包括护理、饮食、监护、体位、吸氧、液体、药物治疗、各种管道护理、引流量计量等。

（2）镇痛：采用多模式充分有效的镇痛，目标是无痛。

（3）进食：麻醉清醒后可少量喝水，逐步过渡到流质、半流和普食。

（4）活动：根据患者情况及耐受情况，尽早活动，逐步增加活动量。

（5）切口分三类：①清洁切口（Ⅰ类切口），指缝合的无菌切口，如甲状腺大部分切除术切口等。②可能污染的切口（Ⅱ类切口），如胃大部分切除术；皮肤不容易彻底消毒的部位、6 小时内的伤口经过清创术缝合、新缝合的切口再度切开者。③污染切口（Ⅲ类切口），指邻近感染区或组织直接暴露于感染物的切口，如穿孔性阑尾炎阑尾切除术。如为腹腔镜手术，在分类前加 0，如 0Ⅰ、0Ⅱ和 0Ⅲ。

（6）切口愈合等级：①甲级愈合，用“甲”字表示，指愈合良好，无不良反应。②乙级愈合，用“乙”字表示，指愈合处有炎症反应，如红肿、硬结、血肿、积液等，但未化脓。③丙级愈合，用“丙”字表示，指切口已化脓，需要做切开引流等处理。

（7）拆线及记录伤口愈合情况：正常愈合的切口一般头、面、颈部在术后第 4～5 天拆线，下腹部、会阴部在术后 6～7 天拆线，胸部、上腹部、背部、臀部术后 7～9 天拆线，四肢术后 10～12 天（近关节处可适当延长），减张缝合应于术后 14 天拆线。青少年患者可适当缩短拆线时间，年老、营养不良患者可延长拆线时间。记录切口愈合情况：如甲状腺大部分切除术后切口愈合良好，记“Ⅰ/甲”；胃大部分切除术后切口血肿，记“Ⅱ/乙”，如此类推。

（三）术后并发症的防治

术后并发症包括一般并发症和手术方式相关的特殊并发症，本节仅介绍前者。

1. 术后出血

（1）原因：术中止血不彻底、创面渗血未完全控制、原痉挛的小动脉断端舒张、结扎线/夹脱落、局部感染腐蚀周围血管、凝血障碍、应激性溃疡等。

（2）临床表现及诊断：心率增快、血压下降、尿量减少、四肢湿冷、腹围持续性增加、引流管持续引出血性液体等情况时应考虑术后出血。可结合超声、CT 等检查明确诊断。

（3）处理：应积极输液、输血等治疗。经积极输液、输血治疗，休克征象无好转或加重，或一度稳定后有恶化等，提示有持续出血，应当迅速手术或者血管介入止血处理。

（4）预防：术中彻底止血、纠正凝血障碍。

2. 术后肺炎

（1）病因：肺不张、异物吸入、分泌物堵塞、长期使用呼吸机等。

（2）临床表现：咳嗽、咯痰、发热、呼吸困难、呼吸音减弱、湿啰音、血氧饱和度降低等。

（3）辅助检查：血常规、胸片、胸部 CT。

（4）治疗：鼓励咳嗽、排痰，物理治疗，雾化，吸痰，抗生素治疗。

3. 术后发热

（1）非感染性发热：非感染性发热的原因有组织损伤，出血，术中输血，药物过敏，麻醉剂引起的肝脏中毒，静脉炎，静脉血栓等。如体温≤38 ℃，可不予处理；高于 38.5 ℃，患者出现不适时，可给予冰敷等物理降温。需要严密观察病情并排除感染性发热的可能。术中细心操作、减少组织损伤和出血，术中冲洗术野可减少非感染性发热的发生。

（2）感染性发热多数由于手术部位感染，如皮肤切口感染、深部感染、吻合口瘘等。另外还包括非手术部位感染，如肺不张、肺炎、尿路感染、肠道感染等。处理感染性发热首选要确定是否非手术部位感染引起，再查找手术部位感染并进行针对性的定位诊断、抗生素治疗、引流或手术治疗。

4. 术后低体温

术中及术后应避免体温低于 35 ℃。关键在于预防：术中保温和采用加温设备，冲洗胸、腹腔时用温热蒸馏水或生理盐水，大量输液、输血时应予以加温。

5. 腹膜炎和腹腔脓肿

（1）临床表现：腹痛、腹胀、发热，肠道功能恢复不正常，腹部压痛、反跳痛，严重者可发生感染性休克等。B 超或 CT 可明确诊断。

（2）处理：如为局限性腹膜炎或脓肿，可在 B 超或 CT 引导下穿刺置管引流，脓液送细菌培养并指导抗生素选择。如弥漫性腹膜炎应及时剖腹探查处理。

6. 切口并发症

（1）切口出血或血肿形成：主要原因有术中止血不彻底、凝血功能障碍或使用抗凝药物。表现为切口包块、渗血、周围皮下瘀斑。持续切口出血，应手术探查，予以结扎、缝扎或电凝止血。

（2）切口感染：表现为局部伤口不同程度的红、肿、热、痛、渗出，可有发热和白细胞升高。处理：怀疑切口感染时，用血管钳撑开皮肤切口探查。早期感染撑开引流即可；如有脓液形成，脓液送细菌培养指导使用敏感抗生素，拆除局部缝线，充分引流，清除坏死组织，切口二期愈合。

（3）切口裂开：指切口全层裂开或切口深部裂开仅皮肤完整。前者腹腔内容物可突出体外，后者有淡红色液体经切口溢出。切口裂开原因：营养不良、缝合技术有缺陷、腹内压突然增加等。全层裂开应立即用无菌敷料覆盖切口，送手术室在良好麻醉下重新缝合切口，可加用减张缝合。预防：①选择粗细合适的缝线，避免结扎过紧；②在麻醉肌肉松弛良好情况下缝合切口；③切口裂开风险大时加用减张缝合；④及时处理腹胀；⑤患者咳嗽时，最好平卧；⑥腹带有一定预防作用。

7. 尿潴留

（1）常见原因：前列腺增生，疼痛，盆腔、会阴部手术，蛛网膜下隙麻醉等。

（2）诊断：术后 6～8 小时无排尿或排尿少，排尿次数频繁，下腹部膀胱叩诊浊音。

（3）处理：安抚患者，充分镇痛，让患者坐起或站立排尿。无效时应导尿，如尿潴留时间过长，导尿时尿量超过 500 ml，应留置尿管 1～2 天，以利于膀胱壁逼尿肌收缩力的恢复。如因前列腺增生或骶前神经损伤引起，留置尿管 4～5 天。

8. 尿路感染

（1）常见原因：尿潴留和各种尿道操作。

（2）临床表现：急性膀胱炎表现为尿频、尿急、尿痛，可有轻度发热；急性肾盂肾炎表现为高热、腰部疼痛与压痛，伴尿频、尿急、尿痛。

（3）诊断：尿常规检查和尿培养。

（4）处理：保持足够尿量，抗生素治疗。

（5）预防：尽早解除尿潴留，留置尿管时严格无菌操作，减少尿管留置时间。

第十一章 外科病人代谢与营养支持

重点	正常、饥饿和创伤状态下的代谢改变；肠内营养制剂、输注途径和并发症防治
难点	营养状态的评定；肠内营养制剂、输注途径和并发症防治
考点	创伤状态下的代谢改变；营养状态的评定；肠内营养制剂、输注途径和并发症防治

一、外科病人的代谢改变

1. 正常人代谢

（1）碳水化合物：维持成年人机体正常功能所需能量的55%～65%；人体大脑、神经组织及其他一些组织则完全依赖葡萄糖氧化供能。

（2）蛋白质：主要生理功能是参与构成各种细胞组织，维持细胞组织生长、更新和修复，参与多种重要生理功能及氧化供能。

（3）脂肪：主要生理功能是提供能量、构成身体组织、供给必需脂肪酸并携带脂溶性维生素等。

2. 外科病人的代谢改变

接受外科治疗的病人，常常处于饥饿或感染、创伤等应激状况，此时机体会发生一系列代谢变化，以维持机体疾病状态下组织、器官功能以及生存所需。其特征为静息能量消耗增高、高血糖及蛋白质分解增强。

（1）碳水化合物代谢表现为内源性葡萄糖异生增加和胰岛素抵抗，导致高血糖。

（2）蛋白质代谢表现为分解增加、负氮平衡。

（3）脂肪是应激病人的重要能源，其分解增强以减少蛋白质分解。

二、营养状态的评定

1. 人体测量

（1）体重是机体脂肪组织、瘦组织群、水和矿物质的总和。男性理想体重(kg)= 身高(cm)－105，女性理想体重(kg)= 身高(cm)－100。

（2）体重指数（体质量指数）BMI（body mass index）= 体重（kg）/身高^2（m^2），可用于评定营养状态。

（3）肱三头肌皮褶厚度（triceps skin fold，TSF）：可评定机体脂肪储存情况。

2. 实验室检查

（1）血浆蛋白：是常用的营养评价指标之一。半衰期短的蛋白质（如视黄醇结合蛋白）能在营养支持的短期内发生改变，而半衰期长的蛋白质（如白蛋白，半衰期18天）代表着体内较恒定的蛋白质情况。

（2）氮平衡测定：氮平衡 = 氮摄入量［口服蛋白质量（g/6.25）或静脉输入氮量］－氮排出量（尿中尿素氮 × 1.2 + 2.0 g）。

（3）免疫功能测定：总淋巴细胞计数反映细胞免疫功能。一般认为，淋巴细胞计数低于 1.5×10^9/L，提示营养不良。

3. 营养需要量

根据营养测定的结果，可以计算患者的营养需要量，临床应用中，常按 Harris–Benedict 公式计算。

男性：BEE =［66 +（13.7 × W + 5 × H – 6.8 × A）］× 4.18 kJ

女性：BEE =［65.5 +（9.6 × W + 1.7 × H – 4.7 × A）］× 4.18 kJ

其中 W = 体重(kg)，H = 高度(cm)，A = 年龄。

维持量：口服 1.2 × BEE（kJ）静脉：1.5 × BEE（kJ）

成年人每日需要的热量与氮量也可粗略地按体重计算。在正常状态下，热量为 20～25 kcal/（kg • d），蛋白质为 1 g/（kg • d）。非蛋白质热量与氮的比例（热氮比）为(125～150 kcal):1（1 g 氮）。

对于外科病人，考虑手术或感染原因，一般可按以下原则：热量 125～146 kJ（30～35 kcal)/（kg • d），其中 40%由脂肪供给，蛋白质 1.5～2.0 g/（kg • d），热氮比 418 kJ:1。这种营养支持量是为了保证应激患者的最低营养需要量而又不增加机体的负担称之代谢支持。

三、肠外营养

1. 定义

肠外营养是指经静脉、动静脉导管（肾衰竭患者透析用）、肌内、皮下等途径补充全部或部分营养。输入的营养液应含有患者所需要的全面且适量的营养物质，其中包括碳水化合物、脂肪乳剂、氨基酸、电解质、微量元素、维生素及水等。

2. 肠外营养制剂和配制

肠外营养由碳水化合物、脂肪乳剂、氨基酸、水、维生素、电解质及微量元素等基本营养素组成，以提供病人每日所需的能量及各种营养物质，维持机体正常代谢。

(1)碳水化合物制剂：葡萄糖是肠外营养中最主要的能源物质，肠外营养时葡萄糖的供给量一般为 3～3.5 g/（kg • d），供能约占总热量的 50%，严重应激状态下患者，葡萄糖供给量降至 2～3 g/（kg • d）。

（2）氨基酸制剂：氨基酸是肠外营养的氮源物质，肠外营养时推荐的氨基酸摄入量为 1.2～2.0 g/（kg • d），严重分解代谢状态下需要量可增至 2.0～2.5 g/（kg • d）。

（3）脂肪乳剂制剂：是肠外营养中理想的能源物质，可提供能量、生物合成碳原子及必需脂肪酸，一般情况下肠外营养中脂肪乳剂应占 30%～40%总热量，剂量为 0.7～1.3 g 三酰甘油/（kg • d)；严重应激状态下，脂肪乳剂摄入量可占 50%非蛋白热量，其摄入量可增至 1.5 g 三酰甘油/（kg • d)。

（4）电解质制剂。

（5）维生素以及微量元素制剂：全合一营养液系统，即将各种营养制剂混合配制后输注。全合一有利于机体更好代谢、利用，减少污染机会。

3. 肠外营养途径

（1）中心静脉途径：适用于需要长期肠外营养，需要高渗透压营养液者。常用的有：①颈内静脉途径；②锁骨下静脉途径；③经头静脉或贵要静脉插入中心静脉导管(PICC)途径。

（2）周围静脉途径：周围静脉途径是指浅表静脉，大多数是上肢末梢静脉。周围静脉途径具有应用方便、安全性高、并发症少等优点，适用于只需短期(＜2 周)肠外营养者。

（3）肠外营养的并发症及防治

1）静脉导管相关并发症：可分为非感染性并发症与感染性并发症。非感染性并发症如气胸、血管神经损伤、导管脱出、导管折断、导管堵塞、空气栓塞等；感染性并发症多见于中心静脉导管相关感染，重者可致脓毒血症甚至感染性休克。

2）代谢紊乱：糖代谢紊乱，如高糖血症、低糖血症；氨基酸代谢紊乱，如高氯性代谢性酸中毒、高氨血症；脂肪代谢紊乱，如必需脂肪酸缺乏；电解质及酸碱代谢失衡；微量元素缺乏；代谢性骨病等。

3）脏器功能损害：长期肠外营养可致肝脏损害，表现为肝脏脂肪浸润和胆汁淤积；长期禁食可引发肠黏膜上皮绒毛萎缩。

四、肠内营养

1. 定义

肠内营养是指通过胃肠道途径给予营养，包括口服、鼻胃管、胃造口等。在围术期，主要是应用除口服以外的肠内输入营养法。经管道灌注的饮食可以是流质的天然饮食如牛奶、肉汤等，也可以是捣碎的天然食物如匀浆饮食。

2. 肠内营养制剂

（1）非要素膳：也称整蛋白型制剂。氮源物质为整蛋白或蛋白质游离物，如酪蛋白、大豆蛋白等。渗透压接近等渗，口感较好，适宜用于胃肠消化功能较好的患者，应用最广泛。

（2）要素膳：原为宇航员所制备，也称为太空饮食（space diet）。要素膳是一种按配方组成的饮食，它含有人体必需的各种营养素，由易于吸收的氨基酸或多肽类、葡萄糖、脂肪、矿物质和维生素等组成。适于消化吸收功能部分受损的患者。

3. 肠内营养途径

途径有口服，鼻胃/十二指肠置管、鼻空肠置管（短时间肠内喂养）以及胃或空肠造口（较长时间肠内喂养）等。具体投给途径的选择取决于疾病情况、喂养时间长短、患者精神状态及胃肠道功能。

4. 肠内营养的输注

遵循循序渐进的原则，开始时采用低浓度、低剂量、低速度，注意保温。开始输注时的速度一般为25～50 ml/h，以1/4总需要量开始，营养液浓度可以稀释一倍。

5. 肠内营养的并发症及防治

（1）机械性并发症：鼻、咽及食管损伤，喂养管堵塞，喂养管拔出困难，造口并发症等。

（2）胃肠道并发症：恶心、呕吐、腹泻、腹胀、肠痉挛等症状是临床上常见的消化道并发症。

（3）代谢性并发症：代谢方面的并发症主要有水、电解质及酸碱代谢异常，糖代谢异常，微量元素、维生素及脂肪酸的缺乏，各脏器功能异常。

（4）感染性并发症：肠内营养感染性并发症主要与营养液的误吸和营养液污染有关。吸入性肺炎是肠内营养最严重的并发症，常见于幼儿、老年及意识障碍患者。

第十二章 外科感染

重点	免疫的定义；免疫应答过程和特征；体液和细胞免疫应答；感染免疫如何影响外科治疗决策
难点	体液和细胞免疫应答；细菌感染免疫、真菌感染免疫；感染免疫如何影响外科治疗决策
考点	体液和细胞免疫应答；细菌感染免疫、真菌感染免疫；感染免疫如何影响外科治疗决策

一、免疫的基础理论

（一）概述

免疫是机体对“自己”与“非己”抗原的识别与应答。免疫系统功能的三个方面：免疫防御、免疫自稳和免疫监视。免疫应答的类型：固有免疫应答与适应性免疫应答。前者是在进化过程中形成的防卫机制，无抗原特异性。后者是指机体与所识别的抗原相互作用而发生的免疫应答。

（二）免疫系统

1. 免疫器官

中枢免疫器官是免疫细胞产生、发育、分化与成熟的场所，主要包括骨髓和胸腺。

外周免疫器官是成熟T、B淋巴细胞定居及对外来抗原产生免疫应答的场所。它包括淋巴结、脾脏、扁桃体、黏膜有关的淋巴组织和皮下组织等。

2. 免疫细胞

（1）T淋巴细胞

1）T细胞表面标志

①T细胞抗原受体（T cell receptor，TCR)：T细胞识别和特异性结合抗原的分子结构，是所有T细胞的特征性表面标志。

②表面抗原：主要是主要组织相容性复合体（MHC）抗原和白细胞分化抗原（CD)。

2）常见T细胞亚群及其功能

①$CD4^+$T细胞：可分为Th1、Th2和Th17细胞。Th1参与细胞免疫及迟发性超敏炎症反应。Th2可辅助B细胞抗体分泌细胞。Th17主要通过分泌IL－17A、IL－17F、IL－21、IL－22、IL－6、TNF－α等参与慢性感染和自体免疫疾病。

②$CD8^+$T细胞：包括抑制性细胞（Ts）和细胞毒性T细胞（Tc)。

（2）B淋巴细胞

1）B细胞表面标志

①B细胞抗原受体（BCR)：即细胞膜表面免疫球蛋白（SmIg)；主要为单体的IgM和IgD，特异性识别抗原分子中的B细胞表位。

②表面抗原：包括MHC抗原及如CD19、CD40等多种CD抗原。

2）B 细胞亚群及功能

①B1 细胞（$CD5^+$）：可能是通过产生多种抗体抵御微生物感染、清除变性的自身抗原及诱发自身免疫病。

②B2 细胞（$CD5^-$）：参与体液免疫应答。

（3）抗原呈递细胞（APC）

定义：指能摄取、加工处理抗原，并将处理过的抗原提呈给 T、B 淋巴细胞的一类免疫细胞。包括树突状细胞（DC）、单核－吞噬细胞、B 细胞、内皮细胞等。

（三）免疫分子

协调免疫识别与排斥，维持内环境稳定。

（1）抗体：是 B 淋巴细胞识别抗原后增殖分化为浆细胞所产生的、能与相应抗原发生特异性结合的免疫球蛋白，具有特异性结合抗原、激活补体、与多种细胞表面的 Fc 受体结合、参与免疫调节等主要功能。

（2）补体：是体液中正常存在的一组与免疫相关并具有酶活性的球蛋白。生物活性：溶菌、杀菌及细胞毒效应，免疫调理，免疫黏附，中和病毒及阻止病毒对靶细胞的吸附与穿入，炎症介质作用等。

（3）细胞因子：由免疫细胞和某些非免疫细胞经刺激而合成、分泌的一类生物活性物质。淋巴细胞产生 IL－2、IL－3、IFN－γ、TNF－β、GM－CSF 等，单核巨噬细胞产生 IL－1、IL－6、TNF－α、G－CSF 等。具有多向性、过剩性、协同性、拮抗性及级联性等，通过与细胞膜上受体结合参与免疫应答。

（4）黏附分子（AM）：介导细胞之间、细胞与胞外基质之间黏附作用的膜表面糖蛋白。包括选择素家族、黏蛋白样血管地址素、整合素家族、免疫球蛋白超家族、钙黏蛋白家族以及其他如 CD44 和 CD36 分子等。主要参与：免疫细胞发育和分化、免疫应答和调节、炎症反应、淋巴细胞再循环、免疫细胞凋亡。

（5）白细胞分化抗原（CD）：白细胞在正常分化成熟的不同阶段以及活化过程中，出现或消失的细胞表面标记。多为穿膜蛋白或糖蛋白，少数是糖类半抗原。可作为受体或配体，介导细胞相互识别、黏附、应答、调控等。

（6）主要组织相容性复合体（MHC）：能引起强而迅速排斥反应的抗原称为主要组织相容性抗原。编码这一系统的基因位于同一染色体片段上，是一组紧密连锁的基因群。人类的 MHC 称为 HLA 复合体。MHC 分子直接参与 APC 对抗原的处理和加工，形成抗原肽－MHC 复合物，被 TCR 特异性识别，产生 T 细胞激活的信号。

（四）免疫应答

免疫应答指机体受抗原刺激后，淋巴细胞特异性识别抗原分子，发生活化、增生、分化或无能、凋亡，表现出一定生物学效应的全过程。

（1）基本过程和主要特征：包括抗原呈递识别阶段、活化增殖分化阶段及效应阶段；其主要特征有特异性、多样性、记忆性、专一性、自限性与识别性等。

（2）体液免疫应答：由 B 细胞介导的特异性免疫应答。B 细胞对胸腺依赖性抗原的识别、活化及应答需要 Th 细胞辅助。胸腺非依赖性抗原（如某些细菌多糖、多聚蛋白质等）可直接激活未致敏的 B 细胞。主要生物学意义：中和毒素、病毒及抗化脓菌，激活补体发挥杀菌、溶菌效应，抗体依赖性细胞介导的细胞毒作用。

（3）细胞免疫应答：$CD4^+$Th 细胞和 $CD8^+$T 细胞；非特异性细胞有 NK 细胞、巨噬细胞及树突状细胞等。T 细胞通过 TCR 特异性识别 APC 所提呈的 MHC 分子－抗原肽复合物需要两个激活信号。T 细胞激活后，胞外刺激信号传递至胞内，进而活化转录因子。主要功能是清除细胞内感染的细菌与病毒、杀伤肿瘤细胞、介导迟发性超敏反应、同种移植排斥反应等。

（五）免疫调节

指各种免疫细胞和免疫分子相互促进和制约，构成正负作用的网络结构，实现免疫系统对抗原的识别和应答；以及通过神经内分泌系统的双向调节作用，保持机体内环境的稳定。

二、外科感染与免疫

（一）概述

（1）机体抵抗病原微生物感染的免疫机制包括特异性免疫与非特异性免疫。

（2）病原相关分子模式（PAMP）：存在于病原体或其产物的供非特异性免疫识别的靶结构。

（3）模式识别受体（PRR）：识别 PAMP 的受体。

（二）细菌感染免疫

（1）非特异性细菌免疫：指针对多种细菌的天然防御功能，包括屏障结构（皮肤、黏膜），体内粒/单核等细胞、补体等。近年发现的一类 PRR，能识别并结合相应的 PAMP，称为 Toll 样受体（TLR），具有激活非特异性免疫及参与特异性免疫应答的启动等功能。其中 TLR4 主要识别革兰阴性菌的脂多糖，TLR2 可识别革兰阳性菌的细胞壁。

（2）特异性抗菌免疫：指机体与抗原物质接触后自动产生或被动输入免疫效应物质后所获得的免疫力，具有特异性，主要通过抗体和致敏淋巴细胞介导而发挥作用。

1）胞外菌感染的免疫：葡萄球菌、链球菌、肺炎球菌等，主要在细胞外液中繁殖致病。机体免疫是以吞噬细胞的吞噬、补体的溶菌及特异性抗体为主。

2）胞内菌感染的免疫：结核杆菌、布氏杆菌、麻风杆菌等，侵入并在细胞内繁殖。机体免疫主要是靠 T 细胞介导的细胞免疫。

3）毒素免疫：细菌外毒素可刺激机体产生抗毒素，主要是 IgG 和分泌型 IgA，与外毒素结合形成免疫复合物后可被吞噬细胞吞噬。用外毒素脱毒制成类毒素可进行人工计划免疫。少量内毒素可通过激活 B 细胞产生抗体、促进 T 细胞成熟、激活吞噬细胞活性、诱生免疫调节因子增强非特异性免疫作用。内毒素的一些成分具有免疫原性，可刺激机体产生 IgG 和 IgM，这些抗体可用于 G^-细菌脓毒血症的治疗。

（三）病毒感染免疫

（1）病毒感染可分为两类：一类是宿主的免疫反应能将病毒从机体内清除的感染；另一类是虽有宿主免疫应答的发生，但病毒持续存在的感染。

（2）病毒感染免疫的一般特征如下。

1）病毒直接损害靶细胞：杀伤细胞效应、细胞膜改变、宿主细胞转化及病毒抗原改变。

2）宿主抗病毒免疫应答导致自身细胞损伤：包括体液免疫、细胞免疫及循环免疫复合物介导的损伤。

3）机体抗病毒感染的免疫机制：包括黏膜免疫、一些细胞因子介导的非特异性免疫和体液免疫、细胞免疫介导的特异性免疫。

（四）真菌感染免疫

真菌感染是外科疾病中最常发生的机会致病性感染之一。

（1）常见机会致病性真菌病的主要免疫学特征如下。

1）念珠菌病：黏膜屏障是主要的非特异性防御机制，吞噬细胞通过黏附作用攻击菌丝并可吞噬酵母菌。

细胞免疫缺陷者易患侵入性黏膜疾病，AIDS 患者的鹅口疮、霉菌性食管炎、霉菌性阴道炎。黏膜皮肤的慢性念珠菌病是免疫缺陷者的特殊症状。

2）隐球菌病：隐球菌形成荚膜后可逃避吞噬，荚膜多糖可激活抑制性 T 细胞，削弱宿主防御机能。

3）肺孢子虫病：主要发生在细胞免疫缺陷、严重低蛋白血症、营养不良的患者。病变主要在肺泡和肺间质，是诊断 AIDS 的一个重要依据。

4）曲霉菌病：致病菌主要经呼吸道侵犯肺部，也可侵犯皮肤、黏膜。临床以肺曲霉菌病多见。

（五）感染免疫在外科中的地位

感染免疫的结局影响外科疾病的治疗；反之，外科疾病的诊断和治疗过程也可对机体免疫产生影响。

（1）外科感染免疫的结局

1）当机体的免疫力占优势时，感染局限化。

2）当机体的免疫力与致病微生物的毒力处于相持状态时，感染病灶被局限，随后形成溃疡、瘘管、窦道或硬结。当免疫力下降时，感染重新发作。

3）当致病微生物的毒力超过机体免疫力时，可导致全身性感染。同时，激发机体广泛而剧烈的免疫反应。

（2）外科感染的免疫学防治：借助主动或被动免疫可预防某些外科感染。

1）破伤风类毒素：主动免疫。

2）破伤风抗毒素：被动免疫。

3）自身菌苗：反复发作、抗生素治疗无效的化脓性感染。

4）TNF 单克隆抗体：感染性休克。

5）抗黏附分子或其受体的单克隆抗体：抑制白细胞在感染灶中过度聚集。

三、外科感染

重点	外科感染、全身外科感染的定义、诊断、防治；浅部组织及手部化脓性感染的临床特点
难点	甲沟炎及脓性指头炎的病因、临床特点及治疗原则；有芽孢厌氧菌感染的表现及治疗
考点	外科感染的定义、病因、病理、临床表现、诊断、防治；外科应用抗菌药物的原则；破伤风的表现及治疗

（一）概论

1. 定义

外科感染一般是指发生在组织损伤、空腔器官梗阻和手术后的感染。多属几种需氧菌与厌氧菌的混合感染；常有明显的局部症状和体征。

2. 病因

（1）病菌因素：外界入侵的致病菌和机体内条件致病菌引起，致病作用与其胞外酶、外毒素、内毒素等相关。

（2）人体因素：①局部，如皮肤黏膜损坏、空腔脏器梗阻而使内容物淤积等。②全身抗感染能力降低，常见于严重损伤、休克、糖尿病、尿毒症、肝功能不全或严重营养不良的患者。

3. 病理分类

（1）非特异性感染：即化脓性感染或一般性感染。常见致病菌有金黄色葡萄球菌、铜绿假单胞菌、大肠埃希菌、链球菌等。化脓性炎症的共同特征：红、肿、热、痛和功能障碍，继而可引起脓肿。

（2）特异性感染：如结核、破伤风、气性坏疽、念珠菌病等，各种特异感染疾病的临床表现和防治原则均不相同。

1）结核局部病变可表现为浸润、结节、肉芽肿、干酪样坏死、冷脓肿等。

2）破伤风和气性坏疽可释放出毒素，引起强烈的全身中毒症状。

3）真菌侵入黏膜或深部组织，引起局部炎症，形成肉芽肿含巨细胞和菌丝，也可出现溃疡、脓肿或空洞。

4. 诊断

（1）局部症状：红、肿、热、痛和功能障碍。

（2）全身症状：发热、头痛、乏力和食欲减退，病程长者可出现贫血和营养不良，严重者发生感染性休克。

（3）体征：浅表脓肿会有波动感。

（4）辅助检查：白细胞计数升高及核左移，诊断性穿刺，血、尿、脓性分泌物及穿刺液等临床标本的涂片染色、细菌培养、药物敏感试验及分子生物学检测，对深部感染灶的定位可借助超声波、X 线、CT 和 MRI 等检查确定。

5. 治疗

治疗原则是去除感染灶（脓、坏死组织），通畅引流。处理的关键是恰当的外科干预为主，抗菌药物的合理应用为辅。

（二）浅部组织细菌性感染

1. 疖

（1）定义：单个毛囊及其所属皮脂腺的急性化脓性感染，常扩展累及皮下组织。多由金黄色葡萄球菌引起。炎热季节多见，常发生于毛囊和皮脂腺丰富的部位，如颈项、头面和背部。

在全身免疫力减低时，多个疖同时或反复发生在身体各部，称为疖病。常见于营养不良、糖尿病、免疫缺陷等患者。

（2）临床表现：病初局部出现红、肿、热、痛的小结节，结节逐渐肿大呈锥形隆起。数日后中央因组织坏死，液化成脓，在顶端形成黄白色脓栓，再数日后，脓栓脱落，排出脓液后炎症消退而愈合。

面部危险三角区（鼻根和两侧口角之间的区域）的疖，若被挤碰，致病菌可经内眦静脉、眼静脉进入颅内海绵状静脉窦，引起颅内化脓性海绵状静脉窦炎，可出现颜面部进行性肿胀、头痛、呕吐、寒战、高热、昏迷甚至死亡。

（3）治疗：局部治疗为主，有时也需辅以全身抗菌药物治疗。

早期病灶可选湿热敷、超短波、红外线等理疗，也可外敷药膏如鱼石脂软膏等。已有脓点或波动感时，切忌挤压，可点涂碘附，也可用针尖或小刀将脓栓剔出。若有全身症状如发热头痛，尤其是面部疖和唇痈，并发急性淋巴结炎、淋巴管炎时，可选用青霉素类或头孢类抗菌药物。

2. 痈

（1）定义：痈是多个相邻毛囊及其周围组织同时发生的急性化脓性炎症，或由多个相邻疖融合而成。金黄色葡萄球菌为主要致病菌。

（2）临床表现：多见于糖尿病等免疫力低下的成年患者，好发于皮肤较厚的颈项、背部。早期局部小片皮肤硬、肿、热、痛，其中可有多个凸出点或脓点，破溃后呈蜂窝状。患处局部剧痛，常伴有明显全身症状，如畏寒、发热、食欲减退和全身不适。

（3）治疗

1）全身：适当休息和加强营养，合理选用有效抗菌药物，控制糖尿病。

2）局部：病程早期局部湿敷50%硫酸镁或外敷中药和理疗；中期已出现多个脓点、表面紫褐色或已破溃流脓时，需及时切开引流：做“十”“十十”或“川”形切开，切口应超炎症范围少许、深达筋膜，清除所有坏死组织，伤口内填塞生理盐水或凡士林纱止血。术后每日换药。如创面较大皮肤难以覆盖，需待肉芽组织生长良好后再植皮覆盖。

3. 急性蜂窝织炎

（1）定义：皮下、筋膜下、肌间隙或深部蜂窝组织的急性、弥漫性、化脓性感染。致病菌主要是溶血性链球菌，其次为金黄色葡萄球菌。

（2）表现

1）浅表感染：患处明显红、肿、热、痛，并向四周迅速扩大，肿胀明显，疼痛剧烈。

2）深层感染：患处红、肿不明显，常有局部水肿和深部压痛，全身感染中毒症状较重，有高热、寒战、头痛、乏力等全身症状。

3）口底、颌下、颈部感染：可使喉头水肿，压迫气管，出现呼吸困难甚至窒息。

4）不同病原体感染的特点：厌氧菌——捻发音，溶血链球菌——扩展快、败血症，葡萄球菌——脓肿。

（3）治疗：可用青霉素或头孢类抗生素，疑有厌氧菌感染时加用甲硝唑。局部早期湿敷或中药外敷。若形成脓肿应及时切开引流。但口底、颌下急性蜂窝织炎应尽早切开减压，以防喉头水肿、压迫气管。

4. 丹毒

（1）定义：是由乙型溶血性链球菌侵袭感染皮肤淋巴管网所致的急性非化脓性炎症。好发于下肢及面部。

丹毒经治疗好转后，可因病变复发而导致淋巴阻塞和淋巴淤滞，最终导致淋巴水肿、局部皮肤增厚、肢体肿胀，发展成“象皮肿”。

（2）临床表现：起病急，开始即可有头痛、畏寒、发热、全身不适等。病变多见于下肢，表现为片状微隆起的皮肤红疹，边界清，局部烧灼样疼痛，病变范围向外扩展时，中央红、肿消退而转变为棕黄，附近淋巴结常有肿大、有触痛。病变蔓延迅速，但少见化脓破溃。

（3）治疗：卧床休息，抬高患肢。局部用50%硫酸镁溶液湿。全身应用抗菌药物，并在全身和局部症状消失后继续应用3～5天，以免丹毒复发。积极治疗与丹毒相关的足癣、溃疡、鼻窦炎等以避免复发。由于不发生化脓，一般不需切开引流。

5. 急性淋巴管炎和急性淋巴结炎

（1）定义：金黄色葡萄球菌、乙型溶血性链球菌等致病菌，从皮肤、黏膜破损处或其他感染病灶侵入淋巴系统，导致淋巴管与淋巴结的急性炎症，一般为非化脓性感染。

（2）临床表现：管状淋巴管分深、浅两组，浅层淋巴管炎，在伤口近侧出现一条或多条“红线”，硬而有压痛。深层淋巴管炎，仅有患肢肿胀和压痛。均可出现全身不适、畏寒、发热、头痛、乏力和食欲不振等全身感染症状。

急性淋巴结炎，轻者仅有受累淋巴结肿大、疼痛，常可自愈。较重者，局部有红、肿、热、痛，伴有全身症状。

（3）治疗：主要针对原发灶，如足癣、手部感染、龋齿等的治疗。局部淋巴结炎症可采用湿敷或外敷药物。一旦形成脓肿，应作切开引流。有全身症状应加用抗菌药物。

临床病案分析

患者女性，26 岁，3 天前出现面部疖肿，挤压后出现寒战高热，体温 39.5 ℃，全身皮肤见散在瘀点，查血常规：白细胞 16×10^9/L，中性粒细胞比例 90%。

思考

1. 患者最可能的诊断是什么？有何依据？最可能的病原菌是什么？

2. 患者目前该如何拟定治疗方案？

解析

1. 患者目前诊断考虑：面部疖肿引起的脓毒血症。患者有面部疖肿及挤压病史，发热＞38 ℃，白细胞＞12×10^9/L，有全身炎症反应综合征表现。最可能的病原菌为金黄色葡萄球菌。

2. 治疗方案：①局部治疗：面部疖肿切开引流。②全身治疗：抽取血培养，先使用广谱抗生素抗感染，再根据血培养及药敏结果调整抗生素方案；③支持治疗，注意营养支持，维持水、电解质平衡。

（三）手部急性化脓性细菌感染

手部急性化脓性细菌感染包括甲沟炎、脓性指头炎、手掌侧化脓性腱鞘炎、滑囊炎和掌深间隙感染。多继发于手外伤如针刺、剪指甲过深等。致病菌主要为金黄色葡萄球菌。治疗早期应用抗菌药物是关键，一旦形成脓肿，选择正确的切口及时切开引流。

此类感染具有以下特点：①掌面皮肤表皮层厚，皮下脓肿难从表面溃破，掌面皮下有致密纤维组织束，感染向深部发展，引起腱鞘炎、滑囊炎。②手背皮肤松弛，手掌皮肤厚而坚韧，渗出液通过淋巴引流至手背侧，导致手背肿胀。③手部组织致密，感染后组织内压力高，神经末梢受压，疼痛剧烈，严重者压迫末节手指滋养血管，导致指骨缺血、坏死、骨髓炎。

1. 甲沟炎

（1）定义：多因微小刺伤、挫伤、倒刺或剪指甲过深等引起的甲沟或其周围组织的化脓性细菌感染。致病菌多为金黄色葡萄球菌。

（2）临床表现：初为指甲一侧的软组织红、肿、热、痛，有的迅速化脓。脓液蔓延到甲根及对侧甲沟，形成半环形脓肿；向甲下蔓延形成甲下脓肿；向深处蔓延可转变为慢性甲沟炎或指骨炎。

（3）治疗：早期未形成脓肿时可用理疗、外敷药膏，口服抗菌药物；已有脓肿形成者，可在甲沟旁做纵向切开引流。必要时两侧甲沟切开引流或拔去指甲，注意保护甲床以利于指甲再生。

2. 脓性指头炎

（1）定义：手指末节掌面的皮下化脓性感染，多因甲沟炎加重或指尖、手指末节皮肤受伤后引起。致病菌多为金黄色葡萄球菌。

（2）临床表现：初起指头针刺样疼痛，软组织肿胀，随软组织内腔隙压力升高，疼痛迅速加重，可呈波动性跳痛，下垂时加重，可伴有发热等全身不适。晚期组织缺血坏死，形成慢性骨髓炎。

（3）治疗：初期指头炎可用药外敷，酌情使用抗菌药物。一旦出现指头跳痛、张力增高，应及时行末节指侧面纵向切口切开引流。

3. 急性化脓性腱鞘炎和手掌深部间隙感染

常因金黄色葡萄球菌经手部伤口感染掌腱膜、掌中间隙、鱼际间隙。共同特点是疼痛剧烈，感染部位肿胀明显，功能障碍，常常伴有发热等全身症状。早期治疗与脓性指头炎相同，如无好转应尽早切开减压引流，以防肌腱坏死。

（四）全身性外科感染

1. 概念

（1）全身性感染：病原菌侵入人体血液循环，并在体内生长繁殖或产生毒素，引起严重的全身性感染症状或中毒症状现象。

（2）脓毒症：因病原菌因素引起的全身性炎症反应，体温、循环、呼吸、神志有明显的改变者，用于区别一般非侵入性的局部感染。

（3）菌血症：是脓毒症中的一种，血培养检出病原菌者，多指临床有明显感染症状的菌血症。

（4）全身炎症反应综合征（SIRS）：不仅可由感染及其致病菌产生的毒素引起，还可由严重创伤、休克、胰腺炎等非感染因素引起，其发生的机制为原发打击因素和机体自身对打击发生过度反应的全身炎症反应，导致了炎症介质过量的释放而失控，引发级联反应。严重时患者可发生脓毒性休克、多器官功能不全综合征，最终因多器官功能衰竭而死亡。全身炎症反应综合征诊断标准是指在任何致病因素作用下，有下列两项或两项以上的体征：①体温＞38 ℃或＜36 ℃。②心率＞90 次/分。③呼吸＞20 次/分或 $PaCO_2$＜32 mmHg。④外周血白细胞计数＞12×10^9/L 或＜4×10^9/L，或未成熟粒细胞＞10%。

2. 病因

全身性感染是由于入侵病原菌的数量和毒力超过了机体局限化的防御能力，从而侵入血液循环并在其中大量生长繁殖产生毒素所致。常见的诱因有：①人体抵抗力低下，如营养不良、低蛋白血症、贫血、糖尿病、恶性肿瘤等慢性消耗性疾病。②免疫功能受抑制或菌群失调，如长期大量使用糖皮质激素、免疫抑制剂、抗肿瘤药物或长期使用广谱抗生素引起肠道内菌群失调。③局部处理不当，如脓肿未切开引流、清创不够彻底、坏死组织和异物未彻底清除。④长期留置静脉导管，尤其是中心静脉置管，容易成为病原菌侵入血液的途径。

3. 诊断

（1）诊断依据：在原发感染灶的基础上出现典型的全身感染症状，需要注意的是出现全身性感染症状而又无法确认原发感染灶时，应密切观察病情，进一步检查确定感染病灶。

（2）主要表现：①起病急，病情重，发展迅速，体温可高达 40 ℃或低体温。②头痛、头晕、食欲不振、恶心、呕吐、腹胀、腹泻、大量出汗、神志淡漠、烦躁、谵妄和昏迷。③脉搏细速、呼吸急促或困难。④肝、脾可肿大。严重者出现黄疸、皮下瘀血。若病情发展迅速，感染未能控制，可出现感染性休克。

（3）实验室检查：白细胞计数明显增高，核左移；不同程度的酸中毒、代谢失调和肝、肾损害；对临床诊断为败血症或可疑者，应做血和脓液的细菌培养，寒战时抽血培养可提高菌培养阳性率。

4. 治疗原则

去除感染病灶，适当使用抗生素，积极支持疗法，对症处理。

（五）有芽孢厌氧菌感染

1. 破伤风

（1）定义：是由破伤风梭菌经皮肤或黏膜伤口侵入人体，在缺氧环境中生长繁殖，分泌外毒素而引起的一种急性特异性感染。

（2）病理：破伤风梭菌（革兰阳性厌氧性芽孢杆菌）在缺氧环境中繁殖，产生外毒素，主要为痉挛毒素——对神经有特殊亲和力，吸收至脊髓和脑干等处，与神经突触结合抑制释放抑制性传递介质，引起肌紧张和痉挛；破伤风梭菌还可产生溶血毒素，导致组织局部坏死和心肌损害。

（3）临床表现

1）潜伏期：平均为 6～12 天，可短至 1～2 天，潜伏期越短，预后越差。

2）前驱期：时间短，只有 1～2 天，表现为全身乏力、头昏、头痛、咀嚼无力、反射亢进、局部肌肉牵拉痛、张口不便等。

3）发作期：典型症状是在肌紧张性收缩的基础上阵发性痉挛。受累顺序为咀嚼肌，面部表情肌，颈、背、腹、四肢肌，最后为膈肌。表现为牙关紧闭、张口困难，随后脸部肌群收缩，出现蹙眉、口角歪斜、咧嘴等“苦笑”面容，接着颈部肌肉收缩，出现颈项强直、“角弓反张”，最后引起通气困难。任何轻微的刺激如声、光、震动、饮水等会诱发并加重上述症状。发作时由于交感神经兴奋，患者血压升高、心率加速、全身大汗、面色发绀、口吐白沫、手足抽搐、头频频后仰，发作持续数秒或数分钟不等，间歇期长短不一，发作时患者神智清楚，表情痛苦。

4）恢复期：经过3～4周后进入恢复期，发作次数逐渐减少，程度减轻，间歇期延长，但肌紧张和反射亢进仍可持续一段时间，仍有突然出现阵发性膈肌痉挛的可能，还可伴有一些精神症状，如幻觉、言语、行动错乱等，多数能自行恢复。

（4）预防：正确的处理伤口和注射破伤风类毒素是有效的预防途径。

1）伤口处理：彻底清创，去除异物，消灭无效腔。

2）主动免疫：以破伤风类毒素为抗原，注射人体后产生抗体，从而达到免疫的目的。通常需注射3次，每次0.5 ml。第一次皮下注射，间隔4～8周再进行第二次皮下注射，之后6～12月再进行第三次注射，就可获得较稳定的免疫力。以后每5～7年追加注射1次，即能保持足够的免疫力。对于已有基础免疫力的伤员，只需皮下注射破伤风类毒素0.5 ml便可迅速强化机体抗破伤风的免疫力，而不需再注射破伤风抗毒素。

3）被动免疫：未接受或未完成全程主动免疫的患者，在伤口污染明显、伤口未及时处理或处理不当或伴有严重的开放性损伤时需接受被动免疫，破伤风抗毒素（TAT）是最常见的被动免疫制剂，常用剂量是1500～3000 IU皮下注射。注射后抗体可维持有效浓度1周左右，故对于污染严重的伤口，应每周重复注射一次，直至伤口基本愈合。如有过敏者需按脱敏法注射。

（5）治疗：清除毒素来源、中和游离毒素、控制和解除痉挛、保持呼吸道通畅和防治并发症。

1）清除毒素来源：彻底清创，敞开引流。用3%的过氧化氢冲洗。

2）中和游离毒素：注射破伤风抗毒血清（TAT）中和游离的尚未与神经结合的毒素。

3）控制并解除痉挛：保持环境安静，避免刺激，轻者使用镇静剂和安眠药物，重者可用冬眠1号合剂，痉挛严重者可用硫喷妥钠，但要警惕喉头痉挛和呼吸抑制。

4）防治并发症：维持水电解质平衡，营养支持，保持呼吸道通畅，对于抽搐剧烈的患者应予以气管插管或行气管切开，及时清除呼吸道分泌物，甚至用呼吸机辅助呼吸。

5）抗生素治疗：青霉素是首选药物，也可给予甲硝唑。

2. 气性坏疽

（1）定义：气性坏疽是由梭状芽孢杆菌引起的肌坏死或肌炎。

（2）临床表现：病潜伏期短，一般为伤后1～4天，有明显的全身和局部表现。

1）局部：局部剧痛，明显肿胀压痛。伤口周围肿胀、苍白、发亮，皮肤由红变白，再转为暗红、黑紫，并出现水泡，伤口恶臭，轻压之有捻发音，挤压可有气泡溢出，并有稀薄恶臭的浆液性或浆液血性分泌物流出。局部肌肉坏死呈暗红或土灰色，切割不出血不收缩。

2）全身：严重的毒血症症状，体温可高达40 ℃以上，也可骤降至37 ℃以下，患者极度虚弱，表情淡漠但神志清楚，面色苍白、呼吸急促、心率增快、进行性贫血、全身症状迅速恶化，晚期可出现溶血性黄疸、外周循环衰竭、多脏器功能衰竭。

（3）诊断：早期诊断是保存患肢、挽救生命的关键，其主要依据是早期的局部表现。早期诊断的3大特征为：①伤口周围触诊有捻发音；②渗液细菌涂片发现粗大的革兰阳性杆菌；③X线平片检查发现肌群中有气体存在。

（4）预防：关键在于尽早彻底清创，对于深而不规则、引流不通畅的伤口可考虑切开引流，伤口可用3%过氧化氢或 1:5000 高锰酸钾溶液冲洗，同时应早期应用大剂量的青霉素和甲硝唑，密切观察伤口局部情况。

（5）治疗：早期诊断气性坏疽和紧急手术是保全患肢，挽救生命的关键。

1）急诊清创：一旦伤口怀疑有气性坏疽发生，应尽早敞开伤口，以氧化剂大量冲洗；若整个患肢已广泛的感染，应果断截肢。

2）抗生素应用：首选大剂量青霉素。

3）高压氧治疗：提高局部组织的氧含量可抑制细菌的繁殖，并有利于机体恢复。

4）全身支持治疗：包括输血，纠正水电解质失衡，给予高蛋白、高热量的营养支持和对症处理。

临床病案分析

患者男性，16 岁，右足足底被铁钉刺伤 3 天，未予特殊处理，今晨突然出现张口困难，继之出现咧嘴苦笑，颈强直、头后仰，躯干扭曲呈弓形，发作时患者神志清楚，表情痛苦，查体血压 134/78 mmHg，心率 88 次/分，体温 36.8 ℃，血氧饱和度 97%。

思考

1. 患者可能的诊断是什么？有何依据？

2. 患者下一步应如何治疗？

解析

1. 患者目前诊断考虑破伤风。患者有足底不洁受伤史，伤口未及时处理，出现张口困难、苦笑面容、角弓反张等症状，符合破伤风的临床表现。

2. 治疗

（1）中和游离毒素：应用破伤风抗毒素，中和尚未与神经结合的游离毒素。

（2）控制痉挛：入院后住单人暗室，保持环境安静，尽量避免光、声等刺激，适量使用镇静、解痉药物。

（3）清除毒素来源：处理足底伤口，清除坏死及不健康组织，敞开伤口，充分引流。应当注意，有时局部表面伤口已经愈合，但痂下可能仍有窦道及潜行无效腔。

（4）防治并发症：维持水电解质平衡，营养支持，保持呼吸道通畅。对于抽搐剧烈的患者应予以气管插管或行气管切开，及时清除呼吸道分泌物，甚至用呼吸机辅助呼吸。有肺部感染时及时抗感染治疗。

（六）外科应用抗菌药的原则

1. 抗菌药物的合理应用原则

（1）尽早明确病原菌：针对病原菌使用特异性的抗生素。

（2）严格掌握抗生素使用的适应证：临床抗生素主要适用于①不呈局限化的外科感染，如急性蜂窝织炎、急性淋巴结炎、急性骨髓炎、急性关节炎等；②配合手术治疗外科感染，如急性腹膜炎、急性化脓性胆管炎、肝脓肿、气性坏疽、手部感染等。③污染切口的手术及各种院内感染。

（3）选用合适的抗生素、药物剂量和给药方案：根据病原菌的种类和抗生素的抗菌谱选用抗生素；根据感染的性质和程度而确定给药途径；一般在临床检查确认患者有明显的临床症状的改善，且体温已恢复正常 48～72 小时后停止使用抗生素。

（4）注意给药的个体化：抗生素的种类、剂量和用药周期必须根据不同的个体予以区别对待。

（5）联合用药：目的在于获得协同作用、防止耐药性的产生、减少个别药物的剂量以降低其毒性反应。联合用药的指征如下：①严重感染，单用一种抗生素不能控制者；②混合性感染；③病原菌未明的严重感染；④较长期用药细菌有产生耐药的可能；⑤二重感染；⑥药物不易渗入感染部位。

2. 预防性应用抗菌药物的适应证

（1）Ⅱ类（清洁–污染切口）及Ⅲ类（污染）切口手术，主要是消化道、呼吸道、泌尿道和女性生殖道的手术。

（2）使用人工材料或人工装置的手术，如心脏人工瓣膜置换术、人工血管移植术、腹壁切口疝大块人工材料修补术。

（3）清洁大手术，手术时间长，创伤较大，或一旦感染后果严重者，如开颅手术、心脏和大血管手术。

（4）患者有感染的高危因素，如高龄、糖尿病、免疫功能底下、营养不良等。

第十三章　创伤和战伤

重点	创伤后发生局部和全身反应的主要特点；创伤愈合类型的定义；创伤修复的过程及影响因素；火器伤清创原则；冲击伤特点和救治原则；创伤复合伤临床特点
难点	危重创伤病人的救治步骤
考点	创伤后发生局部和全身反应的主要特点；开放性创伤的伤口处理原则和清创方法

一、创伤概论

（一）创伤

主要是指机械力致伤因素作用于人体所造成的组织结构完整性的破坏或功能障碍（狭义概念）。若将致伤因素扩大为物理、化学或心理等因素，则为广义定义。根据致伤机制、受伤部位、皮肤或黏膜完整性、伤情轻重可以将创伤进行不同的分类。

（二）创伤评分

分为院前和院内评分两类。院前评分常用的有院前指数（prehospital index，PHI）、创伤指数（TI）、Glasgow昏迷分级、CRAMS分级标准等。医院内评分是指伤员到达医院后，依损伤的解剖部位定级，常用的有简明损伤定级（AIS）和损伤严重度评分（ISS）。

（三）创伤后局部和全身反应

1. 局部反应

（1）反应分期：组织损伤后，局部依损伤程度而有不同程度的反应。大体上可分为三期：①局部炎症反应期。②细胞增生分化和肉芽组织增生期。③组织塑形期。

（2）愈合类型：分为一期愈合、二期愈合。

（3）影响创伤修复的因素：①感染。②血液循环障碍。③营养状况。④免疫抑制。⑤药物及其他物理、化学因素。

2. 全身反应

（1）神经内分泌反应：创伤发生后，因疼痛、失血、缺氧可通过压力、容量、化学等感受器将刺激传递至中枢神经系统，兴奋交感神经－肾上腺髓质、下丘脑－垂体－肾上腺皮质，交感神经兴奋后，释放儿茶酚胺（肾上腺素、去甲肾上腺素），它与组织器官α受体、β受体结合，可调节心血管功能，保证心、脑、肺等生命器官的血流供给。

（2）炎症介质：机体受致伤因子作用后，细菌毒素、异物等刺激组织细胞和免疫细胞释放大量炎症介质和细胞因子，引起全身炎症反应综合征（SIRS）。

（四）创伤的诊断

1. 病史询问

①致伤时间、原因、机制、作用部位、受伤时的体位。②伤后症状。③了解处理经过和既往史、药物过敏史。

2. 检查

（1）初步检查：按照气道（airway）、呼吸（breathing）、循环（circulation）、神经功能障碍（disability）、暴露（exposure/environment）和骨折（fractures）伤员身体完成体检的流程（ABCDEF），以便及时开展复苏治疗。存在大量创伤患者时，尤其应注意安静患者，因为有窒息、深度休克或昏迷的患者已不能呼吸呻吟。

（2）后续（二期）检查：在危及生命的情况得到初步处理后，应认真进行全面系统体检和其他辅助检查，以确定损伤部位、性质。

（3）辅助检查：对创伤诊断有一定意义，但切记不能延误救治。

（五）创伤的治疗

院前急救和院内救治是否及时和正确直接关系到伤员的生命安全和功能恢复。

1. 急救

主要包括复苏、通气、止血、包扎、固定和搬运等。

（1）复苏：心搏、呼吸骤停时，应立即行体外心脏按压及口对口人工呼吸；有条件时用呼吸面罩及手法加压给氧或气管插管接呼吸机支持呼吸；在心电监护下电除颤，紧急时可开胸心脏按压并兼顾脑复苏。

（2）通气：呼吸道发生阻塞可在很短时间内使伤员窒息死亡，故抢救时必须争分夺秒地解除各种阻塞原因，维持呼吸道的通畅。常用的解除气道梗阻的方法有：①手指掏出。②抬起下颌。③环甲膜穿刺或切开。④气管插管。⑤气管切开。

（3）止血：常用的止血方法有指压法、加压包扎法、填塞法和止血带法等。

（4）包扎：包扎的目的是保护伤口减少污染、压迫止血、固定骨折、关节和敷料并止痛。急救包扎材料有绷带、三角巾和四头带。

（5）固定：骨关节损伤时必须固定制动，以减轻疼痛，避免骨折端损伤血管和神经，并有利于防治休克和搬运后送。肢体骨折固定前应尽可能牵引伤肢和矫正畸形，固定范围应包括骨折远和近端的两个关节，松紧适度，以免影响肢体血液循环，除使用制式固定器材外，还应就地取材固定。

（6）搬运：对于骨折伤员，特别是脊柱损伤者，搬运时必须保持伤处稳定，切勿弯曲或扭动，避免加重损伤。搬运昏迷伤员时，应将头部偏向一侧，或采用半卧式或侧卧式以保持呼吸道通畅。

2. 进一步救治

（1）判断伤情：简单将伤情分为三类。①致命性创伤，如危及生命的大出血、窒息、开放性或张力性气胸。②生命体征尚属平稳的伤员。③潜在性创伤，性质尚未明确，有可能需要手术治疗。

（2）呼吸支持：维持呼吸道通畅，必要时行气管插管或气管切开。张力性气胸穿刺排气或闭式引流；开放性气胸封闭伤口后行闭式引流。

（3）循环支持：主要是积极抗休克。

（4）镇静止痛和心理治疗。

（5）防治感染：遵循无菌术操作原则，使用抗菌药物。

（6）密切观察。

（7）支持治疗：主要是维持水、电解质和酸碱平衡，保护重要脏器功能，并给予营养支持。

3. 急救程序

基本原则是先救命，后治伤。可分为五个步骤：①把握呼吸、血压、心率、意识和瞳孔等生命体征，检查伤部，迅速评估伤情；②对生命体征的重要改变迅速做出反应，如心肺复苏、抗休克及外出血的紧急止血等；③重点询问受伤史，分析受伤情况，仔细体格检查；④实施各种诊断性穿刺或安排必要的辅助检查；⑤进行确定性治疗，如手术等。

4. 批量伤员的救治

批量伤员处理的优先顺序一般分为四类：①危重患者（第一优先）。②重症患者（第二优先）。③轻症患者（第三优先）。④死亡或濒死者（第四优先）。

5. 损伤控制外科策略

对于损伤严重处于生理极限的伤员需要采用损伤控制外科（DCS）的策略，其是针对严重创伤患者处于生理极限时采用的早期简化手术、复苏等待患者生理紊乱得到适当纠正、全身情况改善后再行确定性手术的救治策略。

二、浅部软组织创伤

（一）浅表小伤口的处理

对皮肤、皮下浅层组织长约 1 cm 的小伤口，用等渗盐水棉球蘸干净组织裂隙，以碘附、70%乙醇消毒周围皮肤，用蝶形胶布固定创缘使皮肤完全对合，外加包扎，一般一周左右都能愈合。仅有皮肤裂口，可用创可贴。

（二）一般伤口的处理

需要做清创缝合的伤口，应按照清创术要求实施。术中应仔细检查伤口内各层受损组织，除去可能的异物、凝血块和失活组织，结扎或缝扎活动出血点。皮肤和皮下结缔组织切割伤，可做单层缝合。若深筋膜有裂口时，应先缝合深筋膜，然后缝合皮下组织和皮肤，勿留下无效腔，最后消毒皮肤，无菌敷料覆盖固定或包扎。若伤口污染明显或处理时间已超过 8～12 小时，但尚未发生明显感染，清创后伤口内留置盐水纱布条引流。24～48 小时后伤口若仍无明显感染，可取出引流物缝合伤口。若伤口已感染，则按感染伤口处理。

（三）感染伤口的处理

对因伤口严重污染和处理时间超过 8～12 小时，或伤口处理不当发生化脓感染的伤口，处理原则是控制感染，加强换药，逐步达到二期愈合。缝合的伤口发生感染时，应拆除缝线，用等渗盐水或呋喃西林等药液纱条敷伤口，引流脓液促使肉芽组织生长。观察创面情况，视情况 1～2 天换药一次。

三、战伤救治原则和火线急救

战伤是指战斗中由武器造成直接或间接损伤。因杀伤武器种类的不同，包括高新武器和新概念武器等，战伤的特点也有所不同。

（一）救治原则

我军战伤救治工作服从和服务于军事斗争和作战行动的需要，遵循分级救治、时效救治、整体治疗、精确高效的基本原则，按照军民联合、联勤保障、建制保障与区域保障相结合以及定点保障与机动保障相结合的方式组织实施。

1. 战伤分级救治

按照分级救治技术体系可划分为战（现）场急救、紧急救治、早期治疗、专科治疗和康复治疗 5 个基本环节。

2. 全面检查，科学分类

伤员分类可分以下三种形式：①收容分类，为批量伤员到达救治机构后实施的分类。②治疗分类，对战伤做出诊断，以便确定治疗方案。③后送分类，根据对伤员的诊断和对预后的判定确定后送次序和方法。

（二）火线急救

火线急救是降低战伤阵亡率的关键。所有卫生人员和参战人员应掌握通气、止血、包扎、固定、搬运五项基本急救技术，积极开展自救、互救。

1. 通气

（1）伤员呼吸道可由于血块、异物、呕吐物或舌后坠阻塞引起窒息，应迅速选用下述方法恢复气道通畅。伤员后送应保持右侧位或半俯卧位。急救措施有：①手指清除术。②托下颌角术。③环甲膜穿刺或切开术。④口对口人工呼吸。

（2）采用厚敷料紧密包扎胸部伤口，对伴有多根肋骨骨折和反常呼吸者应再用棉垫加压固定。对张力性气胸，气管偏向健侧者，在伤侧锁骨中线第二或第三肋间以活瓣式胸腔紧急排气针穿刺排气。大量血胸引起呼吸困难时，可行胸腔穿刺，缓慢抽血（不超过 200 ml/次）。

2. 止血

（1）指压法。

（2）加压包扎法。

（3）屈曲肢体加垫止血法。

（4）止血带法：为急救措施。由于可能引起止血肢体坏死、急性肾功能不全等并发症，仅适用于肢体毁损或用其他方法无法控制的肢体出血。常用止血带有充气加压、橡皮、弹力绷带等多种类型。使用止血带应当注意：①止血带位置需选择上臂中上 1/3 和大腿中上段，在止血带下垫纱布或布条。②上止血带伤员必须有显著标志，必须标明扎带时间，优先后送。止血带连续应用时间超过 2 小时可导致肢体缺血坏死。③在解除止血带前，应先输液或输血，补充血容量，准备好止血用器材。

（5）填塞和结扎法：将无菌敷料填入伤口内压紧，外加敷料加压包扎。如能清楚地看见伤口内出血的血管，可以使用止血钳夹住出血血管残端，加以结扎。

3. 包扎

包扎的目的是保护伤口、减少污染、压迫止血、固定骨折关节和敷料并止痛。急救包扎材料有绷带、三角巾。

（1）绷带包扎法：基本包扎方法有环绕、螺旋反折、“8”字形、回返等。包扎时要掌握“三点一走行”，即绷带的起点、止点、着力点（多在伤处）和走行方向。

（2）三角巾包扎法：三角巾制作较方便，包扎时操作简捷，且能适应各部位，但不便于加压，也不够牢固。

4. 固定

对骨折部位固定可以减轻疼痛，避免骨折片损伤血管和神经，有助于防止休克和搬运。较重的软组织伤也应局部固定制动。肢体骨折固定前应尽可能牵引伤肢和矫正畸形，固定范围应包括骨折远和近两个关节，松紧适度，以免影响肢体血液循环，除使用制式固定器材外，还应就地取材固定。

5. 搬运

火线搬运主要为徒手搬运。搬运颅脑伤、颌面伤以及昏迷伤员时，伤员应处于半卧位或侧卧位，以保持呼吸道通畅。搬运胸部伤员时伤员应取半卧位。腹部伤员在搬运时应处于仰卧屈曲下肢的姿势，防止腹压增加。对有脊柱损伤的伤员，在搬运时务必保护脊柱在转运途中不受损，严禁一人抱胸，一人抬腿的双人搬运法。

四、火器伤、冲击伤和复合伤

（一）火器伤

火器是以火药为动力发射投射物（弹头、弹片）的致伤武器，如各类枪炮。火器发射的投射物击中机体所致损伤称为火器伤（firearm injury）。在常规战争中火器伤是最常见伤类。

1. 病理改变

损伤区可分为：①原发伤道，为投射物击中后残留的伤腔。②挫伤区，紧靠原发伤道，为瞬时空腔和冲击波直接挤压和牵拉的部分。该区域组织最终大部分变性坏死，清创时应予以切除。③震荡区，为挫伤区以外，发生血液循环障碍的组织，显微观察可发现灶性坏死。

按照弹道伤口情况，可分为：①有入口而无出口的非贯通伤。②有入口和出口的贯通伤。③出入口相连呈沟状为切线伤。④入口和出口集中在同处的浅表伤口为反跳伤。

2. 火器伤的救治原则

（1）初期外科处理：①询问受伤经过，查阅伤情记录（伤票等），认真检查局部和全身情况，遇见复杂的伤情（多处伤、复合伤等）或同时处理多数伤员，必须分清轻重缓急，作合理安排。②积极防治休克，如有活动性内出血，应在抗休克同时手术止血。伤后应尽早给予抗生素和破伤风抗毒血清防治感染。③大多数火器伤需要清创，对出血不止或已上止血带的伤部优先清创。一般应在伤后 6～8 小时内伤口尚未感染前尽早实施；如早期应用抗菌药物，伤口无明显感染征象也可推迟清创时间。④火器伤伤道大多较复杂，清创时需扩大伤口并充分切开深筋膜、肌膜等，彻底切除失活组织。判定失活肌组织可依据“4C”法，即具有色泽（color）暗紫、软泥样的致密度（consistency）、无毛细血管出血（capillary bleeding）、无收缩力（contractility）的组织视为失活组织，应予以切除。要尽量取出伤道内泥沙、弹片、碎布等异物，对位置较深的金属异物，摘取困难或可能损伤重要器官，不可勉强取出。大骨片应保留于原位，神经和肌腱也应修复。⑤伤口清创后，除头、面、手、外阴部外，一般禁做一期缝合。⑥对表浅的小伤口和出入口较小，无重要组织器官损伤、无骨折、污染轻的贯通伤可不必手术，可用等渗盐水冲洗伤口，消毒皮肤，必要时对伤道加以搔刮，然后包扎伤口，全身应用抗生素。

（2）后续处理：①术后监护伤员的呼吸、脉搏、血压、意识状态等。继续应用抗菌药物。伤员应取适当的体位，需抬高伤肢。注意敷料包扎的松紧度，外表有无渗血、渗液和肢端血液循环情况。②如清创后 4～7 天伤口肉芽新鲜、无感染，可延期缝合伤口。因伤口感染或错过延期缝合的时机，待感染控制后，肉芽健康，可在清创后 8～14 天行二期缝合。③对皮肤缺损大的伤口可采取植皮或皮瓣移植。

（二）冲击伤

冲击伤：为机体受冲击波直接和间接作用而发生的损伤。战争时，核武器和各种常规爆炸武器（如炸弹）爆炸产生的冲击波是主要的人员杀伤因素。平时的爆炸事故也会发生为数不少的冲击伤。

1. 临床特点

（1）多处受伤：冲击伤伤员常不仅有超压所致充气脏器损伤，同时动压造成骨折、肝脏破裂相当常见。战争时冲击伤伤员常合并弹片伤或其他创伤。

（2）外伤易掩盖内脏伤：单纯超压致伤时，体表多完好无损，但常有不同程度内脏伤，即呈现外轻内重特点。

（3）伤情发展迅速：重度以上冲击伤伤员，伤后短时间内可出现一段相对稳定的代偿期，此时生命体征尚可维持正常，但随后会因代偿失调和伤情加重，全身情况急剧恶化。

2. 救治原则

（1）火线急救

1）迅速判定：对创伤性截肢、听力减退、无明显外伤但处于休克的爆炸伤伤员，均应意识到可能存在内脏冲击伤，不宜过多搬动检查。

2）防治外伤性窒息：清除口、鼻腔分泌物，保持呼吸道通畅；鼓励清醒的伤员咳嗽排痰；呼吸停止者做口对口人工呼吸，禁用压胸法。

3）对鼓膜破裂和口鼻出血，或咳出血性泡沫痰的重伤员采用头高卧位后送，切不要搀扶伤员步行。

（2）紧急救治

1）抗休克时可输入低分子右旋糖酐和代血浆，但需适当限制输液量和控制输液速度，以免加重肺损伤。

2）对严重呼吸困难或昏迷较长时间的伤员，应及时作气管切开术，清除气管内分泌物，给氧，保持呼吸道通畅。

3）口服或注射止痛剂止痛，胸部疼痛可作肋间神经封闭止痛，禁用吗啡或哌替啶类药物。

4）给予抗生素类药物抗感染。

5）静卧，血压稳定后立即后送。

6）对危重伤员早期可一次性应用大剂量糖皮质激素。

（3）早期治疗

1）在排除肋间骨折和气胸的情况下加压给氧。输入高渗葡萄糖、甘露醇，减轻肺水肿，降低颅内压。血压稳定后用呋塞米（速尿）或利尿酸钠利尿，静注氨茶碱防治支气管痉挛。对昏迷、排痰困难或有窒息的伤员作气管造口术。脑水肿伤员行头部降温。

2）鼓膜穿孔、鼓室出血时需清除外耳道异物，保持干燥，禁滴油液和冲洗。勿用力擤鼻，防止水灌入耳内。给予抗菌药物以预防中耳炎。

3）摄胸部X线平片，以了解胸部和肺损伤情况。监测心功能，必要时给予心肌保护药物和强心药物。对血胸伤员行胸腔穿刺排血。大量出血应行闭式引流术，必要时可剖胸探查止血。

4）疑有腹腔脏器伤时，应及时剖腹探查。

5）早期给予抗生素，防治局部和全身感染。

（4）后期治疗：按各专科要求进行全面治疗。

（三）创伤复合伤

人体遭受两种或两种以上致伤因素的作用而发生的损伤为复合伤。除核武器攻击时可导致大量创伤复合伤伤员外，烧伤复合冲击伤、弹片伤复合烧伤在现代战争中也十分常见。平时煤矿瓦斯爆炸时易发生烧伤复合冲击伤。由于创伤复合伤是多因素致伤，因此临床经过较单一伤有不同程度加重。

1. 临床特点

（1）休克发生率高，程度重。

（2）感染发生早而重。除体表伤口为主要感染源外，内源性感染突出，全身免疫功能下降。

（3）脏器损伤突出。如吸入性损伤复合冲击伤时，吸入的高温有害气体与冲击波共同作用于心肺，造成损伤加重，易发生心力衰竭、急性肺损伤、肾功能障碍、造血功能抑制。严重烧伤、冲击伤和烧冲复合伤时，骨髓巨核细胞发生退变，并被中性粒细胞吞噬，引起血小板数量下降。

（4）死亡率高。伤后24小时内多为出血、窒息或休克所致，稍后死亡原因多为感染、多器官功能障碍综合征（MODS）等。

2. 救治

（1）迅速撤离现场。

（2）优先抢救窒息、休克、出血和昏迷的伤员。

（3）积极循环和呼吸支持。复苏时要考虑到不同致伤因素造成的原发损伤对复苏的影响。如对烧伤合并肺部冲击伤伤员补充液体时，要密切监测伤员心肺功能，防止加重肺冲击伤的病理进程。

（4）及时实施清创和处理脏器损伤，固定骨折部位。

（5）注意保护脏器功能。

（6）加强抗感染。

（四）放射复合伤

核武器爆炸时巨大能量转变为冲击波、光（热）辐射和核辐射杀伤人员。人体在遭受放射性损伤同时还可能发生冲击伤、烧伤、挤压伤等，这类伤称为放射性复合伤。在平时的核事故中也可见到。

1. 复合效应

以放射损伤为主的放射性复合伤，伤情轻重常取决于辐射剂量，具有明显的放射病特征，伴有造血功能障碍、感染、出血等特殊病变和临床症状。

（1）休克：单纯放射性损伤很少直接引起休克，但复合很轻的创伤时休克的发生率较高，成为早期死亡的主要原因。这可能是机体受到较大剂量射线照射后，体内出现一系列容易引起休克的改变，复合创伤时更易发生休克。

（2）免疫功能抑制：创伤和放射性损伤都可抑制细胞与体液免疫功能，复合伤时有显著的免疫抑制表现。表现为白细胞数量减少、网状内皮系统功能抑制、非特异性免疫力下降、抗体生成减少、皮肤黏膜的屏障功能减弱等方面。复合伤创面的感染发生率高，在体表、口腔、咽喉、肺部、肠道常发生局灶性感染。全身感染常在局部感染发生的同时出现。

（3）代谢功能紊乱：表现为体重下降，蛋白质分解代谢加强，呈现负氮平衡、脂肪动员、糖原分解和糖酵解加速、水和电解质紊乱。

（4）造血功能障碍：放射复合伤对造血组织（骨髓、脾脏、淋巴结）破坏加重。骨髓造血功能红细胞与粒细胞生成抑制，损伤骨髓基质细胞。

（5）出血倾向：放射性复合伤血可导致小板数下降，毛细血管脆性增加和凝血障碍明显；出血症候群较单纯放射伤提前出现，伤口内出血倾向增强。

（6）组织愈合延迟：炎症反应抑制，生长因子生成和释放减少，感染加重，损伤组织愈合延迟。

2. 核武器杀伤区抢救

抢救人员要严格遵守沾染区防护规则，保证伤员和自身安全。迅速扑灭伤员衣服的火焰，用衣服、被单等物遮盖大面积烧伤创面，清除伤员口、鼻腔、外耳道的尘埃和异物，保持呼吸道通畅。完成止血、包扎、固定、快速撤离伤员。及时口服和（或）注射抗辐射药物。

3. 放射复合伤早期治疗

（1）采用放射检测装置对伤员进行放射沾染检查，观察伤员生命体征变化。测定外周血白细胞总数、中性粒细胞比例和淋巴细胞数，检测淋巴细胞染色体畸变率，了解放射性损伤程度。对所有放射性沾染伤员进行洗消。伤情严重者先救治后洗消。

（2）防治休克的原则与措施同一般战伤。

（3）应用辐射防护剂以及对进入体内放射性物质阻吸收、促排出。

（4）外科处理应尽量在骨髓型放射病极期前和恢复期完成。对各部位损伤的处理同其他战伤。

（5）积极防治感染，除全身应用抗菌药物外，应加强对创面感染的控制，早期清创。

（五）化学复合伤

化学战剂一般分为：①神经性毒剂，如塔崩、沙林、梭曼、VX 等有机磷酸酯类化合物，毒性作用表现为抑制乙酰胆碱酯酶活性。②糜烂性毒剂，主要代表有芥子气、路易氏剂。③窒息性毒剂，如光气和双光气。④全身中毒性毒剂，主要是氰类化合物如氢氰酸、氯化氰等。⑤刺激性毒剂，如 CS、苯氯乙酮、亚当剂等。⑥失能性毒剂，如 BZ、CF、EA3834 等。化学战剂中毒合并各种创伤或创伤组织被毒剂污染造成的损伤称化学复合伤。

1. 诊断

除明确火器伤、冲击伤或其他创伤的部位、范围、伤情、伤型外，应确定伤员有无毒剂中毒以及损伤组织是否被毒剂污染。在战时对化学复合伤的诊断主要依据中毒史和临床特点做出。实验室检查可辅助诊断。

2. 急救

（1）染毒后要及时使用特异抗毒剂。神经毒剂中毒时立即肌注神经性毒剂急救针，也可尽早应用抗胆碱能药物阿托品、东莨菪碱、苯那辛和胆碱酯酶活化剂（氯解磷定、甲磺磷定、双磷定和双复磷）。全身中毒性毒剂中毒时对中毒者应及时戴上防毒面具，立即肌内注射抗氰急救针，或迅速吸入亚硝酸异戊酯。失能剂中毒时，可肌注解毕灵或 7911。路易氏剂中毒应及时注射二巯基丙磺酸钠、二巯基丁二酸钠，也可口服二巯基丁二酸胶囊。

（2）防止毒剂继续吸收。应迅速采取个人防护措施，采用防毒面具，肢体伤口染毒时应在其上端扎止血带，用洗消剂或清水充分洗消，防止毒剂扩散。路易氏剂染毒时，应局部涂抹 30%二巯基丙醇软膏，数分钟后再用水洗。糜烂性毒剂洗消可用高锰酸钾、氯胺、漂白粉等氧化剂配成的洗消溶液。神经性毒剂的洗消可用碱性溶液。

（3）撤离毒区，迅速后送。

3. 治疗

（1）稳定全身状况。应维持中毒伤员的呼吸和循环功能稳定，保持水电解质和酸碱平衡。

（2）继续抗毒治疗，早期应用广谱抗生素，加强抗感染措施。

（3）外科处理原则：①应待中毒全身症状好转后再进行外科处理。如创伤危及生命，应优先处理。芥子气或光气中毒，临床发展过程慢，如时间许可，应争取在全身中毒未充分发展前实施手术。②糜烂性毒剂皮肤染毒部位禁忌做手术切口，术中要特别注意止血。③中毒伤员有明显的中枢神经系统症状，肺水肿、呼吸和循环功能障碍时，禁忌全身麻醉。糜烂性毒剂皮肤染毒部位禁忌使用浸润麻醉而应采用传导麻醉。

临床病案分析

患者，男，23 岁，行走途中被失控车辆自背后撞伤，当即昏迷，由随行的朋友送入医院。

思考

1. 此患者的初步评估都包括哪些内容？
2. 经初步评估后，需要进行哪些辅助检查？
3. 此患者的急救处理和确定性治疗都包括哪些内容？

解析

1. 按照气道（airway）、呼吸（breathing）、循环（circulation）、神经功能障碍（disability）、暴露（exposure）、骨折（fracture）伤员身体完成体检的流程（ABCDEF），以便及时开展复苏治疗。存在大批量创伤患者时，尤其应注意不出声者，因为有窒息、深度休克或昏迷的患者已不能呼吸呻吟。

（1）应查明患者气道是否通畅，有无呼吸道阻塞。出血、异物吸入引起的舌后坠、呼吸道水肿都可能引起呼吸道阻塞。听诊判定肺脏有无异常的呼吸音，并观察胸壁运动状况。如呼吸音消失、叩诊时过度回响、心尖搏动、气管偏向健侧或胸壁反常运动，可能是危及生命张力性气胸或连枷胸。血、气胸时肺呼吸音减弱或消失。观察动脉收缩压、脉率、皮肤温度、毛细血管充盈时间、颈静脉显露的变化，了解全身血液循环情况。如发现皮肤苍白、温度低、脉率快、血压降低，应检查有无活动性出血。监测中心静脉压、每小时尿量，以了解血容量和（或）心功能的情况。神经功能的评估依据，意识状态、瞳孔大小、对光反应以及对疼痛刺激的运动反应、肌张力等，如受伤人员不能完成简单的自主动作、双侧瞳孔不等以及肢体对疼痛刺激反应不对称是神经系统受损的表现。在完成上述对生命体征的评估后，应在保暖的前提下脱去病人的衣物，认真检查包括背部、会阴、腋下等体表各部位，以免遗漏损伤。

（2）后续（二期）检查，在危及生命的情况得到初步处理后，应认真进行全面系统体检和其他辅助检查，以确定损伤部位、性质。

2. 辅助检查：对创伤诊断有一定意义，但切记不能因此延误救治。实验室检查可开展血常规、尿常规、凝血功能、动脉血气分析、水电解质和 pH、肝肾功能检查，了解创伤对血液系统和脏器功能的变化，评价复苏效果。对体检尚不能明确的组织损伤，可进行影像学检查，X 线平片或透视检查可明确骨折、血胸、气胸、纵隔增宽、膈下游离气体等。CT 检查可辅助诊断颅脑损伤，发现硬膜外和硬膜下血肿。对腹部创伤采用 CT 检查可确定腹腔实质器官、腹膜后损伤。超声波检查可发现胸、腹腔的积血和肝、脾包膜破裂，具有快速、准确、价廉、非侵入等优点，但不适宜对肥胖以及皮下有大量气体的患者检查时使用。

3. 创伤的治疗大致分为急救治疗和确定性治疗。

（1）急救治疗：气道：保持呼吸道通畅。

（2）呼吸：维持足够的通气量和肺泡换气功能是呼吸支持的重要部分。

（3）循环：对低血容量休克患者，应在迅速控制出血的同时，立即建立两条大口径（18～20 G）的静脉通路，快速输入乳酸林格液 2000 ml（儿童为 20 ml/kg 体重），维持于桡动脉搏动可触及，即动脉血压＞90 mmHg。

（4）神经系统：搬运脊柱、脊髓损伤患者应采用硬板担架，避免脊柱活动或扭转加重损伤。

第十四章　烧伤、冻伤、咬蜇伤

一、烧伤

重点	烧伤面积的计算和深度的估计；烧伤补液
难点	烧伤面积的计算和深度的估计
考点	烧伤面积的计算和深度的估计；烧伤补液

速览导引图

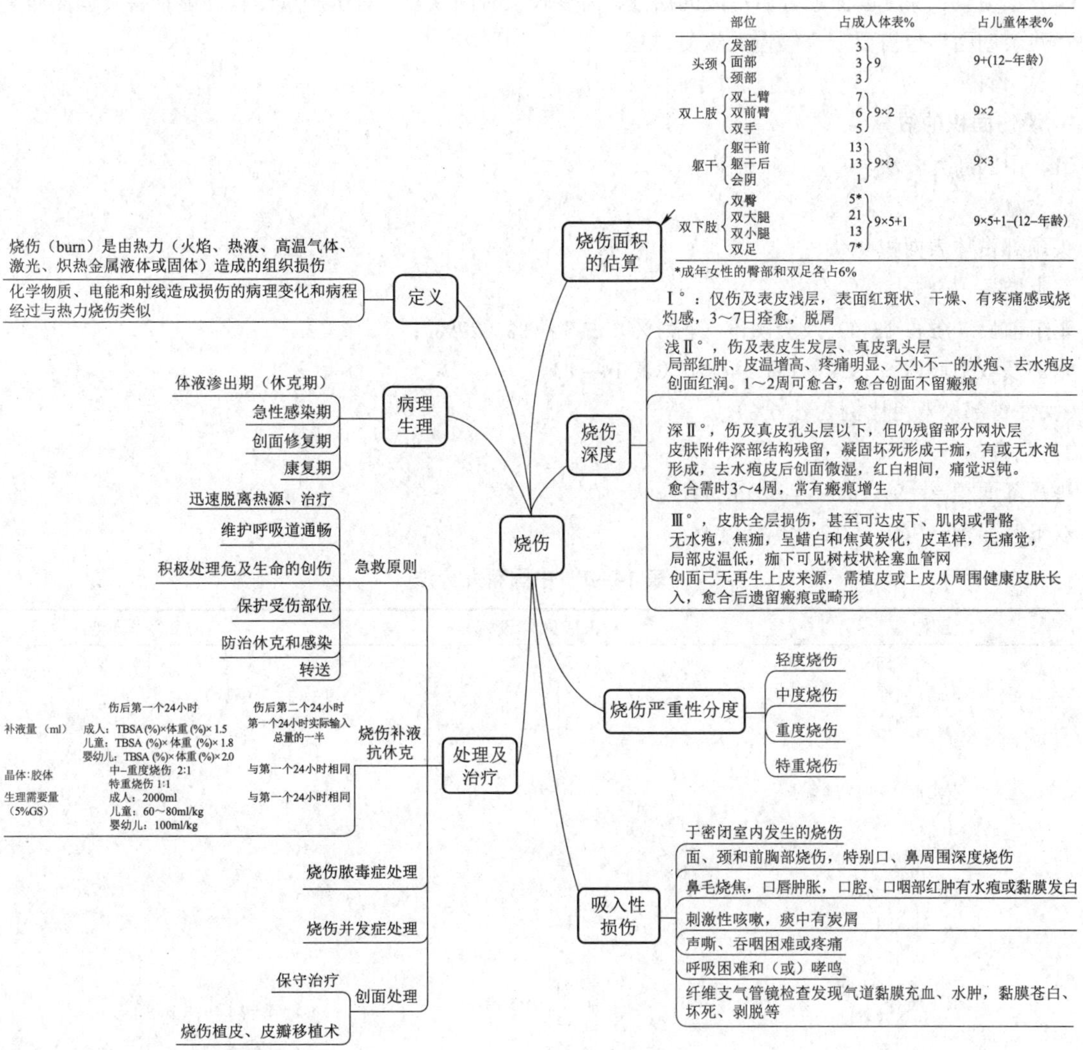

（一）定义

烧伤（burn）是由热力（火焰、热液、高温气体、激光、炽热金属液体或固体）造成的组织损伤。化学物质、电能和射线造成损伤的病理变化和病程经过与热力烧伤类似。

（二）病理生理

热源与皮肤接触时，传递热能超过皮肤温度阈（45 ℃）就可能引起皮肤结构损伤。温度越高，接触时间越长，损伤越重。烧伤皮肤创面自受热中心向外可分为三个区带，即凝固区、淤血区和充血区。凝固区局限于热源接触点，紧邻凝固区为淤血区，属于可逆损伤，有明显的血液淤滞和血栓形成。

临床分期如下所示。

（1）体液渗出期（休克期）：伤后创面立即发生体液渗出，局部水肿，通常在伤后 2～3 小时已非常明显，6～12 小时达峰值，随后逐渐减缓，一般持续 24～36 小时。

（2）急性感染期：随着水肿液回收，大量细菌也随之入血，出现以革兰阳性球菌为主的早期脓毒症。伤后 2～3 周，创面焦痂脱落，创面裸露，肉芽屏障尚未完全建立，痂下细菌可侵入未受伤组织并扩散到全身，出现以革兰阴性杆菌为主的脓毒症，即烧伤创面脓毒症。

（3）创面修复期：在烧伤创面出现炎症改变的同时即进入修复期。

（4）康复期：深度创面愈合后形成的瘢痕，需要较长时间恢复。对于严重器官功能损害及创面修复后形成的“残余创面”也需要一个缓慢的恢复过程。

（三）诊断

1. 烧伤面积的估算

（1）中国新九分法

1）成人

头颈部占体表面积 9%；

双上肢各占 9%；

躯干前后（各占 13%）及会阴部（占 1%）占 3×9%（27%）；

臀部及双下肢占 5×9%＋1%（46%）（表 14－1）。

（女性臀部及双足比例为各 6%）

2）儿童

头颈部面积＝［9＋（12－年龄）］%；

双下肢面积＝［46－（12－年龄）］%。

表 14－1　中国新九分法

部位		占成人体表%		占儿童体表%
头颈	发部	3	9	9＋（12－年龄）
	面部	3		
	颈部	3		
双上肢	双上臂	7	9×2	9×2
	双前臂	6		
	双手	5		
躯干	躯干前	13	9×3	9×3
	躯干后	13		
	会阴	1		
双下肢	双臀	5*	9×5＋1	9×5＋1－（12－年龄）
	双大腿	21		
	双小腿	13		
	双足	7*		

* 成年女性的臀部和双足各占 6%

（2）手掌法：即无论成人或小孩五指并拢，掌面约占体表面积的 1%。此法用于小片烧伤的估计或辅助九分法的不足。

2. 烧伤深度

依照热力损伤的组织层次，烧伤深度分为Ⅰ°、浅Ⅱ°、深Ⅱ°、Ⅲ°，即三度四分法。一般称Ⅰ°、浅Ⅱ°烧伤为浅度烧伤，深Ⅱ°、Ⅲ°烧伤为深度烧伤。

表 14–2 烧伤分度

深度	损伤层次	创面情况	愈合时间、愈后
Ⅰ°	仅伤及表皮浅层，生发层健在	表面红斑状、干燥、烧灼感	3～7 天痊愈，脱屑
浅Ⅱ°	伤及表皮生发层、真皮乳头层	局部红肿、皮温增高，疼痛明显，大小不一的水疱，去水疱皮创面红润	1～2 周可愈合，愈合创面不留瘢痕
深Ⅱ°	伤及真皮乳头层以下，但仍残留部分网状层，皮肤附件深部结构残留	凝固坏死形成干痂，有或无水泡形成，去水疱皮后创面微湿，红白相间，痛觉较迟钝	愈合需时 3～4 周，常有瘢痕增生
Ⅲ°	全层损伤，甚至可达肌肉甚至骨骼，内脏器官等	无水疱，焦痂，呈蜡白和焦黄炭化，皮革样，无痛觉，局部皮温低，痂下可见树枝状栓塞血管网	创面已无再生上皮来源，需植皮或上皮从周围健康皮肤长入。愈合后遗留瘢痕或畸形

3. 烧伤严重性分度

轻度烧伤：Ⅱ°烧伤面积 10%以下。

中度烧伤：Ⅱ°烧伤面积 11%～30%或Ⅲ°烧伤面积不足 10%。

重度烧伤：烧伤总面积 31%～50%；或Ⅲ°烧伤面积 11%～20%；或Ⅱ°、Ⅲ°烧伤面积虽不到上述百分比，但已发生休克等并发症、合并较重的吸入性损伤和复合伤。

特重烧伤：烧伤面积 50%以上或Ⅲ°烧伤面积 20%以上。

4. 吸入性损伤

诊断标准：①于密闭室内发生的烧伤；②面、颈和前胸部烧伤，特别口、鼻周围深度烧伤；③鼻毛烧焦，口唇肿胀，口腔、口咽部红肿有水疱或黏膜发白；④刺激性咳嗽，痰中有炭屑；⑤声嘶、吞咽困难或疼痛；⑥呼吸困难和（或）哮鸣；⑦纤维支气管镜检查发现气道黏膜充血、水肿，黏膜苍白、坏死、剥脱等，是最直接和准确的方法。

（四）处理及治疗

1. 急救原则

迅速脱离热源，冷疗；维护呼吸道通畅；积极处理危及生命的创伤；保护受伤部位；防治休克和感染；转送。

2. 烧伤补液抗休克 见表 14–3。

表 14–3 烧伤补液原则

	伤后第一个 24 小时	伤后第二个 24 小时
补液量（ml）	成人：TBSA（%）×体重（kg）×1.5 儿童：TBSA（%）×体重（kg）×1.8 婴幼儿：TBSA（%）×体重（kg）×2.0	第一个 24 小时实际输入总量之一半
晶体:胶体	中–重度烧伤 2:1 特重烧伤 1:1	与第一个 24 小时相同
生理需要量（5%GS）	成人：2000 ml 儿童：60～80 ml/kg 婴幼儿：100 ml/kg	与第一个 24 小时相同

3. 烧伤脓毒症处理

①积极纠正休克。②正确处理创面。③合理应用抗生素。④其他综合措施。

4. 烧伤并发症处理

（1）肺部并发症：各类并发症之首，多发生于伤后两周内。肺部感染与肺水肿占多数，肺不张次之。首先针对主要病因预防；其次是早期诊断和治疗；行胸部检查、胸片、血气分析等。加强呼吸道管理及对症处理，选用有效抗生素。

（2）心功能不全：休克心，主要因缺血、缺氧和失控性炎症反应造成心肌损害。可予心肌保护和心功能扶持。

（3）肾功能不全：因休克所致肾功能不全多为少尿型。早期应迅速补充血容量，适当增加输液量，及早应用利尿剂以增加尿量，碱化尿液。因感染所致肾功能不全多为非少尿型，特点：①肾小球滤过率随全身性感染加重而逐渐下降，内生肌酐清除率降低，血尿素氮和肌酐增高；②肾小管吸收亢进，可出现高钠血症、高氯血症；③尿量正常或偏多，比重一般不低；④全身感染控制后可恢复。

（4）烧伤应激性溃疡：出血和穿孔多在伤后 1～3 周。应避免严重休克和脓毒症。常规予抗酸、抗胆碱药物以保护胃黏膜，并予 H_2 受体拮抗剂。一般行非手术治疗。

（5）脑水肿：注意控制输液量，必要时应用利尿剂及脱水剂，保持呼吸道通畅。

5. 创面处理

（1）保守治疗

1）包扎方法：适用于小面积四肢和躯干烧伤。

2）暴露疗法：多用于大面积烧伤，头颈、面、会阴、臀部烧伤或污染严重者。

创面处理有三个里程碑。

①湿性愈合：湿性创面环境能够加快上皮细胞增生移行的速度促进创面愈合。基于这一理论，开发出了一系列新型的敷料（包括水胶体敷料、水凝胶敷料、藻酸盐敷料）和人工皮肤等。

②生长因子：对创面具有极强的促修复作用，广泛应用于临床。

③创面床准备：贯彻对导致创面发生的全身性情况、创面局部情况、创面分期的系统评估，着重于去除创面的细菌性、坏死性、细胞性负荷；应用敷料、生长因子、酶类等主动创造一个相对适宜的创面微环境，加速创面愈合或为进一步的手术治疗做好准备的系列过程。

注：目前临床上以“创面床准备”为原则，将创面病理性愈合模式转变为生理性愈合模式，从而促进创面修复愈合。

（2）烧伤植皮、皮瓣移植术：深度烧伤创面和其他原因的皮肤缺损需要皮肤移植。自体皮为植皮的主要来源，移植后能长期存活；同种异体皮肤取自他人，由于排斥反应不能永久存活于受体区；异种皮多取于小猪皮，更易引起排斥反应。按皮肤移植的方法可区分为游离皮片移植和带蒂皮瓣移植两大类。

1）游离皮片移植：游离皮片移植厚度分为刃厚皮片、中厚皮片、全厚皮片。植皮方法如下。

①大张中厚（或薄）自体皮移植：常用于手等功能部位切（削）痂后的创面和清创彻底的肉芽创面，颜面部深度烧伤创面也较常用。

②邮票状自体皮移植：多用于自体皮源充足的中小面积的深度烧伤。愈合后瘢痕增生较少。

③点状植皮：主要优点是易存活，节约皮源，在大面积烧伤较适用。但瘢痕增生多，不适于颜面、功能和关节部位。

④大张异体或异种皮打洞嵌入自体皮移植术：适用于广泛深度烧伤大面积切（削）痂后。方法是先将大张戳洞（可用洞滚刀压成多数“U”形皮片，洞大小约 0.5 cm，间隔 1.0 cm）异体皮移植于已切（削）痂的创面，缝合包扎。2～4 天后打开观察，若发现皮已存活，即于戳洞处嵌植小片自体皮，0.2 cm×0.2 cm 至

0.5 cm × 0.5 cm，待异体皮溶解脱落时，自体皮多已扩展并覆盖创面。

⑤微粒皮移植：将皮片制成＜1.0 mm^2，移植于切削痂创面或肉芽创面上，其上覆以异体皮等保护层即为微粒皮移植术。适用于大面积深度烧伤或肉芽创面。

⑥Meek 植皮：主要用于深度创面皮片移植手术。由取皮刀、MEEK 切皮机、软木盘（加工载体）、聚酰胺双绉纱（扩张移植载体）、特制胶水组成的技术系列和技术流程。

⑦网状皮移植：大片皮片经网状切皮机切出密集的孔洞，拉开皮片成为网状，移植于创面，适合于切（削）痂后的大面积创面及慢性创面覆盖。

⑧细胞移植：将自体刃厚皮片经细胞采集仪器在术中实时提取出基底层细胞，移植于创面，并且复合自体皮片移植的方法，可以有效提高皮片成活率，促进创面愈合。适用于各类急、慢性创面。

2）皮瓣移植：皮瓣是由具有血液供应的皮肤和皮下组织组成。适于修复软组织严重缺损，暴露血管、肌腱、神经、骨关节的深度创面，尤其是功能部位的烧伤晚期修复整形。皮瓣的分类若按形态分可分为扁平皮瓣与管型皮瓣；按取材部位及修复缺损部位远近可分为局部皮瓣与远位（带蒂皮瓣）皮瓣；按皮瓣血循环类型分为任意型与轴型皮瓣。

①任意型皮瓣：手术游离供皮区的皮肤与皮下组织，依皮瓣弹性向前滑行或旋转移植于缺损部位。

②轴型皮瓣：轴型皮瓣移植的皮瓣内含解剖命名动脉及其伴行静脉，包括岛状皮瓣、肌皮瓣、吻合血管的游离皮瓣等，移植后皮肤有良好的血供。

二、冻伤

重点	冻结性冻伤定义、临床特点、治疗
难点	冻结性冻伤临床特点、治疗
考点	冻结性冻伤临床特点

低温寒冷侵袭所引起的人体损伤为冻伤，可分为冻结性冻伤、非冻结性冻伤。

（一）冻结性冻伤

1. 定义

冻结性冻伤为人体局部组织冻结而发生的损伤，为狭义的冻伤。

2. 病理特点

人体局部组织接触生物冰点以下的低温时，发生强烈的血管收缩反应。随着温度下降和血管功能的衰竭，局部组织温度降至生物冰点以下，主要在细胞间隙形成冰晶，逐渐造成细胞内脱水、细胞变性，同时血液处于高凝状态，形成血栓。复温造成的冰晶融化，细胞肿胀、破裂，加重细胞损伤，炎症介质和细胞因子大量释放，损伤局部炎症反应强烈，组织缺血、缺氧发生坏死。快速降低组织温度至 – 15～ – 10 ℃时，造成细胞内形成冰晶，引起细胞死亡。

3. 临床特点　见表 14–4。

表 14–4　冻伤的临床特点

深度	损伤层次	创面情况	愈合时间、愈后
Ⅰ°	伤及表皮层	伤部充血及水肿，皮肤呈红色或紫红色，痒感、灼热、灼痛	不经治疗数日后可自愈
Ⅱ°	深及真皮层	有水疱形成，疱液为血清样液，水疱周围组织充血、水肿，疼痛较严重	如不治疗亦可自愈

续表

深度	损伤层次	创面情况	愈合时间、愈后
Ⅲ°	波及皮肤全层及皮下组织、肌肉、骨骼，甚至整个肢体坏死	伤部形成壁较厚的水疱，多呈血性，一般为干性坏死，但如有广泛血栓形成或感染时，可表现为湿性坏死	需手术治疗
Ⅳ°	损伤波及肌肉和骨骼，甚至肢体坏死	皮肤呈死灰色，无水疱或出现少数小的血性水疱。水肿出现晚但明显。局部组织温度极低，痛觉及触觉均丧失	冻后2～6周，冻区呈干性坏死（木乃伊化），最后脱落，形成残端

4. 治疗

（1）急救：迅速脱离低温环境和冰冻物体，将冻伤部位置于40～42 ℃左右温水中浸泡15～30分钟，酌情镇痛。Ⅲ°以上冻伤应注射抗生素和破伤风抗毒素。

（2）局部处理：Ⅱ°冻伤有较大水疱者，可将疱内液体抽出，包扎或涂抹冻伤膏后显露。Ⅲ°、Ⅳ°冻伤部位可浸泡在40 ℃的表面消毒液，也可采取暴露疗法。冻伤坏死组织界限清楚时，予以切除，对并发湿性坏疽者常需截肢。

（3）全身治疗：对Ⅲ°和广泛Ⅱ°冻伤要加强全身抗感染治疗。改善冻区血液循环。

（二）非冻结性冻伤

非冻结性冻伤发生于冰点以上（1～10 ℃）的低温和潮湿的环境，常见于冻疮、战壕足和浸渍足等，多有个体易感（发）因素。

1. 冻疮

我国初冬或初春常见，好发于身体暴露部位和末梢处，以手、足尤为多见。病理改变为冷刺激引起真皮血管炎症反应，血管扩张、充血和渗出明显。出现大小不等结节，有时出现水疱。如无感染，一般在离开低温环境后可自愈。如发生感染，局部可用1%呋喃西林霜剂外敷加速愈合。愈后无后遗症，但容易复发。

2. 浸渍足和战壕足

浸渍足为长时间在冷水中浸泡所引起。战壕足见于低温、潮湿的壕沟停留时间过长发生。二者均为小腿、足部的非冻结性损伤。下肢长时间保持固定姿势、缺乏活动，血液循环差也是发病的重要诱因。

病理变化均存在肢体血管舒缩功能紊乱，血栓形成，组织缺血变性、坏死。

治疗原则为快速复温、预防感染与对症处理，可采用扩张血管药物，以改善肢体循环。

（三）冻僵

人体中心体温（肛温）低于35 ℃时称体温过低，即冻僵。

1. 临床特点

当中心体温低于35 ℃时，大多数人难控制自己的动作；低于32 ℃时90%以上的人员有意识模糊，判定力差，甚至昏迷，血压下降，心率和呼吸次数减慢；降至25 ℃以下陷入深昏迷，心律失常、呼吸抑制，最终发生心跳、呼吸停止。

2. 紧急救治

迅速开展复温是冻僵治疗最重要的措施。

三、咬蜇伤

（一）兽、畜类咬伤

兽咬伤后应立即清创，清除一切失活组织和异物，用生理盐水反复冲洗伤口以去除污染细菌。较深伤口需用3%过氧化氢冲洗，然后以70%乙醇或碘附消毒周围皮肤。清创伤口不予一期缝合。必须在伤后12小时内注射破伤风抗毒血清，早期应用青霉素、甲硝唑等抗菌药物。

肯定或高度怀疑狂犬病的动物咬伤患者，应以肥皂水清洗后敞开伤口，给予被动免疫和主动免疫。被动免疫为 20 IU/kg 的狂犬病免疫球蛋白行伤口周围浸润注射。

（二）蛇咬伤

无毒蛇咬伤常无需特殊处理，可按常规咬伤治疗原则进行。

毒蛇蛇毒是由多种酶和多肽组成的混合物，通常分为三类：①神经毒。②血循毒。③混合毒。

毒蛇咬伤治疗的主要目的是尽快排除毒素阻止毒素的吸收，减少局部和全身损害。①绑扎伤肢。②排出毒液。③伤口处理。④抗蛇毒血清。⑤中草药疗法。⑥其他：支持及对症处理，防治感染，对出现的感染性休克、呼吸功能和肾功能不全的进行相应的处理等。

（三）虫蜇伤

1. 蜂蜇伤

蜜蜂和黄蜂的尾部有毒腺和刺，蜂毒中含有组胺样物质、激肽、透明质酸酶、磷脂酶 A、神经毒素等。

蜜蜂蜇伤者以尖镊取出尾刺，伤口用 2%～3%碳酸氢钠溶液、肥皂水或 3%氨水外敷；黄蜂蜇伤的伤口则敷以食醋，伤口周围也可涂敷南通蛇药，以 3%依米丁（吐根碱）1 ml 溶于 5 ml 注射用水后行伤处注射。肿痛较重者可局部冷敷或利多卡因封闭。有全身性危重症状采取相应的急救措施。

2. 蜈蚣咬伤

蜈蚣毒液呈酸性，含有组胺样物质、溶血性蛋白质和蚁酸等。

咬伤后立即用 5%碳酸氢钠溶液或肥皂水清洗伤口，肿痛明显者可局部冷敷或 0.25%普鲁卡因封闭，必要时可肌内注射哌替啶。重者可用南通蛇药内服和局部外敷。局部坏死感染或有急性淋巴管炎者给予抗菌药物。

3. 蝎蜇伤

蝎毒主要成分为神经毒素、溶血毒素和出血毒素等。

处理原则基本同毒蛇咬伤。

4. 毒蜘蛛咬伤

蜘蛛有一对角质螯，分泌少量毒液，含有神经毒素和组织溶解毒素。

伤后立即进行伤肢近心侧绑扎，十字形切开伤口，抽吸毒液后用 0.5%普鲁卡因做环状封闭，患处周围外敷蛇药；可静脉注射抗毒素；予破伤风预防治疗；抗菌药物预防感染；积极防治急性肾衰和 DIC。

5. 蚂蝗咬伤

蚂蝗能分泌有抗凝作用的蛭素，故伤口流血较多。

发现蚂蝗吸附在皮肤上，设法使虫体自行脱落。不可强行拉扯。伤口流血可用 0.5%碘附消毒后稍加压迫来止血。如检查发现吸盘残留，应以尖镊摘出。伤口止血，碘附消毒后以纱布包扎。同时，应予破伤风预防治疗。

第十五章　肿　瘤

一、概论

重点	肿瘤的定义、分类与命名、病因、病理常用术语、诊断、良恶性鉴别、治疗方法、预防及随访
难点	肿瘤的分类与命名、良恶性鉴别、诊断和治疗
考点	肿瘤的诊断、良恶性鉴别、治疗方法

1. 定义

①肿瘤（tumor）是机体细胞在各种移动与促进因素作用下产生的增生异常分化所形成的新生物。

②恶性肿瘤可无限生长，破坏正常组织器官，并可远处转移。

2. 命名与分类

（1）命名

1）良性肿瘤——组织来源＋瘤

2）恶性肿瘤
- 组织来源＋癌（上皮来源）
- 组织来源＋肉瘤（间叶来源）
- 组织来源＋母细胞瘤（胚胎来源）

其他（不符合以上规律）——恶性黑色素瘤、恶性间质瘤、精原细胞瘤、淋巴瘤、白血病等。

（2）分类：根据组织发生分类。

①上皮组织来源。②间叶组织来源。③淋巴造血组织来源。④神经外胚叶来源。⑤胚胎残余组织来源。⑥组织来源尚未肯定。

3. 流行病学与病因学

（1）地区聚集性：如鼻咽癌、食管癌、肝癌。

（2）内因：遗传、内分泌、免疫。

（3）外因：化学致癌物、行为因素、物理因素、病毒因素。

4. 恶性肿瘤的三级预防

（1）一级预防：病因学预防，但病因不明确，执行难度大，如接种疫苗、改变不良生活方式等。

（2）二级预防：癌症筛查，早发现、早诊断、早治疗。

（3）三级预防：规范化治疗，减少并发症和致残率，改善生存质量，促进康复，提高生活质量。

5. 病理

（1）常用术语

增生：实质细胞数量增多导致所在器官或组织体积增大，可逆转。如子宫内膜增生症。

不典型增生：增生的细胞大小、形态、排列不均一，核形不规则、核分裂增多、核浆比增大，病因持续作用下可发生恶性变。如：子宫颈上皮不典型增生（CIN）。

原位癌：不典型增生进一步发展，异常增生的上皮细胞累及上皮全层，但未侵犯基底膜，不可逆转。如宫颈原位癌。

化生：一种细胞或组织转化为另一种相似性质的分化组织。如宫颈鳞状上皮化生。

瘤样病变：形态上类似肿瘤的良性病变，如瘢痕疙瘩、瘤样纤维组织增生等。

分化：组织细胞从幼稚到形态、功能成熟的演变过程。分化程度越低，分化潜力越大。恶性肿瘤分为高分化、中分化、低分化与未分化。

癌前疾病与癌前病变：两者在致癌因素的持续作用下均可变成癌。癌前疾病为一种独立疾病。癌前病变为疾病发展过程中的一个阶段，如病因去除，又可能恢复到正常状态。

交界瘤：是介于良恶性之间的病变。

扩散与转移：恶性肿瘤的扩散和转移方式：①直接蔓延。②淋巴道转移：逐级或“跳跃性”。③血行转移。④种植转移。

（2）肿瘤的大体形态

1）外形：与生长方式及良恶性行为有关。

2）颜色与性状：颜色取决于瘤组织血供、变性或坏死情况；性状取决于组织来源。

3）硬度：取决于实质与间质的比例。

4）体积：与性质、生长时间和发生部位有关。

（3）肿瘤的组织形态特点

1）实质：决定肿瘤的性质，其分化程度的高低决定了肿瘤与其起源组织的相似程度。

2）间质：含结缔组织、脉管及反应性细胞成分。

（4）恶性肿瘤的分期：肿瘤的分期是指导治疗、判断预后、评价疗效的重要依据。TNM 的含义如下：T—Tumor，代表原发肿瘤的大小；N—Lymph Node，代表区域淋巴结转移存在与否；M—Metastasis，代表远处转移存在与否。

6. 临床表现

早期可无症状，晚期症状因出血、梗阻或脏器衰竭引起。

（1）全身症状：贫血、低热、消瘦、乏力、恶病质，功能性神经内分泌肿瘤可因分泌神经递质的不同而出现相应的症状。

（2）局部表现：出血、疼痛、肿块、梗阻、溃疡、转移症状。

7. 诊断

早期因缺乏特异性症状导致诊断困难。综合诊断需结合以下有效信息。

（1）病史：年龄、症状、病程、既往史、家族史、个人史。

（2）体格检查：常规体检、浅表淋巴结、体表肿块。

（3）实验室检查

1）常规化验。

2）血清学检查：①酶学检查，如碱性磷酸酶及酸性磷酸酶。②肿瘤标志物，如 AFP、CEA 等。③激素类，如 β-hCG 等。

肿瘤标志物的定义：指由恶性细胞产生或是宿主对肿瘤的刺激反应而产生的物质，能反映肿瘤发生、发展，监测疗效，提示复发的一类物质，常存在于肿瘤组织、患者体液或排泄物中。

3）流式细胞测定：了解细胞分化的一种方法，分析染色体 DNA 倍体类型、DNA 指数等。

（4）影像学检查

1）X 线检查：透视和 X 线平片 – 肺癌和骨肿瘤。肝动脉造影 – 肝脏良恶性肿瘤的鉴别。钼靶 – 乳腺良恶性肿瘤的鉴别及定位活检。

2）超声：无创、简便，适用于普查；超声引导下对实质性病变穿刺活检。

3）CT：优势是诊断实质性肿瘤。

4）MRI：优势是诊断神经系统和软组织肿瘤。

5）放射性核素显像：优势是诊断骨转移瘤。

（5）内镜检查：优势是取得细胞或活组织送病理检查。

（6）病理形态学检查：诊断的金标准，包括细胞学检查与组织学检查。

8. 良恶性肿瘤的鉴别 见表 15–1。

表 15–1 良恶性肿瘤的鉴别

	良性肿瘤	恶性肿瘤
组织学分化	分化好，异型性小	分化差，异型性大
核分裂象	无或稀少，无病理核分裂象	多，可见病理核分裂象
生长速度	缓慢	较快
生长方式	膨胀性和外生性生长，可有包膜	浸润性和外生性生长，多数无完整包膜
继发改变	少见	常伴有坏死、出血、溃疡形成
转移	不转移	常有淋巴结或远处器官转移
复发	较少发生	治疗后常复发
对机体影响	小	影响大，常引起压迫、梗阻、出血、转移等症状

9. 治疗

肿瘤的综合治疗是指根据肿瘤因素及机体因素，合理而有计划地使用现有治疗手段，以尽可能最大限度地提高治愈率、延长生存期及改善病人的生活质量。强调首次治疗对预后的重要性。

（1）外科治疗

1）外科治疗原则：准确分期并根据治疗目的选择手术方式；在达到根治的前提下尽量保留功能；采用最佳的综合治疗方案；为改善晚期患者的生活质量可考虑姑息手术。

2）手术分类：根治性手术、姑息性手术、预防性手术、诊断性手术、重建或康复手术。

3）医源性播散与无瘤原则如下。

①防止肿瘤播散：术前避免挤压肿瘤；减少局部摩擦；避免切割肿瘤；手术野暴露清楚，避免挤压肿瘤；尽量锐性分离；应先结扎静脉，后结扎动脉；先处理周围部分，再处理肿瘤邻近部位，与原发灶一起做整块切除。

②防止肿瘤细胞的局部种植：手术切口应用纱布垫或塑料布保护；先探查远离肿瘤部位，最后探查肿瘤；肿瘤破溃或侵出浆膜层时，应用纱布垫或塑料布包扎，与正常组织隔离；手套或器械尽量避免直接接触肿瘤，一旦有肿瘤污染可能，应及时更换；结直肠癌手术时，先用结扎带结扎肿瘤的上下端肠管，避免肿瘤种植；肿瘤切除后，应用含有化疗药物的蒸馏水彻底冲洗。

（2）化学治疗

1）适应证：造血系统肿瘤；化疗敏感的实体瘤；术后放疗后的巩固治疗；无法行手术或者放疗者；远处转移；体腔内给药控制积液；一些肿瘤急症（上腔静脉压迫、呼吸道压迫、脊髓压迫、颅压升高等）。

2）化疗副反应：骨髓抑制、消化道反应、黏膜炎、脱发、出血、免疫功能下降。

（3）放射治疗：包括内照射和外照射等。

1）放射敏感性分类：①高度敏感，如淋巴造血系统肿瘤、性腺肿瘤、多发性骨髓瘤、肾母细胞瘤等低分化肿瘤；②中度敏感，如鳞癌及部分未分化癌，如基底细胞癌、鼻咽癌、乳腺癌、宫颈鳞癌、食管癌、肺癌等；③低度敏感，如骨肉瘤、胃肠道腺癌等。

2）放射治疗副反应：骨髓抑制、胃肠道反应、皮肤黏膜改变。

（4）生物治疗：包括分子靶向治疗、基因及细胞治疗。

（5）中医中药治疗。

（6）止痛治疗

三阶梯止痛的概念：轻度疼痛选用解热镇痛类止痛药；中度疼痛选用弱阿片类药物；重度疼痛应选用强阿片类药物，由弱到强，剂量由小到大。

三阶梯止痛的主要原则：无创给药、按时给药、按阶梯给药、用药个体化。

10. 随诊

（1）随诊频率：一般是治疗后前 2 年，每 3 个月至少一次；2～5 年，每半年一次；5 年以后，每年一次，随访终生。

（2）随诊内容：个人材料，肿瘤资料，治疗资料，毒副反应资料，效应资料，复发资料，生存资料，死亡资料。

11. 预后

预后与肿瘤的种类、分期、恶性程度、生物学行为及治疗方式等因素相关，其中分期是影响预后最主要的因素。

二、常见体表肿瘤与肿块

重点	体表肿块的分类、临床表现、治疗方法
难点	体表肿块的分类、临床表现
考点	体表肿块的分类、临床表现、治疗方法

1. 定义

体表肿瘤是指来源于皮肤、皮肤附件、皮下组织等浅表软组织的肿瘤，因位置表浅，较易诊断。

2. 分类

（1）痣与黑色素瘤

1）黑痣：为色素斑块。可分为：交界痣，有恶变可能；皮内痣，较少恶变；混合痔。黑痣恶变的表现包括突然增大、破溃、易于出血、外围有卫星状小黑点等。

2）黑色素瘤：高度恶性，可发生淋巴结及血行转移，早期应广泛切除，切忌切取活检，术后进行免疫治疗和（或）化疗。

（2）脂肪瘤：良性，生长缓慢，可多发。

（3）血管瘤

1）海绵状血管瘤：多发生于皮下组织内，边界不清，首选手术切除，可复发。

2）毛细血管瘤：多见于婴儿，可自行停止生长或消退。可考虑手术或冷冻治疗；放射治疗有一定效果。

3）蔓状血管瘤：由较粗的迂曲血管构成，多数为静脉，可由动脉或动静脉瘘形成，应争取手术切除。

（4）囊肿

1）皮样囊肿为囊性畸胎瘤。

2）皮脂腺囊肿：皮脂腺排泄受阻形成的潴留性囊肿。

3）表皮样囊肿：外伤导致表皮基底细胞层进入皮下生长形成。

4）腱鞘或滑液囊肿：多见于手腕、足背肌腱或关节附近。

（5）皮肤癌

1）皮肤基底细胞癌：来源于皮肤或附件基底细胞，恶性程度低，少转移。可行放射治疗或手术切除。

2）鳞状细胞癌：菜花状隆起，易出血感染，常见溃疡，治疗以手术为主。

（6）纤维瘤及纤维瘤样病变

1）纤维瘤：良性，边界不清。首选手术治疗。

2）纤维肉瘤：多见于下肢及躯干部。应行手术扩大切除。

3）纤维瘤病：好发于躯干和四肢，呈浸润性生长，生物学行为介于良恶性之间。应完整切除，易复发。

（7）神经纤维瘤

1）神经鞘瘤：可见于四肢神经干的分布部位。分为中央型和边缘型两种。

2）神经纤维瘤：发生在皮下组织内周围神经上，带蒂，可伴色素沉着。治疗首选手术。

（8）皮肤乳头状瘤：表皮增生所致，易恶变。

三、肿瘤与免疫

重点	免疫监视理论；肿瘤抗原；抗肿瘤免疫反应机制；肿瘤免疫逃逸机制
难点	抗肿瘤免疫反应机制；肿瘤免疫逃逸机制
考点	抗肿瘤免疫反应机制；肿瘤免疫逃逸机制

1. 定义

肿瘤免疫学是研究肿瘤在其生长过程中引起的宿主免疫反应及其对肿瘤生长的影响。

2. 肿瘤的免疫监视理论

70年代初提出肿瘤的免疫监视学说，认为免疫系统能够精确地分辨“自己”和“非己”，能清除外界侵入的各种微生物，排斥同种异体移植物，而且可以防止肿瘤生长。

3. 肿瘤抗原

（1）定义：指肿瘤细胞表面的“非己”成分，能够启动机体的肿瘤免疫反应。其免疫原性决定所引起免疫反应的强弱。致瘤病毒诱发的肿瘤免疫原性最强，化学致癌物次之，动物的自发性肿瘤免疫原性最弱。

（2）肿瘤特异性抗原（TSA）：只特异性地表达于肿瘤细胞表面而不存于正常细胞上的新抗原，大多为癌基因或抑癌基因的突变产物。

（3）肿瘤相关性抗原（TAA）：肿瘤细胞上表达明显增高，也可存在于正常细胞，如胚胎组织抗原。

（4）病毒与肿瘤的关系：HPV与宫颈癌、EBV与Burkitt淋巴瘤和鼻咽癌、HBV与原发性肝细胞癌。

4. 机体抗肿瘤的免疫反应

（1）细胞免疫机制：免疫细胞直接与靶肿瘤细胞接触后可引起靶细胞溶解。最重要的是细胞毒性T淋巴细胞（CTL），CTL可通过T细胞受体、Ⅰ或Ⅱ类MHC分子与特异的细胞表面抗原相互作用。另外通过激活致敏T细胞产生的多种淋巴因子起到杀伤肿瘤作用。

淋巴因子的作用：①抑制癌细胞的代谢与分裂。②趋化巨噬细胞、单核细胞、中性粒细胞聚集于肿瘤部位。③促进免疫活性细胞的分裂与增殖。④提高巨噬细胞的吞噬作用。⑤放大细胞免疫的效应。

活化的巨噬细胞可识别、溶解肿瘤细胞。

自然杀伤细胞（NK）无需事先致敏即有迅速溶解肿瘤细胞的作用，是免疫监视的第一道防线。

（2）体液免疫机制：浆细胞可产生对肿瘤细胞起破坏性作用的抗体。①有细胞毒性作用的 IgM，在补体存在下，可以破坏癌细胞；②抗体依赖细胞介导的细胞毒作用，免疫效应细胞上的 Fc 受体与靶细胞上抗体的游离 Fc 段结合，发生交联导致靶细胞发生溶解。

5. 肿瘤逃避免疫监视的机制

肿瘤免疫逃逸：肿瘤细胞通过多种机制逃避机体免疫系统的识别和攻击，从而得以在体内生存和增殖的现象。

（1）弱免疫原性

1）机体自发性肿瘤，免疫原性弱。

2）免疫原性强的肿瘤被杀灭，导致免疫原性弱的克隆获得生长优势。

（2）封闭因子：封闭因子是从肿瘤细胞表面脱落下来的可溶性抗原，以及抗原与抗体反应形成的免疫复合物，可特异性干扰机体的抗肿瘤免疫反应。

（3）抑制性 T 细胞：对免疫反应起负调节作用，有抗原特异性。

（4）来源于肿瘤的免疫抑制因子：肿瘤可分泌一些因子对免疫反应起非特异性抑制作用，如 TGF－β、p15E 和 PGE_2 等。

第十六章　器官移植

重点	器官移植分类；排斥反应类型和特点；免疫抑制剂的作用机制；器官保存原则；组织配型
难点	器官移植的适应证和禁忌证
考点	器官移植排斥反应类型和特点；器官移植的适应证和禁忌证

一、概述

（一）器官移植的分类

根据供受体来源和基因特点，器官移植可分为：①同系移植：供受体之间基因型与抗原结构完全相同，如同卵双生之间的移植。②同种异体移植：供体与受者属于同一种系中的不同个体，如最常见的人与人之间的移植。③异种移植：不同种系之间的移植。

根据移植位置可分为：①原位移植：将移植物植入到受体被替代器官的解剖位置。②异位移植：移植到另一位置。

根据移植器官数量的不同，可分为单器官移植和多器官联合移植，如心肺、肝小肠、胰肾联合移植等。

根据供体是否存活，移植供体可分为尸体供体移植与活体供体移植。

（二）移植器官的保存

供体器官一般要经过低温灌洗与保存过程，以降低细胞的代谢，维持细胞的活性和功能。器官保存液可分为细胞内液型与细胞外液型，UW 液是一种理想的细胞内液型保存液。细胞外液型保存液常见如 Hartmann 液等，一般仅作为供体器官获取时的灌洗之用。新近开发的 HTK 液，应用于器官保存也有较好的效果。

二、器官移植免疫学

（一）主要组织相容性复合体抗原

主要组织相容性复合体抗原（MHCA）在临床中为人类白细胞抗原（HLA）。HLA 抗原分为三类，HLA－Ⅰ类抗原是指 HLA－A、B、C 等座位上的抗原，广泛分布于体内几乎所有有核细胞的表面。HLA－Ⅱ类抗原属 HLA－D 区域基因编码，包括 HLA－DP、HLA－DR、HLA－DQ 等，通常仅表达于抗原提呈细胞（APC）表面，与免疫反应关系密切。HLA－Ⅲ类抗原是一些补体蛋白和细胞因子，大部分存在于血浆中。

在肾脏、胰腺及小肠等脏器移植中，较为满意的组织配型往往可以减少排斥反应的发生，尤其对慢性排斥的影响较为显著。对于肝脏移植，HLA 组织配型对中长期疗效的影响并不明显。

（二）宿主抗移植物反应

可分为超急性排斥反应（HAR）、急性排斥反应（AR）和慢性排斥反应（CR）。①超急性排斥反应一般于移植后数分钟至数小时内出现，主要是抗体介导为主的排斥反应。循环抗体与移植物细胞表面 HLA 抗原结合并激活补体系统，从而引起局部严重的炎症反应与内皮细胞损害、血栓形成，迅速导致移植物损伤失活。②急性排斥反应在临床上最常见，可在移植后的任何时间段发生，以细胞免疫为主，病理特征为大量单核细胞和淋巴细胞浸润伴移植物组织损伤，大剂量激素治疗往往有效。③慢性排斥反应是指移植后数周、数月，甚至数年后，移植器官功能逐渐丧失，以移植物血管内膜增生，移植物纤维化为病理特征。

（三）免疫抑制药物

目前器官移植常用的免疫抑制剂主要分为三大类：①清除机体淋巴细胞的药物，如抗淋巴细胞球蛋白（ALG）等。②通过抑制淋巴细胞激活，阻断排斥反应过程，如环孢素A（CSA）、他克莫司（FK506）、雷帕霉素等。③抗细胞代谢药物，主要有嘌呤和嘧啶的类似物，如霉酚酸酯（MMF）、硫唑嘌呤（AZA）等。糖皮质激素对单核–巨噬细胞、中性粒细胞、T细胞、B细胞均有较强的抑制作用。IL–2R抗体（Daclizumab和Basiliximab）也开始进入临床使用。

（四）移植免疫耐受

移植耐受是指受体免疫系统在不使用免疫抑制药物的前提下，对移植物不产生排斥反应，但保持对其他抗原的免疫应答反应，从而使移植物获得长期存活。肝脏、角膜一些器官在移植后免疫排斥反应发生率低、程度轻，可诱导免疫耐受，称作免疫特惠器官。

三、肝脏移植

肝脏移植是终末期肝病唯一有效的治疗方法。1963年美国医生Starzl实施了首例临床原位肝移植。

（一）适应证和禁忌证

（1）适应证主要包括：①胆汁淤积性肝病，如先天性胆道闭锁、硬化性胆管炎导致的胆源性肝硬化。②非胆汁淤积性肝硬化，如病毒性肝硬化、酒精性肝硬化及其他隐源性肝硬化。③暴发性肝功能衰竭、难复性肝外伤、自身免疫性肝病等。④代谢性疾病，如糖原累积症、血色素沉积症，α–抗胰蛋白酶缺乏症等。⑤恶性肿瘤，如肝癌、胆管癌、肝转移性内分泌性肿瘤等为相对适应证，肿瘤移植后有复发的可能。

（2）肝脏移植禁忌证包括：存在不能控制的肝外肿瘤、严重的全身感染、严重的心肺功能不全、严重的精神病、HIV感染者、年龄超过70岁。

（3）肝癌肝移植的选择标准：①米兰标准（Milan），即单个肿瘤、直径≤5 cm，或瘤灶数目≤3个、每个直径≤3 cm。②美国加州大学旧金山分校（UCSF）标准，单个肿瘤、直径≤6.5 cm，或瘤灶数目≤3个、每一瘤灶直径≤4.5 cm、累计直径≤8 cm。③浙江大学附属第一医院肝癌肝移植杭州标准，肿瘤没有大血管侵犯和肝外转移；所有肿瘤结节直径之和不大于8 cm；或所有肿瘤结节直径之和大于8 cm，但是满足术前AFP（甲胎蛋白）水平小于400 ng/ml且组织学分级为高、中分化。杭州标准是世界上第一个引入肝癌病理学特征和生物学特性的标准。

（二）肝移植术术式

（1）经典原位肝脏移植术是将受体的病肝和肝后下腔静脉一并切除。供肝植入时依次吻合肝上、肝下下腔静脉、门静脉、肝动脉后开放血供，完成止血，最后重建胆管。

（2）背驮式肝移植技术是指保留受体的下腔静脉，将供肝下腔静脉与受体肝静脉共干或下腔静脉吻合。

（三）术后并发症

包括手术因素引起的出血，肝动脉或门静脉栓塞、狭窄，肝静脉回流障碍，胆漏，胆道狭窄等。非手术因素导致的并发症包括原发性移植肝无功能、急性肾功能衰竭、感染、原发疾病的复发、排斥反应等。

（四）活体肝脏移植

活体肝脏移植（LDLT）是由健康人作为供体的部分性肝脏移植。1988年由Raia开展了首例活体肝脏移植。活体肝脏移植有效解决供体缺乏问题，且有供肝冷缺血时间较短等优点。存在问题主要是供体手术安全问题。供肝选择有左外叶、左半肝、不包含肝中静脉的右半肝、包含肝中静脉的右半肝。

四、胰腺移植

世界上首例胰腺移植由美国Kelly和Lillehei于1966年完成。

（1）胰腺移植的适应证：①I 型糖尿病患者具有下列情况之一可考虑单纯的胰腺移植：存在明显的糖尿病并发症（如肾功能损害、外周血管病变、视网膜病变、神经系统病变等）；糖尿病高度不稳定，如血糖难以控制或反复出现低血糖伴意识障碍、严重酮症酸中毒等；难于脱敏的胰岛素过敏或出现胰岛素抗体。②药物难于控制的 II 型糖尿病或已发生明显的糖尿病并发症。③各种原因（如慢性胰腺炎、胰腺肿瘤、胰腺损伤等）的全胰切除术后。

（2）胰腺移植按是否合并肾移植，可分为三种类型：①胰肾联合移植，包括分期胰肾移植和同期胰肾联合移植（SPK）；②肾移植后胰腺移植（PAK）；③单纯胰腺移植（PTA）。全世界已实施的胰腺移植中 90%以上属于同期胰肾联合移植。

（3）移植术式：根据移植胰腺外分泌的引流方式不同可分为胰液膀胱引流和肠道引流。根据胰腺内分泌静脉回流途径的不同，又分为经体循环回流及经门静脉回流。目前常用术式为外分泌经肠道引流，内分泌经门静脉回流。

（4）胰腺移植术后并发症：有血管栓塞、术后出血、排斥反应、急性胰腺炎、胰漏、感染、化学性膀胱炎等。其中血管栓塞和排斥反应是移植物失活的主要原因。

五、肾脏移植

（一）适应证和禁忌证

（1）肾移植的适应证：包括慢性肾小球肾炎（在中国占 60%以上），其次是糖尿病性肾病、高血压性肾硬化、慢性肾盂肾炎、囊性肾病、间质性肾炎、自身免疫性肾病等导致的肾功能衰竭。

（2）禁忌证：全身系统性疾病导致的肾脏疾患，如先天性草酸血症、自身免疫性疾病如结节性动脉炎等。合并全身严重感染、恶性肿瘤、活动性结核病、顽固性心衰、慢性呼吸衰竭、凝血机制紊乱等应视为相对或绝对禁忌证。

（3）供受体移植前检查：ABO 血型检测、群体反应性抗体（PRA）检测、淋巴细胞毒性试验、HLA 配型，其中 ABO 血型相符，淋巴细胞毒性试验阴性是必要条件。

（二）肾移植的手术方式

一般情况下病肾不需切除，将移植肾放在腹膜外髂窝位置（异位移植），肾动脉与髂内动脉吻合，肾静脉与髂外静脉吻合，输尿管与受者膀胱吻合。

（三）肾移植的并发症

主要包括排斥反应、感染、原发移植肾无功能、移植肾输尿管漏、血管并发症、移植肾原发病复发等。

六、心脏移植与肺移植

（一）心脏移植

（1）适应证：主要是经内科治疗无效的广泛的心肌不可逆性损害的病人和不适合外科手术矫正或矫正后无效的先天性复杂的心脏畸形。冠心病和扩张性心肌病已成为心脏移植的两大主要疾病。原发性肺动脉高压、先天性心脏病、肺囊性纤维化、肺气肿、特发性纤维化、严重心肌病、伴肺血管疾病的患者，可行心肺联合移植。

（2）禁忌证：伴活动性感染、无法治愈的恶性肿瘤、严重的全身性疾病、其他器官功能衰竭。

（3）术式：①原位心脏移植术。切除病心，保留左右心房的后部，然后将供心的左心房、右心房、主动脉、肺动脉分别与受体相应的部位吻合。②全心脏原位移植术。此法先按常规方法切除心脏、同时切除右房和左房，但将上、下腔静脉处的右房保留成袖状结构的开口，使吻合更为可靠。③双腔静脉原位心脏移植术。它的特点是右房全部切除，保留左房部分。

（4）术后处理：心脏移植术后常出现排斥反应，心内膜心肌活检目前是心脏排斥反应唯一的确诊方法。

（二）肺移植

（1）适应证：各种终末期肺部病变，临床上最常见的是慢性阻塞性肺疾病（COPD）、肺纤维化、肺囊性纤维化、α_1–抗胰蛋白酶缺乏症、支气管扩张症等。

（2）术后处理：术后预防感染，排斥反应的监测。

七、小肠移植

小肠移植包括：①单独小肠移植。②肝–小肠联合移植。③多器官簇移植。

小肠移植的难点有：①排斥反应发生率高。②感染严重。③肠功能恢复缓慢。

小肠的黏膜固有层及肠系膜淋巴结均含有大量的淋巴组织，排斥反应的发生率极高，急性排斥率可高达60%～80%，慢性排斥的发生率为30%～50%。

小肠移植感染发生率高，其中多是混合性细菌感染，可合并真菌感染。肠移植后感染率高的原因有：①免疫抑制剂降低了机体的免疫功能。②可能存在着隐匿的供体对宿主的反应。③肠黏膜屏障被破坏而有细菌易位。④移植的小肠本身即含有大量的细菌。

临床病案分析

患者，男，56岁，皮肤黄染，腹胀，伴尿量减少1个月，既往乙肝肝硬化20余年。体格检查：生命体征稳定，皮肤巩膜黄染，心肺无异常，腹膨隆，移动性浊音阳性。实验室检查：WBC 4.5×10^9/L，白蛋白26 g/L，ALT 274 IU/L，AST 156 IU/L，总胆红素450 μmol/L，间接胆红素290 μmol/L，PT 18秒，HBsAg（+），HBV–DNA 1.56×10^6 copy/L。B超：肝脏表面欠光滑，体积缩小，大量腹水。

思考：

1. 患者目前诊断如何？

2. 患者最合适的治疗方法？

解析：

1. 患者乙肝肝硬化多年，近期出现黄疸、腹水，Child C级，诊断：慢性乙型肝炎，乙肝肝硬化伴肝功能失代偿，慢性肝功能衰竭。

2. 患者属典型的良性终末期肝病，肝移植是治疗终末期肝病唯一有效方法。患者56岁，心肺功能良好，无严重感染及其他疾病，因此，无肝移植禁忌证，适合行肝移植治疗。

第十七章　微创外科

重点	微创的基本概念和要素；内镜的基本原理和种类；内镜下常用的诊断技术及治疗器械；腔镜外科的基本设备和器械；腹腔镜外科的特点和应用范围；机器人外科技术；介入放射技术
难点	内镜技术在外科中的临床应用；气腹建立的方法；腔镜手术并发症
考点	内镜下常用的诊断技术及治疗器械；腹腔镜外科的特点和应用范围

一、概述

微创是指把手术对人体局部或全身的损伤控制到最小的程度，而又能取得最好的治疗效果。

1. 微创的基本要素

①微创医学：是将社会人文思想与医学微创理念融为一体的现代医学观念。

②微创外科技术：包括腔镜外科技术、内镜外科技术、介入超声技术和介入放射学技术。

2. 内镜的基本原理

借助内镜顶端的电荷耦合元件将光信号转换成电信号，经视频系统处理后转换为监视器上的图像。

3. 内镜的种类

（1）硬式内镜：其结构固定，无法弯曲，如膀胱镜、腹腔镜、胸腔镜、关节镜等。

（2）软式内镜：其镜身及头端均可弯曲，如胃镜、结肠镜、小肠镜、胆道镜、鼻咽镜及支气管镜等。

二、内镜技术

1. 内镜下常用的诊断技术

染色和放大、电子染色技术、内镜下造影技术、活检。

2. 内镜下治疗常用的器械

高频电刀、激光、微波、射频、氩氦刀。

3. 内镜技术在外科的临床应用

（1）在消化外科中的应用：①胃镜对食管胃疾病的诊断、胃镜下的黏膜切除术（EMR）和黏膜下剥离术（ESD）、胃镜下扩张和支架置入技术、胃镜下的套扎、栓塞及硬化等技术。②十二指肠镜的逆行胰胆管造影术及十二指肠乳头括约肌切开术（EST）。③双气囊小肠镜及单气囊小肠镜对小肠疾病的诊断及部分治疗。④大肠镜下的高频电刀切除、EMR、ESD对大肠息肉及早癌的治疗，大肠镜下支架置入对肠梗阻的暂时解除。⑤胆道镜对胆道疾病的诊断及治疗。⑥胶囊内镜在诊断方面的作用。⑦超声内镜对消化道肿瘤分期、消化道黏膜下肿瘤、胰腺和胆道疾病的诊断。⑧共聚焦激光显微内镜实时显示检测部位的细微结构，使内镜检查与组织学检查同步。

（2）在泌尿外科中的应用：经皮肾镜、输尿管镜、膀胱镜或腹腔镜用于泌尿系统结石的治疗、经尿道前列腺电切术、经尿道膀胱肿瘤电切术。

（3）在胸外科中的应用：支气管镜用于支气管病变的诊断和切除、止血或支气管狭窄球囊扩张等。

（4）在骨科中的应用：关节镜用于关节内疾病的诊疗、脊柱内镜用于脊柱的微创手术。

（5）在神经外科中的应用：神经内镜用于神经外科疾病的诊疗。

三、腔镜外科技术

1. 腔镜外科的定义、基本设备和器械

（1）定义：腔镜是一杆状光学镜，仅在“腔”内使用。由光导纤维引光照明，用摄像机摄取并显示视野图像。腔镜外科是用腔镜显示术野，在腔镜的观察引导下，利用特殊器械完成手术操作。

（2）腔镜外科的基本设备：①摄像系统：摄像头、信号处理器和显示器。②冷光源：氙灯、金属卤素灯及弧灯三种。③气腹机：主要用于腹腔镜，一般使用二氧化碳气体，气腹压力在 15 mmHg 以下。④切割止血系统：高频电刀、超声刀、LigasureTM 血管封闭系统。⑤冲洗吸引系统：冲洗吸引装置和冲洗吸引管。

（3）腔镜手术器械：气腹针、穿刺器、分离钳、抓钳、电凝钩、施夹器和金属钛夹、剪刀、持针器及切割吻合器。

2. 腹腔镜外科手术

（1）腹腔镜外科手术的特点：①切口小。②术野为二维平面图像，没有纵深感。③手术视野被多倍放大，操作极为精细。④术者无法用手进行病灶探查和感觉。⑤移动器械时，操作柄和头部的方向完全相反。⑥腹腔镜手术创伤小，恢复快，痛苦少，美容效果好。

（2）腹腔镜胆囊切除术（LC）：①病人平卧位，全麻。②穿刺器腹腔穿刺建立气腹，脐周为腹腔第一穿刺点，建立气腹后穿刺孔插入腹腔镜。③在腹腔镜监控下，在剑突下、右锁骨中线及右腋前线肋缘下 2～5 cm 各做一穿刺孔。④分离钳钝性撕开胆囊颈下方浆膜，游离出胆囊管，夹闭管腔进行阻断。⑤分离离断胆囊血管。⑥确认胆囊管和胆道无变异后，胆囊管再次夹闭，并离断。⑦用电凝钩顺行切除胆囊。⑧探查手术操作区无出血，胆囊管处理满意后，胆囊装入保护袋，选择较大的穿刺孔取出。⑨对穿刺孔≥1 cm 者，皮内“8”字逢合，关闭小孔。

（3）腹腔镜外科手术的应用范围：①缝合修补。②病灶切除。③功能重建。④代谢病外科。

（4）腹腔镜在消化道恶性肿瘤诊治中的应用：①消化道恶性肿瘤的分期。②消化道恶性肿瘤的根治。③癌肿晚期的姑息性治疗。

3. 腔镜手术并发症

（1）并发症：①气腹相关的并发症：高碳酸血症、皮下气肿、气体栓塞。②穿刺相关并发症：腹内脏器损伤、腹膜后大血管损伤等。③Trocar 部位并发症：Trocar 孔疝（发生率 0.65%～2.80%）、感染、肿瘤种植等。④手术器械相关的并发症：电热灼伤。⑤手术专属并发症。

（2）腔镜手术中出现气体栓塞的处理措施：即刻抽吸气腹、头低左侧卧位、吸纯氧、加快呼吸频率和通过中心静脉抽吸气体。

4. 机器人外科技术

（1）机器人系统的组成：①医师操作台（计算机系统、监视器、操作手柄及输出设备）。②床旁机械臂手术系统（2～3 只工作臂及 1 只持镜臂）。③3D 成像系统。

（2）与传统腔镜相比，微创外科手术机器人系统有如下优势：①手术视野更为清晰，立体。②更符合人体工程学，操作更为舒适。③可滤除医师的手部抖动，操作更为精细。④可避免器械碰撞与三角操作问题，灵活度高，缝合有特殊优势。⑤通过传感器，医师可感受到接触力的大小和方向。⑥可实行跨地域的远程手术。

四、介入放射技术

1. 定义

以影像学为基础，在 X 线、超声、CT、MRI 等影像诊断设备的引导下，利用穿刺针、导管、导丝及其其他介入器材，对疾病进行诊断或治疗的微创技术。

2. 分类

（1）经血管介入技术：可行药物灌注、栓塞、球囊扩张或支架置入等。

（2）非经血管介入技术：经皮穿刺活检术、经皮实体肿瘤消融术、经皮穿刺实体肿瘤放射性粒子置入术、经皮穿刺引流与抽吸术、腔道狭窄扩张成形术与支架置入术、椎体成形术、神经阻滞术等。

3. 外科介入技术常见并发症

（1）经血管介入技术相关并发症

1）穿刺并发症：穿刺部位出血、血肿、血管内膜损伤或假性动脉瘤形成。

2）对比剂不良反应：荨麻疹、支气管痉挛、明显的血压降低、抽搐、肺水肿、迷走神经反应、全身过敏样反应等。

（2）非经血管介入技术相关并发症：感染、出血、穿刺部位相关的组织和脏器损伤等。

第十八章　分子生物学的外科应用

重点	分子生物学在外科疾病中的诊断、治疗的应用
难点	分子生物学在肿瘤治疗中的应用
考点	分子生物学在外科疾病中的诊断、治疗的应用

一、分子生物学与外科疾病诊断

（一）定义

（1）基因诊断：以 DNA 和 RNA 为诊断材料，应用分子生物学技术，通过检查基因的结构或表型来诊断疾病的方法。

（2）端粒酶：是一种核糖核蛋白复合物，具有逆转录酶的功能，它能以存在于端粒酶内部的 RNA（即端粒重复序列的模板）为模板复制合成端粒序列。端粒位于真核染色体的末端，它是由染色体的末端 DNA 和 DNA 结合蛋白形成的复合物，其长度随着年龄增长和细胞分裂次数的增多而变短，导致染色体稳定性下降，致使细胞失去增殖能力而衰老。

（3）微卫星不稳定性（MSI）：人类基因组的基因内或旁侧序列中存在许多 1～4 bp 的串联微小重复序列，称为微卫星 DNA。重复序列的增加或丢失称作微卫星不稳定性，在多种肿瘤基因组尤其是有 DNA 错配修复系统缺陷的肿瘤基因组中可检测到微卫星不稳定性。

（4）microRNA：又称微小 RNA，是一种广泛存在于动植物、病毒中的内源性非编码小 RNA，通过与靶基因序列特异性相互作用，在转录或翻译水平调节基因的表达，参与早期的发育、细胞增殖、分化、凋亡等重要生命过程，与肿瘤的发生发展密切相关，其在血浆等人体体液中广泛存在。

（二）分子生物学技术在肿瘤诊断中的应用

1. 基因突变检测

编码区的突变造成该基因所编码的癌基因蛋白一级结构发生改变，从而改变了癌基因蛋白的生物学作用性质；在 5′－末端的非编码区发生突变，则导致表达失去调控。肿瘤易感基因有 Rbl、WTl、p53、APC、hMSH2、hmlH1、Ret、BRCA1 等，与其相对应的癌症综合征分别为视网膜母细胞瘤、Wilm’s 瘤、Li－Fraumeni 综合征、家族性腺瘤性息肉病（FAP）、遗传性非腺瘤性结肠癌（HNPCC）、Ⅱ型多发性内分泌肿瘤（MEN－II）以及乳腺癌和卵巢癌等。对有家族史的无症状人群进行肿瘤易感基因的筛查结果为阳性时，可考虑行预防性手术，以降低肿瘤的发生率和死亡率。

2. 基因扩增检测

肿瘤基因的扩增可表现为转录产物 mRNA 的增加，可通过逆转录 PCR（RT－PCR）、Northern blot（RNA 杂交）来检测。Her 2/neu 扩增与乳腺癌的预后相关；神经母细胞瘤患者 N－myc 扩增表达增强。

3. 基因甲基化检测

从肿瘤患者血液、尿液、粪便和支气管肺泡灌洗液中，可以检测肿瘤特异性的 DNA 甲基化标志物，是一种恶性肿瘤的表观遗传调控分子检测。

4. 微卫星不稳定性分析

在多种肿瘤基因组尤其是有DNA错配修复系统缺陷的肿瘤基因组中可检测到微卫星不稳定性。通过检测分析肿瘤杂合性丢失及其规律，可在染色体一定范围内发现肿瘤的抑癌基因及易感基因。

二、分子生物学与外科疾病治疗

（一）定义

（1）DNA疫苗或基因疫苗：将特异性抗原蛋白的重组表达载体质粒DNA经皮下或肌内注射到体内，表达的抗原刺激机体产生特异性的体液与细胞免疫应答，以达到预防和治疗疾病的目的。

（2）肿瘤基因治疗则：以肿瘤特异性抗原（TSA）、肿瘤相关抗原（TAA）、突变的癌基因（oncogene）以及肿瘤相关的病毒蛋白等的编码基因为目的基因，构建携带上述基因的重组DNA质粒直接注射到体内，通过表达上述抗原蛋白诱导机体产生特异性的抗肿瘤免疫。

（3）自杀基因：即在病毒、细菌和真菌中有一些酶类的基因，将它们转导至哺乳动物的细胞后，其表达产物能将原先对细胞无毒的物质转变为细胞毒性物质，从而达到特异性杀灭肿瘤细胞的目的。

（4）多能干细胞：是一种具有多种分化潜能的细胞，在一定的外界环境诱导下多能干细胞能分化成不同功能的组织和器官。

（5）促衰变因子（DAF）：是一种补体调节因子，可以阻止经典或替代途径C3、C5转化酶的装配，并且可通过诱导C2a或Bb的快速解离而使已形成的C3、C5转化酶失去稳定性，以抑制补体攻击单位的活化，从而对超急性排斥反应起到抑制作用。

（6）感染性休克：是多种细菌感染造成微循环障碍，组织器官有效循环血量不足，导致组织损伤和多器官功能障碍，可并发于多种外科感染性疾病如急性化脓性胆管炎等。

（二）分子生物学技术在肿瘤治疗中的应用

1. 肿瘤致病基因相关基因治疗

（1）以癌基因为靶基因：对于过度活化的癌基因可用基因封闭的方法，根据该恶性肿瘤特异性的致癌基因mRNA序列，体外合成与此mRNA互补的反义寡核苷酸、核酶或者应用RNA干扰技术，通过干扰癌基因的转录和翻译以关闭癌基因的表达。

（2）以抑癌基因为靶基因：对于抑癌基因失活的恶性肿瘤，可通过基因修饰转入具有正常功能的野生型抑癌基因，或通过基因置换将外源基因与缺陷的抑癌基因进行同源重组，重建失活的抑癌基因功能以诱导肿瘤细胞凋亡，从而控制肿瘤的异常生长。目前研究最多的是p53、Rb、nm23等。

2. 肿瘤免疫相关基因治疗

（1）肿瘤逃避机体免疫系统监视的可能机制：①MHC分子和肿瘤相关抗原表达的下调导致肿瘤的抗原性减弱。②共刺激分子表达减弱导致抗原递呈细胞（APC）免疫递呈能力下降。③机体免疫相关细胞因子如TNF-α、IL-2、IL-4等分泌不足。

（2）免疫基因治疗措施主要包括：①增强肿瘤细胞的免疫原性。②增强免疫细胞的抗肿瘤效应。③肿瘤基因疫苗。④诱导肿瘤细胞凋亡。

3. 肿瘤化疗相关基因治疗

①肿瘤耐药的基因治疗：临床常用的肿瘤耐药基因治疗主要是通过构建MDR-1 mRNA序列特异性的反义寡核苷酸、核酶或RNA干扰技术，抑制MDR-1表达P-糖蛋白以提高肿瘤对化疗药物的敏感性。

②肿瘤自杀基因的治疗：常用的肿瘤自杀基因包括：①单纯疱疹病毒胸腺嘧啶激酶基因，即HSV-TK基因。②水痘一带状疱疹病毒胸腺嘧啶激酶基因即VZV-TK基因。③胞嘧啶脱氧氨酶（CD）基因。④硝基还原酶基因。⑤大肠埃希菌GPT和DEO基因等。

4. 肿瘤转移相关的基因治疗

通过转导 TIMP 基因以加强其表达在一定程度上可阻止癌细胞的转移，抑制肿瘤新生血管生成，目前研究较多的是血管内皮生长抑制因子。

（三）分子生物学与器官移植

目前研究较多的是猪来源的供体器官。但是在人的血液中存在天然的抗猪组织器官成分的抗体。猪器官移植于人时，其天然抗体与猪血管内皮细胞上的抗原相结合，导致超急性排斥反应而使移植失败。

（四）分子生物学与其他外科疾病

1. 血管疾病的外科治疗

有研究者通过转染血管内皮生长因子基因（VEGF）成功促进动物模型中冠状动脉侧支循环的重建。此外，通过转染核转录因子 E2F 诱导基因阻止 E2F 与启动子的结合，从而抑制血管平滑肌细胞（VSMC）增生，有效预防重建血管的再狭窄。

2. 创伤的修复

目前研究较多的有创伤时神经组织的修复及表皮组织的修复。有研究通过在脊髓损伤的动物模型中转染神经营养因子 NT－3，证实 NT－3 可促进损伤的神经元轴突的再生和重建。此外，在创伤局部使用重组表皮生长因子（EGF）或转染 EGF 基因可促进久治不愈的创面的修复。

三、分子生物学在外科应用中的问题及展望

（一）分子生物学诊断方法的特异性和敏感性

分子生物学诊断方法的特异性和敏感性主要由二维电泳、蛋白质谱、基因芯片和蛋白芯片等技术方法本身的特异性和敏感性所决定。

（二）基因治疗的安全性

基因治疗如基因克隆、干细胞技术等本身面临一个重要的伦理问题。虽然所有肿瘤基因治疗中涉及的遗传物质工程化的细胞均为体细胞，而且其中大多数只要求并也能做到所导入的外源基因只在体内存在较短的时期。但也有些治疗方案需要维持外源基因的较长期表达，例如耐药基因治疗、某些免疫基因治疗、抑癌基因导入治疗等，因而有引起不可预测的不良后果的可能。

（三）基因治疗的有效性

肿瘤的发生与发展是多基因参与的过程，因此应用分子生物学方法单独抑制某个有害基因的表达或补充一个抑癌基因，很难完全抑制肿瘤的生长。药物敏感基因虽然可以通过直接转染和旁观者效应杀伤肿瘤细胞，但通过局部直接注射的方法不可能转染浸润到远隔部位的肿瘤细胞，并很难通过旁观者效应来杀伤所有的肿瘤细胞。

第十九章　加速康复外科

重点	加速康复外科（ERAS）的概念；ERAS 带来的益处；ERAS 多学科协作队伍建设；围术期的各项 ERAS 措施
难点	围术期的各项 ERAS 措施
考点	加速康复外科的概念；ERAS 带来的益处；围术期的各项 ERAS 措施

速览导引图

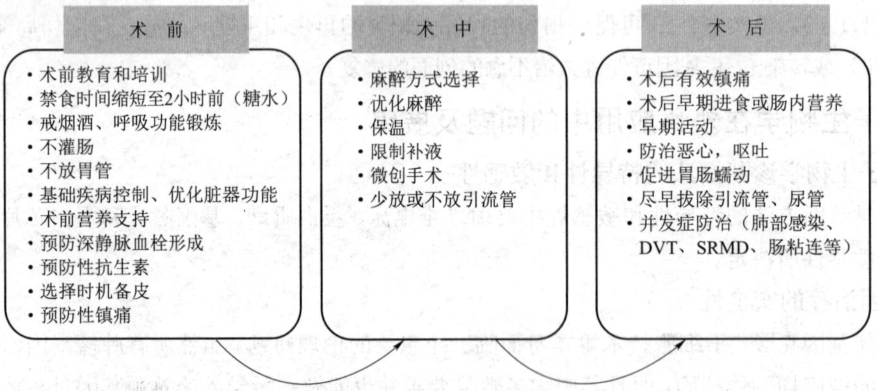

（一）定义

（1）加速康复外科（ERAS）：又称快速康复外科或快通道外科，是指采用有循证医学证据的围术期（术前、术中和术后）处理的一系列优化措施，其核心是减少手术和麻醉对患者生理和心理的创伤应激，减少并发症，促进术后快速康复。

（2）ERAS 带来的益处：减少手术创伤及应激，减少并发症，促进患者快速康复，缩短住院时间，降低住院费用，提升医疗服务质量，节约医疗资源，促进医患关系和谐。此外，ERAS 对肿瘤患者术后免疫功能的恢复有明显促进作用，可以改善患者的预后。

（3）发展简史：1994 年快通道外科最早是由丹麦哥本哈根大学 Henrik Kehlet 教授团队应用于描述心脏冠脉搭桥手术快速恢复的一组治疗措施。1995 年 Henrik Kehlet 教授将此理念应用于结直肠手术，提出腹腔镜结直肠手术联合硬膜外镇痛、术后早期口服营养素和早期活动措施，促进了 8 例高危老年患者的术后快速康复。此后，他们将这一理念推广应用于其他类手术。1997 年 Henrik Kehlet 教授正式提出“加速康复外科”，主要是尽力降低手术治疗对患者引起的应激反应，加速患者的康复。为了方便临床和学术交流、文献检索，目前统一称为“加速康复外科（ERAS）”。近几年，ERAS 理念的推广应用和学术交流在国内外备受推崇，是继“微创外科”之后另外一个外科学界关注的临床推广和学术交流热点。

（二）ERAS 理念下围术期的各项措施

（1）术前宣教：术前宣教的目的是使患者和家属能够充分了解 ERAS 知识，了解实施 ERAS 措施后会给患者带来的益处，理解其安全性和有益性，积极配合医护人员并顺利完成 ERAS 的各项措施，以便取得良好的临床效果。术前对患者实施个体化宣教和患者自身积极配合是 ERAS 成功与否的关键因素之一。

（2）术前器官功能优化：通过术前器官功能优化，尽可能避免或降低不良生活习惯、基础疾病或合并症对患者围术期的影响，尽量防止或降低术后并发症发生，从而促进患者康复。没有并发症，手术患者就可以顺利康复并早期出院。因此，对患有心脏疾病、慢性阻塞性肺疾病、糖尿病、高血压、脑梗死及其他疾病的外科患者应进行全面仔细的病情评估及手术麻醉风险评估，并进行器官功能优化，如术前呼吸功能训练、血糖控制、降低血压等处理，并请相关疾病的专科医师会诊并协助处理，对减少术后并发症、促进康复有重要作用。

（3）缩短术前禁食时间和口服碳水化合物治疗：术前长期禁食或禁饮并不能降低误吸风险，还可导致胰岛素抵抗、负氮平衡、降低患者生活质量、延长住院时间。多项研究表明麻醉诱导前 2 小时给予碳水化合物饮品可增加胰岛素分泌，缓解胰岛素抵抗，减轻创伤应激反应，还可以减少患者术前口渴、饥饿及烦躁等症状，减少了术后高血糖及并发症的发生，让患者处于一个更适宜的代谢状态。

（4）围术期预防性抗凝药物使用：在没有预防血栓形成措施的结直肠手术患者术后无症状深静脉血栓形成（DVT）的发生率大约是 30%，致命性肺栓塞（PE）发生率为 1%。术前要了解患者的全身和凝血功能情况，积极纠正严重贫血、高血压、糖尿病以及其他心血管疾病的影响。恶性肿瘤、复杂性手术、既往盆腔手术、肥胖、术前服用糖皮质激素、化疗、长期卧床等情况的患者具有高危的并发症率和高凝状态，是静脉血栓栓塞症（VTE）的危险因素。因此，药物预防静脉血栓在没有增加出血等副作用的情况下可以降低症状性 VTE 的患病率（1.7%降至 0.2%），此外使用弹力袜、间歇充气加压泵也可减少 VTE 发生率。

（5）预防性抗菌药物使用和皮肤准备：消化道手术中预防性使用抗生素有利于减少手术部位感染。对于胃肠、结直肠和盆腔手术应选用针对肠道革兰阴性菌和脆弱拟杆菌等厌氧菌的抗菌药物。抗菌药物的有效覆盖时间应包括整个手术过程。如手术前 30 分钟开始使用预防性抗生素；手术时间超过 3 小时，或超过所用药物半衰期的 2 倍以上，或成人出血量超过 1500 ml，术中应追加一次。清洁–污染手术和污染手术的预防用药时间均为 24 小时，污染手术必要时可延长至 48 小时。过度延长用药时间并不能进一步提高预防效果，且预防用药时间超过 48 小时，耐药菌感染机会增加。

（6）手术方式选择：手术方式的选择应尽可能行微创精准手术（包括腹腔镜、达芬奇机器人或内镜下手术、介入治疗等），减少创伤应激。这样有利于减轻术后伤口疼痛，减少腹壁切口并发症，促进患者术后胃肠功能恢复和机体快速康复。早期 ERAS 的研究主要限于结直肠开放性手术。开放性手术中贯彻应用 ERAS 理念，可取得较好的术后加速康复效果。

随着手术水平的提高、器械设备的改进和升级，以腹腔镜外科为主，达芬奇机器人外科、内镜黏膜外科等为代表的微创外科技术也出现突飞猛进的发展，较传统的手术方式在肿瘤治疗方面的优势愈发明显，并逐渐受到推崇和重视。微创手术具有切口小、创伤小、疼痛轻、恢复快等优点。腹腔镜等微创手术更加符合 ERAS 理念，微创手术是 ERAS 的核心内容之一。推荐适合微创手术指征的外科疾病患者鼓励应用微创技术治疗，如腹腔镜技术、机器人技术、内镜黏膜外科等。

（7）麻醉管理：随着技术的进步与管理理念的更新，麻醉已不局限于提供良好的手术条件与保障患者术中的安全，其贯穿于术前准备、术中处理及术后康复等整个围术期的诸多环节，在 ERAS 的实施中具有举足轻重的作用。ERAS 理念提倡优化麻醉、舒适化医疗。麻醉医生不仅需要保障手术患者的无痛条件下手术和麻醉安全，而且还要兼顾麻醉手术后患者生理、心理的康复，需要优化各种麻醉管理，包括麻醉前评估和处理、麻醉方法和麻醉药物的优化选择、术中保温、限制性液体管理。

（8）围术期不放置鼻胃管/鼻空肠管：限期或择期胃肠或结直肠手术患者术前不常规放置鼻胃管是安全、可行的。如果术中由于胃腔扩张影响术野的显露而妨碍手术操作，可以放置鼻胃管减压，手术结束时拔除。胃肠外科手术如果考虑手术创伤大，可以考虑放置鼻空肠管作为术后肠内营养治疗。结直肠手术患者一般不需要放置鼻胃管或空肠管。

（9）术中不放置或减少放置腹腔引流管：腹部手术中（特别是胃肠外科手术）是否放置腹腔或盆腔引流管存在较大争议。传统理念中，术后应常规留置引流管以防治积液、出血、吻合口瘘及感染等并发症。但腹腔或盆腔引流管会增加患者不适和心理负担，限制患者早期下床活动，增加腹腔刺激、逆行感染机会，增加护理工作量。特别是放置负压吸引的双腔引流管，如果护理不当时会导致肠穿孔等并发症，妨碍患者术后快速康复。胃癌根治术由于手术创面大，渗出比较多，一般要放置引流管；胰腺或胰十二指肠切除术的患者也要放置引流管引流，以防胰液、胆汁或消化液消化腐蚀周围组织或血管而发生并发症，确保患者的安全。ERAS 国内外共识中推荐在择期或限期结肠切除术中不常规放置腹腔引流管，但对腹膜反折以下的直肠癌切除术应慎重考虑是否放置引流管。对手术创面小、出血渗出不多、消化道吻合满意、创面浆膜化、无放化疗或长期使用激素等情况的直肠癌手术患者可以不放置引流管。但对高龄、低位保肛手术的直肠癌患者（尤其是男性）、同时伴有创面大、出血渗出多、肠吻合欠满意、长期使用激素、术前做过放化疗等情况的患者则应放置引流管引流，不能冒险不放引流，以免延误吻合口瘘的诊断和观察，而导致感染并发症甚至是死亡的严重后果。

（10）术后镇痛：疼痛是外科手术患者术后主要的应激因素之一，可导致患者术后早期下床活动受限，出院时间延迟，阻碍患者术后康复、影响患者术后生活质量。疼痛管理是 ERAS 的核心内容之一。目前主张围术期采用预防性、多模式、按时的全程疼痛管理，即术前预防性镇痛和术后多模式镇痛。预防性镇痛是通过对患者术前、术中和术后全程的疼痛管理，达到预防中枢和外周敏化的效果，从而减少急性疼痛向慢性疼痛的转化。预防性镇痛在疼痛治疗中有重要作用，在疼痛出现前采取镇痛措施以减缓术后疼痛的发生，起始于外科手术前，覆盖整个术中和术后，按时、有规律地给予镇痛药物。多模式镇痛是联合应用各种方法或药物，从而达到减少阿片类药物的用量及其不良反应的目的。

（11）术后各种管道管理：①术后尽早拔除引流管。在没有腹腔或盆腔感染征象下，引流液不多且澄清，无气体或粪渣引出，应尽早拔除引流管。②术后尽早拔除导尿管。腹部手术后放置导尿管会影响患者术后的早期活动，增加泌尿系统感染的风险，增加护理工作量，是住院时间延长的独立预后因素。在胸段硬膜外镇痛时，结直肠手术患者使用导尿管 24 小时后就应考虑拔除（有膀胱部分切除的患者除外）。

（12）术后早期活动：卧床增加术后胰岛素抵抗和肌肉丢失，使肌肉力量减退，降低肺功能和组织氧供，增加血栓栓塞的风险。有效的多模式镇痛是患者术后早期活动的前提和重要保证。因此，在有效多模式镇痛的情况下，鼓励患者术后尽早开始活动，循序渐进地增加活动量。

（13）术后预防肠麻痹以及促进胃肠蠕动：ERAS 几乎每项措施都会影响术后胃肠功能恢复，术后胃肠功能恢复对腹部外科的 ERAS 实施又尤为重要，胃肠功能恢复是术后早期进食的前提，而进食后可改善患者营养状态，提高肠道黏膜免疫功能，减少术后应激，加速康复。

（14）术后并发症的预防：减少并发症有利于术后加速康复，出现并发症就会影响到患者术后康复及快速出院。ERAS 措施要求患者围术期做好充分的准备，并改善围术期的处理措施，可减少患者术后 50%的并发症。减少术后并发症是影响患者术后预后的中心环节，因术后并发症不仅与患者手术死亡率有关，还将影响患者长期疗效。

（15）制定严格的出院标准、出院指导和随访计划：应特别强调，缩短住院时间并非 ERAS 的终极目的。术后早期出院存在一定的风险，甚至会出现一些并发症如腹腔感染、肠梗阻等，增加再次住院率，导致医患关系紧张。因此，采取 ERAS 措施的患者术后快速康复，需要制定严格的出院标准。出院标准为：恢复进食半流或普通饮食；无须静脉补液；术后伤口疼痛评分＜3 分，或口服止痛药可以很好地镇痛；可以自由活动到卫生间或病房外；无感染或吻合口瘘征象；器官功能良好（不必等待拆线）。患者达到以上全部要求并愿意出院时，应给予出院。

第二十章　颅内压增高和脑疝

一、颅内压增高

重点	颅内压增高的概念、病因；颅内压的临床表现、诊断和治疗原则；颅内压增高的临床分期
难点	颅内压的临床表现
考点	颅内压增高的病因；颅内压的临床表现、诊断和治疗原则；颅内压增高的临床分期

（一）定义

颅内压（ICP）是指颅腔内容物对颅腔壁所产生的压力，通常以侧卧位时腰段脊髓蛛网膜下隙穿刺所测得的脑脊液压为代表，也可经颅内压监护系统直接测得。正常成人为 70～200 mmH_2O（5.0～15 mmHg 或 0.7～2.0 kPa）。儿童较低，为 50～100 mmH_2O（3.7～7.4 mmHg，或 0.5～1.0 kPa）。

颅内压增高指在病理情况下，当颅内压监护测得的压力或腰椎穿刺测得的脑脊液压超过 200 mmH_2O（15 mmHg 或 2.0 kPa）。

（二）病因及发病机制

成人颅腔的容积为 1400～1500 ml，颅腔内容物主要为脑、血液和脑脊液三种成分。颅内病变早期，当颅内容增加时，机体可通过减少颅内血容量和脑脊液量（脑脊液分泌减少、吸收加快和挤入椎管）来代偿。体积或容量增加超过颅腔容积的 8%～10%，则会导致颅内压增高。

（1）脑体积增加：最常见的原因是脑水肿。血－脑屏障破坏、毛细血管通透性增加、水分积聚在细胞外间隙，称为血管源性脑水肿；脑细胞代谢障碍，钠离子和水分子潴留在细胞膜内，称为细胞毒性脑水肿。

（2）颅内血容量增加。

（3）颅内脑脊液量增加：常见的原因有：①脑脊液分泌过多。②脑脊液吸收障碍。③脑脊液循环障碍。

（4）颅内占位病变：为颅腔内额外增加的内容物，包括肿瘤、血肿、脓肿等。

（5）颅腔容积减少：颅缝过早闭合，如狭颅症。

（三）病理生理

1. 影响颅内压增高的因素

（1）年龄。

（2）病变扩张速度：体积－压力关系曲线。

（3）病变部位。

（4）伴发脑水肿程度。

（5）全身系统性疾病。

2. 颅内压增高后果

（1）脑血流量的降低，造成脑缺血甚至脑死亡。

脑血流量（CBF）是指一定时间内一定重量的脑组织中所通过的血液量，以每 100 g 脑组织每分钟通过的血液毫升数表示，正常值为每分钟 50～55 ml/100 g。脑血流量主要取决于脑血管阻力（CVR）和脑灌注压（CPP）。

$$脑血流量（CBF）=\frac{脑灌注压（CPP）}{脑血管阻力（CVR）}$$

正常灌注压为 70～90 mmHg。

当颅内压增高时，脑灌注压下降，血流量减少，脑缺氧。为了改善脑缺氧，机体通过全身血管张力的调整，即血管自动调节和全身血管加压反射两种方式进行脑血流的调节。

（2）脑移位和脑疝。

（3）脑水肿。

（4）库欣（Cushing）反应：颅内压急剧增高，病人出现心跳和脉搏缓慢、呼吸节律减慢、血压升高。

（5）胃肠功能紊乱及消化道出血：与颅内压增高引起下丘脑自主神经中枢缺血导致功能紊乱有关。

（6）神经源性肺水肿。

（四）颅内压增高类型

（1）根据颅内压增高范围分为弥漫性和局灶性颅内压增高。

（2）根据病变进展速度，颅内压增高分为急性、亚急性和慢性三类。

（五）引起颅内压增高的常见疾病

（1）颅脑损伤。

（2）颅内肿瘤。

（3）颅内感染。

（4）脑血管疾病。

（5）脑寄生虫病。

（6）颅脑先天性疾病。

（7）良性颅内压增高：又称假脑瘤综合征，是一组病因不同、以颅内压增高为特征的综合征，病因包括脑蛛网膜炎、颅内静脉窦血栓形成、代谢性疾病、维生素 A 摄入过多等。

（8）脑缺氧。

（六）临床表现

（1）头痛：最常见症状。

（2）呕吐。

（3）视盘水肿：颅内压增高重要客观体征之一。如长期存在，可以出现视神经萎缩。

（4）意识障碍和生命体征变化。

（5）其他症状和体征。

（七）诊断

当发现有视盘水肿及头痛、呕吐三主征时，颅内压增高的诊断可以确诊。如果病情允许，可做下列辅助检查。

1. 影像学检查

X 线片、计算机辅助断层扫描（CT）、磁共振成像（MRI）、数字减影血管造影（DSA）、CT 血管造影（CTA）和磁共振血管造影（MRA）等。

2. 腰椎穿刺

测量压力并获取脑脊液做化验。颅内压明显增高的病人做腰椎穿刺有诱发脑疝的危险。

3. 颅内压监测

（六）治疗

1. 一般处理

密切观察神志、瞳孔和生命体征，补充电解质并调整酸碱平衡，保持呼吸道通畅等。

2. 病因治疗

如切除颅内肿瘤、清除颅内血肿、穿刺引流或切除脑脓肿、控制颅内感染等。

3. 对症治疗—降低颅内压

（1）脱水：①限制液体入量。②渗透性脱水：常用的渗透性脱水剂有：20%甘露醇溶液和甘油果糖。③利尿性脱水：氢氯噻嗪（双氢克尿塞），呋喃苯胺酸（速尿）和利尿酸钠等。

（2）激素：近年来的研究对皮质激素的疗效提出质疑。

（3）亚低温冬眠低温：临床上一般采用轻度低温（33～35 ℃）或中度低温（28～32 ℃），统称为亚低温。

（4）过度换气：过度换气可以降低 $PaCO_2$，使脑血管收缩，减少脑血容量，降低颅内压，但有引起脑缺血的危险。

（5）手术：包括侧脑室穿刺引流、颞肌下减压术和各种脑脊液分流术。

二、脑疝

重点	脑疝的分类、常见病因、临床表现、诊断和鉴别诊断、处理原则
难点	小脑幕切迹疝和枕骨大孔疝解剖和临床表现
考点	脑疝的分类、常见病因、临床表现、处理原则

颅内病变所致的颅内压增高达到一定程度时，可使一部分脑组织移位，通过一些孔隙，被挤至压力较低的部位，即为脑疝。根据发生部位和所疝出的组织的不同，脑疝可分为小脑幕切迹疝（颞叶钩回疝）、枕骨大孔疝（小脑扁桃体疝）、大脑镰疝（扣带回疝）和小脑幕切迹上疝（小脑蚓疝）等。这几种脑疝可以单独发生，也可同时或相继出现。

（一）小脑幕切迹疝

1. 病理生理

当幕上一侧占位病变不断增长引起颅内压增高时，脑干和患侧大脑半球向对侧移位。半球上部由于有大脑镰限制，移位较轻，而半球底部近中线结构如颞叶的钩回等则移位较明显，可疝入脚间池，形成小脑幕切迹疝，使患侧的动眼神经、脑干及大脑后动脉受到挤压和牵拉。

2. 临床表现

（1）颅内压增高：头痛进行性加重，呕吐频繁，躁动不安。

（2）意识障碍：病人逐渐出现意识障碍，由嗜睡、朦胧到浅昏迷、昏迷。

（3）瞳孔变化：最初可有短暂的患侧瞳孔缩小，以后该侧瞳孔逐渐散大，对光发射迟钝、消失。晚期则双侧瞳孔散大，对光反射消失，眼球固定。

（4）锥体束征：患侧大脑脚受压，出现对侧肢体力弱或瘫痪，肌张力增高，腱发射亢进，病理反射阳性。有时脑干被推向对侧，使对侧大脑脚与小脑幕游离缘相挤，造成脑疝同侧的锥体束征。

（5）生命体征改变：血压忽高忽低，心率减慢或不规则，呼吸不规则，体温上升。但到晚期，生命中枢逐渐衰竭。

3. 治疗

对颅内压增高的患者，应抓紧时间明确诊断，力争在脑疝未形成前或脑疝早期进行处理。一旦出现典型的脑疝征象，应按具体情况，做如下紧急处理：①维持呼吸道通畅。②立即经静脉推注20%甘露醇溶液250～500 ml。③病变性质和部位明确者，立即手术切除病变；尚不明确，尽速检查确诊后手术或作姑息性减压术（颞肌下减压术，部分脑叶切除减压术）。④对有脑积水的病人，立即穿刺侧脑室作外引流，待病情缓解后再开颅切除病变或作脑室－腹腔分流术。

（二）枕骨大孔疝

颅内压增高时，小脑扁桃体经枕骨大孔疝出到颈椎管内，称为枕骨大孔疝或小脑扁桃体疝。多发生于颅后窝占位病变，也见于小脑幕切迹疝晚期。

1. 病理生理

颅后窝容积小，因此其代偿缓冲容积也小，较小的占位病变即可使小脑扁桃体经枕骨大孔疝入颈椎管上端，造成延髓受压，脑脊液循环障碍，使颅内压进一步升高，脑疝程度加重。

2. 临床表现

与小脑幕切迹疝相比，枕骨大孔疝的特点是：生命体征变化出现较早，瞳孔改变和意识障碍出现较晚。

（1）枕下疼痛、颈项强直或强迫头位：疝出组织压迫颈上部神经根，或因枕骨大孔区脑膜或血管壁的敏感神经末梢受牵拉，可引起枕下疼痛。

（2）颅内压增高：头痛剧烈，呕吐频繁，慢性脑疝病人多有视神经乳头水肿。

（3）后组颅神经受累：由于脑干下移，后组颅神经受牵拉，或因脑干受压，出现眩晕、听力减退等症状。

（4）生命体征改变：慢性疝出者生命体征变化不明显；急性疝出者迅速发生呼吸和循环障碍，先呼吸减慢，脉搏细速，血压下降，很快出现潮式呼吸和呼吸及心跳停止。

3. 治疗

治疗原则与小脑幕切迹疝基本相同。诊断明确者，宜尽早手术切除病变；症状明显且有脑积水者，应及时作脑室穿刺并给予脱水剂，然后手术处理病变；对呼吸骤停的病人，立即做气管插管辅助呼吸，同时行脑室穿刺引流，静脉内推注脱水剂，并紧急开颅清除原发病变。

临床病案分析

患者，男，52岁，因“突发头痛伴右侧肢体无力、言语不利7小时”入院。患者7小时前搬运重物时突发头痛，较剧烈，伴右侧肢体无力，伴言语不利，无肢体抽搐，无恶心呕吐，休息后头痛加重，伴神志模糊，伴恶心、呕吐胃内容物数次，被家属送至本院急诊室就诊。既往有高血压史。查体：嗜睡，精神差，言语含糊，双侧瞳孔等大等圆，光反射灵敏，伸舌不配合，左侧鼻唇沟变浅，颈软，心肺腹未见异常，左侧肢体肌力Ⅴ级，右侧肢体肌力0级，右侧巴氏征阳性。

思考

1. 本病案最可能的诊断是什么？有何依据？需要与哪些疾病相鉴别？

2. 进一步需要做哪些检查？

3. 该如何拟定治疗方案？

解析

1. 最可能的诊断是左侧基底节脑出血。依据是：患者，男性，52岁，用力后出现头痛，伴右侧肢体无力，伴言语不利，并逐渐出现颅内压增高表现，头痛伴恶心呕吐，并出现神志模糊；既往有高血压史；查体嗜睡，左侧鼻唇沟变浅，颈软，心、肺、腹未见异常，左侧肢体肌力Ⅴ级，右侧肢体肌力

0级，右侧巴氏征阳性。需要与动脉瘤破裂出血、脑血管畸形出血、急性脑栓塞等鉴别。动脉瘤破裂常常伴有蛛网膜下隙出血，表现为剧烈头痛伴脑膜刺激征，其中大脑中动脉动脉瘤可以破入额叶或颞叶，CTA 或 DSA 可以鉴别。脑血管畸形出血多见于青壮年，出血可以位于皮层下，也可以位于脑实质深部，CT 平扫有时可以看到钙化的血管巢，CTA 或 DSA 可以鉴别。急性脑栓死青壮年多见，发病前有风湿性心脏病、房颤等病史，起病急，症状常在数秒至数分钟达到高峰，CT 提示脑内低密度灶。

2. 立即行头颅 CT 检查，同时化验血常规、血型、凝血功能、肾功能、电解质、术前四项等，胸片、心电图检查，做好急诊术前准备。

3. 患者头痛伴右侧肢体无力、言语不利，头痛逐渐加重伴恶心、呕吐，并出现意识改变，提示颅内压增高。颅内压增高由于血肿的占位效应、血肿周围水肿导致，如果血肿破入脑室引起脑脊液循环障碍可以使颅内压进一步增高。如头颅 CT 提示幕上血肿超过 30 ml，中线移位超过 5 mm，拟急诊手术治疗，行血肿清除术。

第二十一章 颅脑损伤

重点	颅底骨折的临床表现及处理；脑震荡、脑挫裂伤和脑干损伤的临床表现、诊断及处理；颅内血肿的分类，硬脑膜外血肿及硬脑膜下血肿的临床表现、诊断及治疗；Glasgow 评分
难点	颅底骨折的临床表现及处理；脑震荡、脑挫裂伤和脑干损伤的临床表现、诊断及处理
考点	颅底骨折的临床表现及处理；颅内血肿的分类，硬脑膜外血肿及硬脑膜下血肿的临床表现、诊断及治疗；Glasgow 评分

一、头皮损伤

（一）头皮血肿

（1）皮下血肿：局限，无波动，周边较中心区为硬，易误认为凹陷骨折，可摄 X 线片或 CT 进行鉴别。治疗：无须处理，可自行吸收。

（2）帽状腱膜下血肿：较大，可延及全头，较软，有明显波动。治疗：血肿较小者可加压包扎，待自行吸收；血肿较大，穿刺抽吸，再加压包扎。需注意是否有凝血障碍等出血因素。

（3）骨膜下血肿：局限于某一颅骨范围内，张力较高，可有波动。治疗：与帽状腱膜下血肿相仿，注意是否合并颅骨骨折。

（二）头皮裂伤

头皮组织断裂，出血多，可发生休克，易感染。治疗：尽早清创缝合，即使伤后已达 24 小时，只要无明显感染征象，仍可清创一期缝合。术中清除污物，术后给予抗生素。

（三）头皮撕脱伤

头皮自帽状腱膜下间隙全层撕脱或连同部分骨膜撕脱。伤后失血多，易发生休克。治疗：现场抢救，保证撕脱头皮的完整性；镇痛、抗休克；彻底清创后，吻合血管，植回头皮；给予抗生素，预防感染。

二、颅骨骨折

颅骨骨折分类：①按骨折形态分为线形骨折、凹陷性骨折、粉碎性骨折和洞形骨折。②按骨折部位分为颅盖骨折和颅底骨折。③按创伤性质分为闭合性骨折和开放性骨折。

（一）颅盖骨折

1. 临床表现及诊断

（1）线形骨折：仅靠触诊很难发现，常需依赖 X 线摄片或 CT 骨窗相明确诊断。

（2）凹陷性骨折：出血不多时，触诊可确定。小的凹陷骨折需经 X 线摄片或 CT 骨窗相方能鉴别。

2. 治疗

（1）线形骨折：本身无需处理。但如骨折线通过脑膜血管沟或静脉窦时，应警惕发生硬膜外血肿的可能。

（2）凹陷性骨折：出现以下指征应手术治疗。凹陷深度＞1 cm；位于重要功能区；骨折片刺入脑内；骨折引起瘫痪、失语等功能障碍或局限性癫痫者。

（二）颅底骨折

1. 临床表现

耳、鼻出血或脑脊液漏；脑神经损伤；皮下或黏膜下瘀血斑。

（1）颅前窝骨折："熊猫眼"征或"眼镜"征；脑脊液鼻漏；颅内积气；嗅神经损伤。

（2）颅中窝骨折：脑脊液鼻漏或耳漏；伴有或无面神经、听神经损伤；伴有或无搏动性突眼及颅内杂音。

（3）颅后窝骨折：咽后部肿胀，乳突或枕下部可见皮下淤血。

2. 治疗

闭合性颅底骨折无须特殊处理。对于脑脊液鼻漏或耳漏者，不可堵塞和冲洗，宜取头高位。应用抗生素。若漏液持续 4 周以上不愈者，行手术修补。

三、脑损伤

（一）概述

1. 分类

（1）按原因分为：原发性脑损伤、继发性脑损伤。

（2）按伤后脑组织是否与外界相通分为：开放性脑损伤、闭合性脑损伤。

（3）按损伤机制分为直接损伤和间接损伤。

1）直接损伤

①加速性损伤：相对静止的头颅受外力打击，损伤主要发生在着力部位。

②减速性损伤：运动的头部撞击到相对静止的物体，损伤除位于着力部位外，还常常发生于着力点的对侧（对冲伤）。

③挤压伤：头颅受到挤压产生的损伤（例如车轮轧伤及新生儿产伤）。

2）间接损伤

①传递性损伤：坠落时足与臀部着地，外力经脊柱传导至脑（坠落伤）。

②挥鞭样损伤：躯干与颅颈间相对运动。

③胸廓挤压伤：上腔静脉压力逆行传递，导致颈、胸、头面部及脑组织弥散性出血。

2. 颅脑损伤的伤情分级

目前，国际上较通用的一种方法是根据格拉斯哥昏迷计分（Glasgow coma scale，GCS）所做的伤情分类法（表 21－1）。

表 21－1　格拉斯哥昏迷计分（GCS）

运动反应	计分	言语反应	计分	睁眼反应	计分
按吩咐动作	6	回答正确	5	自动睁眼	4
刺痛定位	5	回答错误	4	呼唤睁眼	3
刺痛躲避	4	言语混乱	3	刺痛睁眼	2
过屈反应（去皮质）	3	只能发音	2	无睁眼	1
伸展反应（去脑）	2	无发音	1		
无反应	1				

轻型：13～15 分，伤后昏迷时间＜20 分钟；中型：9～12 分，伤后昏迷 20 分钟～6 小时；重型：3～8 分，伤后昏迷＞6 小时，或在伤后 24 小时内意识恶化并昏迷＞6 小时。

（二）脑震荡

1. 临床表现及诊断

（1）伤后立即出现短暂的意识丧失，一般不超过半小时。

（2）逆行性遗忘：意识恢复后，对受伤当时和伤前近期的情况不能记忆。

（3）神经系统检查阴性：腰椎穿刺，颅内压力和脑脊液检查结果在正常范围。

（4）CT 检查颅内无异常。

2. 治疗　无需特殊治疗，卧床休息 5～7 天，对症治疗，预后良好。

（三）脑挫裂伤

1. 临床表现

（1）意识障碍：伤后立即发生，持续时间长短不一，由数分钟至数小时、数日、数月乃至迁延性昏迷。

（2）颅内压增高：头痛、恶心、呕吐。

（3）生命体征：轻中度患者的血压、脉搏、呼吸多无明显改变，严重者可出现血压上升，脉搏徐缓，呼吸深慢。危重者出现病理呼吸。

（4）局灶症状和体征。

（5）CT：局部脑组织内有高低密度混杂影，点片状高密度影为出血灶，低密度影则为水肿区。

2. 治疗

（1）严密观察病情。

（2）一般处理：注意体位；保持呼吸道通畅；营养支持；躁动和癫痫的处理；冬眠低温治疗；促苏醒和功能恢复治疗。

（3）防止脑水肿或脑肿胀：在未完全排除颅内血肿之前不应使用高渗利尿剂。脱水时间不超过 5 天，常用 20%甘露醇。

（4）手术减压：有广泛性脑挫伤伴有严重脑水肿，经脱水剂治疗无效或病情仍进一步恶化者，积极手术治疗。

四、颅内血肿

按症状出现时间分为：急性血肿（3 天内）、亚急性血肿（3 天以后到 3 周内）和慢性血肿（超过 3 周）。按部位分为：硬脑膜外血肿、硬脑膜下血肿和脑内血肿。

（一）硬脑膜外血肿

约占外伤性颅内血肿的 30%，大多属于急性型。可发生于任何年龄，但小儿少见。

1. 发生机制

主要来源是脑膜中动脉，也可来源于颅内静脉窦（上矢状窦、横窦）、脑膜中静脉、板障静脉。最多见于颞部、额顶部和颞顶部。

2. 临床表现

（1）意识障碍：根据原发脑损伤程度表现不同。原发脑损伤轻，伤后无原发昏迷，待血肿形成后始出现意识障碍（清醒→昏迷）；原发脑损伤略重，伤后一度昏迷，随后完全清醒或好转，但不久又陷入昏迷（昏迷→中间清醒或好转→昏迷）；原发脑损伤较重，伤后昏迷进行性加重或持续昏迷。

（2）颅内压增高：头痛、恶心、呕吐等症状，伴有血压升高、呼吸和脉搏缓慢等生命体征改变。

（3）瞳孔改变：早期因动眼神经受到刺激，患侧瞳孔缩小，但时间短暂；随即由于动眼神经受压，患侧瞳孔散大；继续发展，脑干严重受压，则双侧瞳孔散大。

（4）神经系统体征：对侧锥体束征。

（5）CT：高密度双凸透镜或弓形影，且多位于骨折部位下方。

3. 治疗

尽早清除血肿；若已有脑疝形成者除清除血肿外，同时做减压术。

（二）硬脑膜下血肿

约占外伤性颅内血肿的40%，多属急性或亚急性型。

1. 发生机制

主要来源是脑皮质血管，大多由对冲性脑挫裂伤所致，好发于额极、颞极及其底面。

2. 临床表现

意识障碍；颅内压增高；瞳孔改变；神经系统体征；CT为脑表面与颅骨之间有新月形高密度、混杂密度或等密度影。

3. 治疗

及早清除血肿；清除血肿后，若颅内压仍很高，应考虑行减压术。

（三）脑内血肿

1. 临床表现

与硬脑膜下血肿的症状很相似。CT扫描为脑挫裂伤区附近或脑深部白质内类圆形或不规则高密度影。

2. 治疗

清除血肿和明显挫碎糜烂的脑组织；若颅压增高显著，可行减压术。

五、开放性颅脑损伤

（一）非火器性开放颅脑损伤

（1）临床表现：意识障碍；脑局灶症状；生命体征改变；脑脊液、脑组织外溢。

（2）治疗：严密观察病情，保持呼吸道通畅，防治脑水肿或脑肿胀；防治休克；插入颅腔的致伤物的处理；显露脑组织的保护；清创手术。

（二）火器性颅脑损伤

（1）分类：头皮软组织伤、非穿透伤、穿透伤。穿透伤又可分为：盲管伤、贯通伤、切线伤。

（2）临床表现：意识障碍；生命体征变化；瞳孔变化；脑局灶症状。

（3）治疗 ①急救：包扎伤口，减少出血，有脑膨出时，注意保护；取侧俯卧位，及时清除口、鼻、气管内分泌物，确保呼吸道通畅；抗休克治疗。②早期清创：应力争在伤后数小时到24小时内彻底清创。清创结束后，严密修复硬脑膜和缝合伤口。术后加强抗感染和抗癫痫治疗。③其他治疗与闭合性颅脑损伤相同。

第二十二章　颅内和椎管内肿瘤

重点	颅内肿瘤的临床表现、诊断与鉴别诊断、治疗；椎管内肿瘤分类、临床表现、术前评估和治疗原则；常见颅内和椎管内肿瘤临床特点
难点	颅内肿瘤的临床表现和治疗方法的选择
考点	颅内肿瘤的临床表现、诊断与鉴别诊断、治疗；椎管内肿瘤分类、临床表现、术前评估和治疗原则

一、概述

（一）颅内肿瘤

颅内肿瘤可分为原发性与继发性颅内肿瘤，其中半数为恶性肿瘤，约占全身恶性肿瘤的1.5%。

1. 病理学分类

2007年WHO将颅内肿瘤分为七类：神经上皮组织肿瘤、脑神经和脊髓旁神经肿瘤、脑（脊）膜肿瘤、淋巴瘤和造血组织肿瘤、生殖细胞肿瘤、蝶鞍区肿瘤和转移性肿瘤。

2. 临床表现

（1）颅内压增高：病因包括肿瘤本身的占位效应、瘤周脑水肿和肿瘤阻塞脑脊液循环系统时出现的脑积水。病人表现为头痛、呕吐和视盘水肿。

（2）定位症状：①刺激症状：大脑半球肿瘤早期可表现为癫痫。②破坏性症状：中央前后回肿瘤可出现对侧肢体运动和感觉障碍；额叶肿瘤常有精神障碍；枕叶肿瘤可引起视力障碍；语言运动中枢受损产生运动性失语；肿瘤影响四叠体时可出现对侧同向性偏盲、瞳孔不等大、上视障碍和听力障碍；小脑蚓部受累时发生肌张力减退及躯干和下肢共济运动失调；小脑半球肿瘤可造成同侧肢体共济失调；脑干肿瘤可出现交叉性麻痹。③压迫症状：鞍区肿瘤压迫视神经造成病人视力视野障碍；海绵窦区肿瘤压迫Ⅲ、Ⅳ、Ⅴ和Ⅵ脑神经产生以眼睑下垂、眼球运动障碍、面部感觉减退为表现的海绵窦综合征。

3. 手术前评价

（1）颅骨X线平片：垂体腺瘤蝶鞍扩大，听神经瘤侧内听道扩大。儿童颅内压增高颅缝分离、脑回压迹多。

（2）头部CT和MRI：可确定肿瘤的部位、大小、数目、血供、继发改变以及与周围解剖结构的关系。增强扫描对绝大部分肿瘤可做出定性诊断。功能MRI还可揭示肿瘤与大脑皮层功能区的关系。

（3）正电子发射断层摄影术（PET）：利用能发射正电子的 ^{11}C、^{13}N、^{15}O 等同位素，反映人体代谢和功能的图像。

（4）活检：应用立体定向和导航技术，取活检行组织学检查确诊。

4. 治疗

（1）手术治疗：是治疗颅内肿瘤的主要方法，能降低颅内压和解除肿瘤对脑组织的压迫。合并脑积水时，可行侧脑室–腹腔分流术缓解颅内高压。

（2）放射治疗：是颅内肿瘤主要的辅助治疗措施，包括普通放射治疗、肿瘤内放射治疗和立体定向放射外科（γ刀、X刀等）。

（3）化学药物治疗：替莫唑胺（temozolomide）、亚硝基脲类、VP26、VP16及顺铂等。

（二）椎管内肿瘤

椎管内肿瘤包括发生于脊髓、神经根、脊膜和椎管壁组织的原发和继发性肿瘤，约占原发性中枢神经系统肿瘤的15%。

按部位分类可分为：①髓内肿瘤，以星形细胞瘤和室管膜瘤最多见，各占三分之一；②髓外硬脊膜下肿瘤，多为良性肿瘤，最常见的为来自硬脊膜的脊膜瘤，以及来自神经根的神经鞘瘤、神经纤维瘤；③硬脊膜外肿瘤，起源于椎体或硬脊膜外组织，多为恶性肿瘤。

1. 临床表现

（1）与肿瘤所在脊髓节段，肿瘤位于髓内或髓外，以及肿瘤的性质相关。

（2）根性痛为最常见的早期症状，对定位诊断有重要意义。神经根痛常为髓外占位病变的首发症状，髓内肿瘤亦偶尔出现。

（3）感觉纤维受压时表现为感觉障碍。髓外肿瘤从一侧挤压脊髓移位，可以出现脊髓半侧损害综合征（Brown－Séquard syndrome）。

（4）肿瘤压迫脊神经前根或脊髓前角，造成下运动神经元瘫痪，肿瘤压迫平面以下，表现为上运动神经元瘫痪。

（5）自主神经功能障碍以膀胱和直肠功能障碍最常见。

2. 手术前评估

病史和查体，初步定位椎管内肿瘤所在脊髓节段。选择影像学检查（MRI、CT、脊髓血管造影等），做出定位定性诊断。

3. 治疗

多数患者应及早手术治疗。放射治疗是某些恶性肿瘤术后的辅助治疗方法。

二、常见颅内和椎管内肿瘤

（一）神经上皮组织肿瘤

中枢神经系统最常见的恶性肿瘤，来自神经系统胶质细胞和神经元细胞。占颅内肿瘤的40%～50%。WHO中枢神经系统肿瘤组织学分级标准，按恶性程度将其分为：Ⅰ～Ⅳ级。

1. 星形细胞瘤

常见的神经上皮性肿瘤，起源于星形细胞。成年人多发生于大脑半球，儿童多发生于小脑半球。

低级别星形细胞肿瘤的CT表现为非强化的低密度病灶，MRI多呈长T1、长T2信号，一般无明显增强。恶性星形细胞瘤CT多可见明显强化，部分肿瘤出血、占位征象明显；MR多呈混杂信号，瘤周水肿明显。治疗以手术切除为主，辅以放疗、化疗。

2. 胶质母细胞瘤

高度恶性肿瘤，可由星形细胞瘤恶变而来。头颅CT肿瘤呈边界不清的混杂密度，可有坏死、出血。MRI可见瘤周水肿严重，不均匀强化。手术尽可能切除肿瘤，充分减压，术后辅助以放、化疗。

3. 少突胶质细胞瘤

少突胶质细胞瘤生长较缓慢，常伴钙化。头颅CT可见肿瘤为边缘不清的等密度病灶，有的可见囊变，90%有钙化。手术后可辅以放、化疗。

4. 室管膜瘤

脑室管膜瘤可通过脑脊液“种植”播散。MRI T1加权像为混杂信号，T2权像为显著高信号。手术后可辅以放射治疗。

5. 髓母细胞瘤

儿童最常见的脑恶性肿瘤，男性发病多于女性。肿瘤常起自小脑蚓部，易早期引起梗阻性脑积水。临床表现为颅内压增高和共济失调。CT 和 MRI 可见后颅窝中线实性肿瘤，增强明显。治疗方式为手术切除加术后放疗。

（二）神经鞘瘤

1. 听神经瘤

大多起源于前庭神经上支的 Schwann 细胞，位于桥小脑角。多以单侧高频耳鸣起病，缓慢进展，逐渐听力丧失。部分患者出现面部麻木、面肌运动障碍和味觉改变。后组颅神经受压出现声音嘶哑，吞咽困难。薄层轴位 MRI 显示内听道圆形或卵圆形强化肿瘤。CT 可见内听道呈喇叭口状扩大。主要采用手术治疗，肿瘤部分切除后或直径小于 3.0 cm 的肿瘤可行立体定向放射治疗。

2. 椎管内神经鞘瘤

是最常见的椎管内良性肿瘤。起源于神经根的鞘膜，大部分位于髓外硬脊膜下。多起源于脊神经后根。60%以上患者以明显的神经根疼痛为首发症状。

CT 增强可见扫描瘤体强化。MRI 显示瘤体增强明显，与脊髓分界清楚。治疗方式主要为手术治疗。

（三）脑膜瘤和脊膜瘤

1. 脑膜瘤

多为良性脑外肿瘤，恶性较少见。CT 显示肿瘤密度均匀一致，基底常附着在硬脑膜，强化明显。MRI 上常见“硬脑膜尾”征。偶然发现的小的无症状脑膜瘤可定期随访；有症状者应手术治疗。

2. 脊膜瘤

多位于髓外硬脊膜下，临床表现与神经鞘瘤相似。MRI T1 加权像为等信号，T2 加权像高信号，可均匀增强。主要采用手术切除治疗。

（四）生殖细胞肿瘤

多见于儿童。松果体区和鞍上区最多见。常伴有性早熟表现。松果体区肿瘤可压迫中脑顶盖，可出现眼球上视不能。肿瘤位于鞍上时，患者可出现视力视野障碍、尿崩和腺垂体机能减退。CT 多表现为均匀等密度或高密度病灶，可有脑积水。MRI T1 像为等信号，T2 像为稍高信号，边界较清楚，强化显著。瘤周水肿多不明显。对放疗敏感。

（五）表皮样囊肿和皮样囊肿

为先天性良性肿瘤。表皮样囊肿由鳞状上皮层状排列，好发于桥脑小脑角区。皮样囊肿含皮肤附属器官，多位于中线。CT 上肿瘤表现为低密度病灶，略高于脑脊液，不被强化。MRI T1 加权像为不均匀低或高信号，T2 加权像为与脑脊液相似的高信号。治疗方式为手术切除。

（六）蝶鞍区肿瘤

1. 垂体腺瘤

起源于垂体前叶，一般为良性。根据腺瘤内分泌功能，可分为泌乳素（PRL）腺瘤、生长激素（GH）腺瘤、混合型激素分泌瘤和无功能性腺瘤等。常因垂体或靶腺机能亢进或减退导致相应症状，如巨人症、肢端肥大症；女性患者停经泌乳、男性患者垂体性肥胖、阳痿等。体积较大时压迫视神经，引起视力下降甚至失明、视野缺损（常见双颞侧偏盲）和眼底视乳头原发萎缩等症状。

应检查患者内分泌水平。冠状位 CT 扫描可显示蝶窦骨质破坏的情况。MRI 扫描对垂体腺瘤成像良好，75%微腺瘤显示 T1 低信号，T2 高信号，强化呈时间依赖性，可见垂体柄移位。治疗包括手术、药物和放射治疗。

2. 颅咽管瘤

良性肿瘤，发病高峰5～10岁，多位于蝶鞍隔上，钙化多见。肿瘤常阻塞脑脊液通路导致颅内压增高。大部分患者有视力视野障碍。肿瘤影响垂体及丘脑下部功能导致内分泌功能障碍，可出现性腺功能减退、尿崩症等。

头部CT扫描可显示肿瘤囊变和钙化。MRI增强扫描示肿瘤轮廓增强。治疗方式包括手术、放疗等。

（七）脑转移瘤

肺癌、乳腺癌等易发生脑转移。脑转移瘤多位于大脑中动脉分布区，灰、白质交界处。呈现单发或多发，水肿明显。单发脑内病灶可切除，多发转移灶可采用全脑或立体定向放疗。

（八）血管网织细胞瘤

多见于颅后窝，可表现为家族发病。70%的小脑病变为囊性合并瘤结节。脑或脊髓的血管网织细胞瘤伴有胰、肾囊肿或肾脏的良性肿瘤时被称为Lindau病。视网膜血管瘤合并中枢神经系统血管网织细胞瘤或一个Lindau病的病理改变时，称为Von Hipple–Lindau病。CT可见瘤内实质部分显著强化；MRI可见瘤内实质部分流空，周围脑组织低信号，脑血管造影可显示密集的血管团。治疗方式为手术切除。

临床病案分析

患者，男，31岁，因“头痛伴左上肢无力3月”入院。既往体健。患者3月前无明显诱因出现头痛，位于双侧额颞部，阵发性，休息后能好转，伴左上肢无力，无肢体抽搐，无恶心呕吐，无视物模糊，未就诊。3月来上述症状逐渐加重，患者到当地医院就诊，查头颅CT示右侧额叶占位，为进一步诊治来院就诊。既往体健。查体：神志清，双侧瞳孔等大，双侧额纹及鼻唇沟正常，口角不偏，左上肢近端肌力III级，远端肌力IV级，右下肢和左侧肢体肌力V级。

思考

1. 本病案最可能的诊断是什么？有何依据？需要与哪些疾病相鉴别？

2. 进一步需要做哪些检查？

3. 该如何拟定治疗方案？

解析

1. 最可能的诊断是右侧额叶胶质瘤。依据是：患者，男性，31岁，头痛伴左上肢无力3月，症状逐渐加重，头颅CT示右侧额叶占位；既往体健；查体神志清，左上肢近端肌力III级，远端肌力IV级。患者病情进展较迅速，结合头颅CT考虑恶性肿瘤可能，颅内最常见原发肿瘤为胶质瘤。需要与脑脓肿、脑转移瘤等鉴别。脑脓肿一般有发热、头痛、脑膜刺激征和全身症状，头颅CT和MR表现为环状强化，无壁结节，周围水肿明显。脑转移瘤常有系统肿瘤病史，头颅CT和MR可见大脑半球皮质及皮质下、丘脑或小脑等单发或多发结节，增强后强化，周围水肿明显。

2. 头颅MR平扫+增强检查，化验血常规、血型、凝血功能、血生化、肿瘤标记物、术前四项等，胸片、心电图检查等，做好术前准备。

3. 患者头痛伴左上肢无力，进行性加重，如头颅CT或MR提示右侧额叶肿瘤，行开颅肿瘤切除术，根据术后病理及肿瘤切除程度，决定下一步放化疗方案。

第二十三章 颅内和椎管内血管性疾病

重点	自发性蛛网膜下隙出血的病因、临床表现和治疗；颅内动脉瘤的病因、病理、分类、诊断要点及治疗；脑动静脉畸形的诊断要点及治疗
难点	脑动静脉畸形的诊断要点及治疗；脑底异常血管网症和颈动脉海绵窦瘘的临床表现
考点	颅内动脉瘤的病因、病理、分类、诊断要点及治疗

一、自发性蛛网膜下隙出血

各种原因引起的脑血管突然破裂，血液流至蛛网膜下隙。可分为自发性和外伤性两类。自发性蛛网膜下隙出血（SAH）常见病因为颅内动脉瘤，其次为脑（脊髓）血管畸形。

1. 临床表现

（1）症状：发病突然，出现剧烈头痛、呕吐，一过性意识障碍，严重者昏迷。

（2）体征：①脑膜刺激征。②颅神经损害。③偏瘫。④视力视野障碍。⑤颅内杂音。

（3）SAH 的分级：国际上常采用 Hunt－Hess 分级法（表 23－1）。

表 23－1 Hunt－Hess 分级

分级	描述
1	无症状，或有轻微头痛和颈强直
2	中度至重度头痛，颈强直，除有颅神经麻痹外，无其他神经功能缺失
3	嗜睡，轻微局灶性神经功能障碍
4	木僵，中到重度偏瘫，早期去脑强直和自主神经功能障碍
5	深昏迷，去脑强直，濒死状态

2. 诊断

（1）头颅 CT：诊断急性 SAH 准确率很高，显示脑沟与脑池密度增高。

（2）脑血管造影（DSA）：是确定 SAH 病因的必需手段，应尽早实施全脑四血管造影。

（3）头部 MRI：发病后 1 周内的急性 SAH 在 MRI 很难发现。

（4）腰椎穿刺：用于 CT 检查阴性，又怀疑 SAH 者；或需鉴别诊断者。

3. 治疗

（1）一般治疗：出血急性期严密观察生命体征。可应用抗纤溶性止血药、镇静剂，头痛剧烈者给予止痛剂；伴颅内压增高时，应脱水治疗。合并脑室内出血或脑积水时可行脑室穿刺外引流。

（2）尽早行脑血管造影，明确出血原因，针对病因进行开颅手术夹闭或介入栓塞动脉瘤等治疗。

二、颅内动脉瘤

系颅内动脉壁的囊性膨出，是自发性蛛网膜下隙出血最常见的原因。在脑血管意外中，仅次于脑梗死和高血压脑出血。

1. 病因及病理

多在脑动脉管壁局部的先天性缺陷、后天性退变和腔内压力增高的基础上发生。组织学检查中动脉瘤壁仅存一层内膜，缺乏中层平滑肌组织，弹性纤维断裂或消失。

2. 分类

（1）按动脉瘤的位置分为：①颈内动脉系统动脉瘤：约占90%，包括大脑前动脉－前交通动脉瘤、颈内动脉－后交通动脉瘤、大脑中动脉动脉瘤等；②椎基底动脉系统动脉瘤：约占10%，包括椎动脉瘤、基底动脉瘤和大脑后动脉瘤。

（2）按动脉瘤的直径：小于0.5 cm的为小型，0.6～1.5 cm为一般型，1.6～2.5 cm为大型，直径大于2.5 cm为巨大型。

3. 临床表现

（1）颅内出血症状：多数表现为SAH引起的头痛、颈项强直等。

（2）局灶症状：可引起动眼神经麻痹，表现为病侧眼睑下垂、眼球内收、上下视不能，瞳孔散大，直接和间接光反应消失；少数可出现视力视野障碍和三叉神经痛。

4. 诊断

DSA是确诊颅内动脉瘤的首选检查方法，对判明动脉瘤的位置、数目、形态、有无血管痉挛和确定手术方案十分重要。CTA和MRA对发现颅内动脉瘤也有一定的帮助。

5. 治疗

（1）手术时机选择：根据Hunt－Hess分级，病情≤3级患者，应争取急诊手术（出血后3天内）；病情属于3级以上者，提示出血严重，可能有脑血管痉挛和脑积水，此时手术危险性较大，可待病情稳定好转后再进行手术。

（2）手术方法：①开颅动脉瘤颈夹闭，是目前最理想的治疗手段，既能完全彻底消除动脉瘤又能保持载瘤动脉通畅。②血管内介入栓塞，适用于大部分颅内动脉瘤，具有创伤小的优点，但复发率略高于开颅动脉瘤夹闭。③动脉瘤孤立，载瘤动脉被阻断，仅用于少数特殊的、无法行动脉瘤颈夹闭和动脉瘤内栓塞的情况。

（3）围术期治疗：适度镇静、镇痛，绝对卧床休息，保持大便通畅等。

三、脑动静脉畸形

脑血管畸形是血管发育障碍引起脑血管数量和结构异常的疾病，并对正常脑血流产生影响。脑血管畸形可分为四种：动静脉畸形（AVM）；海绵状血管瘤；毛细血管扩张；静脉畸形。其中以脑动静脉畸形最常见。

1. 临床表现

（1）颅内出血：头痛、呕吐、意识障碍，少量出血症状可能不明显。

（2）抽搐。

（3）脑缺血症状：可造成肢体运动或感觉障碍、语言、智力、精神障碍等。

（4）头痛。

（5）其他症状：三叉神经痛，可有头颅杂音（特别是合并硬脑膜动静脉瘘者）或颅内压增高症状。

2. 诊断

（1）头颅CT：出血急性期CT可以确定出血部位及程度。增强扫描，AVM表现为混杂密度区，大脑半球中线结构无明显移位。

（2）头颅MRI：能显示AVM的部位，为切除AVM选择手术入路提供依据。病变内高速血流在T1和T2加权像上出现流空现象。

（3）全脑血管造影：是确诊的必需手段，可确定畸形血管团大小、范围、供血动脉、引流静脉以及血流速度。

（4）脑电图：病变区及其周围可出现慢波或棘波。

3. 治疗

（1）手术切除：是治疗脑 AVM 的最根本方法，不仅能杜绝病变再出血，还能阻止畸形血管盗血现象，从而改善脑血流。

（2）放射治疗：对于脑深部重要功能区如脑干、间脑等部位的 AVM，不适宜手术切除，手术切除后残存的 AVM，直径小于 3 cm 者，也可行 γ 刀。

（3）神经介入治疗：术前 1～2 周应用，可使 AVM 体积缩小，减少供血，为手术切除提供条件。

四、颈动脉海绵窦瘘

1. 临床表现

（1）颅内杂音：持续性或搏动性吹风样杂音，常影响睡眠。用听诊器可在患者额部和眶部听及。以手指压迫患侧颈总动脉，杂音减低或消失。

（2）眼部症状：①眼球突出，眼睑肿胀，结膜充血水肿，下睑结膜常因水肿而外翻。②眼球搏动，压迫患侧颈总动脉，搏动减弱或消失。③视乳头水肿，视网膜血管扩张，静脉尤甚，有时伴有视网膜出血。病史长者，视神经进行性萎缩，视力下降直至失明。④患侧眼球运动障碍，严重者眼球固定。

（3）三叉神经节第一支常受累，引起额部和角膜感觉减退。

2. 治疗原则

目的在于保护视力，消除颅内杂音，防止脑梗死和鼻出血。首选介入治疗。

五、脑底异常血管网症（烟雾病）

为原发性颈内动脉颅内起始段狭窄或闭塞，脑底出现异常血管增生扩张，脑血管造影形似烟雾，故又称烟雾病。

1. 临床表现

多为反复的脑缺血和脑出血，儿童和青壮年多见。

（1）脑缺血：儿童和青少年多以缺血型为主，表现为反复发生的短暂性脑缺血发作或脑梗死。可出现运动、感觉、语言和意识障碍，长期缺血常伴有智力发育迟缓等。

（2）脑出血：成人患者多以脑出血为主，可表现为脑室内出血、蛛网膜下隙出血和脑内血肿。表现为头痛、呕吐、神经功能障碍和意识障碍等临床表现。

2. 诊断

脑血管造影可确诊，CTA、MRA 检查有一定的帮助。

3. 治疗

治疗目的为：在不可逆神经功能障碍发生之前，纠正脑组织缺血，挽救神经功能。

第二十四章　颈部疾病

一、甲状腺疾病

（一）解剖生理概要

重点	甲状腺解剖和主要功能
难点	甲状腺功能主要调节机制
考点	甲状腺解剖和主要功能

1. 甲状腺解剖

（1）甲状腺位于甲状软骨下方、气管的两旁，分左右两叶，由峡部相连，呈“H”形，重20～30 g。由两层被膜包裹：内层为甲状腺固有被膜，紧贴腺体；外层为甲状腺外科被膜，由颈固有筋膜的气管前筋膜构成，将甲状腺固定于气管和环状软骨上；两层被膜间有疏松的结缔组织、甲状腺动脉及静脉、淋巴、神经、甲状旁腺。

（2）甲状腺的血液主要由甲状腺上动脉和甲状腺下动脉供应，10%的个体有甲状腺最下动脉。甲状腺有上、中、下三支静脉，甲状腺上、中静脉汇入颈内静脉，甲状腺下静脉汇入无名静脉。甲状腺的淋巴管离开腺体后汇入沿颈内静脉排列的颈深淋巴结。

（3）喉返神经支配声带运动，右侧喉返神经绕经右锁骨下动脉，左侧绕经主动脉弓。喉上神经分为内支和外支，内支是感觉支，支配声门上方咽部的感觉；外支是运动支，支配环甲肌，使声带紧张。

2. 甲状腺的主要功能

甲状腺的主要功能是产生甲状腺激素，甲状腺激素的主要作用包括：①促进物质与能量代谢。②维持脑与骨骼的生长发育。

3. 甲状腺功能主要调节机制

甲状腺功能的主要调节机制是下丘脑－垂体－甲状腺调控系统和甲状腺内的自身调节系统。垂体通过分泌促甲状腺激素，影响甲状腺激素的合成和分泌，甲状腺激素也可反馈抑制垂体分泌促甲状腺激素。自身调节系统，即甲状腺对体内碘缺乏或碘过剩进行适应性调节。

（二）单纯性甲状腺肿

重点	单纯性甲状腺肿的病因、临床表现和治疗
难点	单纯性甲状腺肿的手术指征

1. 病因

（1）甲状腺素原料（碘）缺乏：常见于离海较远的高原、山区，土壤中碘盐被冲洗流失，以致饮水和食物中含碘量不足。

（2）甲状腺素需要量增高：青春发育期，妊娠期或绝经期妇女，身体的代谢旺盛，甲状腺激素的需要量剧增，导致促甲状腺激素的过量分泌。

（3）甲状腺素合成和分泌障碍：例如久食含有硫脲的萝卜、白菜等，阻止甲状腺素的合成，或合成甲状腺素酶的先天缺乏。

2. 临床表现

（1）甲状腺有不同程度肿大：早期，两侧呈对称的弥漫性肿大；随病程进展，肿大腺体可出现单个或多个结节；囊性变的结节，可并发囊内出血，结节可在短期内较快增大。

（2）较小的单纯性甲状腺肿一般无全身症状，基础代谢率正常。较大的单纯性甲状腺肿可压迫邻近器官而产生症状。①气管受压，严重者影响呼吸，长期受压，可使气管软骨变性而软化，引起窒息。②喉返神经受压引起声音嘶哑。③压迫食管引起吞咽困难。④颈交感神经节链受压可引起 Horner 综合征。⑤甲状腺肿向胸骨后延伸生长，形成胸骨后甲状腺肿，容易压迫气管和食管。⑥压迫颈深部大静脉，引起头颈部静脉血液回流障碍，表现为面部青紫色肿胀及颈胸部浅表静脉扩张。

（3）少数结节性甲状腺肿，可继发甲状腺功能亢进，也可发生恶变。

3. 治疗

（1）青春发育期或妊娠期的生理性甲状腺肿，应多食含碘丰富的食物，不需药物治疗。

（2）对于 20 岁以下年轻人的弥漫性单纯性甲状腺肿，可给予小剂量甲状腺素，以抑制垂体促甲状腺素的分泌，缓解甲状腺的增生和肿大。

（3）有以下情况时，应进行手术治疗：①压迫气管、食管、喉返神经、颈交感神经、颈深静脉而引起临床症状者。②胸骨后甲状腺肿。③巨大甲状腺肿影响生活和工作者。④结节性甲状腺肿继发有功能亢进者。⑤结节性甲状腺肿疑有恶变者。

临床病案分析

女性，49 岁，颈部不适伴呼吸困难 2 个月余，逐渐发展加剧，甚至在休息睡觉时也有呼吸困难，查体：T36.7 ℃，P80 次/分，BP120/65 mmHg，心肺听诊无异常，甲状腺Ⅲ度肿大，无结节，TSH 在正常范围，甲状腺功能正常。

思考

1. 最可能的诊断是什么？有何依据？需要与哪些疾病作鉴别？
2. 进一步确诊需要做哪些检查？检查结果如何分析？
3. 该如何拟定治疗方案？

解析

1. 最可能的诊断是单纯性甲状腺肿。依据是患者呈现的典型临床表现，如：颈部不适，气促，进行性加重的呼吸困难。需要与甲状腺功能亢进症等进行鉴别。甲亢多有甲状腺自身抗体阳性，甲状腺摄碘率增高等。
2. 进一步确诊首要的检查是甲状腺功能核素扫描及颈部 CT 扫描。
3. 由于患者的压迫症状较明显，可考虑手术治疗。

（三）甲状腺功能亢进的外科治疗

重点	甲亢的术前准备，手术适应证及术后并发症
难点	术后并发症的处理

1. 定义

甲状腺功能亢进症是多种原因引起血液中甲状腺激素过量，作用于全身的组织和器官，造成机体的神经、循环、消化等系统兴奋性增高和代谢亢进为主要表现的疾病总称。

2. 甲亢的分类

（1）毒性弥漫性甲状腺肿即 Graves 病，表现为甲状腺对称性弥漫性肿大和功能亢进综合征，常伴有眼球突出，故又称“突眼性甲状腺肿”。

（2）毒性结节性甲状腺肿，在结节性甲状腺肿基础上发生甲亢。

（3）高功能腺瘤，又称自主性功能亢进性甲状腺腺瘤，是继发性甲亢的一种特殊形式。

3. 临床表现

（1）症状：①食欲亢进反而消瘦。②性情急躁、怕热、多汗。③心悸。

（2）体征：①甲状腺肿大。②眼球突出。③两手颤动。④脉快有力（脉率常在 100 次/分以上）、脉压增大。⑤听诊甲状腺可闻及血管杂音。

4. 诊断

（1）基础代谢率（BMR）测定：清晨空腹静卧时测量血压、脉率。常用计算公式为：基础代谢率＝（脉率＋脉压）－111。基础代谢率正常为±10%，＋20%～＋30%为轻度甲亢，＋30%～＋60%为中度，＋60%以上为重度。

（2）甲状腺摄取 ^{131}I 率测定：正常人甲状腺 24 小时内摄取 ^{131}I 量为注入人体总量的 30%～40%。若在 2 小时内甲状腺摄取 ^{131}I 量超过人体总量的 25%，或在 24 小时内超过人体总量的 50%，且摄取 ^{131}I 高峰提前出现，都表示有甲亢。

（3）甲状腺功能检查：甲亢时，血清 T_3、T_4 均可增高，TSH 降低。

5. 治疗

抗甲状腺药物、放射性 ^{131}I 治疗、手术是甲亢的主要治疗方法。

（1）手术指征：①毒性结节性甲状腺肿和高功能腺瘤。②中度以上的 Graves 病。③腺体较大，伴有压迫症状。④胸骨后甲状腺肿。⑤抗甲状腺药物或 ^{131}I 治疗后复发者。⑥妊娠早、中期具有上述指征者，应考虑手术治疗。

（2）手术禁忌证为：①青少年甲亢患者。②症状较轻者。③老年患者或有严重器质性疾病不能耐受手术者。

（3）术前准备

1）一般准备：精神过度紧张或失眠者可适当应用镇静剂或安眠药，心率过快者可口服普萘洛尔，发生心率衰竭者应予以毛地黄制剂。

2）术前检查：除常规检查外，还应包括：①颈部摄片，必要时 CT 检查。②喉镜检查。③甲状腺 B 超检查。④心电图检查。⑤测定血钙和血磷浓度。

3）药物准备：①抗甲亢药物（甲巯咪唑或丙硫氧嘧啶）：甲亢症状控制后（脉率 90 次/分以下，基础代谢率＋20%以下）停用，再用碘剂 2 周左右后手术。②碘剂准备：碘剂有抑制蛋白水解酶，减少甲状腺球蛋白的分解，抑制甲状腺激素从滤泡释放入血的作用，并且能减少甲状腺的血流，使腺体变得韧实、体积缩小，从而大大地减少术中的出血。术前口服复方碘化钾溶液，每日 3 次，第 1 日每次 3 滴，此后逐日每次增加 1 滴，至每次 16 滴为止。③普萘洛尔（心得安）：除可作为碘剂准备的补充外，对不能耐受抗甲状腺药物及碘剂者，或严重患者需紧急手术而抗甲状腺药物无法快速起效时可单独使用。剂量从每次 20 mg 开始，每 6 小时给药 1 次，哮喘患者及心动过缓者禁用。由于普萘洛尔在体内半衰期不到 8 小时，故于术前 1～2 小时必须口服 1 次普萘洛尔，术后继续服用 4～7 天。

4）术前的准备应达到以下条件时方可手术：①血清检测证实甲状腺功能恢复正常。②患者情绪稳定，体重增加。③甲状腺缩小、变硬，杂音消失。④脉搏平稳，心率 80～90 次/分，脉压正常。⑤甲状腺彩色多普勒“火海征”减弱或消失。

（4）手术及手术后注意事项

1）麻醉：可用颈丛神经阻滞麻醉或气管插管全身麻醉。

2）手术操作必须做到三点：①严格止血。②保护甲状旁腺。③避免损伤喉返神经。通常需切除腺体的 80%～90%，同时切除峡部，保留甲状腺两叶腺体背面部分，每侧约拇指末节大小。如果甲亢并发甲状腺癌，行甲状腺全切除或近全切除，常规放置引流管。

3）术后要继续服碘剂。

4）术后观察和护理：密切注意患者呼吸、体温、脉搏、血压的变化。

（5）手术中意外与术后主要并发症

1）术后呼吸困难和窒息：术后最危急的并发症表现为：进行性呼吸困难、烦躁、发绀。常见原因为：①出血及血肿压迫。②喉头水肿。③气管塌陷。④双侧喉返神经损伤。

血肿压迫所致呼吸困难，应立即拆开创口，清除血肿并探查止血。视患者呼吸困难改善情况决定是否气管插管或气管切开。喉头水肿的轻症患者无须治疗，中等程度的患者可采用皮质激素雾化吸入，静脉滴注氢化可的松 200～400 mg/d，对严重患者应紧急做气管切开。

2）喉返神经损伤：多数因手术中神经被切断、缝扎、钳夹、挤压及牵拉等，少数为术后血肿压迫或瘢痕组织牵拉所致。喉返神经多在甲状腺下动脉的分支间穿过，在结扎甲状腺下动脉时要远离腺体，或尽量靠近甲状腺在甲状腺被膜囊内结扎分支，以免损伤喉返神经。保护神经可靠的方法是在术中实时监测神经功能。

喉返神经损伤可致声音嘶哑，严重者可致失声、呼吸困难或窒息，可分暂时性和持久性损伤二种。双侧喉返神经损伤会导致声带麻痹，引起失音或严重的呼吸困难甚至窒息，须立即做气管切开。

3）喉上神经损伤：喉上神经内支损伤，可使咽喉黏膜的感觉丧失，易引起误咽，尤其是饮水时呛咳。喉上神经外支损伤，可引起环甲肌瘫痪，使声带松弛，发音弱、音调低。在结扎甲状腺上动脉时要紧贴腺体以免损伤喉上神经外支。

4）甲状旁腺功能减退：手术时甲状旁腺被误切、挫伤或血液供应受损，均可引起甲状旁腺功能减退，血钙降低。

多数患者仅有面部、唇部或手足部的针刺样麻木感或强直感，严重者可出现面肌和手足痉挛或抽搐，更为严重者可发生咽喉及膈肌痉挛，引起窒息。

轻症患者口服钙剂，同时给予维生素 D_3。重症患者手足抽搐时，应立即静脉给予钙剂。定期监测血清钙浓度，以调节钙剂的用量，同时给予维生素 D_3。

5）甲状腺危象：甲亢手术后危及生命的并发症之一。近年来多数学者认为危象发生与下列三方面因素密切相关：①术前准备不充分。②甲亢症状未能很好控制。③手术应激。

多数发生于手术后 12～36 小时。主要表现为高热和脉快而弱（120～140 次/分以上），烦躁不安、谵妄，也可神志淡漠、嗜睡，常有呕吐及腹泻，以及全身红斑及低血压。

治疗包括：①应用碘剂。②肾上腺皮质激素的应用。③应用抗甲状腺药物，阻断甲状腺激素的合成。④应用肾上腺素能 β 受体拮抗剂。⑤应用镇静剂，物理或药物降温，充分供氧，预防性应用抗生素。⑥静脉输入大量葡萄糖溶液。⑦有心力衰竭加用洋地黄制剂。

临床病案分析

女性，42岁，半年前出现多食易饿，性情急躁，失眠，多汗怕热，消瘦。查体：T36.7℃，P108次/分，BP135/80 mmHg，心肺听诊无异常，甲状腺Ⅰ度肿大，无结节，眼球突出，两手颤动。

思考

1. 需要做哪些检查？最可能的诊断是什么？

2. 如果选择手术，术前如何准备？

3. 术后患者出现高热，心率150次/分，烦躁不安，大汗淋漓，腹泻，应首先考虑的诊断是什么？

解析

1. 最可能的诊断是甲状腺功能亢进，首先检查甲状腺功能，甲状腺摄碘率测定，还要做甲状腺B超检查。

2. 患者基础代谢率52%，中度甲亢，可选择手术，术前需服抗甲状腺药物，控制代谢率，口服心得安控制心率，甲亢症状控制后（脉率90次/分以下，基础代谢率+20%以下），再用碘剂2周左右后手术。

3. 首先考虑甲状腺危象。是甲亢手术后危及生命的并发症之一，多发生于手术后12～36小时。主要表现为高热和脉快而弱（120～140次/分以上），烦躁不安、谵妄，也可神志淡漠、嗜睡，常有呕吐及腹泻，以及全身红斑及低血压。

（四）甲状腺炎

重点	甲状腺炎的分类，临床表现及治疗
难点	甲状腺炎的诊断及鉴别诊断

1. 急性化脓性甲状腺炎

急性化脓性甲状腺炎多继发于口腔、颈部等部位的细菌感染，是由金黄色葡萄球菌等引起的甲状腺化脓性炎症，表现为发热伴单侧颈前区红、肿、热、痛表现，B超、CT可以发现甲状腺内病变和周围炎症范围，以及有无脓肿形成。一旦诊断明确，需结合细菌培养的药敏结果选用敏感抗生素治疗；脓肿形成后应予以引流。

2. 亚急性甲状腺炎

（1）定义：亚急性甲状腺炎又称de Quervain甲状腺炎，是由于病毒感染，破坏了部分甲状腺滤泡引起甲状腺组织内的异物样反应。

（2）病因：常继发于上呼吸道感染或流行性腮腺炎。

（3）病理：其特征性病理改变是滤泡周围出现巨细胞性肉芽肿。

（4）临床表现：本病多见于30～40岁女性，典型症状为甲状腺肿痛。常伴有发热、乏力等全身症状。查体可发现甲状腺压痛明显，质硬。病程约为3个月。

（5）诊断：白细胞计数及中性粒细胞正常或偏高，血沉增快，血清T_3、T_4、FT_3与FT_4浓度升高，甲状腺核素扫描可见甲状腺肿大，但摄碘率降低。

（6）治疗：本病无特殊疗法，部分可自行缓解，临床上仅用非甾体抗炎药物对症治疗，抗生素治疗无效。糖皮质激素适用于疼痛剧烈、体温持续升高、其他药物治疗无效者，首选泼尼松。

3. 慢性淋巴细胞性甲状腺炎

（1）定义：慢性淋巴细胞性甲状腺炎又称自身免疫性甲状腺炎，是一种以自身甲状腺组织为抗原的慢性自身免疫性疾病，也称 Hashimoto（桥本）甲状腺炎。

（2）病因：病因尚不清楚，目前认为是环境因素和遗传因素共同作用的结果。

（3）病理：组织学上的特征性病理改变是腺组织被大量淋巴细胞和浆细胞浸润，并形成淋巴滤泡及生发中心。

（4）临床表现：多见于 30～50 岁的女性，起病隐匿，进展缓慢。表现为无痛性弥漫性对称性甲状腺肿，多伴甲状腺功能减退。

（5）诊断

甲状腺功能测定：血清 T_3、T_4、FT_3、FT_4 一般正常或偏低。

抗甲状腺抗体测甲状腺功能测定：甲状腺球蛋白抗体（TGAb）、甲状腺微粒体抗体（TMAb）和甲状腺过氧化物酶抗体（TPOAb）增高。

B 超检查：双侧甲状腺弥漫性病变，对称性肿大，峡部增厚。

细胞学检查：与甲状腺癌难于鉴别时行穿刺细胞学检查。

（6）治疗：慢性淋巴细胞性甲状腺炎一般不宜手术治疗，半年到 1 年随访 1 次，伴有甲减和亚临床甲减的患者需采用甲状腺素替代治疗。

临床病案分析

女性，40 岁，十天前感冒，现甲状腺部位疼痛，放射至下颌、耳部及枕部，伴发热，体温 38 ℃。体格检查：左甲状腺肿大，质硬，压痛。

思考

1. 最可能的诊断是什么？有何依据？需要与哪些疾病鉴别？
2. 进一步确诊需要做哪些检查？
3. 如何拟定治疗方案？

解析

1. 最可能的诊断是亚急性甲状腺炎。依据是患者有感冒病史，甲状腺部位疼痛伴发热，查体左甲状腺肿大，有压痛。需要与毒性弥漫性甲状腺肿、慢性淋巴细胞性甲状腺炎、急性化脓性甲状腺炎等鉴别。毒性弥漫性甲状腺肿的甲状腺摄碘率多是升高的，亚急性甲状腺炎摄碘率明显减低。慢性淋巴细胞性甲状腺炎急性发病，可伴有甲状腺疼痛及触痛，但腺体多是广泛性病变，血中抗甲状腺抗体大多升高。急性化脓性甲状腺炎邻近组织常存在明显的感染，血白细胞明显升高，体温较高。
2. 进一步确诊要查甲状腺功能及抗体、血沉、血常规、甲状腺核素扫描，必要时行穿刺活检。
3. 患者症状较明显，建议予糖皮质激素治疗，并使用解热镇痛药对症治疗。

（五）甲状腺腺瘤

重点	甲状腺腺瘤的临床表现
难点	甲状腺腺瘤的鉴别诊断
考点	甲状腺腺瘤的鉴别诊断

多见于 40 岁以下妇女，多单发，圆形或椭圆形，局限于一侧腺体内，质地较周围甲状腺组织硬，表面光滑，无压痛，生长慢。发生囊内出血时瘤体突然增大。

甲状腺腺瘤与结节性甲状腺肿的单发结节较难区别：①甲状腺腺瘤多见于非单纯性甲状腺肿流行地区。②甲状腺腺瘤经过数年或更长时间仍保持单发，结节性甲状腺肿的单发结节经过一段时间后，多演变成了多个结节。

甲状腺腺瘤有甲亢（20%）和恶变（10%）可能，原则上应早期切除，行患侧甲状腺大部切除术，如腺瘤小，可行单纯腺瘤切除，切除标本立即行冰冻病理检查，判定有无恶变。

（六）甲状腺癌

重点	甲状腺癌的分型和诊断方法
难点	甲状腺癌的治疗
考点	甲状腺癌的分型和治疗

1. 病理分型

（1）乳头状腺癌：最多见，生长缓慢，恶性度低。较早出现颈淋巴结转移。

（2）滤泡状腺癌：属中度恶性，较早出现血行转移。

（3）髓样癌：发生于滤泡旁细胞，可分泌降钙素。恶性程度中等，约有 25%髓样癌为家族遗传性，有的合并多发性内分泌腺瘤综合征（MEN）ⅡA/ⅡB 型。

（4）未分化癌：发展迅速，高度恶性，预后很差，平均存活 3～6 个月。

2. 临床表现

初期多无明显症状，甲状腺内发现肿块，质地硬而固定，表面不平滑。随着病程进展，肿块逐渐增大，质硬，吞咽时肿块移动度减低。未分化癌上述症状发展迅速，并侵犯周围组织。晚期可产生声音嘶哑、呼吸困难、吞咽困难。也有少数患者出现颈部淋巴结转移灶肿大。

髓样癌除有颈部肿块外，由于癌肿产生 5-羟色胺和降钙素等，患者可出现腹泻、心悸、脸面潮红和血钙降低等症状。

3. 诊断

主要根据临床表现，特别是甲状腺肿块质硬、固定或合并有压迫症状者，应高度怀疑甲状腺癌。B 超是甲状腺癌的首选检查，细针穿刺抽吸细胞学检查有助于诊断。

4. 治疗

（1）手术治疗：甲状腺癌的手术治疗包括患侧甲状腺腺叶切除，同时行中央区颈淋巴结清扫，如颈侧区淋巴结已有转移，则应同时清扫颈侧区淋巴结。

（2）内分泌治疗：甲状腺癌手术治疗的患者应接受甲状腺激素的治疗，以预防甲状腺功能减退及抑制 TSH，减少肿瘤复发。

（3）放射性核素治疗：对乳头状腺癌、滤泡状腺癌，术后应用 ^{131}I 适合于高复发风险患者及存在远处转移者。放射性核素治疗前需切除全部甲状腺。

（4）外照射治疗　主要用于未分化型甲状腺癌。

临床病案分析

女性，43 岁，自觉颈部肿块就诊，B 超提示甲状腺左叶 1.0 cm×1.5 cm 大小低回声结节，边界欠清，内可及细小亮光点。查体：甲状腺左叶可及质硬结节，蚕豆大小，表面不光滑，可随吞咽上下活动，活动度差。

思考

1. 最可能的诊断是什么？

2. 进一步确诊需要做哪些检查？

3. 如果患者诊断为甲状腺乳头状癌，适宜的手术方式是什么？

解析

1. 依据患者呈现的典型临床表现如：结节质硬，表面不光滑，活动度差。B 超提示甲状腺左叶低回声结节，边界欠清，内可及细小亮光点。最可能的诊断是甲状腺癌。

2. 甲状腺结节首选的检查手段是 B 超，有经验的 B 超医生诊断甲状腺癌的准确性可达 80%以上。细针穿刺细胞学检查是目前甲状腺癌术前诊断的金标准。

3. 行甲状腺左腺叶连同峡部切除＋左侧颈部中央区淋巴结清扫术。

（七）甲状腺结节的诊断和处理原则

重点	甲状腺结节的诊断与处理原则
难点	甲状腺结节的鉴别诊断
考点	甲状腺结节的处理原则

1. 诊断

（1）病史

1）年龄：儿童和老年人的甲状腺结节更容易是恶性病变。

2）性别：女性更易发生甲状腺结节，但男性发生恶性变的危险性增加。

3）生长方式：稳定存在多年的结节多提示为良性病变，但不能除外缓慢生长的恶性病变，迅速进行性增大的病变恶性可能性增加。

4）症状：迅速增大的结节并伴有疼痛则很可能是良性肿瘤或囊性变出血所致；突然快速、无痛性增大，应考虑恶性可能。虽然良性病变也可发生呼吸困难、吞咽困难、声带麻痹或 Horner 综合征，但多提示甲状腺恶性病变已侵犯局部组织。

5）家族史：有甲状腺癌家族史者恶性的可能性较大，有甲状腺髓样癌家族史者更应重视，该病为自主显性遗传型。

6）接触放射线增加甲状腺癌发生的风险。

（2）体格检查：良性与恶性甲状腺结节并没有特征性的临床表现。提示甲状腺恶性结节的体征包括：结节质地硬、形状不规则、固定；伴持续性声音嘶哑、发音困难、吞咽困难和呼吸困难；颈部淋巴结肿大。

（3）核素扫描：低功能结节较功能正常结节更有可能是恶性病变，高功能结节很少是恶性的。但冷结节并不意味着一定是恶性病变，结节有无功能不能作为鉴别良性或恶性的依据。

（4）B 超检查：对协助判断良恶性有重要参考价值。

诊断良性占位病变的依据为：①多发病灶。②病灶周边有完整的“晕环”。③病灶形态规则，边界清晰，内部回声均匀。④有粗大钙化影像。⑤血流不丰富且以周边血流为主。

诊断恶性占位病变的依据为：①单发结节，②病灶形态欠规则，边界欠清晰。③内部不均匀低回声。④细沙粒样钙化。⑤血流丰富，且以内部血流为主。⑥颈部淋巴结转移性肿大。

（5）细针穿刺抽吸活检：细针穿刺抽吸活检是鉴别甲状腺结节良恶性最准确的诊断手段。

（6）治疗原则

1）针吸活检细胞学阳性结果一般表示甲状腺恶性病变，按甲状腺癌行手术切除治疗。对甲状腺可疑结节的手术，一般选择腺叶及峡部切除，并做术中快速病理检查。

2）若细胞学检查为良性，仍有假阴性诊断的可能，须严密复查。

3）若术中冰冻切片报告为良性腺瘤，而术后石蜡切片报告为癌时，应根据第一次手术情况确定进一步治疗方案，只做结节切除或患侧腺体大部分切除者，应再次手术。

二、原发性甲状旁腺功能亢进

重点	原发性甲状旁腺功能亢进的临床表现
难点	原发性甲状旁腺功能亢进的鉴别诊断
考点	原发性甲状旁腺功能亢进的临床表现

1. 甲状旁腺解剖及生理

（1）一般有4个甲状旁腺，左、右均有上、下两个腺体，重量平均为35～40 mg。

（2）主要由大量的主细胞和少量的嗜酸性细胞构成，主细胞分泌甲状旁腺素。

（3）甲状旁腺素的生理功能：①促进破骨细胞的作用，使骨钙溶解释放入血，致血钙和血磷浓度升高。②抑制肾小管对磷的回收，同时加强肾小管对钙的回吸收。③促使维生素D的羟化作用，生成具有活性的1, 25－二羟D_3，后者促进肠道对食物中钙的吸收。

2. 定义

原发性甲状旁腺功能亢进是由于甲状旁腺本身病变（肿瘤或增生）引起的甲状旁腺素分泌过多，通过对骨和肾的作用，导致高钙血症和低磷血症。

原发性甲状旁腺功能亢进包括腺瘤、增生及腺癌。

3. 临床表现

原发性甲状旁腺功能亢进包括无症状型及症状型二类。无症状型可仅有骨质疏松等非特异性表现，症状型原发性甲旁亢按其症状可分为三型。

（1）Ⅰ型：以骨病为主，最为多见。患者可诉骨痛，易发生骨折。

（2）Ⅱ型：以肾结石为主，也称肾型。

（3）Ⅲ型：兼有上述2型的特点，表现有骨骼改变及尿路结石。

4. 诊断

根据上述临床表现，及血钙＞3.0 mmol/L，血磷值＜0.65～0.97 mmol/L，甲状旁腺素测定值升高，可基本明确诊断。B超、CT、甲状旁腺核素显影对定位有帮助。

5. 治疗

主要采用手术治疗。①甲状旁腺腺瘤：原则是切除腺瘤。②甲状旁腺增生：切除所有4个甲状旁腺，同时作甲状旁腺自体移植。③甲状旁腺癌：应做整块切除，且应包括一定范围的周围正常组织。

三、颈淋巴结结核

重点	颈淋巴结结核的临床表现、诊断及治疗
难点	颈淋巴结结核的鉴别诊断
考点	颈淋巴结结核的鉴别诊断

1. 概述

颈淋巴结结核多见于儿童和青年人。近5%继发于肺和支气管病变，并在人体抵抗力低下时发病。

2. 临床表现

（1）症状：多数患者无明显的全身症状；少部分患者可有低热、盗汗、食欲不振、消瘦等全身中毒症状。

（2）体征：颈部一侧或两侧有多个大小不等的肿大淋巴结，无痛，早期可推动。淋巴结之间也可相互粘连，融合，形成不易推动的结节性肿块。晚期，淋巴结发生干酪样坏死、液化，形成寒性脓肿，脓肿破溃后形成一经久不愈的窦道或慢性溃疡。

（3）诊断：根据结核病接触史及局部体征，特别是已形成寒性脓肿，或已溃破形成经久不愈的窦道或溃疡时，多可做出明确诊断。

（4）治疗

1）全身治疗：适当注意营养、休息，同时给予抗结核药物。继发感染者应用广谱抗生素治疗。

2）局部治疗：①少数局限的、较大的、没有液化的、能推动的淋巴结，可考虑手术切除；②寒性脓肿尚未穿破者，可行穿刺抽吸治疗，并向脓腔内注入5%异烟肼溶液；③对溃疡或窦道，可行刮除术，开放引流，局部用链霉素或异烟肼溶液换药；④寒性脓肿继发化脓性感染者，需先行切开引流，待感染控制后，必要时再行刮除术。

四、颈部肿块

重点	颈部肿块的临床表现及治疗
难点	颈部肿块的鉴别诊断
考点	颈部肿块的鉴别诊断

1. 分类

根据发病原因，一般将颈部肿块分为先天性、炎症性和肿瘤性三类。

（1）先天性畸形：甲状舌管囊肿或瘘、胸腺咽管囊肿或瘘、囊状淋巴管瘤、颏下皮样囊肿、血管瘤等。

（2）炎症：急性、慢性淋巴结炎，淋巴结结核，软组织化脓性感染等。

（3）肿瘤

1）原发性肿瘤：良性肿瘤有甲状腺瘤、舌下囊肿、颈动脉体瘤等，恶性肿瘤有甲状腺癌、恶性淋巴瘤等。

2）转移性肿瘤：原发病灶多在口腔、鼻咽部、甲状腺、肺、纵隔、乳房、胃肠道、胰腺等处。

2. 引起颈部肿块的几种常见疾病

（1）慢性淋巴结炎：多继发于头、面、颈部的炎症病灶，肿大的淋巴结散见于颈侧区或颈前区。

（2）转移性肿瘤：约占颈部恶性肿瘤的75%，原发癌灶绝大部分（85%）在头颈部，尤以鼻咽癌和甲状腺癌转移最为多见。锁骨上窝转移性淋巴结的原发灶，多在胸腹部（肺、纵隔、乳房、胃肠道、胰腺等）；但胃肠道、胰腺癌肿多经胸导管转移至左锁骨上淋巴结；如发生锁骨上窝淋巴结转移，则预示肿瘤晚期。

（3）恶性淋巴瘤：包括霍奇金淋巴瘤和非霍奇金淋巴瘤，来源于淋巴组织恶性增生的实体瘤，多见于男性青壮年。需依靠淋巴结病理检查确定诊断。

（4）甲状腺舌管囊肿：是甲状舌管退化不全形成的先天性囊肿，感染破溃后成为甲状腺舌管瘘。多见于15岁以下儿童，表现为颈前区中线、舌骨下方有圆形肿块，并能随吞咽或伸、缩舌而上下移动。有效的治疗为手术切除。

临床病案分析

女性，25岁，自觉颈前部有一鸡蛋大小肿块，颈部有压迫感，查体：颈前区中线甲状软骨下方可扪及3 cm直径大小肿块，质中，界清，随吞咽上下活动，无压痛。B超示该肿块为实质性，形态规则，边界清，可见血流信号。

思考

1. 最可能的诊断是什么？有何依据？需要与哪些疾病鉴别？

2. 进一步确诊需要做哪些检查？

3. 如何拟定治疗方案？

解析

1. 最可能的诊断是甲状腺腺瘤。依据是患者为女性，颈前区中线甲状软骨下方扪及3 cm直径大小肿块，质中，界清，随吞咽上下活动，无压痛。B超示该肿块为实质性，形态规则，边界清，可见血流信号。需与颈淋巴结炎、甲状腺舌管囊肿、囊状淋巴管瘤、甲状腺癌等鉴别。

急性淋巴结炎时，有红肿热痛等急性炎症特点，起病快，常伴体温升高、局部压痛，抗炎治疗后肿块消退。慢性淋巴结炎时，病程长，症状轻，常位于下颌下区，淋巴结肿大不明显，可活动，无明显压痛。甲状腺舌管囊肿多见于儿童及少年，属先天性发育异常，囊肿位于颈部中线、甲状软骨与舌骨间，常随吞咽上下移动，感染后可形成瘘管，并有黏液性或脓性分泌物溢出。囊状淋巴管瘤多位于颈侧区，B超可鉴别。甲状腺癌质地硬，边界不清，B超及穿刺活检可鉴别诊断。

2. 进一步确诊可行颈部CT扫描及肿块细针穿刺活检。

3. 患者的甲状腺腺瘤偏大，颈部有压迫感，故建议手术治疗。

第二十五章　乳房疾病

一、急性乳腺炎

重点	急性乳腺炎的病因、临床表现、治疗及预防
难点	急性乳腺炎的诊断及治疗
考点	急性乳腺炎的诊断及治疗

1. 定义

急性乳腺炎是乳腺的急性化脓性感染。多见于产后哺乳的妇女，尤以初产妇更为多见，往往发生在产后3～4周。

2. 病因

（1）乳汁淤积：乳头发育不良、乳汁过多、不正确喂养方式等均可导致乳汁淤积，从而有利于入侵细菌的繁殖生长。

（2）细菌入侵：主要病原菌为金黄色葡萄球菌，主要感染途径为细菌沿淋巴管入侵。

3. 临床表现

乳房疼痛，局部红、肿、发热。随着炎症进展，可伴有同侧淋巴结肿大，白细胞计数及CRP指标明显增高。如已应用抗生素治疗，局部症状可被掩盖。若控制不佳，蜂窝织炎样表现发生数天后可形成脓肿，脓肿向外溃破，深部脓肿还可穿至乳房与胸肌间的疏松组织中，形成乳房后脓肿。感染严重者，可并发败血症。

4. 诊断

结合患者病史及临床表现，即可诊断。

（1）实验室检查：检查血常规、CRP等炎症指标，如有脓肿形成，可行脓液细菌培养及药敏试验。

（2）影像学检查：B超可明确有无脓肿形成及脓肿的大小、范围。

（3）病理学检查：如诊断性治疗后效果不明显，需行空芯针穿刺活检术进一步明确病理，排除其他疾病，必要时反复穿刺。

5. 治疗

原则是消除感染、排空乳汁。

（1）早期呈蜂窝织炎：应用抗生素可获得良好的结果，首选青霉素类，如治疗后病情无明显改善，则应重复穿刺并根据细菌培养结果选用抗生素。抗菌药物可被分泌至乳汁，因此如四环素、氨基糖苷类、磺胺药和甲硝唑等药物应避免使用，青霉素、头孢菌素和红霉素是安全的。

（2）脓肿形成：及时行脓肿切开引流，为避免损伤乳管而形成乳瘘，应做放射状切开，乳晕下脓肿应沿乳晕做弧形切口。深部脓肿或乳房后脓肿可沿乳房下缘做弧形切口，经乳房后间隙引流之。切开后以手指轻轻分离脓肿的多房间隔，以利引流。脓腔较大时，可在脓腔的最低部位另加切口做对口引流。

（3）关于哺乳：患侧乳房需保持乳汁通畅排出，局部热敷以利早期炎症的消散。若感染严重或脓肿引流后并发乳瘘，应停止哺乳。可口服已烯雌酚1～2 mg，3次/天，共2～3天，或肌内注射苯甲酸雌二醇，每次

2 mg，1 次/天，至乳汁停止分泌。

6. 预防

避免乳汁淤积，防止乳头损伤，保持其清洁。加强孕期卫生宣教，指导产妇经常用温水、肥皂洗净两侧乳头。如有乳头内陷，可经常挤捏、提拉矫正之。要养成定时哺乳、婴儿不含乳头而睡等良好习惯。每次哺乳应将乳汁吸空，如有淤积，可按摩或用吸乳器排尽乳汁。

二、乳腺癌

重点	乳房查体；乳腺癌的临床表现、分子分型、诊断方法及治疗手段
难点	乳腺癌的诊断和治疗方法的选择
考点	乳腺癌的诊断和治疗方法的选择

1. 定义

乳腺癌是发生在乳房腺上皮组织上的肿瘤，是女性最常见的恶性肿瘤。

2. 病因

尚不清楚，月经初潮或初产年龄早、绝经年龄晚、不孕、肥胖、营养过剩等均可能与乳腺癌发病有关。5%～10%患者因具有基因突变（如 BRCA1、BRCA2）而发生乳腺癌（遗传性乳腺癌）。乳腺良性疾病与乳腺癌关系尚不确定。

3. 病理

（1）非浸润性癌：包括导管内癌及乳头湿疹样乳腺癌（不包括伴发浸润性癌者）。（AJCC 第 8 版已将小叶原位癌排除在乳腺癌之外）

（2）浸润性特殊癌：包括乳头状癌、髓样癌（伴大量淋巴细胞浸润）、小管癌（高分化腺癌）、腺样囊性癌、黏液腺癌、大汗腺样癌、鳞状细胞癌等。

（3）浸润性非特殊癌：包括浸润性小叶癌、浸润性导管癌、硬癌、髓样癌（无大量淋巴细胞浸润）、单纯癌、腺癌等。

4. 转移途径

（1）局部浸润：癌细胞沿导管或筋膜间隙蔓延，继而侵及 Cooper 韧带和皮肤（酒窝征或橘皮征）。

（2）淋巴转移：①经胸大肌外侧缘淋巴管流至腋窝淋巴结，再流向锁骨下淋巴结。②通过肋间淋巴管流向胸骨旁淋巴结。③两侧乳房间皮下有交通淋巴管。④乳房深部淋巴网可沿腹直肌鞘和肝镰状韧带通向肝脏。以上四条途径均可出现淋巴转移。

腋窝淋巴结以胸小肌为标志，可分为Ⅰ、Ⅱ、Ⅲ组淋巴结，Ⅰ组胸大肌外缘淋巴结为常规前哨淋巴结（癌细胞转移的第 1 站淋巴结）活检位置。

（3）血运转移：最常见的远处转移部位依次为肺、骨、肝、脑。

5. 临床表现

乳房肿块，乳头溢液，乳头乳晕异常（乳头回缩、乳头内陷），皮肤改变（皮肤粘连、皮肤红肿、皮肤浅表静脉曲张、皮肤水肿、皮肤溃疡、皮肤卫星结节），乳房疼痛，区域淋巴结肿大等。

6. 查体要点

（1）视诊：观察两侧乳房的形状、大小是否对称，有无局限性隆起或凹陷，乳房皮肤有无发红、水肿及“橘皮样”改变。还应注意乳头、乳晕有无糜烂。

（2）触诊：取坐位或平卧位，应循序对乳房外上（包括腋尾部）、外下、内下、内上各象限及中央区作滑动触诊。

发现乳房肿块后，应注意肿块位置、大小、硬度、表面是否光滑、边界是否清楚以及活动度，是否与皮肤粘连。最后轻挤乳头，若有溢液，依次挤压乳晕四周，并记录溢液来自哪一乳管。

同时注意触诊腋窝淋巴结、锁骨下及锁骨上淋巴结。

7. 诊断及鉴别诊断

（1）鉴别诊断

1）纤维腺瘤：常见于青年妇女，肿瘤大多为圆形或椭圆形，边界清楚，活动度大，发展缓慢，一般易于诊断。

2）乳腺囊性增生病：多见于中年妇女，表现为与月经周期相关性的乳房胀痛及肿块，经前明显，经后缓解。

3）浆细胞性乳腺炎：是乳腺组织的无菌性炎症，炎性细胞中以浆细胞为主。临床上60%呈急性炎症表现，肿块大时皮肤可呈橘皮样改变。40%患者开始即为慢性炎症，表现为乳晕旁肿块，边界不清，可有皮肤粘连和乳头凹陷。

4）乳腺结核：是由结核杆菌所致乳腺组织的慢性炎症。好发于中、青年女性。病程较长，发展较缓慢。局部表现为乳房内肿块，肿块境界有时不清楚，活动度可受限。

（2）诊断

1）血清肿瘤标志物：无特异性标志物。

2）乳腺X线（乳腺钼靶）：乳腺病变的主要X线征象包括肿块、致密影、不对称致密、结构扭曲、钙化。乳腺癌的钼靶X线的典型表现为密度增高的肿块影；边界不规则，或呈毛刺状或蟹足状；细小集簇样、大小、形态不一的钙化；有时可见皮肤局部凹陷或乳头凹陷；有时可见同侧腋下肿大淋巴结。

3）乳腺超声：是首选的检查方法。乳腺癌的B超典型征象有边缘不整，形态不规则，无包膜，毛刺样或蟹足样；内部多呈不均质实性低回声，有时可见细小钙化；肿块后方回声衰减；血流丰富，可见穿入血管。

4）乳腺磁共振：敏感性强，可发现多中心及多灶性乳腺癌，并显示淋巴结转移情况，可作为常规检查之一。

5）病理学检查：在B超、钼靶或磁共振定位下行空芯针穿刺及麦默通切除活检。乳头糜烂疑为湿疹样乳腺癌时，可做乳头糜烂部刮片或印片细胞学检查。

6）其他：乳腺PET－CT、乳管镜等。

8. 分子分型及分期

目前最常用的乳腺癌分期为TNM分期。

分子分型：参照标准为CSCO乳腺癌诊疗指南2018 V1版（表25–1）。

表25–1　CSCO乳腺癌诊疗指南（2018 V1版）

	HER－2	ER	PR	Ki67
HER－2阳性（HR阴性）	+	–	–	任何
HER－2阳性（HR阳性）	+	+	任何	任何
三阴性	–	–	–	任何
Lumina A	–	+	+高表达	低表达
Lumina B	–	+	低表达或–	高表达

9. 治疗

乳腺癌治疗需要综合性全身治疗，主要包括手术治疗、化疗、放疗、内分泌治疗及靶向治疗等。

（1）手术治疗：①乳房处理，如保乳术、乳房全切术、乳房再造术。②腋窝处理，如前哨淋巴结活检术、腋窝淋巴结清扫术。因此，具体手术方式的选择应根据病理分型、疾病分期、肿块位置及范围、淋巴结评估情况及辅助治疗的条件而定。

（2）化疗：包括术前新辅助化疗及术后辅助化疗，以及晚期姑息性化疗，药物选择以蒽环及紫杉类药物为基础的方案。

（3）放疗：适用于：①肿瘤＞5 cm。②淋巴结阳性。③接受保乳手术者。

（4）内分泌治疗：适用于激素受体（ER、PR）阳性患者，绝经前选择三苯氧胺，绝经后选择 AI（芳香化酶抑制剂），时长 5～10 年。如年轻（＜35 岁）或绝经前高危患者，可考虑同时使用 OFS（卵巢功能抑制）。

（5）靶向治疗：目前已确认 Her－2/neu（c－erb－B2）基因为乳腺癌的主要致病相关基因，曲妥珠单抗（赫赛汀）为特异性抗 Her－2 药物，可与化疗联合，也可单药维持，疗程 1 年。其余靶向药物正在不断探索发现中。

临床病案分析

患者，女，35 岁，因“右乳癌术后 20 余天”就诊。术后病理：右乳浸润性乳腺癌 WHO Ⅲ级，T2.5 cm，ER（＋＋，90%），PR（＋＋，85%），Ki－67（50%），HER2（－），淋巴结 9/15 转移，全身无其他转移。

思考：

1. 该患者属于何种分子分型以及术后病理 TNM 分期?

2. 患者术后综合治疗方案?

解析：

1. 结合患者免疫组化，该患者为 Lumina B 型乳腺癌，术后病理分期：$pT_2N_2M_0$，ⅢA 期。

2. 结合患者年龄及术后病理报告，该患者后续需要化疗，方案优选 ddEC－wP，放疗以及内分泌治疗（OFS＋AI），因患者 Her－2 为阴性，因此不需要赫赛汀靶向治疗。

第二十六章　胸部损伤

重点	胸部损伤的临床表现、分类、病理生理特点
难点	胸部损伤的诊断、急救处理原则
考点	胸部损伤的临床表现、诊断和处理原则

一、概论

1. 定义

胸部损伤是指机械能量作用于人体胸部所造成的损伤，可累及胸壁软组织、骨质结构、胸膜和胸内重要脏器。

2. 致伤原因

枪弹伤、爆炸伤、交通事故、坠落伤、刀刺伤。

3. 分类

胸部闭合性损伤：是胸部受到暴力撞击或挤压或坠落或冲击波所致胸部组织和脏器的损伤。其特点是胸壁皮肤保持完整性，表面无伤口。

胸部开放性损伤：是由火器或锐器击中胸壁或进入胸膜腔，造成胸壁和胸内脏器的损伤。甚至穿透膈肌引起胸腹联合伤。开放性损伤如穿破胸膜或纵隔称为穿透伤，仅穿入胸壁而未进入胸腔的损伤称为胸壁伤。

4. 检查诊断

立位 X 线胸片、胸部 CT、心电图、诊断性胸穿（胸腔穿刺）或心包穿刺。

5. 急救措施

（1）开放性气胸：应以消毒敷料盖住胸壁伤口，使其变为较易耐受的闭合性气胸，再行闭式胸腔引流及处理胸壁伤口。

（2）张力性气胸：应快速经前胸壁第 2 肋间插入一根大号针头，在排出胸腔内的积气减压后，及时安置胸腔闭式引流。

（3）机械性呼吸道梗阻：气管切开术。

6. 紧急手术指征

（1）大量的无停止倾向的胸膜腔出血。

（2）枪伤或刀刺伤造成的心脏压塞，心包穿刺抽血后无缓解或很快又出现症状。

（3）纵隔增宽合并左侧血胸或血管造影证实为主动脉破裂。

（4）食管破裂。

（5）大面积胸壁损伤合并开放性气胸。

（6）大量的胸膜腔积气、皮下气肿、咯血或一侧肺不张，诊断为支气管断裂。

（7）异物严重污染胸膜腔。

（8）创伤性膈肌破裂。

（9）心室间隔或瓣膜损伤后急性心衰。

（10）明显的心脏和大血管损伤，即使呼吸或心搏刚停止，也应开胸急救。

二、胸廓骨折

在胸廓骨折中肋骨骨折最为常见。

1. 肋骨骨折概述

肋骨骨折常发生在第4～10肋。

第1～3肋较短，且有肩胛骨和锁骨保护，不易骨折。

第11～12肋为浮肋，活动度大，骨折少见。

2. 肋骨骨折分类

闭合性肋骨骨折：肋骨骨折处胸壁皮肤软组织完整，不与外界相通。

开放性肋骨骨折：肋骨骨折处胸壁皮肤软组织不完整，与外界相通。

3. 病理生理

（1）连枷胸：多根多处肋骨骨折，可使局部胸壁失去完整肋骨支撑而软化，出现反常呼吸运动，即吸气时软化区胸壁内陷，呼气时外突。

（2）纵隔扑动。

（3）低氧血症。

4. 临床特点

（1）局部疼痛：深呼吸、咳嗽或身体转动使疼痛加剧。

（2）体征：局部肿胀、骨擦音、胸廓挤压征、连枷胸。

（3）并发症：气胸、血胸、内脏损伤。

5. 诊断

胸部外伤史，局部疼痛，有胸廓挤压征阳性、骨擦音、骨擦感、反常呼吸运动体征。

X线检查可见肋骨骨折线。

6. 治疗

原则：止痛、恢复胸壁功能和防治并发症。

（1）闭合性单处肋骨骨折：止痛、中医中药、防治并发症。

（2）连枷胸：厚敷料固定包扎、胸壁牵引固定、呼吸机内固定、手术内固定等纠正反常呼吸运动，止痛，防治并发症。

（3）开放性骨折：清创、固定断端、止血、镇痛、抗感染。

三、气胸

1. 定义

胸部损伤后，空气经胸壁伤口或经肺、气管、支气管或食管破裂口进入和积存在胸膜腔内，使胸膜腔内正常负压消失并压缩肺脏，称为气胸。

2. 分类及临床特点

（1）闭合性气胸：空气经小的伤口进入胸膜腔后，此小伤口为软组织闭合，不再进气。临床症状取决于肺萎陷的程度。

（2）开放性气胸：胸膜腔与外界相通，伤侧肺完全萎陷，纵隔推向对侧，压迫健侧肺造成通气不足，萎陷肺的血液不能充分进行气体交换，引起全身性缺氧和二氧化碳蓄积。

（3）张力性气胸：胸壁创口、肺或支气管破裂口呈单向通道活瓣样改变时，吸气时活瓣开放，空气进入胸膜腔，呼气时活瓣闭合，空气不能排出造成胸膜腔内气体越聚越多，形成张力性气胸。由此压迫伤侧肺，推移纵隔，健侧肺也受压，致使呼吸通气面积减少，气体交换严重受限；回心静脉血流受阻，心排血量下降；严重影响呼吸循环功能。

3. 诊断

（1）体征：胸廓饱满，叩诊鼓音，患侧呼吸音减弱或消失，气管健侧移位，发绀，皮下气肿。

（2）辅助检查：X线胸片或胸部CT。

4. 治疗

（1）闭合性气胸：少量气胸可观察1～2天，中等量及以上气胸，放置闭式胸腔引流管排气。

（2）开放性气胸：快速用无菌凡士林纱布和大棉垫覆盖伤口，加压包扎，恢复胸膜腔内负压，及早施行闭式胸腔引流，清创及修补胸壁伤口。

（3）张力性气胸：急救措施是在伤侧锁骨中线第2肋间插入粗针头排气；若有穿透性伤口，应扩大伤口减压，使张力性气胸变为开放性气胸。然后快速在患侧胸部插胸腔引流管，并连接水封瓶以保证持续减压。

四、血胸

1. 定义

胸壁或胸内脏器受损出血致血液积聚在胸膜腔内。

2. 常见出血来源及特点

（1）肺组织撕裂伤：量少，且可自行停止。

（2）胸壁血管损伤：不易自然停止，常需手术止血。

（3）心脏或大血管破裂：出血量大而猛，多数抢救不及。

（4）膈动脉或腹内脏器破裂出血流入胸腔。

3. 临床表现及分类

临床症状取决于胸部受损的严重程度、出血量和速度及患者的体质，根据胸腔内积血量多少可分为：①少量（≤500 ml）；②中等量（500～1000 ml）；③大量（＞1000 ml）。

4. 诊断

（1）X线胸片：肋膈角变钝。

（2）胸部CT：积液阴影。

（3）胸穿：抽出血液或凝血块（确诊）。

5. 治疗原则

快速止血；补足血容量。

预防胸膜腔内积血感染（尽量排出积血＋应用抗生素）。

6. 开胸探查手术指征

（1）经快速补充血容量后不见好转，或暂时好转但很快又恶化者。

（2）胸腔放出血液超过1000 ml以上，此后连续3小时内每小时引出量超过200 ml，引出的积液颜色鲜红或有凝血块。

（3）血红蛋白和红细胞进行性下降。

（4）胸管引流量不多（可能为凝血块堵塞引流管），但X线胸片发现胸膜腔内有大量积液或积液较前明显增多。

五、创伤性窒息

1. 定义

一种闭合性胸腹挤压伤后的少见病症，表现为上半身皮肤水肿并呈紫红色。

2. 病因及发病机制

因房屋倒塌、塌方、车辆辗压及骚乱踩踏等致伤因素，致使胸腹部突然间受到创伤，在受伤挤压的瞬间如患者声门紧闭，胸腔内压骤升，原本回心的静脉血液被挤回上半身，高压的静脉血流可使毛细血管淤血破裂，并发点状出血。

3. 临床表现

头颈部、肩部和上胸部皮肤水肿呈紫蓝色瘀斑，严重者皮下组织、眼结膜和口腔黏膜均有多处小出血点，视网膜出血可引起失明，颅内静脉破裂时可并发昏迷。

4. 诊断

胸腹部挤压伤史＋典型的临床特征。

5. 治疗

单纯创伤性窒息可卧床休息 1～2 天，间断吸氧。

六、空气栓塞

1. 临床特点

（1）左心和全身性空气栓塞：胸部损伤引起支气管肺泡破裂和血管破裂，使气道肺静脉沟通，气体流经左心房和左心室，最后流入全身动脉分支，由此堵塞而造成相应器官特别是脑与心肌的缺血，严重者可阻碍左心血液回流造成循环衰竭。

以下情况应怀疑有全身性空气栓塞：①无头部创伤，但出现局灶性神经异常。②眼底镜检查发现视网膜血管内有气泡。③正压通气开始不久即发生循环衰竭。④动脉血气标本中发现空气或泡沫。

（2）右心和肺动脉空气栓塞：属医源性损伤，气体经静脉流入右心房、右心室，进入肺动脉，可致肺梗。

2. 治疗

（1）100%氧吸入。

（2）补液。

（3）右心气栓：头低左侧卧位，嘱患者关闭声门，强行呼气，经右心导管排气。

（4）左心气栓：开胸手术夹住肺门，挤出冠状动脉内气泡，并做穿刺排出心腔内的空气，合并脑血管气栓引起全身性癫痫者，予镇静、降颅压等处理。

七、气管和主支气管损伤

1. 临床特点

临床上多由钝性伤引起，90%的撕裂口在距隆突 2.5 cm 以内，裂口常发生在气管分叉部或气管膜部与软骨结合部，患者的临床表现取决于撕裂口的位置、大小，支气管的血管有无破裂，以及纵隔胸膜是否完整。

2. 诊断

（1）闭式胸腔引流如发现大量气体持续外流，随吸气动作而加重，基本可诊断。

（2）X 线检查：脊柱前缘积气透光带；纵隔气肿征；气胸或液气胸；“肺坠落征”。

（3）支气管镜：进一步明确裂伤部位和裂口的大小。

3. 治疗

（1）胸腔闭式引流，观察肺复张情况。

（2）1/4～1/3 环形撕裂或撕裂口直径＜2.0 cm 可保守观察。

（3）撕裂口大、边缘不整齐或支气管完全离断需手术修补，必要时可行肺叶或全肺切除。

八、肺爆震伤

1. 病因及发病机制

爆炸产生的冲击波袭击患者的胸部，使胸壁和肺组织相互撞击，引起肺毛细血管破裂出血，肺泡因血液和组织液蓄积失去通气和弥散功能，引起严重缺氧。

2. 临床表现

患者无明显外伤但处于昏睡状态，呼吸极度困难，吐白沫痰，多有咯血。还可出现急性心梗、心律紊乱、低血压、脑缺血、耳膜和胃肠道出血等表现。

3. 诊断

（1）暴露于爆炸地点的病史+上述症状体征。

（2）胸片：全肺弥漫片状或云雾状阴影。

（3）血气：严重缺氧和酸中毒。

（4）其他：血色素下降，心肌酶谱增高，心电图提示心律紊乱或心肌缺血。

4. 治疗

监测生命体征，纯氧吸入，保持呼吸道通畅，控制输液量，应用抗生素。

九、心脏损伤

根据致伤原因可将心脏损伤分为穿透性和闭合性。

1. 心包破裂

（1）诊断：受伤史+心脏压塞三联征；X线检查可见心影扩大，如果心脏脱出于心包，可在心脏轮廓以外看到局部隆起阴影；心脏超声可见心包积液和心脏受压，或心脏移位。

（2）治疗：小裂口可自愈；迅速发展的心脏压塞应立即行心包穿刺减压或心包引流术，如有活动性出血或心脏疝入胸腔，需紧急开胸手术。

2. 心肌挫伤

（1）诊断：钝性心前区受伤史和胸痛症状；心电图提示各类心律失常，心肌酶谱和心脏超声检查可进一步辅助。

（2）治疗：监测，纠正低血容量，防止输液过量；纠正心律失常；必要时正性肌力药物；早期吸氧镇痛，晚期注意观察心包积液和室壁瘤形成。

3. 冠状动脉损伤

及早选择冠状动脉造影，确诊后立即手术处理。

4. 室间隔破裂

（1）诊断：受伤史+胸骨左缘3～4肋间粗糙的全收缩期杂音+心脏超声提示心室水平左向右分流。

（2）治疗：分流较小的情况可选择3个月后行体外循环修补术；破裂口或分流量大者，若出现药物难以控制的心力衰竭，应积极应用主动脉内囊反搏进行抢救。

5. 心脏瓣膜、腱索和乳头肌损伤

（1）临床表现：取决于瓣膜损伤后关闭不全的程度，可有胸痛气急表现，甚至充血性心力衰竭表现。

（2）诊断：外伤史；临床症状；查体心脏杂音；心脏超声可显示瓣膜损伤的部位、程度及反流量的大小。

（3）治疗：主瓣或二尖瓣损伤大多需要急诊手术；三尖瓣损伤多数可选择保守治疗。

6. 穿透性心脏损伤

（1）临床表现：取决于创伤的性质、部位、伤口的大小以及心包损伤的情况。

（2）诊断：胸骨两缘和心前区或左侧后胸部的开放性损伤+失血性休克或急性心脏压塞相关表现。

（3）治疗：急性心脏压塞立即行心包穿刺或心包引流，如有活动性出血需紧急开胸手术。

十、胸腹联合伤

1. 定义

胸腹联合伤是同一致伤因子同时造成胸部和腹部脏器以及膈肌的损伤。

2. 临床表现

胸腹损伤的双重临床表现。

3. 诊断手段

X 线胸片或胸腹部 CT；上消化道造影检查或胸腔镜检查；B 超。

4. 治疗

（1）封闭开放性伤口，胸腔闭式引流。

（2）纠正休克。

（3）必要时手术探查。

（4）预防感染。

第二十七章　胸壁疾病

重点	漏斗胸、脓胸、非特异性肋软骨炎的定义、临床表现、治疗；胸壁结核的病因、临床表现、治疗；胸壁肿瘤的类型、治疗
难点	胸壁结核、急慢性脓胸、胸壁肿瘤的鉴别诊断
考点	各类胸壁疾病的治疗

一、漏斗胸

1. 定义

不同深度的前胸壁向内、向后凹陷，呈舟状或漏斗状，常见从第 2 或第 3 肋间水平胸骨开始向后凹陷，剑突稍上部位凹陷最深。

2. 病因

尚不清楚，可能与胸壁下部肋软骨过度生长和膈肌牵拉有关。

3. 病理生理

漏斗胸会使胸腔空间减少，从而影响用力呼气量和最大通气量，另外会使心脏左移或前后径受压变小，可能造成右心受压及右室流出道受阻，在直立运动时，不能增加心输出量，严重影响病人的运动量及耐力。漏斗胸也可作为某些先天性疾病的伴发畸形。

4. 临床表现

多数患者无症状或症状轻微，部分畸形严重者会有心、肺功能不全的表现。大龄患儿和成人患者会有心理压力。

5. 诊断

查体时发现前胸壁凹陷畸形，胸部 X 线平片及胸部 CT 显示胸骨体下段向内凹陷，心影左移则可确诊。

6. 治疗

漏斗胸自愈的可能性很小，手术是治疗漏斗胸唯一有效的方法，目前手术方法多采用 Nuss 手术（微创漏斗胸矫正术）。

二、脓胸

1. 定义

脓胸是指脓性渗出液积聚于胸膜腔内的化脓性感染。

2. 病因

最常见的病因为肺部炎症（包括肺结核）继发感染；其次为医源性并发症如穿刺、活检、手术后胸腔感染等；其他病因有外伤、自发性气胸、膈下感染蔓延、败血症等。

3. 分类

在我国通常把肺炎旁积液期及脓性纤维蛋白期称为急性脓胸，而慢性机化期则称为慢性脓胸，一般在脓胸发生 1.5～3 个月内属急性脓胸。

根据病原不同，脓胸分为化脓性、结核性等。

按胸膜受累范围分为全脓胸和包裹性脓胸。

4. 临床表现

接受抗生素治疗的患者其临床表现可能不典型，肺炎好转后的持续发热意味着可能并发脓胸。脓胸可能漏诊，直到形成胸壁皮下脓肿甚至在靠近第5肋骨与肋软骨交界处破溃形成瘘道才得以诊断；同样，脓胸也可以穿透气管支气管形成气管支气管胸膜瘘，患者咳恶臭脓痰；当多量脓液进入支气管树时可导致窒息。

5. 急慢性脓胸的鉴别（表27–1）

表27–1 急慢性脓胸的鉴别

	急性脓胸	慢性脓胸
症状体征	急性全身中毒表现，咳嗽胸痛，呼吸困难，大量积脓时胸廓饱满，纵隔气管移向健侧	急性全身中毒表现，咳嗽胸痛，呼吸困难，大量积脓时胸廓饱满，纵隔气管移向健侧
实验室		
常规	WBC增高，核左移	WBC增高或降低，贫血低蛋白
胸水性状	澄清、略浑浊或脓性，较稀薄	脓液稠厚，不易抽出
常规生化	渗出液，WBC增高，可见脓球	LDH很高
影像学		
胸部X线平片	患侧密度增高或梭形包裹	肋间隙变窄，膈上抬，纵隔移位
胸部CT	全胸腔或包裹性胸腔积液	胸膜增厚，内有稠厚液体
超声	液性暗区，内可有分隔或漂浮无	胸膜增厚

6. 治疗

（1）急性脓胸的治疗：使用有效抗生素；彻底引流脓液，促进肺早日复张；控制原发感染。

（2）慢性脓胸的治疗：全身支持治疗；改进脓腔引流；胸膜纤维板剥脱术；胸廓成形或胸膜全肺切除术。

三、非特异性肋软骨炎

1. 定义

非特异性肋软骨炎是一种非化脓性，慢性肋软骨肿大的疾病，又称Tietze病。

2. 病因

尚不清楚，多数人认为由肋软骨慢性炎症造成。

3. 临床表现

女性多见，发病部位以第2～3肋软骨最常见，通常表现为肋软骨局限性肿大、疼痛，上肢活动时加剧，症状可时轻时重，反复发作。

4. 诊断

扪及增粗的肋软骨及局部压痛并排除肋软骨肿瘤或结核后可确诊。

5. 治疗

镇痛对症治疗，理疗或抗生素治疗无效。

四、胸壁结核

1. 定义

是胸壁软组织或胸廓骨质被结核病累及的一种慢性病，表现为胸壁寒性脓肿或慢性窦道。

2. 病因

多继发于胸内结核病。

3. 临床表现

①全身症状表现为虚弱、疲倦、盗汗及低热等结核性感染反应，但多不明显。②局部症状表现为形成寒性脓肿或慢性窦道，可继发化脓性感染。

4. 诊断

X 线肋骨相、胸片或胸部 CT 检查，可发现肺或胸膜结核，肋骨或胸骨可有破坏，但确诊需经病理或细菌性检查。

5. 治疗

①全身治疗：休息，加强营养并接受正规抗结核治疗 3 个月以上。②局部治疗：较小的胸壁寒性脓肿可作穿刺排出积脓并注入抗结核药物；胸壁软组织破坏较重者，抗结核治疗至少 3 个月且控制局部炎症后，可行手术治疗。

五、胸壁肿瘤

1. 定义

是指长自胸壁深层软组织和骨骼的肿瘤，并不包括皮肤、皮下组织、乳腺或胸膜的肿瘤，分为原发性和转移性。

2. 病理类型

（1）原发性：原发于骨组织的有 80%起源于肋骨，常见的骨性良性肿瘤有骨瘤、骨软骨瘤和骨纤维瘤等，恶性者多为各种肉瘤；起源于软组织的肿瘤有神经纤维瘤、纤维瘤、横纹肌瘤、血管瘤、脂肪瘤及各类肉瘤等。

（2）转移性：自他处恶性肿瘤转移而来，转移至肋骨最常见。

3. 临床表现

早期多无症状，最常见的症状为局部疼痛，根据肿瘤位置及大小，可伴发肋间神经痛或 Horner 综合征，侵犯胸膜和肺者，可引起咳嗽、咯血和胸腔积液等。

4. 诊断

查体及 X 线肋骨相或胸部 CT 检查多能发现。确诊需做穿刺活检。

5. 治疗

原发性胸壁肿瘤应及早做手术切除，转移性胸壁肿瘤原则上予放疗或化疗。

第二十八章　肺疾病

重点	肺大疱、支气管扩张、肺结核、肺棘球蚴病、肺部肿瘤的临床表现、诊断方法及治疗手段
难点	不同肺疾病的诊断及鉴别诊断
考点	不同肺疾病的诊断、鉴别诊断及治疗原则

一、肺大疱

1. 定义

肺细小支气管因炎性病变引起部分阻塞，肺泡间隔因肺泡内压力逐渐增高而破裂，形成巨大的含气囊腔，称为肺大疱。

2. 病理

细小支气管因炎性改变而水肿，管腔部分阻塞产生活瓣作用，吸入的空气不易排出，肺泡内压逐渐升高，最终破裂，形成肺大疱。

3. 临床表现及诊断

（1）症状：①较小的肺大疱多无症状。②破裂的临床表现多有突发胸痛，呼吸困难加重，甚至张力性气胸引起呼吸衰竭。③在结核病或老年肺气肿病例，因合并的肺大疱破裂，撕裂胸膜腔粘连带出血，可引起血气胸。

（2）体征：查体可发现患侧叩诊鼓音，呼吸音消失，气管和纵隔移向对侧。

（3）辅助检查：①X 线平片可显示患者肺野有单个或多个气腔，肺受压不张，气腔内纹理稀少或仅有条索影。气腔壁薄，周围有受压致密的肺组织。②胸部 CT 对鉴别气胸与肺大疱有帮助。

4. 治疗

（1）肺大疱较局限，体积小又无明显症状的病例，先保守治疗。

（2）体积较大的肺大疱，特别是反复感染、并发气胸者，应考虑手术，手术方式包括肺大疱引流术、肺大疱切除术、肺叶切除术、肺减容术。

二、支气管扩张

1. 定义

支气管及其周围肺组织因长期炎症，造成支气管壁逐渐破坏，使支气管扩张变形。

2. 病因

（1）支气管肺感染。

（2）支气管阻塞。

（3）化学物质损伤。

（4）先天性发育不良。

3. 病理

（1）病变早期支气管壁和肺泡间有大量淋巴细胞聚积，形成淋巴滤泡向管腔内突出，阻塞管腔并引起感染，导致支气管黏膜充血、水肿、溃疡形成，假复层纤毛柱状上皮逐渐为无纤毛的鳞状上皮和瘢痕组织代替，丧失分泌功能。

（2）支气管壁的弹力纤维、平滑肌和软骨损坏，使其扩张成为积聚脓性分泌物的囊袋或柱状硬管。

（3）从形态上支气管扩张分为柱状、囊状和混合型三型。

4. 临床表现及诊断

（1）症状：①慢性咳嗽，咳脓痰。②严重者反复咯血。③有全身慢性中毒表现。

（2）体征：管性呼吸音和哮鸣音。呼气有臭味，消瘦、营养状况差，有杵状指。

（3）辅助检查：胸部 CT 可显示肺纹理紊乱变粗，其中有管状透亮区、为管壁增厚的支气管影（称轨道征），也可见圆形扩张壁薄的支气管横断面影，呈卷发样，并发肺炎或肺不张表现。

5. 外科治疗

（1）手术适应证：①支气管扩张局限于一个肺叶或同侧两个肺叶。②病变已累及双侧肺，一侧较轻，两侧受累的肺不超过三个肺叶。③反复咯血。

（2）手术禁忌证：①支气管扩张累及三个以上肺叶。②病变广泛。③心肺功能不能耐受肺叶切除者均不宜手术。

三、肺结核的外科治疗

1. 手术适应证

（1）空洞性肺结核。

（2）肺结核并发支气管扩张或狭窄。

（3）结核球。

（4）结核病灶：考虑合并肺癌者。

（5）毁损肺。

（6）反复大咯血。

（7）胸廓成形术后无效者。

（8）合并慢性结核性脓胸者。

2. 手术禁忌证

（1）肺结核病活动期。

（2）肺功能较差，合并其他严重疾病及全身情况较差者。

（3）儿童的肺结核病。

3. 手术的选择

（1）合适的手术时机是化疗后 6～9 个月。

（2）楔形切除术只适合于小的结核球及 1 cm 以下的结核病灶。

（3）肺段切除术适用于局限性残余空洞及纤维干酪样病变。

（4）病变局限于一个叶内的做肺叶切除术。

（5）累及同侧肺的几个肺段或两肺的不同肺叶和肺段，可做多段切除、多叶或肺叶加肺段切除术。

（6）一侧毁损肺，有持续痰菌阳性、反复咯血或继发感染的病例，应做全肺切除术。

四、肺棘球蚴病

1. 定义

肺棘球蚴病也称肺包虫病，是由棘球绦虫的虫卵侵入人体，在脏器中长成囊肿造成。

2. 病因及病理

（1）本病主要的传播途径是经消化道。

（2）包虫囊肿的外囊是宿主对包虫内囊反应而长成的一层纤维性包膜，包绕内囊四周，形成一道屏壁。

3. 临床表现

（1）胸部隐痛，干咳。

（2）巨大肺包虫囊肿可引起胸痛、气短和心血管受压症状等。

（3）儿童肺包虫囊肿生长较快，因剧烈咳嗽或胸部挤伤易破裂，继发感染甚至窒息致死。

（4）长期咳嗽、咳脓痰、消瘦、发热等全身中毒症状，严重者大量咯血致死。

4. 诊断

患者来自或到过牧区，有犬、羊、牛、马等家畜接触史。某些病例有过剧烈呛咳，咳出大量水样液体或黄色粉皮样碎片，如从咳出之痰液中能找到原头蚴，则可确诊。查体发现患侧胸部呼吸音减弱或消失。

（1）疫区接触史。

（2）X 线影像学检查：是诊断肺包虫病的主要方法。在 X 线胸部透视下可发现肺内有圆形、卵圆形或分叶状，单发或多发的实性阴影，密度均匀但较淡，边整界清，随呼吸而伸缩变形。

（3）体表 B 超检查：可判断囊肿性质、形态和大小，也可准确定性定位。

（4）实验室检查：①棘球虫幼液皮内试验（Casoni 试验）；②血象检查；③血清学检查。对包虫囊肿禁忌作诊断性穿刺，以免引起过敏性休克。

5. 手术治疗

（1）包囊全切除术。

（2）内囊摘除术。

（3）肺叶切除术。

五、肺、气管和支气管肿瘤

（一）肺癌

1. 病因

吸烟，职业暴露，空气污染，肺部慢性炎症，癌基因的变异，遗传因素等。

2. 病理

（1）鳞状上皮细胞癌（鳞癌）：占支气管肺癌病例的 50%，与吸烟密切相关，由于支气管黏膜的纤毛受损脱落、基底细胞化生、不典型而突变为癌，中央型多见。

（2）腺癌：女性多见，占肺癌病例的 25%，与吸烟关系不明显，但与肺组织炎性瘢痕有关。多长自肺边缘小支气管的杯状细胞和黏液腺，较多为周围型。

（3）大细胞未分化癌：男性多见，多长自肺门，呈巨块状，中央型多见，由大小不一的多边形细胞构成，呈实性巢状排列，常有大片组织出血坏死。大细胞肺癌有巨细胞型和透明细胞型，后者难以与转移性肾腺癌区分。由于细胞被挤压，有时被误诊为分化差的鳞癌或腺癌。

（4）小细胞未分化癌：占肺癌病例的 10%，多为中青年病例，恶性程度高，长自大支气管，多为中央型，也有少数周围型病例。小细胞肺癌有燕麦细胞型、中间型和混合型三种，可具有内分泌和化学受体功能，能引起各种副癌综合征。

（5）混合型肺癌：同一肿瘤标本有二种以上的肺癌细胞，以鳞癌和腺癌或腺癌、肺泡细胞癌和小细胞肺癌混合型多见。

3. 临床表现

（1）在肺癌早期，干咳为首发症状，可合并局限性肺气肿、阻塞性肺炎或肺不张，伴发热、胸痛、严重胸闷、哮鸣，咳大量白色甚至脓痰。

（2）肺癌发展到中、晚期表现如下。

1）右上肺癌或纵隔淋巴结转移癌累及上腔静脉，引起上腔静脉压迫综合征。

2）肿瘤组织在不同水平侵犯膈神经均可引起呃逆和膈肌麻痹。

3）累及喉返神经引起声音嘶哑及饮水时呛咳。

4）侵犯胸膜并发胸水，侵入胸壁引起剧烈胸痛。

5）长自上叶肺尖部的各种病理类型肺癌（肺上沟瘤）均可能侵犯臂丛，引起相应上肢剧痛及皮肤缺血或上肢水肿和静脉曲张。

6）压迫及侵犯颈交感神经节引起同侧上眼睑下垂、瞳孔缩小、眼球内陷及面部无汗等症状（Horner 综合征）。

（3）小细胞肺癌和低分化腺癌具有内分泌功能，可引起肥大性骨关节病（杵状指、膝关节肿痛），Cushing 综合征，重症肌无力，男性乳腺增大和难以纠正的稀释性低钠血症及系统性血管病。

4. 诊断

①X 线、CT 影像诊断：包括胸部 X 线平片、体层相、胸部 CT 的各种检查方法，胸部 X 线平片及 CT 的阳性检出率可高达 90%。②磁共振成像（MRI）：能更好地显示出大血管的解剖结构，分辨肿瘤与大血管的关系。③肿瘤放射免疫显像（RII）：是一种灵敏度高、无创的肺癌早期定性诊断的手段。④骨显像或发射型计算机体层（ECT）：发现骨转移灶。⑤正电子发射计算机断层显像（PET）。⑥纤维支气管镜检查。⑦经胸壁穿刺活检。⑧转移病灶活检。⑨纵隔镜检查。⑩胸腔镜、开胸活检。⑪肿瘤标志物检测。

5. 鉴别诊断

（1）肺炎。

（2）肺结核病。

（3）肺部良性肿瘤。

（4）纵隔恶性淋巴瘤。

6. 肺癌的外科治疗

（1）肺癌手术适应证：①临床分期为Ⅰ、Ⅱ及ⅢA 的非小细胞肺癌。②小细胞肺癌只限于Ⅰ～Ⅱ期。③对长时间未定性的小结节影，也应积极手术探查。④对晚期病例，考虑做姑息性切除。⑤对肺癌合并孤立脑转移的病例，应先作脑转移灶手术。⑥肺癌合并心律失常或冠心病的病例，可同期或分期处理心脏疾病。⑦上腔静脉压迫综合征者，缓解压迫症状，尽量切除肌瘤。

（2）手术禁忌证

1）T_4肿瘤已侵犯心脏、大血管、气管、食管或有大量恶性胸液，N3 对侧已有淋巴结转移，锁骨上、腋下已有淋巴结转移。

2）M_1肝、肾上腺及骨骼已有转移。

3）以下肺通气功能指标为手术禁忌：最大通气量＜预计值的 50%。第一秒末用力呼气量 FEV1＜1 或 FEV1＜50%。

4）3 个月内有心绞痛发作或心梗史，心衰及 3 个月内有脑血管意外均禁忌行肺癌切除术。

（3）手术方式

1）肺癌肺叶切除术是外科治疗肺癌的标准术式。

2）心肺功能低下的老年患者，或因对侧肺已做过肺切除的患者，如肺内病变为周围型腺癌或鳞癌，肿瘤不大于 5 cm，为保证术后生存质量，可考虑做肺段切除或楔形肺切除。

3）全肺切除：如果肿瘤累及两个肺叶，侵犯行中间支气管或主支气管，肺叶、双肺叶或袖式切除也不能达到根治目的时，如病情允许，可行全肺切除。

（二）气管肿瘤

1. 病理

（1）气管肿瘤多发生于气管后壁膜状部或膜状部与软骨交界处的双后角，肿瘤向四周浸润，也可沿软骨间组织环周性浸润，累及喉返神经及食管，侵犯邻近的淋巴结。

（2）腺样囊性癌多呈息肉状向腔内生长，阻塞气管腔，但突入气管腔内的肿瘤，即使无黏膜完全覆盖，也不形成溃疡面。

（3）乳头瘤呈簇状生长，蒂细小，长自膜状部，肿瘤组织质脆易碎脱落，填塞支气管。

2. 临床表现及诊断

早期即有咳嗽、痰中带血丝、通气障碍、喘鸣、发绀等，可伴阻塞性肺化脓性感染。可引起声音嘶哑、吞咽困难等。

3. 辅助检查

（1）X 线胸部平片不易发现气管肿瘤。

（2）胸部 CT 平扫可清晰显示肿瘤侵犯气管壁及外周的范围和累及邻近组织的情况。

（3）慎重考虑做支气管镜活检，要做好充分准备，检查过程中要防止创伤，避免出血及肿瘤块脱落，引起患者窒息致死。

4. 治疗

气管肿瘤以手术治疗为主，根据病理类型考虑术后放疗或化疗。

（三）支气管腺瘤

1. 定义

支气管腺瘤长自黏膜下腺体或腺导管细胞。长在较大支气管腔内者称支气管腺瘤，原发于小支气管而长在肺组织内者，称肺内腺瘤。

2. 病理类型

（1）支气管类癌型腺瘤。

（2）支气管囊性腺样癌。

（3）黏液表皮样癌。

3. 临床表现

突发性大咯血。引起阻塞，并发以呼气为主的呼吸困难及哮喘，或并发阻塞性肺炎和肺不张。

4. 诊断

（1）患者多有咳嗽、肺部炎症及咯血史，胸部平片显示肺炎、肺不张征象，气管体层，胸部 CT 可发现气管内或大的支气管内阴影。

（2）纤维支气管镜检查是主要的确诊手段，多可发现血管丰富、黏膜完整、带蒂或宽基体瘤体，为提高确诊率，必须重复做深部活检，但应防止出血。

5. 治疗

支气管腺瘤为低度恶性肿瘤，且可引起支气管阻塞及并发肺炎，故应尽早择期手术。

（四）肺和支气管良性肿瘤

肺和支气管良性肿瘤较常见者有错构瘤，较少见者有血管瘤，软骨瘤，平滑肌瘤和纤维瘤。

（五）肺部转移性肿瘤

1. 临床表现

在病变早期一般无症状，肺广泛转移时，患者出现咳嗽、咯血和气促症状，如有胸膜转移、上腔静脉梗阻、癌性淋巴管炎，可出现相应的症状及明显的呼吸困难。

2. 诊断

（1）大部分肺转移癌患者有肺外肿瘤病史。

（2）X 线影像学检查是主要的诊断手段，其形态学表现有：①单个结节影：多来自消化道、子宫或肾脏的恶性肿瘤及骨肉瘤和神经纤维肉瘤；②多发性结节：可来自任何脏器的癌肿，如结节大小不一，可能已有多次转移；③微小转移灶常是绒癌转移；④癌性空洞多见于来自上皮的恶性肿瘤，例如头颈部癌肿或结肠癌；⑤合并气胸的转移癌多来自骨癌、滑膜肉瘤和下肢纤维肉瘤；⑥淋巴管型转移灶常显示肺内线型和结节网织状，一般来自乳腺癌、胃癌或胰腺癌；⑦淋巴管型转移癌可引起阻塞性肺炎，多由乳腺癌、直肠癌及肾癌转移。

（3）痰细胞学检查对大部分血源性肺转移癌的阳性率均低。

（4）胸部 CT 检查可准确发现转移病灶的数目及定位。

3. 治疗

采用与原发癌相似的化、放疗方案进行治疗；对单个转移病灶的病例，如无开胸手术禁忌证，应争取尽早手术，尽可能保守切除。

第二十九章　食管疾病

重点	食管癌的病因、病理、临床表现、诊断方法、治疗手段
难点	食管癌的诊断和治疗
考点	食管癌的病理和诊断

一、食道癌

1. 病因

（1）化学病因：亚硝胺。

（2）生物性病因：真菌。

（3）缺乏某些微量元素：钼、铁、锌、氟、硒等缺乏。

（4）缺乏维生素：缺乏维生素 A、维生素 B_2、维生素 C 以及动物蛋白、新鲜蔬菜、水果摄入不足。

（5）烟、酒、热食、热饮、口腔不洁等因素。

（6）食管癌遗传易感因素。

2. 病理

（1）食管的解剖分段

1）颈段：自食管入口至胸廓入口处。

2）胸上段：自胸廓上口至气管分叉平面。

3）胸中段：自气管分叉平面至贲门口全长的上 1/2。

4）胸下段：自气管分叉平面至贲门口全长的下 1/2。

（2）食管癌组织学类型

1）鳞状细胞癌：分为高、中、低分化。

2）腺癌：起源于食管下 1/3 的 Barrett 黏膜。

3）小细胞癌：极少见，来自神经内分泌细胞。

（3）食管癌的分期：T—原发肿瘤；N—区域淋巴结；M—远处转移。

（4）食管癌的分型

1）早期：①隐伏型（充血型），最早期，多为原位癌。②斑块型，最多见。③糜烂型。④乳头型，病变较晚。

2）中晚期：①髓质型，管壁明显增厚并向腔内外扩展，使癌瘤的上下端边缘呈坡状隆起，为均匀致密的实体肿块。②蕈伞型，瘤体呈蘑菇样突起。③溃疡型，溃疡深入肌层，阻塞程度较轻。④缩窄型（硬化型），瘤体形成明显的环行狭窄，累及食管全部周径，较早出现阻塞症状。

（5）扩散及转移

1）直接扩散：最先向黏膜下层扩散，继而向上、下及全层浸润，很易穿过外膜侵入邻近器官。

2）淋巴途径：晚期。

3）血行转移：较晚，可转移到肝、肺、骨、肾、肾上腺、脑。

3. 临床表现（表 29－1）

（1）早期症状：吞咽粗硬食物时不适感（常不典型，易被忽略）。包括：①哽噎感，胸骨后烧灼、针刺或牵拉摩擦样疼痛。②食物通过缓慢，并有停滞感或异物感。③在吞咽流体食物后缓解、消失。

（2）中晚期典型症状：进行性吞咽困难。

表 29－1　食管癌的临床表现

症　状	原　因
声音嘶哑	侵犯喉返神经
持续胸痛或背痛	侵犯食管旁组织
Horner 综合征	压迫颈交感神经节
呛咳	食管严重梗阻致内容物反流入呼吸道
吞咽水或食物时剧烈呛咳，并发生呼吸系统感染	侵入气管、支气管，出现食管气管或食管支气管瘘
黄疸、腹水、昏迷	肝、脑转移
有黏液样物反流	咽下的唾液及食管的分泌物
梗阻症状暂时减轻，病情似乎好转	癌肿梗阻引起的炎症水肿暂时消退或部分癌肿脱落

4. 诊断（表 29－2）

（1）食管 X 线稀钡双重对比造影检查：早期，充盈缺损；中晚期，龛影或充盈缺损。

表 29－2　食管癌的诊断

食管癌	X 线稀钡双重对比造影结果
早期	食管黏膜皱襞紊乱、粗糙或有中断现象 局限性管壁僵硬，蠕动中断，钡剂滞留 小的充盈缺损 小龛影
中、晚期	明显的不规则狭窄、充盈缺损或龛影，管壁僵硬。狭窄上方食管扩张

（2）内镜检查

食管癌诊断中最重要的手段之一，指导定性、定位和手术方案选择。

适用于临床已有症状或怀疑有早期病变又未能明确诊断者。

在直视下钳取多块组织做病理组织学检查。

（3）CT 扫描：用于临床分期、确定治疗方案和随访。

（4）食管脱落细胞检查：简便易行，普查筛选早期病变阳性率可达 90%～95%。

（5）超声内镜检查：可判断食管癌的浸润层次、向外扩展深度以及有无周围淋巴结或邻近脏器转移。

5. 鉴别诊断

早期：无典型症状，应与反流性食管炎、食管憩室及食管静脉曲张相鉴别。

中晚期：吞咽困难，应与食管良性肿瘤、贲门失弛缓症相鉴别。

发生炎症水肿时，可有咽下哽噎感或胸骨后、背部疼痛感，需与食管癌鉴别。

6. 治疗

综合治疗指手术、放射治疗和化学治疗。

（1）常规手术方法：经胸食管癌切除。

需注意两个细节：①胃是最常替代食管的器官。②最少切除10个以上淋巴结以利于准确的分期。

（2）放疗：可增加手术切除率，提高远期生存率。

（3）化疗：提高疗效，症状缓解，存活期延长。

二、食管良性肿瘤

重点	食管良性肿瘤的分类、临床表现、影像学表现、诊断方法、治疗方法
难点	食管良性肿瘤的诊断
考点	食管良性肿瘤的分类、临床表现、影像学表现、诊断方法、治疗方法

1. 分类

食管良性肿瘤较少见，按其组织发生来源可分为腔内型、黏膜下型及壁间型。

2. 病因

大部分的食管良性肿瘤病因不明。其中一些肿瘤可能和病毒感染有关。例如很多学者认为人乳头状病毒（HPV）感染可能是食管鳞状上皮乳头状瘤发病的元凶。而曾经被认为是食管平滑肌瘤的食管间质瘤，则可能与EB病毒感染有关。大部分的食管囊肿是先天性发育异常所致，在胚胎发育过程中，起源于内胚层的前肠组织发育异常，而支气管、食管、胃肠等在胚胎学上同源，所以食管囊肿和支气管囊肿、胃肠囊肿和畸胎瘤等曾被统称为前肠囊肿。

3. 临床表现

食管良性肿瘤由于生长缓慢，所以大多没有症状。随着肿瘤的增大，由于堵塞管腔或者压迫周围组织可能产生症状，最常见的是吞咽困难。有些带蒂的肿瘤可能由于食管蠕动导致位置变动，而突然地完全堵塞管腔。所以患者可能会出现突发的无法吞咽。其他少见的症状包括窒息。

4. 诊断

（1）食管吞钡检查：食管吞钡检查是最简单易行也是最直观的辅助检查手段，也是在有症状的患者中最为常用的筛查手段。典型的X线钡餐造影可见圆形或椭圆形充盈缺损，边缘光滑锐利，与正常食管间相交为锐角。局部黏膜无破坏，但由于被肿瘤挤压，黏膜被展平，该处只附有少量钡剂，较周围浅薄，形成“瀑布征”或称“涂抹征”。

（2）胸部CT：有助于鉴别是食管来源的肿瘤还是周围组织外源性的压迫。

（3）食管镜：食管镜检查除了能判断是否为腔内型的肿瘤以外，主要是能与食管恶性疾病相鉴别，甚至可以在内镜下对于某些肿瘤做完整摘除。

（4）食管腔内超声（EUS）：EUS可以很清晰地显示在食管壁各层次中肿瘤来源和累计的层次。基于超声的特性，该检查在诊断囊性疾病时比CT更加可靠。

5. 鉴别诊断

（1）食管恶性肿瘤：食管癌的典型症状为进行性吞咽困难，中晚期食管癌的X线钡餐多见病变段食管黏膜紊乱、管壁蠕动消失、溃疡龛影、巨大充盈缺损及病变段食管周围的软组织影。

（2）食管结核：食管结核患者一般多有其他器官结核的先驱症状，特别是肺结核。

6. 治疗

食管良性肿瘤除肿瘤甚小或年老体弱可定期随访外，一般均需手术，多数病例可行黏膜外肿瘤摘除术，术中注意勿损伤黏膜。对巨大平滑肌瘤或合并溃疡时，可行平滑肌瘤及食管切除术，用胃重建食管。

三、食管穿孔

重点	食管穿孔的病因、临床表现、诊断方法、治疗手段
难点	食管穿孔的诊断与治疗
考点	食管穿孔的病因、临床表现、诊断方法、治疗手段

1. 概述

食管穿孔虽然少见，但是一旦穿孔后果严重。即使近年诊断手段有所进步，并且支持治疗（包括营养支持、抗感染治疗和机械通气）的水平有很大进步，但是死亡率仍居高不下。发生穿孔后 24 小时内得到外科干预的患者死亡率为 13%，而那些因为种种原因延误治疗的患者死亡率高达 55%。食管穿孔应分为颈段和胸、腹段三种。颈段食管穿孔通常在环咽区附近，胸段穿孔常发生在梗阻性食管病变的近段，腹部穿孔在远段食管或贲门部。

2. 病因

（1）器械损伤：食管镜、经食管超声检查、食管探条、球囊扩张、食管静脉曲张硬化剂注射、腔内管道置入（胃管、食管支架等）、气管插管。

（2）外科手术：纵隔镜、甲状腺手术、前路脊柱手术、迷走神经切断术、肺切除术、抗反流手术、胸主动脉手术等。

（3）外伤、创伤：穿透伤、食管异物、食管化学伤。

（4）气压伤：呕吐后损伤、颈胸腹钝器伤、压缩空气咽下伤。

（5）肿瘤：食管、肺、纵隔肿瘤。

（6）感染：结核、组织胞浆菌病、梅毒、ARDS。

3. 临床表现

颈部食管穿孔主要表现为颈部疼痛，并且在吞咽和颈部活动时加重。吞咽困难和吞咽痛也很常见。

胸部食管穿孔最常见的症状是胸骨后和后背疼痛，颈部皮下气肿仅占 20%，但纵隔气肿和胸腔积液非常常见。

腹部食管穿孔的表现同急腹症，可有腹痛、压痛、反跳痛，腹部平片可见膈下游离气体，食管造影往往有阳性表现。结合患者类似内镜、扩张或手术病史可以确诊。

4. 诊断

胸部 X 线平片和胸部 CT 可见气管食管前移、脊柱前间隙变宽，部分患者可见软组织间气肿、纵隔气肿，部分患者可见后上纵隔增宽、积液。

食管造影检查可见造影剂外漏。

食管镜对于那些有食管异物的患者尤其重要，可以尝试镜下取异物。

5. 治疗

（1）颈段穿孔：一旦怀疑颈部食管穿孔，除极少数患者仅表现为颈部蜂窝织炎，可通过禁食、积极抗感染和营养支持、留院观察可以自愈外，绝大多数患者需要手术治疗。手术的目的首先是去除病因，比如食管异物等；其次是寻找修补的机会，最重要的是引流。其中修补不是必需的，一方面在感染的状态下修补成功率并不高，其次只要没有远端梗阻，颈部的食管损伤一般都能通过引流愈合。

（2）胸段穿孔：胸段食管穿孔一旦确诊，只要患者一般条件允许应立即手术。对于胸段食管穿孔手术治疗的黄金时间是 12 小时内，超过 24 小时修补的成功率明显降低。对于暂时无条件手术的患者，也应尽早置胸腔引流，减少消化液对胸膜的刺激，改善胸腔感染状况。

（3）腹段穿孔：腹段食管穿孔如及时发现预后良好，可以在修补基础上用胃底折叠包盖瘘口，也可以用大网膜覆盖。

四、腐蚀性食管灼伤

重点	腐蚀性食管灼伤的病理、临床表现、诊断方法、治疗手段
难点	腐蚀性食管灼伤不同时期治疗方法的选择
考点	腐蚀性食管灼伤的病理、临床表现、诊断方法、治疗手段

1. 病因

吞咽腐蚀剂，包括强酸（例如硝酸、硫酸、盐酸、苯酚）和强碱，外用清洁剂造成食管灼伤。

2. 病理

（1）强酸引起组织蛋白凝固性坏死，强碱常造成较严重的溶解性坏死。

（2）食管腐蚀伤可分为三度：①Ⅰ度，食管灼伤只有黏膜表浅充血水肿，经一周水肿消退后痊愈；②Ⅱ度，灼伤腐蚀黏膜肌层，组织充血、水肿、炎性反应，形成溃疡，2～3 周形成肉芽组织，以后瘢痕形成引起狭窄；③Ⅲ度，灼伤发生食管和胃壁全层凝固性坏死，甚至穿孔。

（3）三个生理狭窄部位灼伤最重，瘢痕形成导致食管狭窄也最严重。

3. 临床表现

（1）开始即出现口腔及胸骨后剧痛，随之引起反射性呕吐，造成口腔、咽喉和舌唇烧伤。如吞服的剂量较大，造成食管、胃溶解性坏死，则有高烧、昏迷、纵隔炎和腹膜炎症状。

（2）一周急性期过后，下咽疼痛及梗阻症状稍缓解，但 3 周左右又出现下咽困难，日渐加重，营养状况恶化。

4. 诊断

（1）用小量碘油（70%泛影葡胺）作食管 X 线造影，以明确食管灼伤部位、长度及胃脏有否受损。

（2）食管钡餐造影，可明确食管狭窄的详情。

（3）早期可考虑做喉镜检查，了解咽喉、口腔受伤程度，但不宜做食管镜检，以免穿孔；在后期则应做食管镜检，判断咽部及颈段食管情况，以选择治疗方案。

5. 治疗

应重视早期处理，以减轻食管瘢痕狭窄的程度。

（1）早期处理：食管或胃穿孔者，首先要维持呼吸和循环，必要时作气管切开。如无食管或胃穿孔，温水漱口及咽下，口服蛋白水或植物油保护食管和胃黏膜。给予适量镇痛剂和抗感染药物，禁食，经静脉补液和电解质。

食管 X 线碘油造影如发现早期狭窄征象，则令吞服一米长的黑色粗线，经胃造瘘口拉出或经胃达十二指肠，供以后扩张术使用。

严重食管灼伤病例短期难以恢复，应尽早行胃造瘘术，以维持营养和供以后扩张术使用。

（2）扩张术：食管扩张术尽早在瘢痕形成过程中开始，但必须经食管镜检证明急性炎症已消退才能进行。一般在伤后 3～5 周即可进行。扩张术要严防食管穿孔。

（3）手术治疗：对扩张失败或严重长段狭窄的病例，应考虑手术治疗。切除食管狭窄部分，或不切除狭窄段，用胃（未受损）或结肠与颈部正常的食管或咽部做吻合或做旁路吻合术，以重建消化道。也可用空肠移植做颈部食管空肠吻合术。

五、贲门失弛缓症

重点	贲门失弛缓症的临床表现、诊断方法、治疗手段
难点	贲门失弛缓症的影像学鉴别诊断
考点	贲门失弛缓症的临床表现、诊断方法、治疗手段

1. 定义

食管末端括约肌在吞咽时松弛不良、食管体缺乏蠕动，造成吞咽困难。

2. 病因及病理

病因尚不明，多数人认为是食管神经肌肉机制受损的直接结果。

病理检查发现食管肌层神经丛及神经节数量减少且有变性。随着病情的发展，食管肌层肥厚，黏膜充血、水肿、发炎，甚至形成溃疡，少数病例发生癌变。

3. 临床表现

早期并无明显症状。

主要症状为吞咽困难，精神紧张及情绪波动时加重。症状有缓解期，营养状态大都正常。如并发食管下段炎症，常伴胸骨后疼痛和呕吐，吐出隔夜宿食。睡眠时，食物残渣反流误吸入气管，可导致吸入性肺炎，患者多有口臭。

4. 诊断及鉴别诊断

主要诊断手段为X线钡餐透视和造影：可见巨大的食管阴影，其中有液平面，食管无蠕动波，食管下段贲门部呈鸟嘴状，钡剂长时间不通过，几小时后仍见大量钡剂残留食管内，但黏膜光滑边整。食管镜检受阻不能进入胃。

贲门失弛缓症在小儿需与先天性食管狭窄鉴别，而在成人要与贲门癌鉴别。

5. 治疗

（1）在病程早期，少食多餐，用适量汤水冲释慢咽下，加用解痉镇痛药物。

（2）可尝试贲门扩张术，每周一次。

（3）如无效应考虑手术治疗。手术方法为（电视辅助胸腔镜技术下）贲门肌层切开术（改良Heller手术）。

六、食管憩室

重点	食管憩室的病因及病理、临床表现、诊断方法、治疗手段
难点	食管憩室的病因及病理
考点	食管憩室的病因及病理、临床表现、诊断方法、治疗手段

1. 定义

食管壁的一层或全层向外突出，内壁覆盖有完整上皮的盲袋。

根据发病部位可分为咽食管憩室、食管中段憩室和膈上憩室。根据其发病机制又分为牵引型、膨出型憩室。根据憩室壁的构成可分为真性憩室和假性憩室。此外还可分为先天性憩室和后天性憩室。

2. 病因及病理

膈上憩室确切的病因不详，常与贲门失弛缓症、食管弥漫性痉挛、膈疝、Barret食管并存，可能与先天性发育不良或食管运动功能障碍有关。

咽食管憩室系咽食管相接处的黏膜和黏膜下层在环状软骨近侧的咽后壁肌肉缺陷处膨出而成，又称为Zenker's憩室，也叫咽囊。

食管中段憩室多发生于气管分叉处的食管前壁和前侧壁。

3. 临床表现

早期无症状。

（1）炎症水肿：咽下哽噎感或胸骨后、背部疼痛感。

（2）憩室增大：吞咽时有咕噜声。

（3）憩室内有食物潴留：颈部压迫感。

（4）淤积的食物分解腐败后可有恶臭味，并致黏膜炎症水肿：咽下困难或食物反流。

4. 诊断

（1）体检：有时颈部可扪到质软肿块，压迫时有咕噜声。巨大憩室可压迫喉返神经致声音嘶哑。

（2）X线吞钡检查：Zenker's憩室好发于左侧壁，因此采取左侧斜位易于发现，若转动头部向左侧则更易显示，早期憩室呈半月形膨出，后期憩室呈球形，垂于纵隔内。憩室巨大可压迫食管，憩室囊内有食物残渣时可见充盈缺损，并发炎症时黏膜粗糙紊乱，食管中段憩室可见漏斗状、圆锥状或帐篷状光滑的膨出物。

（3）内镜检查：食管中段憩室常由胃镜检查首先发现，胃镜检查不但可以发现憩室的大小，而且可以准确观察其囊壁有无并发糜烂、出血、溃疡或癌变。

5. 鉴别诊断

（1）化脓性食管炎：以异物所致机械损伤最为常见。

（2）食管结核：食管结核患者一般多有其他器官结核的先驱症状，特别是肺结核。

（3）真菌性食管炎：常见症状是吞咽疼痛、吞咽困难、上腹不适、胸骨后疼痛和烧灼感。重者胸骨后呈刀割样绞痛，可放射至背部酷似心绞痛。

（4）病毒性食管炎：主要症状为吞咽疼痛。少数病人以吞咽困难为主要症状，轻微感染者可无症状。

6. 治疗

（1）保守治疗：采用水囊或球囊扩张法。

（2）内镜治疗：支架放置或环咽肌切开。

（3）开放性手术：适用于其他方法治疗无效者，应从憩室颈部切除，不得有憩室囊袋残留。

七、食管裂孔疝

重点	食管裂孔疝的病因、临床表现、诊断方法、治疗手段
难点	食管裂孔疝的病因和诊断
考点	食管裂孔疝的病因、临床表现、诊断方法、治疗手段

1. 定义

食管裂孔疝指胃贲门部及食管腹段或腹腔内脏经食管裂孔及其旁进入胸腔。

2. 病因

（1）先天性发育异常：①膈肌脚、食管裂孔周围组织发育不良；②胚胎期胃向尾端迁移至腹腔过程延迟。

（2）后天因素：①膈食管韧带退变，松弛；②腹腔内压力升高；③食管挛缩；④手术和外伤。

3. 临床表现

（1）疼痛：多于进食后0.5～1小时或就寝时发生，可呈轻微的烧灼样痛或强烈的灼痛。

（2）胸骨后烧灼样痛，返酸，呃逆和反胃。

（3）咽下困难，吞咽障碍。

（4）上消化道出血：疝入胸腔的胃因排空不良并发胃炎，溃疡时可发生上消化道出血。

4. 诊断

（1）实验室检查：血红蛋白和大便潜血试验。

（2）心电图和X线检查。

（3）B超检查和内窥镜检查。

（4）食管压力和pH测定。

5. 鉴别诊断

（1）慢性支气管炎。

（2）冠心病：成人食管裂孔疝与冠心病发病年龄相仿，部分患者临床症状酷似心绞痛发作的表现。

（3）胆囊炎，胆石症：食管裂孔疝可因剑突下痛，疝囊及疝内容物在食管裂孔上下滑动，刺激迷走神经反射性引起右上腹痛，恶心呕吐。

（4）消化道出血，贫血：由于食管黏膜糜烂溃疡或反复疝入致贲门黏膜撕裂，食管裂孔疝可合并有消化道出血。

（5）消化道疾病：食管裂孔疝患者多因剑突下痛、反酸、上腹烧灼感、吞咽不畅等，与食管炎、胃炎、溃疡病、食管癌等疾病的一些症状类似。

6. 治疗

（1）非手术治疗：婴儿食管裂孔滑动疝，症状轻微的小型食管裂孔滑动疝在发育过程中可以自行消失或好转。

（2）手术治疗：手术的目的是使食管下段及胃食管结合部恢复到其腹腔内的正常位置，并加强下食管括约肌。

八、胃食管反流症

重点	胃食管反流症的病因、病理、临床表现、诊断方法和治疗手段
难点	胃食管反流症的病理、病因和诊断
考点	胃食管反流症的病因、病理、临床表现、诊断方法和治疗手段

1. 定义

胃食管反流指胃食管腔因过度接触（或暴露于）胃液而引起的临床胃食管反流症和食管黏膜损伤的疾病。

2. 病因

（1）食管胃抗反流屏障的破坏。

（2）食管酸清除功能障碍。

（3）食管黏膜组织抵抗力下降。

（4）胃排空延迟导致胃食管反流。

3. 病理

（1）糜烂及溃疡。

（2）复层鳞状上皮细胞增生。

（3）乳头向深皮腔面延长。

（4）固有层内炎性细胞主要是中性粒细胞浸润。

（5）鳞状上皮细胞间隙扩张。

（6）食管鳞状上皮乳头血管湖。

4. 临床表现

（1）烧心和反酸。

（2）吞咽困难和吞咽痛。

（3）胸骨后痛：疼痛发生在胸骨后或剑突下。

（4）异物感、棉团感或阻塞感。

5. 诊断

（1）内镜检查：内镜检查是诊断反流性食管炎最准确的方法。

（2）24 小时食管 pH 监测。

（3）食管吞钡 X 线检查。

（4）食管滴酸试验。

（5）食管测压。

6. 鉴别诊断

（1）食管的消化性狭窄。

（2）食管肿瘤。

（3）功能性消化不良。

（4）心绞痛。

7. 治疗

（1）一般治疗：床头抬高 15～20 cm，以患者感觉舒适为度。餐后易致反流，故睡前不宜进食，白天进餐后亦不宜立即卧床等。

（2）药物治疗：H_2受体拮抗剂；促胃肠动力药；质子泵抑制剂；抗酸药。

（3）抗反流手术治疗：胃底折叠术阻止胃内容物反流入食管。

（4）并发症的治疗：食管狭窄和 Barrett 食管的治疗。

临床病案分析

患者 60 岁，女性，2 个月来夜间入睡时胸痛烧心，性质呈刺痛、烧灼样，向后背、胸部、颈部放射，持续 30 分钟以上，坐起后症状可有缓解。既往否认高血压、胃病病史，否认糖尿病病史，父亲有冠心病史。

思考

1. 本病案最可能的诊断是什么？需与哪些疾病鉴别？

2. 进一步确诊需要做哪些检查？

3. 如何拟定治疗方案？

解析

1. 根据病史，患者入睡时有胸痛烧心症状，性质呈刺痛、烧灼样，向后背、胸部、颈部放射，持续 30 分钟以上，坐起后症状可有缓解。最可能的诊断是胃食管反流病。还需与反流性食管炎、贲门失弛缓、食道裂孔疝、冠心病、心肌病等进行鉴别。

2. 进一步需行胃镜检查，内镜是诊断胃食管反流病最准确的方法，并能判断其严重程度及有无并发症。除此之外，还可行24小时食管pH检测、钡剂X线检查、食管测压等检查辅助确诊。

3. 内科治疗首选，奥美拉唑、雷贝拉唑等PPI抑酸作用强，疗效优于雷尼替丁等。因GERD停药后易复发，遂应使用PPI维持治疗。若因反流引起严重呼吸道疾病，可予胃底折叠术进行手术治疗。

第三十章　原发性纵隔肿瘤

重点	常见纵隔肿瘤的种类、好发部位、临床表现、治疗手段
难点	不同纵隔肿瘤的好发部位和临床表现
考点	常见纵隔肿瘤的种类、好发部位、临床表现、治疗手段

一、胸腺瘤

1. 定义

胸腺瘤（thymoma）起源于胸腺上皮细胞或淋巴细胞，占胸腺肿瘤的95%，多位于前上纵隔，极少数位于后纵隔。

2. 病理

（1）按细胞类型分为四型：上皮细胞型、淋巴细胞型、混合型、梭型细胞型。

（2）WHO（1999）组织学分型，把胸腺瘤分为A型、AB型、B1型、B2型、B3型、C型（胸腺癌）；2004年WHO删除C型胸腺瘤的命名，把其他缺乏器官样特征的恶性上皮性肿瘤（除了生殖细胞肿瘤外）均列为胸腺癌。

3. 临床表现及诊断

（1）症状与体征

1）较小的胸腺瘤：多无症状。

2）常见症状：胸痛、胸闷、咳嗽及前胸部不适。

3）广泛肿瘤：剧烈疼痛、声音嘶哑、上腔静脉梗阻综合征。

4）侵袭性胸腺瘤：剧烈胸痛，短期内症状迅速加重，呼吸困难，全身关节骨骼疼痛。

5）特有表现：合并某些综合征，如重症肌无力、单纯红细胞再生障碍性贫血、低球蛋白血症、类风湿关节炎、皮肌炎等。

（2）影像学检查

1）胸片显示前上纵隔边缘锐利或分叶状的圆形或椭圆形阴影，侧位片密度均匀、形态上呈实质性肿块影。

2）CT和MRI能准确地显示肿瘤的部位、大小、边缘、外侵程度，可帮助诊断和手术路径的选择。

4. 胸腺瘤分期

Ⅰ期：非浸润期，包膜完整，虽肿瘤已侵犯包膜，但未穿透包膜。

Ⅱ期：浸润期，肿瘤已穿透包膜，侵犯纵隔脂肪组织以及临近胸膜或心包。

Ⅲ期：扩展期，肿瘤侵犯周围器官或胸内已有转移。

Ⅰ、Ⅱ期患者复发率较低，而Ⅲ期患者复发率高且手术死亡率高。

5. 治疗

（1）胸腺瘤一经诊断即应外科切除，外科手术是唯一能明确胸腺瘤的诊断及确定其侵犯范围的方法。

（2）侵袭性胸腺瘤发生肺内转移并非手术禁忌证，可在切除原发瘤的同时切除肺内转移肿瘤。

（3）应依其肿瘤的大小与部位选择手术切口，原则是要充分显露。

（4）如不切除肿瘤包膜，术后肿瘤很容易复发。

（5）不能切除、切除不彻底或手术后复发的病例，可行放射治疗，目前化疗对胸腺瘤疗效甚微。

二、神经源性肿瘤

1. 定义

神经源性肿瘤（neurogenic tumor）为纵隔肿瘤中最常见的一种，发生于人胚的神经嵴细胞，即起源于神经鞘、脊神经节或自主神经系统的交感、副交感神经成分。

2. 病理

（1）多数神经源性肿瘤位于后纵隔，少数可发生在前纵隔。

（2）良性神经源性肿瘤主要来自周围神经，如神经鞘瘤和神经纤维瘤；恶性者少见，主要为神经母细胞瘤和神经纤维肉瘤；儿童神经源性肿瘤恶性率远较成人高。

（3）根据组织起源通常将神经源性肿瘤分为三类：①起源于神经鞘细胞的，如神经鞘瘤、神经纤维瘤、恶性神经鞘瘤；②起源于神经细胞的，如神经节瘤、神经节母细胞瘤及神经母细胞瘤；③起源于副神经节细胞的，如副神经节细胞瘤。

3. 临床表现及诊断

（1）症状与体征

1）大多无症状，常在胸片检查时发现。

2）部分患者有胸闷、胸背疼痛及四肢麻木等表现。哑铃状神经源性肿瘤，有一部分位于椎管内，可导致脊髓受压。

3）特殊表现：神经纤维瘤可伴发皮下或身体内多发纤维瘤；副交感神经节细胞瘤产生的儿茶酚胺可导致继发性高血压；神经母细胞瘤产生的血管活性多肽造成腹胀和慢性腹泻；颈交感神经节和臂丛神经受压，可出现Horner综合征和Pancoast综合征。

（2）影像学检查

1）胸片上，良性者外观呈界限清楚的致密影，恶性者形态变化较大。

2）胸部CT或MRI可以显示肿瘤的确切位置及与周围脏器的关系，应用对比增强可清楚地与周围脏器结构鉴别，脊髓造影可显示神经源性肿瘤有无侵入椎管内。

4. 治疗

1）手术切除肿瘤，一般良性者可完全切除。

2）对于突向椎管内哑铃型肿瘤应先切除椎管内部分，再切除胸内部分，以免发生椎管内出血、脑脊液漏或遗留部分肿瘤组织。

三、纵隔生殖细胞肿瘤

纵隔生殖细胞肿瘤属于发育异常性肿瘤，其组织发生普遍认为是个体发育时期由卵黄囊向泌尿生殖嵴移动过程中脱落的全能原始生殖细胞。可分为畸胎类肿瘤、原发性纵隔精原细胞瘤和非原发性纵隔精原细胞瘤，以前者较为多见。

（一）畸胎类肿瘤

1. 定义

纵隔畸胎瘤是胚胎时期部分鳃裂组织随膈肌下降入纵隔，它来源于胚胎期一种多功能细胞。畸胎类肿瘤包括畸胎瘤（teratoma）和囊肿。

2. 病理

（1）含外胚层组织称为类上皮囊肿；含外胚层和中胚层组织称为皮样囊肿（dermoid cyst）；若含有外、中、内三个胚层组织称为畸胎瘤。

（2）大多数畸胎瘤是良性，少数实质性畸胎瘤以及儿童畸胎瘤多含未成熟组织，故恶变可能性较大，视恶变组织成分产生相应的癌或肉瘤。

（3）多位于前纵隔，仅少数位于后纵隔。

3. 临床表现及诊断

（1）症状和体征

1）肿瘤较小时多无明显症状。

2）肿瘤增大时可产生压迫及侵犯临近组织的症状。常见胸闷、胸痛、咳嗽、气促及发热等。

3）肿瘤穿破周围组织：畸胎瘤破入支气管或肺，典型特征是咳出毛发和油脂样物；穿破入心包腔可造成心包积液和急性心包填塞；穿破入胸膜腔，则造成胸腔积液和胸腔感染；穿破皮肤可形成窦道。

4）体格检查很少发现明显的阳性体征，当支气管阻塞时，可发现肺内有哮鸣音、湿啰音和患侧叩诊浊音。

（2）影像学检查

1）胸片主要表现为前纵隔内圆形或椭圆形块影，阴影密度多不均匀，若肿瘤内发现牙齿或成熟的骨组织影，即可确诊。

2）CT 检查可帮助肿瘤定位，同时可判断肿瘤是实质性或囊性。

4. 治疗

（1）诊断性兼治疗性的手术治疗。

（2）中小型纵隔畸胎瘤一般术前不需要特殊准备，但巨大纵隔畸胎瘤手术前应慎重，可先予穿刺或引流，后再侧卧位手术。

（3）若系恶性畸胎瘤，手术后应行放射治疗、化疗等综合治疗。

（二）原发性纵隔精原细胞瘤

1. 定义及病理

（1）组织学上与睾丸的精原细胞瘤完全一样，需排除睾丸精原细胞瘤纵隔转移。

（2）肿瘤多呈分叶状，为质地柔软的实体性占位，切开后可见出血及坏死灶。

（3）分为 3 个亚型：典型精原细胞瘤、未分化精原细胞瘤、精母细胞精原细胞瘤。

2. 临床表现及诊断

（1）症状与体征

1）症状多因肿瘤向周围浸润或者压迫所造成，胸痛及胸骨后不适最常见。

2）其次是呼吸道症状，如咳嗽、呼吸困难、咯血、声音嘶哑等。

3）有 10%～12%的患者可以出现上腔静脉梗阻综合征。

（2）影像学与其他检查

1）胸部 X 线检查多能发现病变，可行胸部 CT 检查以明确肿瘤的大小，有无肿瘤外侵，肺内有无转移灶等。

2）大约 10%的患者 HCG 轻度升高，血清 LDH 在纵隔精原细胞瘤患者可升高，但均无特异性，所有患者的诊断必须要有组织学检查来证实。

3. 治疗

（1）至今尚无标准化的治疗方案，外科手术切除、放疗、外科手术切除加放疗及化疗等均为有效的治疗方法。

（2）原发性纵隔精原细胞瘤对放疗很敏感，放疗区域应包括整个纵隔和锁骨上淋巴结。

（3）以顺铂为主的全身化疗是治疗纵隔精原细胞瘤的另一种高效手段。

（三）非原发性纵隔精原细胞瘤

1. 定义及病理

非原发性纵隔精原细胞瘤通常生长更快且转移更早，仅占全部纵隔肿瘤的1%～3%。最常见的组织类型是畸胎癌、卵黄囊瘤、绒毛膜上皮细胞癌以及含有以上几种组织成分的混合型。

2. 临床表现及诊断

（1）症状与体征

1）症状主要由纵隔肿瘤压迫周围组织产生。

2）常见转移部位如肺、胸膜、淋巴结，尤其是颈部及腹膜后淋巴结、肝脏等。

3）绒毛膜上皮癌患者超过一半存在乳房女性化，主要与HCG的分泌有关。

（2）影像学与其他检查

1）常规X胸片检查可以发现纵隔巨大高密度占位。

2）行胸部CT外最好加做腹部CT，可以及时发现潜在的转移灶。

3）诊断非原发性纵隔精原细胞瘤必不可少的检查是测定肿瘤血清HCG和AFP。此外，约90%的患者血清LDH会升高。

3. 治疗

（1）局部治疗无明显效果，对放疗亦不敏感。

（2）以铂类为主的全身化疗为最佳治疗手段。

四、纵隔恶性淋巴瘤

恶性淋巴瘤是原发于淋巴结或其他淋巴组织的恶性肿瘤，可分为霍奇金淋巴瘤和非霍奇金淋巴瘤。原发性纵隔恶性淋巴瘤虽不常见，但是在儿童原发性纵隔肿瘤中占50%，其好发部位以中纵隔较为多见。

（一）霍奇金淋巴瘤

1. 定义及病理

霍奇金淋巴瘤最主要的特点是在淋巴组织中发现呈现双核的镜影细胞以及多核的R－S细胞。大致可分为4型：淋巴细胞为主型、结节硬化型、混合细胞型、淋巴细胞减少型。

2. 临床表现及诊断

（1）症状与体征

1）纵隔霍奇金淋巴瘤患者多数没有明显症状，可以在体检时发现颈部或者锁骨上淋巴结肿大。

2）当纵隔肿物巨大或者直接侵犯内脏时，可出现咳嗽、喘息、吞咽困难、胸痛等，并且可以是急骤发作。

（2）影像学与其他检查

1）胸部X线或CT检查可以发现纵隔阴影，多表现为双侧不对称结节样改变。

2）如果肿瘤位于前上纵隔或中纵隔气管前或气管旁，可以行纵隔镜活检、经皮穿刺活检，有时还可以行颈部、腋下淋巴结活检等以明确病理学类型。

3. 治疗

（1）早期无症状的霍奇金淋巴瘤，可采用放疗。

（2）进展期的病人采用放疗化疗联合治疗，亦可取得较好的治愈率。

（3）手术治疗不是治疗霍奇金淋巴瘤的必要手段，并且手术多不能完整切除，其目的是提供足够的标本以明确病理分型和分期，从而制定放化疗方案。

（二）非霍奇金淋巴瘤

1. 定义及病理

恶性淋巴瘤除霍奇金淋巴瘤以外都为非霍奇金淋巴瘤。纵隔非霍奇金淋巴瘤的病理组织学分型主要包括弥漫型大细胞型和淋巴母细胞型。

2. 临床表现及诊断

（1）症状与体征

1）纵隔肿块巨大，呈浸润性生长，生长速度快。

2）可出现全身淋巴结肿大、胸腔积液和气道阻塞。纵隔肿块常侵犯上腔静脉、呼吸道、胸壁等，但很少有胸外受累。

（2）影像学与其他检查

1）胸部X线常表现为单侧非对称性淋巴结肿大，淋巴结很少有融合征象，更常见单个淋巴结或一组淋巴结肿大。

2）很少侵犯前上纵隔，更倾向远处转移，可经过血源播散到胸腔，远处淋巴结和结外脏器，少数患者晚期可以出现肺部受累。

3）CT扫描可以明确侵犯部位，为精确分期提供依据，指导治疗。

4）外科创伤性的活检可以确诊疾病。

3. 治疗

（1）对于无症状的非霍奇金淋巴瘤，可用局部放疗，必要时联合化疗。

（2）对于侵袭性的非霍奇金淋巴瘤的治疗主要是联合化疗和放疗。

（3）骨髓移植可以提高生存率。

五、纵隔血管源性肿瘤

1. 定义

纵隔血管源性肿瘤普遍被认为是先天性发育上的异常，与身体其他处的血管瘤基本一致，主要是血管呈肿瘤性的增生，多见于前纵隔。

2. 病理

（1）大部分纵隔内血管瘤是良性血管瘤，如海绵状血管瘤、纤维血管瘤、血管淋巴管瘤、静脉血管瘤等，恶性纵隔血管瘤包括血管肉瘤和血管内皮瘤。

（2）血管腔内血栓形成后可以机化、钙化，出现静脉石。

（3）少数病变呈侵袭性生长，有的甚至包绕脏器，边界不清，没有完整的包膜。

3. 临床表现及诊断

（1）患者常没有临床症状，多为体检时胸片发现纵隔阴影。

（2）如肿瘤增大压迫或者侵犯周围组织器官，可出现咳嗽、呼吸困难、胸痛，少数出现声音嘶哑、上腔静脉梗阻综合征等。

（3）诊断主要依据胸部影像学检查，X线胸片显示血管瘤为圆形或者分叶状肿块。大约10%患者可以发现病灶内的静脉石。胸部CT可以清楚地显示肿瘤的范围和侵犯周围组织器官的程度，为手术准备和制订手术方案做准备。

4. 治疗

一旦诊断应该行择期手术，但是手术适应证应该全面、慎重，如果病变界限不清，包绕主要的血管生长，手术难度很大，术前应做好充分的准备。对于能够完整切除病灶的患者，术后无合并症，如不能完整切除肿瘤，应尽多的切除肿瘤囊壁，电灼残余肿瘤囊壁，防止复发。放疗对该病的治疗效果很小。

六、其他纵隔肿瘤

（一）胸内甲状腺肿

1. 定义

胸内甲状腺肿大多数是结节性甲状腺肿，也有甲状腺腺瘤，偶尔可见甲状腺炎和甲状腺癌，多见于前上纵隔，亦可见于中、后纵隔。

2. 临床表现及诊断

（1）症状与体征

1）本病生长缓慢，常无症状。部分患者主要症状是刺激性咳嗽、呼吸困难、气促、憋气、胸背部疼痛等。

2）体检患侧甲状腺区空虚感，仰卧位增加腹压时，于胸骨切迹处可触及胸内甲状腺肿向上膨出。

（2）影像学及其他检查

1）X 线检查可见上纵隔有圆形或呈分叶状致密阴影，随吞咽上下移动。

2）胸部 CT 可准确地显示胸内甲状腺肿的部位、大小及与周围脏器的关系。

3）放射性 ^{131}I 扫描可显示甲状腺肿的轮廓以及确定肿块的性质。

4）T_3、T_4 的测定可判断甲状腺功能，对合并甲亢者有一定的价值。

3. 治疗

多采用手术切除，合并甲亢者术前需药物准备。术中应避免损伤喉返神经，若有气管软化，可在气管内置 T 形管支撑。

（二）气管、支气管囊肿

1. 定义

气管、支气管囊肿属先天性疾病，是胚胎时期气管、支气管树异常分化所形成。

2. 病理

囊壁通常由假复层纤毛上皮、软骨、平滑肌、纤维组织和黏液腺组成。

3. 临床表现及诊断

（1）症状与体征：囊肿较大时压迫气管、支气管、食管，出现胸闷、咳嗽、喘息、反复发作呼吸道感染或吞咽不适。

（2）影像学检查

1）胸片上较大的囊肿表现为自纵隔突出的半圆形或椭圆形阴影，密度均匀一致，边缘清晰光滑，当与支气管相通可见气液平面。

2）胸部 CT 对此病变也具有较高的诊断意义。

4. 治疗

手术切除为主要治疗，手术后极少有复发。

（三）食管囊肿

1. 定义

食管囊肿系胚胎发育过程中前肠壁的空泡持续存在所致。

2. 病理

常为单房圆形，表面布有肌纤维的囊腔，腔内含有清亮棕色或绿色黏液。食管囊肿可分为壁内型、壁外型和壁内外型。

3. 临床表现及诊断

（1）症状与体征：囊肿穿破支气管，可引起支气管扩张或肺脓肿；压迫食管，则有吞咽困难、反流、呕吐等症状。

（2）影像学及其他检查

1）主要诊断方法是 X 线检查和纤维内镜检查。

2）胸部平片可发现中后纵隔团块影，边缘光滑，密度较淡。

3）纤维内镜检查可见凸入食管腔的圆形肿物，其表面黏膜完整。

4）食管超声胃镜可探及食管外囊性肿物。

4. 治疗

食管囊肿一经诊断即可手术切除，术后效果良好。

（四）心包囊肿

1. 定义

心包囊肿是一种少见的纵隔先天囊肿，多位于右侧心膈角，少数位于左侧心旁。

2. 病理

囊壁薄而透明；囊内含清澈透明液体；囊壁为一层间皮细胞；大部分与心包腔不交通。

3. 临床表现及诊断

（1）本病多无症状，常在健康体检时发现。

（2）X 线检查可见心膈角处有圆形或椭圆形阴影，密度淡而均匀，边缘清楚常与心影重叠，其形态可随体位改变而改变。

（3）胸部 CT 可清楚显示囊肿位置，CT 值为液体密度。

4. 治疗

手术切除囊肿，当囊肿较大时，可先抽出囊液，再行切除。术后症状均明显减轻或消失，罕有复发。

七、重症肌无力

1. 定义

重症肌无力是乙酰胆碱受体抗体介导的、细胞免疫依赖的及补体参与的一种神经肌肉接头处传递障碍的自身免疫性疾病。

2. 病因

病变主要累及神经肌肉接头处突触后膜上乙酰胆碱受体，神经末梢突触与肌肉之间乙酰胆碱不能顺利传递。

3. 临床表现及诊断

（1）横纹肌无力，疲乏，晨轻暮重，活动后加重，休息后减轻。

（2）可合并其他疾病，如类风湿关节炎、全身红斑狼疮、多肌炎等。

（3）新斯的明试验、腾喜龙试验阳性。

4. 治疗

目前外科治疗重症肌无力仍是首选方法，而且愈早愈好。

（1）手术治疗：应最大限度地完全切除胸腺组织，目前临床上常用颈部切口和胸骨正中切口，胸腔镜切除胸腺也已获得良好的效果。

（2）药物治疗：抗胆碱酯酶类药物、免疫抑制剂。

（3）胸腺治疗：可行胸腺切除术，或 ^{60}Co 做放射源行胸腺放射治疗。

（4）血液疗法：有条件时可使用血浆置换疗法。

第三十一章　心脏疾病

一、心内直视手术基础措施

重点	体外循环的定义、基本用品、方法、病理生理
难点	体外循环与心肌保护的方法
考点	体外循环的定义、基本用品、方法、病理生理

1. 体外循环的定义

体外循环是将静脉血引到人工心肺机内进行气体交换，再通过血泵输回动脉进行循环，暂时代替心脏和肺的工作。

2. 体外循环的基本用品

（1）灌注泵：转压泵、离心泵。

（2）氧和器：鼓泡式氧合器、膜式氧合器。

（3）滤器：动脉滤器、回流室滤器、预充滤器。

（4）管道与插管：包括动脉插管、静脉插管、心内吸引管、心外吸引管、泵管及不同型号的连接管。

3. 体外循环方法及其适用范围

（1）肝素化：300～350 U/kg，监测全血活化凝血酶时间（ACT），使其延长到480秒以上。

（2）完全体外循环

1）常温或浅低温体外循环：鼻咽温接近正常或维持在32～35℃。

2）中度低温体外循环：鼻咽温维持在26～31℃。

3）深低温低流量体外循环：鼻咽温20～25℃，流量可降至全流量的1/2。

4）深低温停循环：鼻咽温15℃，停循环不超过60分钟。

（3）部分体外循环：保持患者的心跳及体外循环并行。用于动脉导管未闭、主动脉瘤手术等，也可用于各种与心跳并行的心室辅助。

4. 体外循环的病理生理

（1）血液系统：可引起溶血、白细胞激活、血小板减少、血小板功能异常，以及凝血瀑布系统、血液接触系统、补体系统及纤溶系统的剧烈变化。

（2）神经系统：体外循环期间的温度、灌注压力、灌注流量、血液二氧化碳张力、血液稀释等均对脑氧供需平衡产生影响。

（3）呼吸系统：体外循环相关炎症反应可导致肺血管和肺实质的病理改变，影响术后肺脏的呼吸功能。

（4）肾功能不全：体外循环过程中肾脏功能可出现滤过、重吸收及分泌功能的异常。术中游离血红蛋白的出现并滞留于肾小管，严重者导致肾功能不全。

（5）消化系统：应激性溃疡、肝功能、胰腺分泌功能的影响。

5. 心肌保护

（1）心脏停搏液：晶体停搏液、稀释冷血停搏液。

（2）停搏液灌注方法：主动脉根部顺行灌注、冠状动脉直视灌注法、冠状静脉窦逆行灌注。

二、先天性心脏病的外科治疗

重点	先天性心脏病的分类、病理生理、临床表现、诊断、治疗
难点	先天性心脏病的病理生理与诊断
考点	先天性心脏病的分类、病理生理、临床表现、诊断、治疗

1. 先天性心脏病的分类　见表 31－1。

表 31－1　先天性心脏病的分类

静脉系畸形	上或下腔静脉缺如，肺静脉异位引流（部分型和完全型）
心房畸形	房间隔缺损，单心房，三房心
房室瓣畸形	先天性二尖瓣狭窄或关闭不全，三尖瓣闭锁，三尖瓣下移
心室畸形	室间隔缺损，右心室或左心室流出道狭窄，单心室
大动脉系畸形	肺动脉闭锁，肺动脉瓣狭窄，动脉导管未闭，主动脉弓中断，主动脉窦瘤，主动脉缩窄
全心综合畸形	法洛四联症，心内膜垫缺损，大动脉转位

2. 动脉导管未闭

（1）病理生理：左向右分流、左心室肥大、右心室肥厚、肺动脉高压。艾森曼格综合征是指肺动脉压等于或高于主动脉压时，左向右分流消失，临床上出现发绀。

（2）临床表现

1）症状：激惹、心动过速、呼吸急促、难于喂养、呼吸道感染；肺动脉高压和逆向分流时则出现发绀、蹲踞和呼吸急促等症状。

2）体征：心前区搏动增强，肺动脉瓣区局限性震颤，胸骨左缘第 2 肋间 3～4 级的连续性机器样杂音（肺动脉高压时可消失）、肺动脉瓣第二心音亢进脉压增大（出现周围血管征）。

3）心电图：左心室高电压或左心室肥大，重度肺动脉高压可表现为左右心室肥大。

4）胸片：心脏增大、肺充血、肺动脉圆锥隆起。

5）心脏超声：于主肺动脉分叉处与降主动脉之间可见动脉导管。

（3）治疗

1）手术适应证：原则上所有诊断明确的单纯动脉导管未闭均应考虑手术；艾森曼格综合征为手术禁忌证；当动脉导管起代偿作用时，不能单独闭合。

2）手术技术

①常温动脉导管闭合法：结扎法、钳闭法、切断缝合法。

②体外循环下直视闭合法：直接结扎法、肺动脉内直接缝合法、补片修补法。

（4）术后并发症：出血、喉返神经损伤、导管再通。

3. 肺动脉瓣狭窄

（1）病理生理：右心室收缩压升高、心排量下降、右心室肥厚、右心功能衰竭。

（2）临床表现

1）症状：易疲劳、胸闷、心悸、昏厥、发绀、右心衰竭。

2）体征：心前区抬举感，胸骨左缘第2肋间喷射性收缩期杂音、肺动脉第二心音减弱或消失。

3）心电图：电轴右偏、右束支传导阻滞、右心室肥厚。

4）胸片：右心室增大，肺动脉段突出（漏斗部狭窄肺动脉段扩大不明显）、肺纹理少。

5）心超：肺动脉瓣波形的a凹加深。

6）右心导管：右心室与肺动脉主干的压力阶差＞20 mmHg。

（3）肺动脉瓣狭窄分级

1）轻度狭窄：瓣口内径＞1.5 cm，压力阶差＜40 mmHg。

2）中度狭窄：瓣口内径1.0～1.5 cm，压力阶差40～100 mmHg。

3）重度狭窄：瓣口内径＜1.0 cm，压力阶差＞100 mmHg。

（4）治疗

1）手术适应证：有临床症状，心电图右室肥厚，肺动脉瓣跨瓣压差大于50 mmHg。

2）手术方法：经皮肺动脉瓣球囊扩张成形术，体外循环下行肺动脉瓣膜交界切开。

（5）术后并发症：右心衰竭和低心排血量综合征、肺动脉瓣关闭不全。

4. 继发孔房间隔缺损

（1）病理解剖：中央型、下腔型、上腔型、混合型。

（2）病理生理：左向右分流，右心系统血流量明显增加，右心房、右心室及肺动脉扩大，肺动脉管腔狭小和血管阻力增高，肺动脉高压，晚期形成艾森曼格综合征。

（3）临床表现

1）症状：劳累性呼吸困难、心悸、疲倦、呼吸道感染，形成右向左分流时出现发绀。

2）体征：胸骨左缘第2～3肋间收缩期杂音（肺动脉相对狭窄），肺动脉瓣第二心音亢进和分裂，肺动脉高压时，收缩期杂音减弱，第二心音亢进加强。

3）心电图：P波增高、电轴右偏、不完全性右束支传导阻滞、右心室肥大。

4）胸片：右心房室扩大、肺野充血、肺动脉段突出、主动脉结缩小。

5）心脏超声：右心房室增大、房间隔连续中断。

（4）治疗

1）手术适应证：即使临床上无症状，但肺血增多，肺循环血流量/体循环血流量＞1.5:1时也需手术治疗；唯一手术禁忌证为艾森曼格综合征。

2）手术方法：体外循环下直视修补术、介入封堵或微创手术封堵。

5. 原发孔房间隔缺损

（1）病理解剖：通常合并有二尖瓣大瓣裂缺。

（2）病理生理：病变重者，由于分流量大或二尖瓣反流，导致严重肺充血，较早出现肺动脉高压和心力衰竭。

（3）临床表现

1）症状：二尖瓣反流严重者，症状出现早，病程进展快。

2）体征：心前区隆起，心尖部第一心音减弱和全收缩期杂音和（或）胸骨左缘第2、3肋间收缩期杂音，肺动脉瓣第二心音亢进。

3）心电图：P－R间期延长，电轴左偏，AVF导联主波向下，束支传导阻滞。

4）胸片：全心增大，以左心室为主，肺血增多，肺动脉高压征象。

5）心脏超声：除房间隔回声中断外，多可见二尖瓣裂缺。

（4）治疗：间断或连续缝合二尖瓣裂缺，自体心包或涤纶片修补房缺。

6. 室间隔缺损

（1）病理解剖：膜部缺损、干下型缺损、肌部缺损、混合型缺损。

（2）病理生理：左向右分流，肺动脉高压。

（3）临床表现

1）症状：劳累性呼吸困难、心悸、呼吸道感染、发育欠佳、形成右向左分流时出现发绀。

2）体征：胸骨左缘第2～4肋间全收缩期杂音、肺动脉瓣第二心音亢进。

3）心电图：左心室肥大或双心室肥大，右束支传导阻滞。

4）胸片：左心室扩大，主动脉结缩小，肺动脉段突出，肺纹理增粗，严重肺动脉高压者肺门血管呈“残根样”改变。

5）心脏超声：室间隔中断征象。

（4）治疗

1）手术适应证：反复发生肺炎或心力衰竭者应早期手术矫正。

2）手术方法：体外循环下手术矫正，部分膜部室缺可考虑介入封堵治疗。

（5）术后并发症：室间隔残余分流、完全性房室传导阻滞、主动脉瓣关闭不全。

7. 主动脉缩窄

（1）病理解剖：导管前型、导管后型。

（2）病理生理：左心室后负荷增加，左心室肥厚、劳损，近心端高血压易导致脑血管硬化，远心端缺血性症状。

（3）临床表现

1）症状：头痛、头晕、耳鸣；下肢无力、下肢间歇性跛行；上肢麻木、肢体瘫痪。

2）体征：上肢血压增高，下肢血压有时不能测得、搏动减弱，胸骨左缘第2～3肋间和背部肩胛区可闻及喷射性、收缩期杂音。

3）心电图：左心室高电压，左心室肥大。

4）胸片：心脏扩大，纵隔上部阴影增宽，“3”字征，肋骨下缘凹陷性切迹。

5）心脏超声、CT、心导管造影。

（4）治疗：缩窄段切除后主动脉端–端吻合、缩窄段切开成形术、缩窄段切除后人工血管移植术、人工血管旁路移植术、主动脉球囊扩张介入法（用于术后再狭窄）。

8. 主动脉窦瘤破裂

（1）病理生理：左向右分流，右心系统负荷增加；主动脉瓣环扩张，瓣叶脱垂，主动脉瓣关闭不全，冠状动脉供血不足。

（2）临床表现

1）症状：气急，心悸，乏力；剧烈运动后突发心前区或上腹部疼痛，呼吸困难，甚至急性心力衰竭。

2）体征：舒张压下降、脉压增大；胸骨左缘第3～4肋间连续性杂音。

3）心电图：左心室肥大或双心室肥大。

4）胸片：心脏扩大，肺动脉段突出，肺野充血、肺纹理增多。

5）心脏超声、心导管造影。

（3）治疗：中低温体外循环下行直视修补术。

9. 法洛四联症

（1）病理解剖：肺动脉口狭窄，室间隔缺损，主动脉骑跨，右心室肥厚。

（2）病理生理：右向左分流、体循环血氧含量减低、血红蛋白和红细胞代偿性增多；肺循环血流量减少、肺内侧支循环增多。

（3）临床表现

1）症状：发绀；蹲踞；活动耐力受限，病情严重时可突发缺氧发作、呼吸困难、晕厥和抽搐。

2）体征：发育缓慢；发绀；胸骨左缘第 2～4 肋间喷射性收缩期杂音，肺动脉瓣第二心音正常或减轻。

3）心电图：右心室肥大，电轴右偏。

4）胸片：肺动脉段凹陷、“靴状心”、肺血减少。

5）心脏超声：右心室明显增厚，右心室流出道管状狭窄或肺动脉瓣狭窄，肺动脉发育欠佳，巨大室间隔缺损，主动脉右移骑跨在室间隔上。

（4）治疗

1）姑息性手术：改良锁骨下动脉－肺动脉吻合术。

2）体外循环下根治术。

（5）术后并发症：低心排血量综合征、残余室间隔缺损、完全性房室传导阻滞、肺动脉瓣关闭不全和三尖瓣关闭不全。

三、后天性心脏病的外科治疗

重点	后天性心脏病的分类、病理生理、临床表现、诊断、治疗
难点	后天性心脏病的病理生理与诊断
考点	后天性心脏病的分类、病理生理、临床表现、诊断、治疗

1. 慢性缩窄性心包炎

（1）病因：结核性心包炎（40%～50%）、急性化脓性心包炎迁延不愈，风湿性全心炎，心脏直视手术后心包内积血、粘连以及纵隔放疗。

（2）病理：心包之间粘连、增厚，形成坚硬的纤维瘢痕组织；腔静脉入口处形成狭窄环，造成梗阻；房室交界处缩窄；心肌纤维化。

（3）病理生理：心脏舒张受限，心肌收缩力减弱，心室舒张压升高，心排血量下降；静脉压升高，体循环各脏器淤血；肺静脉血液回流受阻，肺循环淤血。

（4）临床表现

1）症状：右心功能不全症状为主。

2）体征：怒张的颈静脉在心脏舒张期突然塌陷，肝脾大，腹水征阳性，下肢水肿，心尖搏动减弱或消失，心音弱而遥远。

3）实验室检查：总血清蛋白可降低，肝功能轻度减低，红细胞计数和血容量往往增加，红细胞沉降率可正常或增加。

4）心电图：各导联 QRS 波群低电压，T 波低平或倒置，P 波有切迹，不完全性右束支阻滞或右心室肥大。

5）胸片：心影大小接近正常，左右心缘变直，主动脉弓缩小，心包钙化。

6）心脏超声：心包增厚、粘连、积液和钙化，心房扩大，心室缩小，心功能减退。

7）CT：心包增厚大于 3 mm。

（5）治疗

1）手术适应证：原则上一经确诊均有手术适应证。

2）手术方法：心包剥离顺序应为先左心室，再右心室流出道，右心室及上、下腔静脉。尽可能解除腔静脉和房室沟部位的狭窄环。

2. 二尖瓣狭窄

（1）分型：隔膜型、漏斗型。

（2）分级

1）轻度狭窄：瓣口面积＞1.5 cm^2。

2）中度狭窄：瓣口面积 1.0～1.5 cm^2。

3）重度狭窄：瓣口面积＜1.0 cm^2。

（3）病理生理：左心房扩大，压力增高，房颤；肺静脉淤血，肺水肿；肺动脉高压，右心功能衰竭。

（4）临床表现

1）症状：呼吸困难，咳嗽、咯血，端坐呼吸，急性肺水肿（咳粉红色泡沫样黏液）。

2）体征：二尖瓣面容；心尖区第一心音亢进，二尖瓣开瓣音和舒张期隆隆样杂音；肺动脉高压时，胸骨左下缘可扪及右心室收缩期抬举样搏动，第二心音肺动脉瓣成分亢进。

3）心电图：左房增大，房颤，肺动脉高压可出现电轴右偏、完全性右束支传导阻滞。

4）胸片：左心房增大，双心影表现。

5）心脏超声：狭窄瓣膜的形态和活动度、二尖瓣口面积、瓣膜弹性及钙化程度、瓣下结构增厚、腱索融合、左房血栓。

（5）治疗

1）手术适应证：心功能Ⅱ级以上、存在明显临床症状；外周动脉栓塞史；风湿活动完全停止 6 个月以后。

2）治疗方式：二尖瓣球囊扩张、二尖瓣闭式扩张术、二尖瓣成形术、二尖瓣替换术。

3. 二尖瓣关闭不全

（1）病因：风湿性心脏病二尖瓣瓣环及瓣下组织钙化、瓣膜退行性变、缺血性心肌病、感染性心内膜炎瓣膜穿孔或腱索断裂。

（2）病理

1）风湿性：瓣膜不均匀的纤维增厚，瓣叶卷曲，瓣叶边缘参差不平，前后瓣不能紧密对合。

2）缺血性或退行性：二尖瓣瓣环扩大、腱索延长或部分腱索断裂。

（3）病理生理：左心室容量负荷加重，左心室腔代偿性扩大，左心室收缩力下降，左房压和肺静脉压升高，肺动脉高压，右心功能衰竭。

（4）临床表现

1）症状：乏力、劳累性呼吸困难，急性肺水肿，端坐呼吸，咯血和右心功能衰竭症状。

2）体征：心尖搏动增强，向左下移位；心尖区收缩期吹风样杂音；肺动脉高压时肺动脉瓣区第二心音亢进，并有第二心音分裂。

3）心电图：左心室肥大和劳损、双心室肥大。

4）胸片：左心房增大，出现双心影；左心室增大，心影向左下扩大。

5）心脏超声：直接观察二尖瓣前后叶闭合情况；直接测算左心房、左心室收缩末期及舒张末期容积；瓣叶赘生物；二尖瓣脱垂呈连枷样二尖瓣；二尖瓣瓣环钙化；腱索断裂；多普勒检查可直接测量反流量的大小。

（5）治疗

1）手术适应证：临床症状明显，心功能Ⅱ级以上。

2）手术方法：二尖瓣修复成形术、二尖瓣替换术。

4. 主动脉瓣狭窄

（1）病因：主动脉瓣先天性二瓣化畸形、变性钙化、风湿性心脏病。

（2）病理生理：心脏后负荷加重、心室肌向心性肥厚、心室扩张、左心功能衰竭。

（3）临床表现

1）症状：心绞痛、晕厥、劳力性呼吸困难。

2）体征：心尖部抬举性搏动、主动脉瓣区Ⅱ～Ⅲ级收缩期杂音。

3）心电图：电轴左偏、左心室肥大，左心房增大，左束支传导阻滞，心房颤动。

4）胸片：早期心影大小正常；晚期心影增大，呈靴形心；主动脉瓣钙化；升主动脉狭窄后扩张。

5）心脏超声：瓣膜增厚、开放振幅减小、瓣膜钙化。

（4）治疗

1）手术适应证：有症状，跨瓣压差超过 50 mmHg；进行性左心室肥厚，主动脉瓣钙化严重；晕厥和心绞痛频繁发作；左心室肥厚严重及有肺静脉高压或右心功能衰竭；跨瓣压差超过 75 mmHg 的无症状患者。

2）手术方法：主动脉瓣成形术、主动脉瓣替换术。

5. 主动脉瓣关闭不全

（1）病因：先天性主动脉瓣发育畸形、马方综合症、风湿性瓣膜病、细菌性心内膜炎、主动脉夹层。

（2）病理生理：左心室的容量负荷增加，心室扩大和肥厚，左心功能衰竭，心肌供血不足。

（3）临床表现

1）症状：心前区不适，心绞痛，左心功能衰竭，夜间阵发性呼吸困难，急性肺水肿。

2）体征：脉压差增大，心脏搏动幅度增强，主动脉瓣区可闻及叹息样舒张期杂音。

3）心电图：电轴左偏，左心室肥厚，异常 Q 波。

4）胸片：左心室增大，升主动脉增宽，主动脉结隆起。

5）心脏超声：主动脉瓣叶增厚、钙化、闭合不良；左心室内径增大，流出道增宽，主动脉瓣环增大。

（4）治疗：主动脉瓣替换术、主动脉瓣成形术。

6. 冠状动脉粥样硬化性心脏病

（1）定义：冠状动脉粥样硬化性心脏病（简称冠心病），主要是指冠状动脉粥样硬化病变导致冠状动脉狭窄所引起的心肌供血不足，心肌缺血、缺氧所引起的一系列临床症状。

（2）病理及病理生理：目前冠心病公认的危险因素有吸烟、高脂血症、高血压、糖尿病及家族遗传史。病理改变发生在冠状动脉内膜，内膜脂质沉着、增厚或斑块形成，造成管壁增厚、管腔狭窄或完全阻塞。劳力、情绪激动、寒冷或其他诱因导致心肌需氧增多时可诱发相对缺血，导致心绞痛发作。冠状动脉斑块破裂或冠状动脉急性血栓形成可导致相应供血区域血液供应锐减，心肌细胞因为缺血将迅速坏死，并逐渐纤维化，大面积的心肌坏死最终将形成室壁瘤，若累及乳头肌则可导致二尖瓣关闭不全，若累及室间隔则可导致室间隔穿孔。

（3）临床表现：主要为心绞痛，多数在活动量增加，情绪激动情况下发生。疼痛部位通常位于心前区，可放射到左臂内侧或肩部。有时表现为上腹部疼痛。疼痛的性质可表现为绞痛，压迫感或紧束感。疼痛持续时间一般为数秒或数分钟，休息或口含硝酸甘油后缓解或消失。一般在病变未发作时无临床体征。

（4）诊断

1）心电图：急性心肌缺血时可表现为 ST 段低平或抬高，T 波低平或倒置。心肌梗死时可出现异常 Q 波，ST 段抬高，T 波倒置等。部分患者心电图可无明显变化。

2）选择性冠状动脉造影和左心室造影：是目前诊断冠心病的金标准。

（5）治疗：冠状动脉粥样硬化性心脏病的治疗包括药物治疗、介入治疗和外科治疗。

1）药物治疗主要是通过控制高血压、高脂血症，扩张冠状动脉，改善心肌功能等。

2）介入治疗：冠状动脉介入治疗发展迅猛，主要是通过冠状动脉内球囊扩张和冠状动脉内支架（PCI），解除局部狭窄。是目前冠心病主要治疗手段。

3）外科治疗主要是指冠状动脉旁路移植术（CABG）。

①手术适应证：反复心绞痛发作，药物治疗无效者。冠状动脉造影显示病变累及冠状动脉左主干或多支血管，造成70%以上狭窄，尤其是合并糖尿病患者。

②手术方法：临床上用作冠状动脉搭桥的移植材料主要有自体大隐静脉、左或右胸廓内动脉、桡动脉。吻合方法是将移植材料的近远端分别与冠状动脉狭窄的远端和升主动脉吻合。冠状动脉搭桥术在中低温体外循环下进行，也可选择在常温非体外循环下进行。

（6）心肌梗死后并发症的治疗

1）左心室室壁瘤：室壁瘤切除后多采用三明治式缝合心肌。大室壁瘤切除时应考虑做心室成形。

2）室间隔穿孔：一旦确诊，应急诊手术。选择左室面进行修补。一般选择较大的涤纶补片，采用间断带垫片褥式缝合方法固定在正常的心肌组织上。

3）二尖瓣关闭不全：根据瓣膜和乳头肌病变程度而选择二尖瓣成形或二尖瓣替换术。

7. 心脏黏液瘤

（1）病理：心脏黏液瘤大多数为单发，可发生于任一心腔，90%以上位于左心房，黏液瘤体为分叶或菜花状，外观多为淡黄色半透明胶胨状，表面光滑，质软而脆，易碎裂。组织学上，心脏黏液瘤起自于心内膜下的间叶组织。虽为良性肿瘤，但有低度恶性倾向、有较强的种植和组织侵蚀能力。

（2）临床表现

1）症状：心脏黏液瘤临床表现呈多样性，取决于瘤体所在位置、大小、活动度、有无碎片脱落等。最常见为左心房黏液瘤瘤体于心脏舒张期随血流下移至二尖瓣口，产生类似二尖瓣狭窄的临床表现。瘤体组织碎片脱落，引起体、肺动脉栓塞。

2）体格检查：多数患者有心脏杂音。杂音可以随体位而改变。少数患者还可闻及肿瘤扑落音。黏液瘤位于其他心腔的患者，杂音时相、强度均可有不同。

3）辅助检查：①心电图：多无特异性。②X 线检查：多无特异性。③超声心动图：二维超声心动图可见心腔内有随心动周期活动的异常回声团块。④实验室检查：可见贫血、血沉增快。

（3）诊断：心脏黏液瘤患者常无特异性临床表现，超声心动图的检出率高达98%以上。

（4）治疗：心脏黏液瘤具有低度恶性倾向，并且有潜在栓子脱落的危险，一旦确诊应及早摘除。手术均在体外循环下进行。术中需连同瘤蒂附带的一部分心内膜及心肌组织完整切除黏液瘤。切除黏液瘤后立即用负压吸引器清除心腔内积血及可能脱落的碎屑，并彻底冲洗心腔，冲洗液亦应及时吸除。

临床病案分析

患者，男性，26 岁，因活动后心慌、胸闷半年来院。体检：一般情况好，身高 185 cm，瘦长型，关节松弛，手指细长，可过伸，高度近视，两肺呼吸音清，心界扩大，主动脉瓣区可闻及双期杂音，胸片提示心影扩大，升主动脉扩张，超声心动图可见主动脉瘤样扩张，内径 6 cm，主动脉瓣环扩大，严重反流。

思考：

1. 最可能的诊断是什么？

2. 进一步确诊最有价值的是何检查？

3. 该如何拟定治疗方案？

解析：

最可能的诊断为马方综合症，胸主动脉瘤。进一步确诊最有价值的检查为主动脉 CTA，患者活动后胸闷心悸，主动脉瘤样扩张伴主动脉瓣关闭不全，有外科手术指征，应根据主动脉 CTA 制定具体手术方案。

第三十二章　胸主动脉疾病

一、胸主动脉瘤

重点	胸主动脉瘤的病因、临床表现、诊断方法、治疗手段
难点	胸主动脉瘤的诊断、治疗手段
考点	胸主动脉瘤的病因、临床表现、诊断方法、治疗手段

1. 定义

胸主动脉瘤是由于胸部的主动脉壁正常结构损害，尤其是弹力纤维层的破坏或变弱，主动脉在血流压力作用下出现局限性或节段性扩张及膨大。

2. 病因

（1）动脉硬化：胆固醇和脂质浸润沉着于主动脉壁，形成脂纹至硬化斑块、溃疡和弹力纤维变性和断裂，均可致主动脉壁破坏，逐渐膨出扩大形成动脉瘤。

（2）创伤：多因高速运行物突然减速时或人体从高处坠落或被挤压引起胸主动脉破裂。

（3）动脉囊性中层坏死：某些先天性和遗传性疾患可使主动脉壁中层发生囊性坏死，弹力纤维减少至消失，伴黏液性变，如马凡（Marfan）综合征。

（4）细菌性感染：病变始于心内膜，发展至中层时，便易形成动脉瘤，多呈囊型。

（5）梅毒：梅毒螺旋体破坏主动脉壁弹性纤维，易形成主动脉瘤。

3. 病理分类

按照形态可分为三类。

（1）囊性动脉瘤：病变仅累及主动脉壁某个局限部位，突出呈囊状。

（2）梭形动脉瘤：病变累及主动脉壁全周，长度不一。

（3）夹层动脉瘤：主动脉壁中层发生坏死或退行性病变，兼内膜破裂，在主动脉高压力血流作用下，中层内形成撕裂并向两侧（更多的是向远侧）延伸，形成主动脉夹层，则为夹层动脉瘤。

4. 临床表现及诊断

（1）症状：①病程早期可无任何症状。②疼痛，多为持续性钝痛，位于前胸上中部或背后肩胛间处。③压迫症状，如咳嗽、呼吸困难和气急，Horner 综合征，吞咽困难，声音嘶哑等。

（2）体征：①静脉怒张。②右颈总动脉和右上肢动脉脉搏减弱。③胸骨切迹扪及搏动性肿块。④背部可听见显著的血管收缩期杂音。⑤巨大瘤体可扪及扩张性搏动感，伴有震颤，有时有血管收缩期杂音。

（3）辅助检查：①X 线检查：显示肿块阴影，边缘清晰，可有钙化斑点或片状，透视上显示扩张性搏动。②CT 及 MR 可以显示主动脉瘤样扩张。③超声检查。④主动脉造影仍是金标准。

5. 治疗

胸主动脉瘤的预后差，一旦明确诊断，应该早期进行手术治疗。

（1）手术：患者以中老年多见，术前应充分评估脏器功能。

常规手术：①单纯动脉瘤切除术，多用于较小的囊状动脉瘤。②主动脉瘤切除+人工血管置换术，适用于大部分动脉瘤。③升主动脉瘤切除+人工血管置换+主动脉瓣置换+冠状动脉口重建术，适用于升主动脉瘤及合并主动脉瓣关闭不全者。

介入手术：主动脉腔内支架修复术，多适用于降主动脉瘤患者。

杂交手术：主动脉腔内支架修复术+分支动脉支架术+弓部分支动脉转流术，适用于不适合常规手术的主动脉弓动脉瘤患者。

（2）药物治疗：主要用于胸主动脉瘤无手术指征的患者。控制血压，稳定斑块。

二、内脏动脉夹层

内脏动脉夹层少见，包括腹腔干夹层、肠系膜上动脉夹层、肾动脉夹层等，其中以肠系膜上动脉夹层较多。内脏动脉夹层治疗尚无定论，可内科保守治疗，也可介入治疗。原则是：重塑真腔，封闭破口，增加真腔血供，防止形成夹层动脉瘤。

1. 定义

血流将主动脉内膜和中膜撕裂，并进入动脉壁，进一步撕裂动脉壁，使一部分血液在主动脉腔外流动，称为主动脉夹层。其中，血流将动脉壁中膜与内膜撕裂形成的不规则间隔，称为假腔。

2. 病因

持续性高血压、主动脉硬化、主动脉内膜破损等均可造成主动脉夹层，交通事故减速伤也可造成主动脉夹层。

3. 分型

发病时间<2 周者为急性，超过 2 周者为慢性，慢性期患者缺乏明确症状。根据破口位置和累及范围，DeBakey 将主动脉夹层共分为 3 型，病变累及升主动脉、不同程度的降主动脉和腹主动脉的为Ⅰ型，病变仅累及升主动脉的为Ⅱ型，病变累及降主动脉和不同程度腹主动脉的为Ⅲ型。

4. 临床表现

主动脉夹层以男性多发，急性突发起病，患者感到难以忍受的、濒死样、放射性、广泛的胸背痛，有的可有上腹痛，常伴大汗淋漓、辗转反侧。夹层撕裂最危险是假腔破裂，可造成大出血休克，死亡率极高。夹层影响主动脉重要分支血供时，可造成相应脏器缺血、梗死。

5. 诊断方法

本病与心肌梗死需鉴别，本病胸痛远较心肌梗死剧烈，心电图与心肌酶谱在正常范围是鉴别依据。经食道超声、MRA、CTA 等可见主动脉内分隔，形成真假两腔，有助于诊断，DSA 是诊断金标准。

6. 治疗

主动脉夹层的治疗原则是：①防止动脉内膜裂口继续扩大，有利于假腔封闭。②闭合内膜裂口。③消除假性动脉瘤破裂可能性。④恢复内脏和下肢供血。对于Ⅲ型主动脉夹层，首选经股动脉介入治疗，植入覆膜支架封闭破口，开通真腔。

第三十三章 腹外疝

重点	病因、病理解剖、临床类型
难点	临床类型
考点	病因、病理解剖、临床类型

一、概论

腹腔内某个脏器或组织离开其正常的解剖位置，通过腹壁先天性或后天性形成的薄弱区、缺损区或间隙向体表突出，局部形成一肿块者，即被称为腹外疝。

1. 病因

腹壁强度降低和腹内压力增加并存是腹外疝发生的主要病因。

（1）腹壁强度减弱：有先天解剖结构原因，如腹膜鞘状突未闭，脐环闭锁不全，腹壁白线缺损等，精索或子圆韧带穿过腹股沟管，股动静脉穿过股管区等；也有后天获得性原因有手术切口愈合不良、外伤、炎症、感染、手术切断腹壁神经，老龄的肌肉退化萎缩，以及胶原代谢异常致坚实的腹横筋膜变得薄弱等解剖方面原因。

（2）腹内压增加：慢性咳嗽、便秘、大量腹水、排尿困难、举重等。正常人也时有腹内压的短暂增高，但如腹壁强度正常，一般不会发生疝。

事实上，疝的成因是非常复杂的，往往是多因素共同作用的结果，遗传及组织代谢亦可能参与其中。

2. 病理解剖

典型的腹外疝由疝环、疝囊、疝内容物和疝被盖四部分组成。

（1）疝环：是疝囊从腹腔突出的“口”，相当于腹壁薄弱或缺损处。各类疝多依疝环部位而命名，如腹股沟疝、脐疝、腰疝等。

（2）疝囊：是腹膜壁层经疝环而突出的囊袋结构，可分为囊颈、囊体、囊底三部。囊颈指疝囊与腹腔相连接的狭窄部，相当于疝环的位置，由于肠内容物经常经此而进出，故常受摩擦而增厚。特别在老年患者，病史长，或常受佩用疝托的软压垫压迫，可使囊颈格外肥厚坚韧。囊体是疝囊的膨大部分。囊底指疝囊的顶端部分。

（3）疝内容物：是指从腹腔突出而进入疝囊的脏器和组织。常见的多是活动度大的腹腔内容物。以小肠为多见，其次是大网膜，其他有盲肠、阑尾、乙状结肠、横结肠、膀胱、卵巢、输卵管、Meckel 憩室等。

（4）疝外被盖：指疝囊以外的腹壁各层组织，通常由筋膜、肌肉、皮下组织和皮肤组成，可因疝的部位有所不同。上述各层组织常因疝内容出入、停留而被扩大或受压，以致萎缩、变薄。

3. 临床病理类型

按疝内容物的病理变化和临床表现，腹外疝可分为可复性疝、难复性疝，嵌顿性疝、绞窄性疝。

（1）可复性疝：疝内容很容易回入腹腔的，称为可复性疝。

（2）难复性疝：疝内容物不能完全回入腹腔但并不引起严重症状的，称为难复性疝。常因疝内容物（多数是大网膜，也有小肠）反复疝出，表面受摩擦而损伤，与疝囊发生粘连所致；也有些病程冗长的巨型疝，疝环十分宽大，大量疝内容物随着重力下坠而久留在疝囊内、腹腔容积相应变小，无法再予容纳，形成难复性疝。某些腹腔间位的脏器，在疝的形成过程中，可随后腹膜壁层而被下牵，构成疝囊的一部分，称为滑动性疝，是一种特殊的难复性疝。常见脏器有盲肠，乙状结肠与降结肠及膀胱等。

临床上滑动性疝绝大多数是男性，常见于 50 岁以上，无临床特殊症状，多见于腹股沟，右侧，患者肥胖，疝块巨大，柔软。部分内容多能复位，但不能全行回纳，X 线视灌肠可见疝囊内有肠段显影。

（3）嵌顿性疝：腹腔压力突然增高，可使较多腹腔内容物强行扩张囊颈进入疝囊，随时间变化，疝内容物可发生静脉回流障碍，淤血和水肿，发生疼痛等一系列症状者，称为嵌顿性疝或嵌闭性疝。如嵌顿的内容为小肠，除上述症状外还会产生急性肠梗阻症状。此时如解除嵌顿，上述病变可恢复正常。

（4）绞窄性疝：嵌顿性疝、如不及时解除，致使疝内容物发生动脉循环障碍甚至坏死者，称为绞窄性疝。嵌顿发生后，首先导致疝内容物的静脉回流发生障碍，继而疝内容物肿胀，最后导致动脉供血障碍，疝内容物坏死、穿孔。绞窄性疝需紧急手术。

临床上，绞窄是嵌顿的进一步发展，是不能截然分开的两个连续性阶段。疝嵌顿或绞窄后有三大主要症状：①疝块肿大明显，伴有明显疼痛，与往常不同，不能回纳入腹腔；②疝块坚实、变硬、有明显压痛，令患者咳嗽时，疝块无冲击感；③疝内容物如为肠管，则出现急性机械性肠梗阻症状：剧烈的阵发性腹痛，伴有呕吐，肛门排气排便停止；检查肠鸣音亢进，稍晚时还可出现腹胀。腹股沟疝中，虽然股疝少见，但由于股环内口小而坚韧，发生嵌顿和绞窄的机会比腹股沟斜疝、直疝明显增多。

肠管嵌顿和绞窄时，如内容物仅为肠壁的一部分，系膜侧肠壁及其系膜并未进入疝囊，称为肠管壁疝，或称瑞契（Richter）疝；如内容物为美克尔憩室，则称为里脱（Littre）疝；如内容物为两个以上肠袢，使肠袢呈 W 形状，称逆行性嵌顿疝。此种情况，不仅疝囊内的肠管，而且在腹腔内的嵌顿肠管均可发生坏死。因此手术必须检查嵌顿的全部肠袢，以防遗漏。

二、腹股沟疝

重点	腹股沟区解剖，腹股沟疝的发病机理、诊断和鉴别诊断
难点	腹股沟区解剖
考点	腹股沟区解剖，腹股沟疝诊断和治疗

腹股沟区是前外下腹壁一个三角形区域，其下界为腹股沟韧带，内侧界为腹直肌外侧缘，上界为髂前上棘至腹直肌外侧缘的一条水平线。腹股沟疝就是指发生在这个区域的腹外疝。

1. 腹股沟区的解剖

（1）腹股沟区重要表面标记：髂嵴的前下端隆起为髂前上棘。耻骨嵴外侧末端的骨性隆起为耻骨结节。髂前上棘与耻骨结节的连线即为腹股沟韧带的体表标记。腹股沟内环的体表定位位于腹股沟韧带中点上方 2cm 处，外环位于耻骨结节的上内侧。

（2）腹股沟区解剖层次要点

1）皮肤及皮下浅筋膜：皮下浅筋膜又分两层，浅部脂肪组织称 Camper 筋膜，深部纤维结缔组织层称为 Scarpa 筋膜。

2）腹外斜肌腱膜：腹外斜肌在髂前上棘与脐之间连线以下移行为腱膜。该腱膜下缘在髂前上棘至耻骨结节之间向后、向上反折并增厚，形成腹股沟韧带。该韧带内侧端小部分纤维又向后、向下转折而形成腔隙韧带（陷窝韧带），它填充着腹股沟韧带和耻骨梳之间的夹角，其边缘呈弧形，为股环的内侧缘。腔隙韧带向外侧延伸的部分附着于耻骨梳，为耻骨梳韧带（Cooper's 韧带）。腹外斜肌腱膜纤维在耻骨结节处形成一个三角形的裂隙，即腹股沟外环（浅环或皮下环）。正常成人外环可容纳一食指尖，有精索（男性）或子宫圆韧带（女性）从皮下环穿过。

3）腹内斜肌和腹横肌：腹内斜肌在此区起自腹股沟韧带的外侧 1/2，肌纤维向内下走行，其下缘呈弓状越过精索前上方，在精索内后侧止于耻骨结节。腹横肌在此区起自腹股沟韧带外侧 1/3，其下缘也呈弓状越过精索的上方，在精索后内侧与腹内斜肌融合而形成腹股沟镰（或称联合腱），止于耻骨结节。

4）腹横筋膜：位于腹横肌的深面。其在此区的外侧 1/2 附着于腹股沟韧带，内侧 1/2 附着于耻骨梳韧带。腹横筋膜至腹股沟韧带向后的游离缘处加厚形成髂耻束。在腹股沟中点上方 2 cm 处腹壁下动脉外侧，男性精索或女性子宫圆韧带穿过腹横筋膜而造成一个卵圆形裂隙，即为腹股沟内环（深环或腹环）。腹横筋膜由此向下包绕精索，成为精索内筋膜。内环内侧的腹横筋膜较厚，称凹间韧带。在腹股沟内侧 1/2，腹横筋膜还覆盖着股动脉、股静脉，并在腹股沟韧带后方伴随这些血管下行至股部。

5）腹膜前间隙：腹横筋膜和腹膜之间是一个潜在的腔隙，称之为腹膜前间隙。腹股沟区的腹膜前间隙内主要包含脂肪组织、疏松结缔组织、膜样组织、输精管和一些血管（腹壁下血管、异常的闭孔动静脉和精索血管）及神经等。在现代疝修补手术中具有重要临床意义。

6）壁层腹膜：腹股沟区的壁层腹膜是腹腔腹膜的延续。

（3）腹股沟管解剖：腹股沟管在正常情况下为一潜在的管道，位于腹股沟韧带的内上方，相当于腹内斜肌、腹横肌的弓状下缘与腹股沟韧带之间。在成年人管长 4～5cm，有内、外两口和上下前后四壁。内口即内环（深环）或称腹环，即上文所述腹横筋膜中的卵圆形裂隙；外口即外环（浅环），或称皮下环，是腹外斜肌腱膜下方的三角形裂隙。管的前壁是腹外斜肌腱膜，在外侧 1/3 尚有部分腹内斜肌；后壁是腹横筋膜及其深面的腹膜壁层，后壁内、外侧分别尚有部分联合肌腱和凹间韧带。上壁为腹横腱膜弓（或联合肌腱），下壁为腹股沟韧带和陷窝韧带。腹股沟管内男性有精索，女性有子宫圆韧带通过，还有髂腹股沟神经和生殖股神经的生殖支通过事实上，疝的成因是非常复杂的，往往是多因素共同作用的结果，遗传及组织代谢亦可能参与其中。

1）直疝三角：又称 Hesselbach 三角。直疝三角是由腹壁下动脉构成外侧边，腹直缘构成内侧边，腹股沟韧带构成底边的一个三角形区域。此处腹壁缺乏完整的腹肌覆盖，且腹横筋膜又比周围部分为薄，所以是腹壁的一个薄弱区。腹股沟直疝即在此由后向前突出，故称直疝三角。直疝三角与腹股沟管内环之间有腹壁下动脉和凹间韧带（腹横筋膜增厚而成）疝内容物是指从腹腔突出而进入疝囊的脏器和组织。常见的多是活动度大的腹腔内容物。以小肠为多见，其次是大网膜，其他有盲肠、阑尾、乙状结肠、横结肠、膀胱、卵巢、输卵管、Meckel 憩室等。

2）股管：是一个狭长的漏斗形间隙，长 1～1.5 cm，内含脂肪、疏松结缔组织和淋巴管和淋巴结。股管有上下两口。上口称股环，直径约 1.5 cm，有股环隔膜覆盖；其前缘为腹股沟韧带，后缘为耻骨梳韧带，内缘为腔隙韧带（陷窝韧带），外缘为股静脉。股管下口为卵圆窝。卵圆窝是股部深筋膜（阔筋膜）上的一个薄弱部分，覆有一层薄组织膜称筛状板。它位于腹股沟韧带内侧端的下方，下肢大阴静脉在此处穿过筛状板进入股静脉。

3）肌耻骨孔：在腹股沟区有一由肌肉和耻骨围成的薄弱区，直疝、斜疝和股疝均由此突出，称为肌耻骨孔。由于最初由法国医生 Fruchaud 提出，亦称 Fruchaud 肌耻骨孔。上界为腹内斜肌和腹横肌的弓状下缘，下界为耻骨梳韧带，内侧为腹直肌，外侧为髂腰肌。在浅部，肌耻骨孔被腹股沟韧带和其后的髂耻束分隔为上、下两个区域，在上方腹股沟区域有精索或子宫圆韧带的通道及内环和直疝三角，此区域的缺陷导致腹股沟斜疝和直疝；而下方有股管的通道和股动脉、股静脉和股神经通过，此部位缺陷可发生股疝和股血管周围疝。

（4）腹股沟区的有关神经

1）髂腹下神经：在髂前上棘内前方约 2.5 cm 处穿过腹内斜肌，向内下方走行于腹外斜肌深面，然后在外环上方约 2.5 cm 处穿过腹外斜肌腱膜，离开腹股沟管。

2）髂腹股沟神经：较髂腹下神经细，在其外下方，几乎与之平行，在腹股沟中与精索伴行，然后出外环，分布于阴囊或大阴唇。

3）生殖股神经：来自腰丛（L1-2 神经），进入腹股沟管内环前分出股支和生殖支。股支进入股鞘，支配大腿近端前方皮肤的感觉，损伤会引起股三角区的感觉过敏。生殖支：穿过腹股沟管，在精索的后外侧穿出，分布于睾提肌和阴囊肉膜，提供提睾肌、阴囊和大腿内侧感觉的神经支配。损伤会引起射精障碍、射精疼痛感。

（5）腹股沟区的相关血管

1）腹壁下动、静脉：腹壁下动脉来自于同侧的股动脉，与同名静脉伴行，位于腹膜和腹横筋膜间隙中，在凹间韧带的后方斜向内上进入腹直肌深面。腹股沟管的内环位于其外侧，外环位于其内下方。腹壁下动脉是术中鉴别腹股沟斜疝和直疝的重要标志。

2）股动脉和股静脉：位于腹股沟韧带与耻骨梳韧带构成的间隙中，即肌耻骨孔的下区。此间隙被髂耻韧带分为内侧的脉管间隙和外侧的肌间隙两部分。脉管间隙由内向外分别为股管，股静脉和股动脉。髂耻韧带外的肌间隙中有股神经通过。

3）精索内包含精索内动脉和与其伴行的蔓状静脉丛。

（6）精索的组成结构：精索由输精管、血管、神经、淋巴管及腹膜鞘突的残余部分组成，其外面尚有来自腹内斜肌的提睾肌和筋膜包裹。因此，广义的精索应包括提睾肌和这些筋膜。在腹股沟管内，输精管位于精索内动脉的内后方，被精索内筋膜包绕着；精索内筋膜则由腹横筋膜延续而来，其外面覆有提睾肌。从外环到睾丸的一段，从外到内有与 Scarpa 筋膜相连的精索外筋膜、提睾肌和精索内筋膜。

2. 腹股沟疝的发病机理

可能和以下因素有关：鞘状突未闭、精索或圆韧带穿过腹壁、解剖原因致凹间韧带关闭深环不全、弓状下缘位置较高、腹横筋膜薄弱、胶原代谢障碍及腹腔压力增高。

3. 临床表现及诊断

主要表现为腹股沟区包块伴轻微不适或轻微疼痛。难复性疝有时有消化不良等症状。视诊可见两侧不对称或有明显肿块，圆形或梨形，斜疝可进入阴囊或大阴唇，直疝不进入。体检回纳疝囊内容物后，以手指从阴囊皮肤进入外环，嘱患者咳嗽，可触及肿块并有冲击感。嘱患者平卧，回纳疝内容物，压住内环，然后嘱患者站立，肿块不出现，可诊断为斜疝；反之，出现肿块，则为直疝。二者的区别见表 33－1。

表 33－1　斜疝和直疝的区别

	斜疝	直疝
发病年龄	多见于儿童及青壮年	多见于老年
突出途径	经腹股沟管突出，可进阴囊	经直疝三角突出，不进阴囊
疝块外形	椭圆或梨形	半球形，基底较宽
回纳疝块后压住内环	疝块不再突出	疝块仍突出
精索与疝囊的关系	精索在疝囊的后方	精索在疝囊的前外方
疝囊颈与腹壁下动脉	囊颈在腹壁下动脉外侧	囊颈在腹壁下动脉内侧
嵌顿机会	较多	较少

股疝的肿块位于腹股沟韧带的下方，由于其股环较小，周围组织坚韧，走向垂直，卵圆窝处出口拐角大，非常容易嵌顿。

诊断不明时，可 B 超、CT、MRI 辅助诊断。

嵌顿性疝常发生在腹压骤增时，此时，疝囊内肿块不能回纳，疼痛明显。嵌顿内容物是肠管时，有肠梗阻症状，不及时处理，可发展成绞窄性疝，致肠管坏死、穿孔。如局限在疝囊内，可发生疝囊内脓肿，疝外被盖组织急性炎症，全身脓毒血症，肠瘘；如累及腹腔，则可发生弥漫性腹膜炎，甚至感染性休克等表现。

4. 鉴别诊断

（1）腹股沟疝的鉴别诊断有：①睾丸鞘膜积液；②交通性鞘膜积液；③精索鞘膜积液；④隐睾；⑤急性肠梗阻等。

（2）股疝的鉴别诊断有：①腹股沟疝；②脂肪瘤；③肿大淋巴结；④大隐静脉曲张结节样膨大；⑤髂腰部结核性脓肿等。

5. 治疗

（1）非手术治疗：对年老体弱等原因不能耐受手术者，可用疝托进行保守治疗。

（2）手术治疗：腹股沟疝的治疗方法可分两大类：缝合修补术和无张力修补术（使用材料的修补，包括腔镜手术）。

1）缝合修补术：疝囊高位结扎术、Bassini 术、Halsted 术、McVay 术、Shouldice 术。

2）无张力疝修补术（使用修补材料）

①开放无张力修补：平片修补、网塞 – 平片修补术、腹膜前间隙修补术。

②腔镜手术：完全进腹膜外的修补术（TEP）、经腹腔的腹膜前修补术（TAPP）。

附　手术治疗简要术式

a. 疝囊高位结扎术：仅行疝囊的高位结扎即可。主要应用在幼儿、儿童患者。另外，成人绞窄性疝腹股沟区有严重感染的患者。

b. Bassini 术、Halsted 术、McVay 术、Shouldice 术：都是修补和加强腹股沟管后壁的手术。成人腹股沟疝往往都存在腹横筋膜和腹股沟管后壁的薄弱和缺损，此处不修复加强，易导致疝的复发。Bassini 术：疝囊高位结扎，提起精索，在其后面将切开的腹横筋膜，腹内斜肌和腹横肌下缘及联合肌腱缝合至腹股沟韧带上。Halsted 术：提起精索，将腹内斜肌和腹横肌的下缘及联合肌腱缝合至腹股沟韧带上，再把腹外斜肌腱膜在精索后方缝合。Shouldice 术：强调腹横筋膜的修复。即切开游离腹横筋膜，作连续的叠瓦状加强修复，再将腹内斜肌和腹横肌的下缘及联合肌腱缝合至腹股沟韧带上。McVay 术：在精索后方，将腹内斜肌和腹横肌的下缘及联合肌腱缝合至耻骨梳韧带上。由于此术式封闭了股环，故能治疗股疝；同时也能修补大的斜疝、直疝和复发性疝。上述修补往往存在缝合张力大，愈合差，疼痛明显，术后恢复慢，有一定复发率等缺点。

c. 无张力疝修补术（使用修补材料）：无张力疝修补术很好地克服了前述有张力的组织缝合修复的缺陷，是目前最为流行的术式。 开放平片修补术（Lichtenstein 术）：高位游离结扎疝囊，将一张合成网片置于腹股沟管后壁，周围适当固定。起到无张力加强腹股沟后壁的作用。网塞—平片修补术：高位游离疝囊，用一网塞将疝囊顶回腹腔，其余和 Lichtenstein 术相同。开放腹膜前间隙修补术：通过疝环处或其他途径进入腹膜前间隙，游离出包含整个肌耻骨孔还要大的腹膜前间隙，在这个空间置入一张合成补片，完全覆盖整个肌耻骨孔，起到同时修补斜疝、直疝和股疝的作用。TEP 术：利用腔镜技术，在腹膜外（不进入腹腔）进入腹膜前间隙，置入补片，修补整个肌耻骨孔。TAPP 术：利用腔镜技术，先进入腹腔，然后切开腹膜，进入腹膜前间隙，置入补片，修补整个肌耻骨孔，最后再关闭之前切开的腹膜。

（3）嵌顿性和绞窄性疝的处理原则：嵌顿性疝和绞窄性疝需要急诊手术。手术的关键是要区分出内容物有无坏死，尤其是肠道的坏死，并不能遗漏，如逆行性嵌顿疝腹腔内的肠管。急诊手术时，一般原则上不作疝的修补，仅行疝囊的高位结扎。

6. 其他腹外疝

其他腹外疝有切口疝、脐疝、白线疝等。

发生于切口部位的疝称为切口疝，其疝囊可有完整或不完整的腹膜上皮。切口疝发生的原因有多种，有解剖方面的原因，如纵行切口疝发生率比横行切口要高；有手术和手术后并发症的原因，如缝合不佳，缝合时张力过高，肋间神经切断，手术后血肿，手术后各种原因引起的腹内压增高，手术后感染等，其中切口感染是最主要的原因。有患者本身的原因，如肥胖、高龄、营养不良，低蛋白血症、化疗、免疫抑制剂、腹水等。

脐疝有小儿和成人之分。

白线疝少见，一般好发于脐上白线处。

切口疝原则上要手术治疗。2 岁以下的小儿脐疝很少有嵌顿发生，有自愈的可能，可观察。2 岁以上的小儿及成人脐疝需手术治疗。无症状的白线疝可观察，有症状的白线疝需手术治疗。

第三十四章　腹部损伤

重点	腹部损伤特征、诊断方法、治疗手段
难点	腹部损伤诊断和治疗方法的选择
考点	腹部损伤特征及处理

一、概述

1. 分类

腹部损伤可分为开放性和闭合性两大类。

2. 临床表现

腹腔内脏器损伤的突出表现为腹腔内出血和腹膜炎。实质性脏器（肝、脾、胰等）破裂时发生内出血，腹痛及腹膜刺激征可不很严重，除非肝脏内较大胆管或胰腺内胰管断裂致胆汁、胰液外溢引起明显的腹痛、腹膜刺激征。空腔脏器（肠、胃、胆囊、膀胱等）破裂主要表现为弥漫性腹膜炎。

3. 诊断

病史询问、体格检查和必要的辅助检查仍然是腹部损伤诊断的主要依据。

腹部损伤时临床常用下列辅助检查。

（1）腹腔穿刺术和诊断性腹腔灌洗术：腹腔穿刺术简单有效，阳性率可达90%以上。诊断性腹腔灌洗术（DPL）敏感性更高。DPL的阳性标准为：①吸出不凝血性液体≥10 ml；②流出液做显微镜下检查红细胞计数≥100×10^9/L或白细胞计数≥0.5×10^9/L；③发现胆汁或肠内容物。

（2）X线检查：最常用的是胸片、腹部立卧位平片及骨盆片，以发现有无血气胸、肋骨和骨盆骨折及空腔脏器破裂所致的膈下游离气体。

（3）B超检查：对腹内出血的诊断阳性率达80%～95%，精确度可高达96%，在临床上有望取代DPL。

（4）腹部CT：既能判断有无内出血，明确出血的来源及脏器损伤程度，又能评估有无合并椎体及骨盆骨折等情况，且对诊断腹膜后器官如十二指肠、胰腺、泌尿系统的损伤也有很高的价值。

（5）诊断性腹腔镜检查：在腹部损伤的诊断中应用日渐增多。

4. 处理

腹部损伤患者入院后应首先处理对生命威胁最大的损伤，即解除气道梗阻、迅速控制大出血、维护循环等，处理开放性气胸或张力性气胸，维持正常呼吸。对腹部损伤较轻、血流动力学稳定的患者，则可根据不同的病情选择非手术治疗或手术治疗。

（1）非手术治疗：血流动力学稳定，诊断明确，损伤较轻的腹内实质性脏器损伤患者或经检查暂时尚不能明确诊断而病情稳定的患者可行非手术治疗。若在观察过程中发现：①全身情况恶化，出现口渴、烦躁、脉率增快或体温及WBC上升。②腹痛和腹膜刺激征加重。③血流动力学不稳定。④DPL发现尿液、胆汁或胃肠内容物，镜下WBC＞0.5×10^9/L；⑤RBC或Hb进行性下降或发现膈下游离气体者，则需行剖腹探查。

（2）手术治疗：适应证为：①腹部开放伤患者。②血流动力学不稳定的腹部闭合伤患者。③血流动力学稳定，但实质性脏器损伤严重伴血腹患者。④空腔脏器破裂。⑤明显血腹，但未发现实质性脏器损伤患者。⑥非手术治疗过程中病情恶化的患者。

（3）损伤控制性手术：对于严重创伤或者是较为复杂的外科疾病，可以通过损伤控制性手术（DCS）实现减轻手术创伤和应激的目的。

二、常见内脏损伤的特征及处理

（一）肝损伤

肝损伤在各种腹部闭合伤和穿刺伤中都比较常见，约占腹部损伤的20%～30%。

1. 非手术治疗

其适应证为：①血流动力学稳定或经补充血容量后维持稳定。②无明显腹膜炎体征。③CT 评估肝损伤一般在Ⅰ～Ⅲ级。④无其他需手术治疗的腹内或腹膜后脏器损伤。⑤不需要与肝损伤有关的大量输血。

2. 手术治疗

凡不能采取非手术治疗的患者或非手术治疗过程中病情恶化者均需手术治疗。其基本要求是彻底清创，确切止血，消除胆汁溢漏和建立通畅引流。

手术按病情需要分以下几类。

（1）肝清创缝合术：对于裂口不深、出血不多、创缘比较整齐的患者，可在清除裂口内的血块、异物及粉碎失去活力的肝组织后直接予以缝合。

（2）肝动脉结扎术：当裂口内有不易控制的动脉性出血时可行肝动脉结扎。

（3）肝切除术：当有大块肝组织破损时可行肝段（或肝叶）切除术，但应尽量保留正常肝脏组织。

（4）纱布填塞法：在某些情况下如受医院条件或技术限制时，为了争取时间，尽快地控制肝创口出血，挽救病人的生命，可采用纱布填塞压迫止血。

（5）损伤控制性手术：主要适用于①术中出现凝血障碍。②不能控制的术中大出血。③术中患者严重低体温。④巨大的包膜下血肿破裂。⑤肝后下腔静脉或肝静脉主干受损（肝损伤Ⅴ级）有引起严重出血并导致空气栓塞的可能。⑥受条件限制需转院者。

3. 介入治疗

血管栓塞治疗适用于出血量不大而破损出血的动脉又位于肝实质深部的患者。

（二）肝外胆管损伤

肝外胆管损伤多为医源性，直接由腹部外伤引起的较少见。绝大多数肝外胆管损伤需手术修复并加腹腔引流，仅少数损伤小、症状不明显者，如胆管小裂口、胆汁少量漏出且引流通畅者，可先采取非手术治疗。

1. 非手术治疗

包括保肝、抗感染、腹腔积液引流（穿刺置管），或应用 PTCD 行梗阻近端胆管引流等。如损伤局部感染较重、肝功能差者，应先行非手术治疗，改善病人一般情况和局部条件后再施行手术。

2. 手术治疗

对肝外胆管的断裂伤，除胆囊的破裂伤可以切除外，其余的肝外胆管（肝管、肝总管或胆总管）断裂伤均应尽可能予以修复，以维持胆汁的通畅引流。

（三）胰腺损伤

胰腺损伤较少发生，一旦损伤不易被早期发现。

根据胰腺损伤部位的不同，应采取不同的手术方式。

（1）主胰管完整的胰挫裂伤，可在妥善止血后用丝线做褥式缝合修补。

（2）胰体尾部的严重挫伤伴主胰管破损或横断伤者宜做胰腺近端缝合、远端切除术。

（3）胰腺头颈部断裂时，头侧主胰管结扎并缝合腺体断端，尾侧断端与空肠行 Roux-en-Y 吻合术以保全胰腺功能。严重的胰头损伤尤其合并十二指肠损伤时可酌情行十二指肠憩室化手术。

（四）脾损伤

脾是腹部损伤中最易受伤的腹内脏器。

外科医师应根据脾损伤的严重程度、机体情况的危急程度，分清主次，采取最恰当的治疗方法。应坚持在“抢救生命第一、保留脾第二”的原则下尽量保留脾。

1. 非手术治疗

对于血流动力学稳定，CT 证实脾损伤程度较轻、脾损伤分级为Ⅰ～Ⅱ级、无合并其他腹内脏器损伤、年龄 55 岁以下的患者可行非手术治疗。

2. 介入治疗

采用经股动脉或开腹后直接经脾动脉注入明胶海绵微粒等进行栓塞治疗。

3. 手术治疗

血流动力学不稳定、明显血腹、CT 证实脾脏损伤严重、脾原有病理性改变、伴腹内其他脏器损伤或在非手术治疗过程中病情恶化者，均需手术治疗。

（五）胃十二指肠损伤

胃的钝性伤少见，上腹部刺伤易致胃损伤。胃损伤未波及胃壁全层（如浆膜或浆肌层裂伤、黏膜裂伤）时，可无明显症状。若全层破裂，可因胃酸刺激引起剧烈腹痛及腹膜刺激征。

十二指肠损伤的发生率很低，且损伤以血肿为多见，全层十二指肠破裂的发生率则更低。

胃破裂时手术探查必须彻底，对边缘整齐的裂口，可直接缝合；边缘有挫伤或失活组织者，需修整后缝合；胃壁广泛损伤时，宜行部分胃切除术。

十二指肠破裂时抗休克和及时正确的手术处理是治疗的两大关键。手术方法主要有下列六种：①单纯修补术。②带蒂肠片修补术。③损伤肠段切除吻合术。④十二指肠憩室化手术。⑤胰头十二指肠切除术。⑥浆膜切开血肿清除术。

（六）小肠损伤

小肠损伤后早期即可产生明显的腹膜炎。小肠破裂的诊断一旦确定，应立即手术治疗。

（七）结肠损伤

结肠损伤相对少见。腹膜炎出现较晚，但较严重。部分结肠破裂位于腹膜后，早期表现不明显，容易漏诊导致严重的腹膜后感染。

（八）直肠损伤

直肠损伤在腹膜返折之上，其临床表现与结肠破裂基本相同。如发生在腹膜返折之下，可引起严重的直肠周围感染。

（九）腹膜后血肿

外伤性腹膜后血肿因出血程度与范围各异，临床表现并不恒定，并常被合并伤所掩盖。

第三十五章　腹腔感染

重点	腹膜炎临床表现、诊断方法、治疗手段
难点	腹膜炎诊断和治疗方法的选择
考点	腹膜炎临床表现、诊断方法、治疗手段

一、概论

腹腔是一个内容腹部脏器的潜在性间隙，由延续的腹膜脏层和壁层返折而形成。

腹膜腔是人体最大的体腔，它又分为腹腔和网膜囊，二者经由网膜孔（又称 Winslow 孔）相通。

腹膜有很多皱襞，其面积几乎与全身皮肤面积相等。

壁腹膜主要受体神经支配，对各种刺激敏感，痛觉定位准确，尤其腹前壁腹膜受刺激时可引起反射性肌紧张，是诊断腹膜炎的主要临床依据。脏腹膜主要由交感神经和迷走神经支配，对牵拉、胃肠腔内压力增高以及压迫等刺激敏感，对痛觉定位较差，常为钝痛，且多限于脐周和腹中部，强烈刺激时常引起心率变慢、血压下降和肠麻痹。

二、腹膜炎

腹膜炎可继发于腹腔脏器穿孔、炎症、感染或缺血坏死，亦可由细菌感染、化学性或物理性损伤等引起。

（一）病因及分类

1. 继发性腹膜炎

继发性化脓性腹膜炎是最常见的腹膜炎，腹腔内空腔脏器穿孔、外伤引起的腹壁或内脏破裂，是急性继发性化脓性腹膜炎最常见的原因。

腹膜炎的严重程度与很多因素有关：感染细菌的种类、机体的营养状况、免疫系统的功能状态。

2. 原发性腹膜炎

腹腔内无确切的原发病灶。发病率儿童高于成人，女性高于男性。微生物易通过女性生殖系统进入腹腔。成人肝硬化合并腹水患者发生原发性腹膜炎的概率也较高。

3. 第三类腹膜炎

指在治疗的前提下腹膜炎持续存在，感染难以消除，亦不形成脓肿，表现为腹腔积液和发热，腹部压痛不明显或不固定。病原菌多为医院内条件致病菌或未检出致病菌。其根本原因是宿主全身免疫抑制，致病菌往往有很强的耐药性。

（二）临床表现

（1）腹痛：是最主要的临床表现。

（2）恶心、呕吐。

（3）体温、脉搏：其变化与炎症轻重有关。

（4）感染中毒症状。

（5）腹部体征表现为明显腹胀，腹式呼吸减弱或消失。

（三）辅助检查

（1）白细胞计数及中性粒细胞比例增高。

（2）腹部立位平片：小肠胀气并有多个小液平面是肠麻痹征象。胃肠穿孔时多可见膈下游离气体。

（3）B超检查：可显示腹腔内的液体积聚。

（4）腹腔穿刺：根据抽出液的性质来判断病因。

（5）CT、MRI检查：对腹腔内实质性脏器病变的诊断帮助较大，对评估腹腔内积液量也有一定帮助。

（6）直肠指检：发现直肠前壁饱满，触痛，提示盆腔已有感染或形成盆腔脓肿。已婚女性患者可做阴道检查或经后穹隆穿刺检查。

（7）腹腔镜：可兼作诊断与治疗之用。

（四）诊断

根据病史及典型体征，白细胞计数及分类，腹部X线检查、B超检查、CT和MRI检查等，腹膜炎的诊断一般比较容易。但对下列特殊情况要仔细斟酌。

（1）年老体衰患者症状、体征常不典型。

（2）腹部手术后患者。

（3）儿童在上呼吸道感染期间突然腹痛、呕吐，出现明显的腹部体征时，要综合分析是原发性腹膜炎，还是肺部炎症刺激肋间神经所引起。

诊断有困难时，可行腹腔穿刺、腹腔灌洗或腹腔镜等检查。

（五）治疗

急性腹膜炎的治疗主要包括维持体液及电解质的平衡，合理运用抗生素，手术处理原发病灶及引流腹腔等。可分为非手术和手术治疗。

1. 非手术治疗

对病情较轻，或病程较长超过24小时，且腹部体征已减轻或伴有严重心肺等脏器疾病不能耐受手术者，可行非手术治疗。

（1）体位：一般取半卧位，休克患者取平卧位或头、躯干和下肢各抬高约20°的体位。

（2）禁食、胃肠减压。

（3）纠正水、电解质紊乱。

（4）抗生素：继发性腹膜炎大多为混合感染，在选用抗生素时，首先考虑单一广谱抗生素。

（5）补充热量和营养支持。

（6）镇静、止痛和吸氧。

2. 手术治疗

继发性腹膜炎绝大多数需要手术治疗。

（1）手术适应证

1）经上述非手术治疗6～8小时后（一般不超过12小时），腹膜炎症及体征不缓解反而加重者。

2）腹腔内原发病严重，如胃肠道穿孔或胆囊坏疽、绞窄性肠梗阻、腹腔内脏器损伤破裂、胃肠手术后短期内吻合口漏所致的腹膜炎。

3）腹腔内炎症较重，有大量积液，出现严重的肠麻痹或中毒症状，尤其是有休克表现者。

4）腹膜炎病因不明，且无局限趋势者。

（2）麻醉方法：多选择全身麻醉或硬膜外麻醉，个别休克危重患者也可用局部麻醉。

（3）处理原发病：手术切口应根据原发病变的脏器所在部位而定。

（4）彻底清理腹腔。

（5）充分引流。

（6）术后处理：继续禁食、胃肠减压、补液、应用抗生素和营养支持治疗，保证引流管通畅。

三、腹腔脓肿

腹腔脓肿按所在部位可分为膈下脓肿、盆腔脓肿、肠间脓肿等。

（一）膈下脓肿

致病菌多为混合细菌，以厌氧菌为主。

1. 临床表现

（1）症状和体征：一般症状为发热、心率增快、可有或无上腹疼痛、乏力、消瘦等症状。

（2）实验室检查：白细胞计数增高，中性粒细胞比例增加，血糖升高，可有肝肾功能的异常，但无特异性。多次血培养阳性诊断价值较大。

（3）其他检查：胸腹部平片可见患侧胸腔积液，膈肌抬高，少数病人可见脓肿内积气。B 超可床旁操作，临床运用较多，尤其对右侧膈下脓肿的诊断价值较大，可显示脓肿位置及范围。CT 准确性较高，增强时可显示出内脏器官与脓肿的区别。

2. 诊断

根据病史、体征及实验室检查结果，诊断一般不困难。腹腔感染经积极治疗原发病后，病情一度好转，随后又出现感染征象时，应高度怀疑腹腔内脓肿。

3. 治疗

膈下脓肿的诊断一旦明确，应尽快彻底引流，同时选用有效的抗生素治疗。可采用手术切开引流或经皮穿刺置管引流。

（1）经皮穿刺置管引流术：适用于单个、表浅、局限较好且无内瘘的脓肿。

（2）切开引流术：对不适宜穿刺引流或穿刺引流效果不佳者可采用此方法。

（二）盆腔脓肿

1. 临床表现

常表现为原发病发生后数日，出现体温升高、尿频尿急、里急后重等症状。直肠指检可发现肛管扩约肌松弛，直肠前壁可触及有触痛的肿物，已婚妇女阴道指检可扪及直肠阴道陷凹有触痛的肿块。B 超、CT 检查诊断价值较大。

2. 治疗

盆腔脓肿较小时可应用抗生素，辅以腹部热敷等疗法。如疗效不佳或脓肿较大时，可经直肠或经后穹隆穿刺，确定脓肿位置后，切开一小口，放置橡皮管引流。

（三）肠间脓肿

常发生于肠穿孔或化脓性腹膜炎术后。可单发也可多发。患者可出现腹痛、腹胀等肠梗阻的症状及化脓感染征象。腹部平片检查可见小肠液气平面。B 超及 CT 可明确脓肿位置。较小的脓肿可用抗生素治疗，可自行吸收；如脓肿较大或出现完全性肠梗阻时须手术治疗。

四、腹腔间隔室综合征

1. 概论

（1）正常腹内压大约 5 mmHg。

（2）腹内高压：腹内高压（IAH）指腹内压持续或反复的病理性升高≥12 mmHg。根据腹内压力不同，IAH 可分为四级：Ⅰ级为 12～15 mmHg，Ⅱ级为 16～20 mmHg，Ⅲ级为 21～25 mmHg，Ⅳ级为大于 25 mmHg。根据症状持续时间，IAH 可以进一步分为慢性、急性、亚急性及超急性 IAH。

（3）腹腔间隔室综合征（ACS）：IAP≥20 mmHg、有或无腹腔灌注压（abdominal perfusion pressure，APP）小于 60 mmHg 同时伴有与腹腔高压有关的器官功能障碍。ACS 可分为 3 类：①原发性 ACS。②继发性 ACS。③复发性 ACS。

2. 病因

最常见的病因是腹部的钝性或锐性的损伤。另外也多见于腹主动脉瘤破裂、卵巢肿瘤、肝移植及重症胰腺炎等。大面积的烧伤也极易发展为 ACS。

3. 病理生理

腹腔内压力进行性增高，引起腔静脉受压、下腔静脉萎陷、回心血流减少，血压下降；末梢血管床的机械压迫造成系统循环阻力增大，导致心搏出量减少。膈的抬高降低了胸壁和肺的顺应性，肺泡内氧压力减低和胸腔内压力升高引起肺血管阻力升高造成非通气量下降，发生低氧血症和高碳酸血症。胸腔内高压也可造成颈部压力升高，导致脑静脉回流受影响。腹部扩张，腹壁及腹膜水肿；肠系膜血管血流减少，肝门脉灌流减少并小肠缺血，甚至腹腔内压力的中度升高就可能引起内脏缺血和酸中毒，肠道细菌移位。ACS 中肾功能不全的病因，一方面心排出量减少造成肾血流量减少；另一方面是腹腔内压力升高使肾静脉受压、肾静脉萎陷，导致肾实质内静脉压升高。IAP 大于 15 mmHg 时可造成少尿，大于 30 mmHg 时可出现无尿。

4. 诊断

对 ACS 的诊断，主要是通过临床检查和腹腔压力测量。出现下列临床表现要考虑存在 ACS：①急性腹膨胀和腹壁紧张。②液体复苏后心率加快和（或）血压下降。③吸气压峰值逐步增加可高达 40 cmH_2O，出现低氧血症，高碳酸血症。④足量液体复苏后出现少尿或无尿，给予呋塞米无效应。同时具有以上四种特征方可诊断 ACS。对所有可疑的患者、特别是触诊腹壁张力大的患者应密切的监视腹内压。目前最广泛应用的测定 IAP 的方法是用 Foley 尿管经尿道测膀胱压，ACS 时膀胱测压大于 20 mmHg.

5. 治疗

（1）内科治疗：一旦确诊 ACS 则应及早转入 ICU，非手术治疗适用于Ⅰ级和Ⅱ级 IAH，方法通常有：腹腔穿刺抽液（减压）；胃肠减压；结直肠灌肠减压；胃肠动力药物使用（如西沙必利、胃复安、多潘立酮、红霉素、新斯的明等）；中药治疗；速尿单独或与白蛋白结合使用；连续血液滤过超滤；持续腹部负压；镇静剂及肌松药物使用等。

（2）外科治疗：外科手术治疗适用于Ⅲ级和Ⅳ级 IAH，外科腹腔减压是治疗 ACS 的唯一最有效的手段，当 IAP 超过 25 mmHg 并出现少尿时为手术减压的指征。腹腔减压能够有效逆转器官功能障碍。外科治疗 ACS 的最常用方法是剖腹减压并行临时性腹腔关闭（TAC）。

第三十六章　胃十二指肠疾病

一、胃十二指肠解剖生理概要

重点	胃十二指肠的分部、胃的毗邻、胃的血管和神经
难点	胃壁结构和胃的生理、胃的淋巴
考点	胃十二指肠的分部、胃的毗邻、胃的血管和神经

1. 胃的解剖

（1）胃的形态、位置和分部：两壁、两缘、两口和六部分，即前、后壁，大、小弯和贲门、幽门；六部分为贲门、胃底、胃体、胃窦、幽门管和幽门。

（2）胃的毗邻：胃前壁与肝左叶、横膈、胸腹壁相邻，胃后壁隔小网膜囊与胰、左肾囊、结肠脾曲、脾、肝尾状叶、膈肌脚以及后腹膜神经血管构成的“胃床”相邻；胃大弯借胃结肠韧带与横结肠相连，胃大弯近端借脾胃韧带与脾相连，胃小弯借肝胃韧带（小网膜）与肝相连。

（3）胃的血管：4 条主要动脉，沿胃小弯的胃左动脉（起自腹腔干）、胃右动脉（起自肝固有动脉）和沿胃大弯的胃网膜左动脉（起自脾动脉）、胃网膜右动脉（起自胃十二指肠动脉），另有膈下动脉和起自脾动脉的胃短、胃后动脉供应近端胃。胃左静脉（冠状静脉）和胃右静脉汇入门静脉；胃网膜右静脉汇入肠系膜上静脉；胃网膜左静脉、胃短静脉和胃后静脉汇入脾静脉。幽门静脉汇入胃右静脉，是确认幽门的标志之一。

（4）胃的淋巴：贲门与胃体中部引流至胃左及腹腔淋巴结群；胃窦远端小弯侧引流至幽门上淋巴结群；胃大弯远端 60%引流到幽门下淋巴结群；近端胃大弯及胃底引流到胰脾淋巴结群。腹主动脉淋巴结接受以上 4 组淋巴结的回流后注入胸导管。

（5）胃的神经：在近贲门处，左迷走神经发出肝支进入肝脏，主干沿胃小弯行走，前支发出分支支配胃前支，终末分支呈“鸦爪”状支配胃窦和幽门部，在行高选择性胃迷走神经切断术时，必须予以保留。右迷走神经发出腹腔支到腹腔丛，其主干沿着胃小弯与左迷走神经对应行走支配胃后支。

（6）胃壁的层次结构：4 层结构即黏膜层、黏膜下层、肌层和浆膜层。贲门部腺体分泌黏液，胃体部腺体壁细胞分泌胃酸和抗贫血因子、主细胞分泌胃蛋白酶原，胃窦含有 G 细胞。

2. 胃的生理

（1）分泌功能：通过分泌胃酸杀死或抑制微生物的生长，胃酸是胃液中最重要的非有机成分。

（2）运动功能：储存、混合和部分消化、排空食物，每隔 1～2 小时周期性地将胃内容排空。近端胃通过低幅度张力性胃底收缩主要控制胃的液体排空，远端胃通过胃窦强烈收缩实现固态食物的排空。

（3）自身保护：胃黏膜屏障的解剖学基础是上皮细胞和完整上皮细胞间紧密连接，胃黏膜自身保护的重要成分包括未中和的细胞旁黏液层、胃碳酸氢盐的产生、上皮细胞代谢和更新以及胃黏膜的血流等。

3. 十二指肠的解剖

（1）4 个部分：第一部（球部、上部）长 4～5 cm，前壁好发溃疡穿孔；第二部（绛部）长 7～9 cm，中点有十二指肠乳头；第三部（水平部）长约 10 cm，近末端有空回肠的系膜根部从前跨过，内有肠系膜上动、静脉；第四部（升部）长 3～5 cm，末端形成十二指肠空肠曲，有十二指肠悬韧带（Treitz 韧带）附着。

（2）血供：动脉供应来自腹腔干与肠系膜上动脉分支，胰十二指肠上、下动脉。静脉与动脉伴随，后弓静脉在上方汇入门静脉，在下方汇入肠系膜上静脉。

4. 十二指肠的生理

功能包括：①作为食物碱化和食物消化的储备。②对胰胆液和胃液进行内分泌调节。③对上消化道的运动进行神经内分泌调节。十二指肠可分泌多种肽类，有广泛的生物学功能，如促胰液素、胆囊收缩素（CCK）、肠抑胃肽（GIP）、生长抑素等。

临床病案分析

女性，35 岁。有近 8 年的空腹或夜间上腹部烧灼痛，进食后疼痛好转。近来自觉症状加重。6 小时前进食后突感上腹部刀割样剧痛很快延及全腹，伴有恶心、呕吐。体检：腹式呼吸消失，板状腹，全腹压痛、反跳痛，肝浊音界消失，移动性浊音（＋），肠鸣音消失。

思考

1. 初步诊断是什么？
2. 首选检查方法是什么？
3. 鉴别诊断及治疗原则是什么？

解析

1. 最可能的诊断是十二指肠溃疡急性穿孔伴弥漫性腹膜炎。
2. 首选的检查方法是立位腹部透视或摄片。
3. 需与急性胆囊炎、急性胰腺炎和急性阑尾炎等鉴别。该患者症状体征严重，宜行手术治疗，手术应给予积极准备，包括胃肠减压、输液以纠正水电解质失衡。手术以穿孔修补、腹腔引流为宜。

二、消化性溃疡的外科治疗

重点	消化性溃疡的手术适应证和手术方法、术后并发症的治疗；溃疡并发出血、穿孔、瘢痕性幽门梗阻的治疗
难点	GU 与 DU 的鉴别诊断
考点	消化性溃疡的手术适应证和手术方法、术后并发症的治疗；溃疡并发出血、穿孔、瘢痕性幽门梗阻的治疗

1. 定义

消化性溃疡（PU）是一种界限清楚的局限性黏膜组织缺损，累及黏膜、黏膜下层和肌层，治愈后遗留瘢痕。胃十二指肠是好发部位，十二指肠溃疡（DU）发病率明显高于胃溃疡（GU）。

2. 病因及发病机制

至今未完全明了，近年来认为本病病因是多因素的，是全身疾病的局部表现。

（1）损害因素：胃酸和胃蛋白酶的侵袭作用。

（2）黏膜防御机制减弱：抗酸、抗胃蛋白酶能力减弱。

（3）幽门螺杆菌（Hp）感染和非甾体类抗炎药物（NSAIDs）的应用。

（4）其他因素，包括：遗传、体质、吸烟、精神神经、体液和应激等。

3. 临床表现

（1）GU：发病年龄多在30～39岁或更高，男性较女性多，好发于胃窦胃体交界处胃窦侧的小弯侧。根据部位分成4型，从常见到少见。①Ⅰ型：胃小弯角切迹附近。②Ⅱ型：复合溃疡。③Ⅲ型：幽门管溃疡。④Ⅳ型：高位GU。腹痛规律性不明显，多在餐后0.5～1小时发生，持续1～2小时，进食不能缓解，抑酸药物疗效欠佳、易复发。压痛点在上腹部正中或略偏左。

（2）DU：发病年龄多在20～39岁，男性约为女性的4倍，最多见于球部前壁。典型症状为具有明显节律性的上腹部疼痛，烧灼痛、隐痛、钝痛，与饮食有关，秋末春初多发。一般在餐后2～4小时疼痛发作，或呈饥饿痛、夜间痛，进食或服用碱性药物、制酸药物后可缓解。压痛点在上腹正中偏右。

4. 辅助检查

（1）X线钡餐：传统检查方法，部分可见龛影，有时不典型。

（2）胃镜：主要诊断手段，观察形态、活检鉴别良恶性。超声胃镜可对胃壁的深层损伤进行扫描。

（3）胃酸分析：不能确诊本病，但在最大泌酸剂刺激下仍无胃酸分泌，则可排除本病。

（4）血清胃泌素测定：有助于诊断或排除胃泌素瘤。

5. 诊断及鉴别诊断

（1）诊断：最基本诊断方法是病史和体格检查。典型症状：慢性病程、周期性发作、节律性上腹痛、进食及服用抗溃疡药物可使症状缓解。症状不典型时，需经X线钡餐或胃镜检查才能确诊。

（2）鉴别诊断：应与胃癌、胃神经官能症、慢性胃炎、十二指肠炎、慢性胰腺炎、胆囊炎和胆石症、胃非上皮性肿瘤等疾病相鉴别。

6. 并发症

出血（最常见）、穿孔（最严重）、瘢痕性幽门梗阻，约5%胃溃疡可癌变。

7. 手术适应证

绝大多数的胃十二指肠溃疡属于内科治疗范围，仅小部分患者需要手术治疗。外科治疗的适应证是：①内科治疗无效或停药后很快再发的DU（顽固性溃疡）。②短期内科治疗无效或复发、超过45岁、较大或高位、不能排除或已证实恶变的GU。③溃疡急性穿孔。④溃疡合并大出血。⑤溃疡合并瘢痕性胃出口梗阻。⑥应激性溃疡。⑦胰源性溃疡等。

8. 主要手术目的和方法

DU手术的主要目的是降低胃酸分泌，GU则应切除有慢性炎症的胃窦，同时争取切除病灶以防恶变及切除部分分泌酸的胃黏膜以免发生吻合口溃疡。手术方法主要有两大类：各种类型的胃部分切除术和迷走神经切断术。

（1）胃部分切除术：BillrothⅠ（毕Ⅰ）式或BillrothⅡ（毕Ⅱ）式两种方式。切除胃远侧2/3（适用于GU）至3/4（适用于DU），包括胃体部的大部分，整个胃窦部、幽门和十二指肠第一部，这种手术也称为胃大部切除术。其治疗依据是：①切除产生胃泌素、胃酸、胃蛋白酶的部位。②切除溃疡的好发部位。③胃内容物在胃内停留的时间缩短，碱性十二指肠液反流入胃可中和残胃分泌的胃酸。④同时切除消化性溃疡灶，但不是绝对必要。

（2）迷走神经切断术：①迷走神经干切断术合并引流术。②选择性迷走神经切断合并引流术。③高选择性迷走神经切断术。④迷走神经干切断加胃窦切除术。⑤腹腔镜下迷走神经后干切断合并胃体、底前小弯侧浆肌层切开术（Taylor术）。其治疗机理为：①消除了神经性胃酸的分泌。②消除了迷走神经兴奋引起胃泌素的释放。③降低了泌酸腺体对胃泌素和组织胺的反应。

9. 术后并发症

（1）近期并发症：①胃肠道腔内出血，最常见为吻合口出血，十二指肠溃疡旷置术后也可再出血，保守治疗无效或大量出血应及早采取手术止血。②十二指肠残端破裂，发生于毕Ⅱ式胃切除术后，经穿刺或手术充分闭式负压引流，抗感染、营养支持及应用生长抑素，1～2 天内发生瘘且裂口小、残端无明显病变者可行再手术缝合。③梗阻性并发症，吻合口梗阻早期多因吻合口水肿、保守治疗可缓解，后期多为器质性因素，需再次手术。急性输入袢梗阻，一般因输入袢过长所致，也可因粘连、扭曲、内疝、胃肠吻合口扭结成角等，基本属于闭袢性梗阻，若不缓解，诊断明确后经适当的处理和术前准备后必须及时剖腹探查。④术后胃排空障碍，功能性者又称术后胃瘫（gastroparesis），可能因吻合口水肿或迷走神经切断后运动功能紊乱所致，以保守治疗为主。⑤早期倾倒综合征，发生于餐后半小时，胃肠道症状包括腹痛、腹胀、恶心、呕吐和腹泻。心血管系统的症状包括出汗、头晕、无力、心悸和面色苍白，内科治疗主要为饮食调节，不足 1%需在 6 个月后手术治疗。

（2）远期并发症：①复发性溃疡，常因迷走神经切断不全，症状常较初发严重，术后胃酸基础酸排泌量（BAO）≥2 mmol/h 者，有复发溃疡的可能，最大酸排泌量（MAO）或高峰酸排泌量（PAO）＞15 mmol/h 者，复发溃疡的可能性较大，内科治疗无效或发生穿孔出血者需手术。②慢性输入袢梗阻，其症状是上腹部痛继以喷射性胆汁性呕吐，呕吐物中混有食物和胆汁，呕吐后疼痛缓解，必须施行手术缩短或悬吊输入袢、输入袢与输出袢做侧侧吻合等。③慢性输出袢梗阻，主要临床表现与小肠梗阻类似，以呕吐最为多见，症状持续，但程度较轻，多因粘连或内疝形成所致，宜积极手术治疗。④碱性反流性胃炎，为最常见远期并发症，最常发生于毕Ⅱ式胃切除术后，呕吐后腹痛不能缓解，呕吐物含有胆汁，诊断明确且症状持续影响日常工作和生活者可行手术治疗，改为 Roux-en-Y 吻合。⑤晚期倾倒综合征，常发生于餐后 2～4 小时，心血管系统症状为主，饮食调节为主。⑥贫血和铁缺乏（补充铁、叶酸和维生素 B_{12}）、代谢性骨病（补充钙和维生素 D）、胃小弯侧缺血性坏死（小弯侧浆膜化）、吞咽困难（食管扩张）、腹泻（饮食调节）等。

10. 消化性溃疡并发症的治疗

（1）出血

1）病因与发病情况：发生率为 15%～25%，DU 合并出血比 GU 多见，十二指肠球部后壁溃疡及球后溃疡更易出血，多因溃疡基底或周围血管破损所致，饮食失调、精神紧张、疲劳、药物、烟酒等为诱因。

2）临床表现及诊断：诊断根据溃疡病史和出血的临床表现。出血前溃疡活动致上腹疼痛加重，呕血和排柏油样黑便是出血的主要症状，凡患者发生晕厥、呕出血凝块、频繁排黑便甚至排出较鲜红的血便、血容量明显不足、血红蛋白急剧下降等均为大出血的征象。

3）治疗：一经确诊，非手术治疗可先行，也是术前准备的必要措施。非手术治疗：一般处理、补充血容量、抗休克、局部用药止血、全身止血药、内镜止血、介入治疗。手术治疗：指征为出血迅猛，情况危急，出血后不久即发生休克者；6～8 小时内输血 600～900 ml，生命体征未见好转或虽一度好转，但停止输血或输血速度减慢后又迅速恶化，或在 24 小时内需输血 1000 ml 以上才能维持血压者；内科治疗出血不止，或暂时止血，不久又复发者；年龄大于 60 岁，动脉硬化，出血自行停止可能性小；同时有溃疡穿孔或胃出口梗阻者；胃镜检查见活动性大出血，而内科治疗无效者。出血性 GU 做包括溃疡在内的远端胃切除疗效比较确切，代替方案是溃疡切除、缝合胃切口、进行迷走神经切断附加幽门成形术。对情况不稳定患者可考虑行更简单的手术，如溃疡的四周边活检和局部缝扎止血。出血性 DU 可纵行切开幽门十二指肠，用手指经此切口压迫溃疡基底部止血，8 字形缝合溃疡。幽门十二指肠切口可做幽门成形术，再加双侧迷走神经干切断。迷走神经切断并胃窦切除是另一选择，可降低再出血率和复发率。紧急情况下，溃疡缝扎止血并迷走神经干切断是最简单和最有效的手术。

（2）急性穿孔

1）病因与发病情况：发生率 5%～10%，DU 穿孔较 GU 多见。60%的 GU 穿孔发生在幽门附近小弯侧，大弯侧多为恶性溃疡，DU 穿孔 90%见于球部前壁。主要原因是活动性溃疡基底组织坏死，穿透浆膜层，致胃十二指肠腔与腹腔相通，其主要诱因包括：饮食过饱、剧烈呕吐或咳嗽致腹内压骤然增高；过度劳累、精神过度紧张；吸烟与饮酒；免疫抑制剂或激素治疗。

2）临床表现及诊断：多有溃疡病史且近期症状复发或加重，少数以穿孔为首发症状，X 线可见膈下游离气体。临床经过分三个阶段：第一阶段（初期），化学性腹膜炎的症状体征；第二阶段（反应期），穿孔后 1～5 小时，渗出液稀释胃肠内容物，症状减轻、生命体征恢复，但腹膜刺激征仍存在；第三阶段（腹膜炎期），穿孔 8～12 小时后，转变为细菌性腹膜炎，病情严重抢救不及时者常因麻痹性肠梗阻、脓毒血症或败血症、感染中毒性休克而死亡。

3）治疗：原则上应尽快手术治疗。一般治疗包括禁食、置留胃管行胃肠减压、止痛、吸氧、静脉输液、静脉应用广谱抗生素和抑酸剂等。手术治疗：①手术切口一般为经脐上正中切口。②DU 穿孔可选择间断全层缝合方式给予修补，大网膜覆盖予以加强。若溃疡穿孔较大，边缘水肿，可将集束的大网膜填塞于穿孔内，间断全层缝合闭合穿孔，病情允许可做减酸手术。③GU 穿孔可选择包括 4 个周边活检后单纯缝合、溃疡切除后单纯缝合或胃部分切除。穿孔后＞24 小时的患者，若患者血动力学稳定，无弥漫性腹膜炎，水溶性对照剂检查未漏入腹腔，可考虑非手术治疗。处理方法包括鼻胃管减压，静脉应用 H_2 受体拮抗剂或质子泵受体抑制剂和广谱抗生素，密切观察病情。若临床情况恶化则立即中转手术治疗。此类患者易发生膈下或肝下脓肿。这种合并症通常能用超声引导下经皮导管引流治疗。

（3）瘢痕性幽门梗阻

1）病因与发病情况：幽门附近溃疡在愈合过程中，过多瘢痕组织形成，梗阻为持续性。梗阻的部位通常发生在十二指肠，较少在幽门管或在胃幽门。

2）临床表现及诊断：溃疡病史和近期出现呕吐，腹痛节律性定位性消失。呕吐量较大，内含馊食，酸臭味，但不含胆汁。伴营养不良及水电解质酸碱平衡紊乱，严重者可出现代谢性低钾、低氯性碱中毒。体检可有振水音、胃型、胃蠕动波。辅助检查有 X 钡餐线检查、胃镜检查等。通过胃镜活检排除恶性肿瘤。

3）治疗：不必急于施行手术，非手术治疗措施也是必要的术前准备，包括纠正水电解质和酸碱平衡紊乱、胃肠减压、积极治疗活动性溃疡、为肠外营养支持等。瘢痕性完全性幽门梗阻是外科手术治疗的绝对适应证，手术方式有远端胃部分切除胃空肠吻合、胃窦切除加迷走神经切断、迷走神经切断并引流术。如十二指肠瘢痕严重，其断端缝合关闭不安全，应施行迷走神经切断合并胃空肠吻合术。

三、胃癌

重点	胃癌的病因、临床表现、诊断方法、治疗
难点	胃癌的病理
考点	胃癌的病因、临床表现、诊断方法、治疗

1. 流行病学

我国属胃癌高发国家，每年因胃癌死亡约 16 万人，占全部恶性肿瘤死亡的 23%左右，位居第 2 位。

2. 病因

尚未完全明确，与多种体内、外因素相关。

（1）胃癌癌前疾病是一个临床概念，系指患有这类疾病的病人发生胃癌的概率较高，主要有慢性胃溃疡

（癌变率约 5%）、慢性萎缩性胃炎（癌变率约 10%）、胃息肉（腺瘤性腺瘤 2 cm 以上者癌变率可达 10%～40%）、胃部分切除术后残胃（良性疾病行胃部分切除术后 5 年以上在残胃发生的原发性癌称为残胃癌）、胃黏膜巨大皱襞症（癌变率约 10%）。

（2）胃癌癌前病变是一个病理学概念，即胃黏膜上皮的异型增生（dysplasia），通常可分为轻、中、重三度，后者系明确的胃癌癌前病变。

3. 病理

（1）早期胃癌（EGC）：指不论病灶大小，有无淋巴结转移，浸润局限于黏膜或黏膜下层内的胃癌。微小胃癌、小胃癌分别指癌肿最大直径≤0.5 cm 和最大直径 0.6～1.0 cm 的胃癌，属于特殊类型的早期胃癌。大体类型分三型：①Ⅰ型（隆起型）：癌灶突出周围正常黏膜约 0.5 cm。②Ⅱ型（浅表型）：癌灶无明显隆起或凹陷，进一步可分为三个亚型：即Ⅱa 型（浅表隆起型）；Ⅱb 型（浅表平坦型）和Ⅱc 型（浅表凹陷型）。③Ⅲ型（凹陷型）：癌灶较周围黏膜明显凹陷，但浸润深度未超过黏膜下层。

（2）进展期胃癌（AGC）：指癌肿浸润深度超过黏膜下层的胃癌，又称中晚期胃癌。大体类型通常按 Borrmann 分型法分为四型。①BorrmannⅠ型（息肉型）：为突入胃腔的块状癌灶。②BorrmannⅡ型（溃疡局限型）：癌灶呈溃疡型生长，边界隆起呈围堤状，周围浸润不明显。③BorrmannⅢ型（溃疡浸润型），癌灶中央呈溃疡型生长，并向周围浸润，边界欠清。④BorrmannⅣ型（弥漫浸润型）：癌灶沿胃壁各层全周性浸润生长，累及广泛，使整个胃僵硬呈皮革状，又称皮革胃。

（3）组织学类型

1）2010 版 WHO 分类法：①腺癌，占胃癌临床病例的大多数，包括乳头状腺癌、管状腺癌、黏液腺癌、低黏附性癌、印戒细胞癌、混合型腺癌等。②腺鳞癌。③伴有淋巴样间质的癌（髓样癌）。④肝样腺癌。⑤鳞状细胞癌。⑥未分化腺。

2）Lauren 分型：①肠型：分化程度较高、癌周黏膜广泛的肠化生和萎缩性胃炎、预后相对较好。②弥漫型：癌细胞呈弥漫性生长、低分化或未分化型、癌周黏膜少有肠化生和萎缩性胃炎、预后不良。③其他型：不属上述两型者。

（4）扩散和转移：①直接浸润，胃壁各层、食管、十二指肠、肝脏、胰腺、横结肠、大小网膜等。②淋巴转移，早期和进展期胃癌均可淋巴转移，引流胃的淋巴结分成三站共十六组，淋巴转移往往循第一站、第二站至第三站（不同部位胃癌的淋巴结分站有差异），终末期胃癌可经胸导管转移至左锁骨上淋巴结（Virchow 淋巴结），或经肝圆韧带转移至脐部。③血行转移，胃癌晚期阶段，常见的转移部位有肝、肺、脑、骨骼等处。④腹膜转移，胃癌组织浸润至浆膜外，肿瘤细胞脱落入腹腔内，种植于腹膜，晚期阶段，腹膜广泛转移可形成癌性腹水，若癌细胞脱落至直肠前窝，则直肠指检可触及腔外肿块。转移至卵巢，称 Krukenberg 瘤。

（5）临床病理分期：主要依据 AJCC 的 TNM 分期标准（表 36－1、表 36－2）。

表 36－1　AJCC 胃癌 TNM 分期（2010 年第 7 版）

T（原发肿瘤）	N（区域淋巴结）	M（远处转移）
Tx：原发肿瘤无法评估	Nx：无法评估区域淋巴结	Mx：无法评估远处转移
T0：无原发肿瘤证据	N0：无淋巴结转移	M0：无远处转移
Tis：原位癌、上皮内肿瘤	N1：1～2 枚淋巴结转移	M1：有远处转移
T1a：肿瘤侵及黏膜层及黏膜肌层 T1b：肿瘤侵及黏膜下层	N2：3～6 枚淋巴结转移	

续表

T（原发肿瘤）	N（区域淋巴结）	M（远处转移）
T2：肿瘤侵及固有肌层	N3a：7～15 枚淋巴结转移 N3b：＞15 枚淋巴结转移	
T3：肿瘤侵犯浆膜下层		
T4a：肿瘤侵及浆膜 T4b：肿瘤侵及邻近组织、器官		

表 36-2　与胃癌 TNM 分期相对应的临床病理分期

	N0	N1	N2	N3	M1
T1a，T1b	ⅠA	ⅠB	ⅡA	ⅡB	
T3	ⅠB	ⅡA	ⅡB	ⅢA	
T3	ⅡA	ⅡB	ⅢA	ⅢB	Ⅳ
T4a	ⅡB	ⅢA	ⅢB	ⅢC	
T4b	ⅢB	ⅢB	ⅢC	ⅢC	

4. 临床表现

（1）症状：①早期，上腹部不适、隐痛、嗳气、食欲减退、轻度贫血等，缺乏特异性。进展期：上述症状进一步加重，出现营养不良、贫血明显、体重减轻等。②晚期，出现梗阻、出血、穿孔及其他转移性症状。

（2）体征：早期无特异性体征，进展至晚期可出现黄疸、肿块、腹水、营养不良、锁骨上淋巴结肿大，直肠前凹扪及肿块，渐呈恶病质等。

5. 诊断

病理学诊断是确诊胃癌的金标准。对常有上腹部隐痛不适等症状的患者，尤其是胃癌癌前疾病患者应定期进行针对性检查，避免在诊断不明情况下予以对症治疗，以防贻误胃癌的早期诊断。

（1）胃镜检查：直视下观察病灶，并可活检。超声胃镜可了解胃癌浸润深度及探及胃周淋巴结转移情况。

（2）X 线钡餐检查：常用于帮助诊断胃上部癌是否侵犯食管。

（3）CT 检查：对早期胃癌诊断价值不大。对于进展期胃癌，有助于了解胃壁增厚情况、周围脏器受侵犯程度以及淋巴结有无肿大等。

（4）免疫生物学诊断：迄今尚未发现具有特异性强的胃癌标志物，某些血清肿瘤标志物，如 CEA、CA19-9 等，可有不同程度增高。

6. 治疗

应依据临床病理分期和肿瘤的生物学特性，以外科手术为主要方式，并辅以化疗、放疗、靶向药物治疗、生物免疫治疗及中医中药等综合治疗。

（1）外科治疗

1）早期胃癌：①传统的根治性手术为胃次全切除并清扫胃周第一站或第一、第二站淋巴结；②近年来，强调在根治基础上更加注重保留胃的生理功能，提高患者的术后生活质量；③部分可施行内镜下黏膜切除术、内镜下黏膜下剥离术或腹腔镜下胃切除术等。

2）进展期胃癌：标准根治性手术。①切缘阴性（切缘 5 cm 以上）；②D_2淋巴结清扫；③整块切除（必要时联合脏器切除）；④无远处转移。术前预计难以根治性切除者，可先行围术期化疗，缩小肿瘤体积从而达到根治性切除目的。对已有广泛转移的胃癌，手术不应作为首选治疗，胃癌存在幽门梗阻而无法切除，可行胃空肠吻合术，暂时解决呕吐、进食问题。

（2）化疗及靶向药物治疗：化疗按胃癌病期及与手术的关系分为围术期化疗、新辅助化疗、辅助化疗、姑息化疗等。

1）口服化疗：适用于早期胃癌病人或不能耐受静脉化疗毒副反应者，常用的有卡培他滨、替吉奥等。

2）区域性化疗：术前经胃左动脉或腹腔动脉的介入性化疗、术中腹腔内温热化疗或术后腹腔内化疗等。常用的药物有氟尿嘧啶、丝裂霉素、顺铂、阿霉素等。

3）静脉化疗：主要由外周静脉注入给药，多采用联合化疗方案，如 ECF 方案（氟尿嘧啶、顺铂、表柔比星）等。

4）靶向药物治疗：曲妥珠单抗可用于治疗 HER2 阳性晚期胃癌。

（3）放疗：因多数胃癌为腺癌或黏液腺癌，对单纯放疗不甚敏感，效果多不理想，故常配合围术期或针对部分术后复发患者进行治疗。

临床病案分析

患者男性，73 岁，1 年前有上腹部隐痛，服用质子泵抑制剂（PPI）疼痛缓解，未进一步检查。1 年来上腹痛逐渐加重，在过去的 2 个月里，体重减轻 20 kg，目前出现食欲减退，进食后恶心、呕吐，体重约 40 kg。患者有 50 年吸烟史。查体：上腹部有压痛，无反跳痛，未及包块。实验室检查提示血红蛋白为 85 g/L，红细胞压积为 27%，MCV 较低，大便隐血检测阳性，CEA 稍增高，余实验室检查无异常。

思考

1. 本病案最可能的诊断是什么？需与哪些疾病鉴别？
2. 进一步确诊需要做哪些影像学检查？
3. 如何拟定治疗方案？

解析

1. 患者为老年男性，既往有隐匿性腹痛，近期体重快速减轻，食欲减退，进食后恶心、呕吐，实验室检查提示铁缺乏性贫血，因此最可能的诊断是胃癌伴幽门梗阻，还需与胃溃疡、胰腺炎、胆石症、消化道梗阻及胃肠道良性肿瘤等疾病鉴别。

2. 首先需行胃镜检查，直视下观察病灶并活检，根据病理确诊。其次需行腹部 CT 检查，CT 有助于了解胃壁增厚情况、周围脏器受侵犯程度以及淋巴结有无肿大等。

3. 目前患者有消化道梗阻，营养情况较差，应立刻予以营养支持治疗、镇痛，改善全身情况，同时进行术前评估，能否耐受手术。若无远处转移，全身情况允许，应予标准根治性手术，若难以根治，可行胃空肠吻合术，暂时解决呕吐、进食问题；若已有远处转移或无法耐受手术，可予姑息化疗，以期缓解梗阻症状，改善生活质量以及延长生存期。

四、胃肠道间质瘤

重点	胃肠道间质瘤的病因、临床表现、诊断方法、治疗
难点	胃肠道间质瘤的病理
考点	胃肠道间质瘤的诊断方法、治疗

1. 流行病学

胃肠道间质瘤（GIST）是胃肠道最常见的间叶源性肿瘤，大多数具有 c-kit 或 PDGRFα 活化突变，免疫组化检测通常表达 CD117 和 DOG1。1983 年由 Mazur 等首次命名，约占胃肠道肿瘤的 0.2%。可在“胃肠道间质瘤”前冠以肿瘤所在脏器，如胃胃肠道间质瘤、小肠胃肠道间质瘤等。

2. 病因

大多数由 c-kit 或 PDGFRα 活化突变引起，起源于胃肠道神经丛的 ICC，即胃肠道的 Cajal 细胞，或其前体。c-kit 基因突变可激活其下游信号转导通路，在 GIST 发生发展中起重要作用，常见的 c-kit 突变位点为外显子 11、9、13 或 17。在少数无 c-kit 突变者中，存在 PDGFRα 基因突变，主要发生于外显子 18、12 和 14。

3. 病理

根据细胞形态，GIST 可分为梭形细胞型（70%）、上皮样细胞型（20%）和混合型（10%）三类。约 95% 的 GIST 病例 CD117 和（或）DOG1 免疫组化染色呈阳性。GIST 可发生于消化道各个部位，以胃部最为常见（60%），其次为小肠（25%），也可发生在结直肠、食管及肠系膜等部位。肿瘤大小差异较大，其直径可在 1～40 cm 不等，呈单发或多发，通常与周围组织边界较清晰，表面呈结节状。GIST 以直接侵犯和血行转移为主，淋巴转移少见。GIST 的生物学行为可以表现为从良性到恶性，除复发和转移性 GIST 这类具有明显恶性表现的 GIST 外，原发性 GIST 切除后的复发危险度大多可根据肿瘤部位、大小、核分裂象及有无破裂等进行分级，常用的分级标准为 2008 年改良版 NIH 标准。

4. 临床表现

GIST 缺乏特异性临床表现，瘤体小时一般无症状或为腹部不适或隐痛，瘤体较大时可引起消化道出血或肠梗阻等。常为体检扪及腹部肿块或影像学检查发现。

5. 辅助检查

①腹部 CT 最常用。②超声内镜引导下的细针穿刺活检有助于术前病理学确诊，但有导致肿瘤破裂播散和出血的风险，应谨慎应用。③MRI 对直肠 GIST 有较高诊断价值。

6. 诊断

诊断依据病理组织学和免疫组化检测结果，必要时需借助分子生物学手段检测 c－kit 及 PDGFRα 基因突变等。

7. 治疗

（1）手术：根治性手术切除是治愈 GIST 的金标准。目标是完整切除病灶，术中应避免肿瘤破裂或出血，并保证切缘无肿瘤残留；无必要施行扩大的淋巴结清扫手术。

（2）分子靶向治疗：GIST 对化疗及放疗均不敏感。分子靶向药物甲磺酸伊马替尼可用于不可切除、复发或转移性 GIST 的一线治疗、术后复发风险较高者的辅助治疗以及手术前的辅助治疗。舒尼替尼可用于治疗伊马替尼失败或无法耐受伊马替尼的 GIST 患者。

临床病案分析

患者，男性，56 岁，反复上腹部隐痛 1 年，黑便 3 天。无呕血、发热、头晕等。查体：腹部平软，无压痛，无反跳痛，未及包块。实验室检查提示血红蛋白为 95 g/L，大便隐血检测强阳性，肿瘤标记物正常范围，实验室检查无异常。急诊 CT 检查提示胃体部一类圆形肿块，直径约 4 cm。

思考

1. 本病案最可能的诊断是什么？需与哪些疾病鉴别？

2. 进一步确诊需要做哪些影像学检查？

3. 如何拟定治疗方案？

解析

1. 患者为中年男性，既往有隐匿性腹痛，近期出现黑便，实验室检查提示贫血，CT 发现胃体部类圆形肿块。因此最可能的诊断是胃肿瘤伴消化道出血，胃胃肠道间质瘤最为常见，还需与胃溃疡伴出血、胃癌伴出血、小肠出血等疾病鉴别。

2. 需行胃镜检查，直视下观察病灶是否出血，判断消化道出血是否由该肿瘤引起。

3. 目前患者存在胃肿瘤伴消化道出血，可进行术前评估，能否耐受手术、肿瘤能否完整切除。若全身情况允许、肿瘤可完整切除，应予手术切除肿瘤，术后根据病理报告决定是否行伊马替尼辅助治疗；若全身情况难以耐受手术或肿瘤难以完整切除，可先予以内科止血治疗等，胃镜下穿刺活检明确病理诊断后可予以伊马替尼治疗。

第三十七章　小肠疾病

一、肠感染性疾病

（一）肠结核

重点	肠结核的病因、临床表现、诊断方法、治疗手段
难点	肠结核诊断和治疗方法的选择
考点	肠结核的病因、临床表现、诊断方法、治疗手段

1. 定义

肠结核是结核分枝杆菌侵犯肠道引起的慢性特异性感染。原发性肠结核少见，为结核分枝杆菌直接感染肠道引起原发性病变。继发性肠结核多源于肺结核，感染途径主要是开放性肺结核患者吞入了含有大量结核分枝杆菌的痰液。

2. 病因

（1）污染结核分枝杆菌的牛奶。

（2）开放性肺结核患者吞入了含有大量结核分枝杆菌的痰液。

3. 病理

肠结核有两种基本类型：溃疡性和增生型。它们既可以独立存在，也可以同时并存。病变多位于回盲部和回肠。

（1）溃疡型：此型多见。干酪样坏死，黏膜脱落形成溃疡，通常顺肠管横轴发展。肠管环形狭窄，形似腊肠。急性穿孔少见，慢性穿孔多形成局限性脓肿或肠瘘。

（2）增生型：此型肠结核多位于回盲部，病理特征是肠黏膜下层大量结核性肉芽肿形成和纤维组织高度增生，常伴有黏膜息肉形成。导致肠腔狭窄和梗阻。穿孔少见。

4. 临床表现

肠结核多见于 10～29 岁的青少年，女性多于男性。患者常有全身症状，包括不规则低热、食欲减退、盗汗、乏力、消瘦等。局部症状主要表现为腹痛，多为隐痛或钝痛。

（1）溃疡型肠结核：全身表现有低热、盗汗、消瘦等。肠道主要表现为排便习惯和粪便性状改变，腹泻和便秘交替，除非病变侵犯结肠，一般粪便没有黏液和脓液，少有血便。腹痛表现为右下腹或脐周的隐痛，餐后加重，排便后缓解。

（2）增生型肠结核：通常以低位不完全性肠梗阻症状为主，患者有腹胀、阵发性腹痛、呕吐和肛门停止排气、排便等肠梗阻表现。

（3）肠结核并发慢性穿孔时常形成局限脓肿，临床主要表现为发热、腹痛及有明显触痛的腹部肿块。脓肿穿破腹壁者，腹壁可见瘘口，有脓性液体流出。

5. 诊断及鉴别诊断

因肠结核无特异性，故诊断较为困难，结合临床表现辅助影像学检查。纤维结肠镜有助于回肠末段和结肠结核病变的诊断。溃疡型肠结核须与 Crohn 病、溃疡性结肠炎相鉴别。

6. 化验检查

肠结核患者通常血沉加快。粪便找到抗酸杆菌对诊断有帮助。但伴有肺结核者则意义不大。

7. 治疗

主要采取内科抗结核治疗和全身支持治疗。

外科手术治疗的主要适应证有：①穿孔、梗阻、出血、肠瘘等并发症。②不能除外恶性肿瘤。③诊断不明，影响治疗。④回盲部增生型结核，病变局限。

（二）肠伤寒穿孔

重点	伤寒肠穿孔的病因、临床表现、诊断方法、治疗手段
难点	伤寒肠穿孔诊断和治疗方法的选择
考点	伤寒肠穿孔的病因、临床表现、诊断方法、治疗手段

1. 定义

伤寒是一种肠道传染病，肠伤寒的病变主要位于回肠末端，并发穿孔也多在此部位。

2. 临床表现

（1）全身表现：与肠伤寒疾病本身有关的症状，包括体温初降后升、脉搏加快等。

（2）肠穿孔症状：腹膜炎症状与体征，包括突发右下腹痛，并迅速蔓延到全腹。

（3）体征：腹部有明显压痛、反跳痛，由于伤寒患者一般体质较弱，故腹肌紧张可以不明显。腹部听诊肠鸣音消失。

3. 诊断及鉴别诊断

临床表现不典型的伤寒肠穿孔患者，应结合季节和当地伤寒流行情况，以及腹痛前是否有低热、头痛、四肢酸痛不适、食欲下降等表现。术中取腹腔渗液做伤寒杆菌培养。另外，取血做伤寒杆菌培养及肥达试验有助于明确诊断。

4. 治疗

伤寒肠穿孔的诊断明确后，应及时进行手术治疗。

二、肠炎性疾病

（一）非特异性炎性肠疾病

重点	非特异性炎性肠疾病的病因、临床表现、诊断方法、治疗手段
难点	诊断和治疗方法的选择
考点	非特异性炎性肠疾病的病因、临床表现、诊断方法、治疗手段

1. 定义

非特异性炎性肠疾病通常是指克罗恩病（Crohn’s disease）和溃疡性结肠炎。

2. 病因

两种疾患的病因尚未完全明了，可能与感染、环境、免疫和基因等因素有关。

3. 诊断及鉴别诊断

克罗恩病和溃疡性结肠炎的鉴别诊断见表 37－1。

表 37－1 克罗恩病和溃疡性结肠炎的鉴别诊断

	克罗恩病	溃疡性结肠炎
部位	口腔到肛门的任何部位，末端回肠和右半结肠最常见 单发或多发，呈节段性改变，中间间隔正常肠管，又称局限性肠炎	结、直肠黏膜层 以直肠和乙状结肠最为常见，也可侵及全部结肠。病变多起始于直肠，逐渐向近端扩展至全结肠
病理改变	肉芽肿性炎症病变 累及肠壁和局部淋巴结 浆膜面充血水肿、纤维素渗出 肠黏膜增厚加上周围纵和横的线状溃疡使黏膜呈“鹅卵石”样表现 肠壁增厚，肉芽肿形成，可使肠腔狭窄 外科并发症：溃疡；管腔狭窄；穿孔	黏膜层及黏膜下层症性病变 表现为黏膜的广泛充血、水肿、糜烂、出血和浅表小溃疡 病变严重时可导致结肠明显扩张，表现为“中毒性巨结肠” 无肉芽肿形成 外科并发症：结肠变形；可能穿孔；癌变 但很少引起狭窄或瘘管
临床表现	最常见的症状是腹部不适和痉挛性疼痛，常位于右下腹或脐周，多不剧烈，常伴局部轻压痛 主要的症状还有腹泻、发热、恶心呕吐、食欲不振、体重下降 粪隐血可阳性，但很少有脓血便 常常以并发症就诊：肠穿孔、肠瘘或肠梗阻；内瘘、炎性包块或脓肿，体检时可扪及腹部肿块 少部分患者出现皮肤结节性红斑、炎症性眼病、游走性关节炎等肠道外表现	溃疡性结肠炎起病表现为慢性、急性、慢性急性发作和暴发型等 临床上以血性腹泻为最常见的早期症状，多为脓血便，偶有大量出血。体重下降、贫血、恶变等。轻者仅有大便变稀或次数增多 腹痛常位于左下腹，轻到中度的痉挛性疼痛，排便后腹痛稍缓解。当直肠受累时，常伴有里急后重。 病情严重者可出现高热、多汗、大量便血、腹胀、腹痛、甚至休克等全身中毒症状，即中毒性巨结肠症。 肠外表现：关节炎、脓皮病等
诊断及鉴别诊断	诊断克罗恩病应做 X 线钡餐和钡剂灌肠检查，黏膜病变如线样溃疡及鹅卵石形状；回肠末段肠腔狭窄、管壁僵硬，呈线样征；病变多发时出现典型的跳跃式病灶；并发肠瘘时可见钡剂分流现象 克罗恩病有时与肠结核很难鉴别。如病变局限于结肠，则需与溃疡性结肠炎鉴别，主要依靠纤维结肠镜和活检。 由于克罗恩病常累及回肠末段，腹痛也常在右下腹，可有右下腹压痛或肌紧张，易被误诊为急性或慢性阑尾炎。注意询问以往有无腹泻史，有助于鉴别诊断	主要根据临床表现以及辅助检查，以乙状结肠镜或纤维结肠镜检查最为常用。也可采用 X 线钡剂灌肠检查，但在炎症急性发作期进行检查时应慎防发生结肠穿孔。 溃疡性结肠炎的诊断首先在于排除其他引起结肠炎症或溃疡的疾病，如细菌性痢疾、阿米巴痢疾、肠结核和结肠肿瘤等
治疗（两种疾病的内科治疗方法基本相同，主要为对症处理，包括抗感染、抗炎、免疫抑制和肠内肠外营养）	手术指征：肠梗阻，慢性肠穿孔后的腹腔脓肿、肠瘘以及消化道出血、腹膜炎等急腹症	手术指征：结肠穿孔；大量便血，非手术治疗不能控制；中毒性巨结肠；暴发性发作的重型患者经内科治疗效果不满意者；慢性病程或反复发作，虽经内科治疗，仍出现顽固性症状时；肠腔狭窄合并肠梗阻；肠外并发症；恶变或可疑恶变；儿童患者因慢性病程影响生长发育

（二）急性出血性肠炎

重点	急性出血性肠炎的病因、临床表现、诊断方法、治疗手段
难点	急性出血性肠炎诊断和治疗方法的选择
考点	急性出血性肠炎的病因、临床表现、诊断方法、治疗手段

1. 定义及病因

急性出血性肠炎是一种原因尚不明确的肠管急性炎症病变。病变表现为受累肠管的充血、水肿、出血和坏死，故也称为“急性出血坏死性肠炎”。急性出血性肠炎的病因尚不明确，可能与产生β毒素的 C 型魏氏杆菌增多或肠内缺乏足够破坏β毒素的胰蛋白酶有关。

2. 病理

本病主要累及空回肠，较少累及胃和结肠。病变可以累及小肠单个或多个节段，如为多节段则病变呈跳跃性。病变肠管与正常肠管分界明显。

3. 临床表现

（1）症状：此病以青少年居多，多有不洁饮食史。好发于夏秋季节。症状常以突发性腹痛开始，伴有发热、恶心、呕吐和腹泻。腹痛位于脐周，多表现为阵发性绞痛，也可表现为持续性腹痛，阵发性加剧。腹泻多为腥臭血便。

（2）体征：体检可有腹胀，腹部压痛，肠鸣音减弱。如已发生肠坏死或肠穿孔则出现腹膜炎体征，有明显腹部压痛、反跳痛和腹肌紧张。部分患者就诊时已发生中毒性休克。

4. 诊断及鉴别诊断

本病容易引起误诊。诊断要点是：①有不洁饮食史；②夏秋季突发腹痛伴腥臭血便；③有明显全身中毒症状。

鉴别诊断应注意以下情况：以腹痛为主者应与急腹症，如肠梗阻、阑尾穿孔、腹膜炎等相鉴别；以腹泻为主者应与急性肠炎、细菌性痢疾、溃疡性结肠炎、肠套叠等相鉴别。

5. 治疗

急性出血性肠炎通常采用非手术治疗，主要包括全身支持治疗和疾病治疗。

手术治疗：①腹膜炎。②出血不能控制，且出血量大。③伴有肠梗阻，且表现经非手术治疗不能缓解。④经非手术治疗，全身情况无好转，且局部症状加重。

三、肠梗阻

重点	肠梗阻的病因、临床表现、诊断方法、治疗手段
难点	肠梗阻诊断和治疗方法的选择
考点	肠梗阻的病因、临床表现、诊断方法、治疗手段

（一）概论

1. 定义

肠梗阻是外科常见急腹症。是指肠内容物部分或完全受阻，不能正常运行和顺利通过肠道。它不但造成肠管本身的解剖和功能障碍，并常引起全身生理紊乱，如处理不及时得当，死亡率较高。

2. 病因及分类　见表 37－2。

表 37－2　肠梗阻的分类

梗阻	分类		
按病因	机械性肠梗阻	动力性肠梗阻	血运性肠梗阻
按血运	单纯性肠梗阻	绞窄性肠梗阻	闭袢性肠梗阻
按部位	高位小肠梗阻	低位小肠梗阻	结肠梗阻
按程度	完全性肠梗阻	不完全性肠梗阻	
按病程	急性肠梗阻	慢性肠梗阻	

机械性肠梗阻最常见，原因基本可归纳为三种：①肠腔堵塞。②肠管受压。③肠壁病变。

动力性肠梗阻较少见，常见于神经反射性抑制造成的肠蠕动减缓，也见于中毒性休克或其他原因引起毒素吸收造成的肠麻痹。外科情况如急性弥漫性腹膜炎、腹部大手术以及腹膜后大血肿等可引起肠管麻痹。痉挛性肠梗阻少见，主要见于慢性铅中毒，也可见于肠道功能紊乱。

血运性肠梗阻以前较少见，近年来随着人口老龄化，发病率有上升趋势。主要由于肠系膜血管栓塞或血栓形成，导致肠管血运障碍。如心脏病、年龄老化动脉粥样硬化及腹部外伤引起肠系膜血管损伤。

闭袢性肠梗阻，是指肠道两端受阻引起肠梗阻，极易出现肠管绞窄坏死，外科处理比较积极。如结肠梗阻，由于回盲瓣防反流功能，易造成结肠血供障碍。另外如肠扭转及内疝形成。

3. 病理

肠梗阻的病理和病理生理变化大致可分成肠管局部的病理变化和全身性病理生理变化。

4. 临床表现

肠梗阻由于病因、发病部位、病程及程度不同，可以有不同的临床表现。但在肠内容物不能顺利通过肠道则是一致的，故有共同的的四大症状：腹痛、呕吐、腹胀及肛门停止排气、排便。

（1）腹痛：机械性肠梗阻腹痛为阵发性绞痛，随着病情发展，阵发性腹痛的间隔时间缩短，也可出现持续性腹痛，但仍有阵发性疼痛加剧的表现，此时应警惕是否转变为绞窄性肠梗阻。小肠梗阻部位梗阻腹痛多位于脐周，也可位于梗阻部位，其中十二指肠溃疡引起的梗阻腹痛多位于上腹部。阵发性腹痛时常伴有肠鸣音，患者自觉有气体在肠内窜动，此时可在腹部看到隆起的肠型和肠蠕动波。

（2）呕吐：高位肠梗阻患者出现呕吐比低位肠梗阻早，呕吐初起多为反射性，低位肠梗阻呕吐物多为胃内容物。其后呕吐逐渐频繁，高位梗阻多为胃和十二指肠内容物，如胃液和胆汁等。低位梗阻后期的呕吐物多为粪性液体。结肠梗阻呕吐出现较晚。麻痹性肠梗阻呕吐表现为溢出性。

（3）腹胀：肠梗阻腹胀程度与梗阻部位、程度和时间密切相关。高位肠梗阻一般腹胀不如低位梗阻明显，梗阻越完全、腹胀越明显。梗阻早期腹胀可以不明显，但随着时间的延长，如果梗阻不能解除，腹胀将逐渐明显。结肠梗阻由于为闭袢性肠梗阻，所以腹胀表现在梗阻肠袢的部位，多位于腹周。腹部中央部位出现的不规则、不对称的肠袢形状应疑有肠扭转。

（4）停止肛门排气、排便：完全性肠梗阻无肛门排气和排便。但部分患者，特别是高位肠梗阻患者，可以有梗阻远端肠道内的残存积气和积便排出，不能据此排除肠梗阻诊断。肠套叠、肠系膜血管栓塞以及血栓形成的患者可有血性黏液样粪便。

5. 检查

（1）全身检查：单纯性肠梗阻患者早期可无明显临床症状。随着梗阻病变的发展，梗阻晚期或绞窄性肠梗阻患者由于体液丢失，可以出现脱水症状，包括口唇干燥、眼窝内陷、皮肤弹性减退、尿少以及无尿。由于脱水、有效循环血容量下降，患者可以代偿性地出现脉搏加快、面色苍白、四肢变冷等症状。重者可出现血压下降、休克以及多器官功能衰竭等症状。

（2）腹部体检：腹部视诊可见腹胀、腹部隆起。麻痹性肠梗阻腹胀、腹部隆起比较均匀。机械性梗阻腹胀与梗阻部位有关，有时可见肠型和肠蠕动波。腹部触诊时单纯性肠梗阻可仅有腹部轻触痛；绞窄性肠梗阻腹部触痛明显，压痛明显处常为梗阻部位，同时还伴有腹膜刺激征。腹部肿瘤和寄生虫引起的肠梗阻有时可以摸到腹部肿块或寄生虫团块。梗阻初期由于肠腔积气，腹部叩诊多为鼓音。疾病发展后，肠腔积聚大量液体，叩诊则变为浊音，并且由于腹腔大量渗出，可以出现移动性浊音。机械性肠梗阻早期肠鸣音亢进，有时可以听到气过水声或金属音。机械性肠梗阻后期发生肠坏死或麻痹性肠梗阻肠鸣音减弱或消失。

（3）直肠指检：摸到直肠内肿块或肠外压迫直肠的肿块有助于肠梗阻病因的诊断。部分肠套叠的患者可以在直肠内摸到肠套叠的套头，也有助于肠套叠的诊断。

（4）化验检查：有助于了解肠梗阻的全身情况。当体液丢失严重时，血液浓缩，血红蛋白以及红细胞比容增高，尿液浓缩，尿比重增加。单纯性肠梗阻后期或绞窄性肠梗阻时，血白细胞计数和中性粒细胞百分比增高。血气分析、血电解质测定有助于纠正水电解质紊乱以及酸碱失衡。血尿素氮、肌酐测定有助于了解肾功能。呕吐物和粪便有红细胞以及隐血试验阳性提示有肠管血运障碍。

（5）X 线检查：肠梗阻发生后，内容物不能顺利运行，肠腔内的气体和液体逐渐分离，一般在梗阻后 4～6 小时即可在腹部 X 线平片上看到气液平面。

（6）CT 检查：腹部 CT 检查对肠梗阻及其病因的诊断具有较高的敏感性和特异性。不同病因导致的肠梗阻在 CT 检查上有着不同的表现。常见的如：肠肿瘤表现为梗阻部位软组织肿块或肠壁不规则增厚；肠套叠表现为腹腔内分层状软组织肿块，呈“同心圆状”或“袖套状”征象；肠扭转引起的表现为肠壁强化不明显或不强化，弥漫性或及局限性肠系膜充血肿胀、模糊，肠系膜血栓，大量腹水并可见肠系膜连同其血管纠集、扭曲，形成“旋涡状”。

6. 诊断

肠梗阻是常见的外科急腹症，因此必须与其他急腹症进行鉴别诊断。在做出肠梗阻诊断时，必须明确以下问题。

（1）有无肠梗阻：根据病史，患者有腹痛、腹胀、呕吐和肛门停止排气排便，结合体检和腹部 X 线检查，一般可以明确肠梗阻诊断。

（2）梗阻的性质：急性机械性肠梗阻早期肠动力增强，临床表现明显的阵发性腹痛，听诊肠鸣音亢进，可闻气过水声、金属音。麻痹性肠梗阻早期腹痛程度轻，肠鸣音微弱或消失。应注意的是急性机械性小肠梗阻后期，由于肠袢血供障碍，转变为绞窄性肠梗阻，则肠鸣音减弱或消失。

（3）梗阻段肠壁的血供：绞窄性肠梗阻预后严重，一经诊断需要尽早手术。有下列情况者应疑有绞窄性肠梗阻发生：①腹痛发生急骤，且为持续性疼痛，或阵发性绞痛间歇期仍有持续性疼痛。呕吐出现早，剧烈且频繁。有时伴腰背部疼痛。②病情发展快，迅速出现休克表现，抗休克治疗效果差。③有明显腹膜炎体征，可伴有发热、脉率加快、白细胞计数增高。④腹部不对称，有局部隆起的肿块并伴有明显压痛。⑤呕吐物、胃肠减压抽出液以及肛门排泄物呈血性。腹腔穿刺液为血性。⑥X 线腹部平片显示孤立性的肠袢扩张。⑦经积极非手术治疗后，症状无缓解。

（4）梗阻部位：高位小肠梗阻腹痛多位于上腹部，通常程度较轻。呕吐症状出现早，频繁，容易导致脱水，腹胀不明显。低位小肠梗阻腹痛位于脐周，也可位于梗阻部位，程度较剧烈。腹胀明显，呕吐出现晚，可吐粪样物。结肠梗阻症状腹痛多位于脐下，早期疼痛不显著。结肠梗阻呕吐出现较晚，不频繁，腹胀位于结肠行径区域。腹部 X 线平片有助于梗阻部位的判断，小肠梗阻可见到呈阶梯状的气液平面，小肠肠腔扩张，结肠多无气体。在 X 线腹部平片上区别结肠还是小肠，主要依靠扩张的肠袢是否有结肠袋，而不是肠袢的直径。

（5）梗阻的程度：完全性肠梗阻呕吐频繁，低位完全性小肠梗阻腹胀明显，肛门排气、排便停止。X 线腹部平片显示梗阻近端小肠扩张，远端小肠和结肠内无积气。不完全性肠梗阻无呕吐或程度较轻，腹胀不明显，有肛门排气、排便。X 线腹部平片显示肠腔扩张不明显，结肠内有气体。

（6）肠梗阻的病因：既往有腹部手术、腹腔感染、腹部外伤以及放疗史的患者应考虑为粘连性肠梗阻。有腹外疝史的患者应注意有无疝嵌顿。女性肥胖患者需注意有无股疝嵌顿。老年患者结肠梗阻多为结直肠癌或粪块。农村地区患者肠梗阻伴腹部团块应怀疑蛔虫所致。新生儿肠梗阻多为先天性畸形。小儿肠梗阻伴血便应疑有肠套叠。

7. 治疗

肠梗阻治疗包括全身治疗和解除梗阻。

（1）全身治疗

1）胃肠减压：单腔胃管和肠梗阻导管，后者直接在梗阻部位进行肠腔减压，效果优于单腔胃管。

2）纠正水、电解质紊乱及酸碱失衡。

3）防治感染：梗阻近端肠袢内细菌大量繁殖，因此积极使用抗生素，对于防治细菌感染，减轻细菌毒素吸收非常重要。

腹痛明显的患者可以应用解痉剂和镇静剂予以对症治疗。止痛剂的应用必须谨慎，应严格遵循急腹症的处理原则。

（2）解除肠梗阻：方法可以分为非手术和手术治疗。非手术治疗适合单纯性粘连性肠梗阻，特别是不完全性梗阻以及麻痹性肠梗阻、蛔虫或粪块性肠梗阻。非手术治疗包括胃肠减压、补液、抗感染等基础治疗。还可视病情采用中药和针灸治疗、空气或钡剂灌肠复位、口服生植物油、颠簸疗法等治疗。

手术治疗则应根据不同的病因、术中探查的情况以及患者对手术、麻醉的耐受程度来决定手术方式和范围。通常手术可以分成4大类。

1）松解、复位手术。

2）肠切除肠吻合术：判断小肠有无生机，可遵循以下原则。肠壁色泽：有生机的肠管呈粉红色，有血运障碍的肠管初期色泽为暗紫色，此时应用等渗盐水纱垫热敷，或应用 0.5%普鲁卡因在肠系膜根部封闭，可望恢复生机。无生机的肠管为黑色。肠壁弹性：有生机的肠管弹性好，有蠕动。无生机的肠管壁塌陷、扩张、无蠕动。肠管相应的肠系膜终末小动脉：有生机的肠管动脉搏动好，无生机的肠管无动脉搏动。

3）肠短路吻合术：适用于梗阻不能解除或病变不能切除的患者，如肿瘤浸润广泛等。方法是将病变两侧的肠管行侧侧吻合术。

4）肠造口或肠外置术：患者全身情况差或病变局部不能切除的患者，可采取肠造口或肠外置以解除梗阻。对于左半结肠肿瘤引起的急性梗阻，可先行梗阻近端肠造口，然后二期切除肿瘤，再做肠吻合。梗阻病因未解除，如肿瘤未切除，应采用袢式或双筒造口。

（二）粘连性肠梗阻

粘连性肠梗阻是由肠或腹腔粘连所致的肠梗阻，是最常见的肠梗阻类型，占总数的40%～60%。

1. 病因及病理

引起肠粘连的原因分为先天性和后天性两种。先天性较为少见，由发育异常或胎粪性腹膜炎引起。后天性多与腹部手术、外伤、放疗或腹腔出血、感染等因素有关。肠粘连形成的索带可以压迫肠管造成梗阻，也可因腹壁粘连，牵扯肠管使其成一锐角，或以粘连为支点扭转形成梗阻。肠管也可掉入粘连索带形成的环颈，形成内疝。在上述疾病的基础上，常见的诱发因素是肠功能紊乱、暴饮暴食、剧烈活动、体位变化等。

2. 诊断

有典型既往史，加上典型的机械性肠梗阻表现，应考虑粘连性肠梗阻。部分患者平时常有慢性腹痛，表现为慢性不完全性肠梗阻，突然由于体位变化、饱食、运动等诱发因素，发作剧烈腹痛，也应考虑急性粘连性肠梗阻。在做出粘连性肠梗阻的诊断后，还应注意是否存在绞窄性肠梗阻的情况。

3. 预防

针对引起肠粘连的原因，如积极抗感染治疗腹膜炎、清除腹腔残留血液、减少肠管在腹腔外的暴露时间、手术后患者早期起床活动，促进肠蠕动均有利于减少术后肠粘连。另外，手术医生注意冲洗手套上的滑石粉、避免大块结扎、及时修补肠管破损浆膜都可减少医源性肠粘连的发生。

4. 治疗

治疗方法取决于粘连性肠梗阻是单纯性还是绞窄性，是完全性还是不完全性。通常单纯性和不完全性肠梗阻可先行非手术治疗。

如经非手术治疗后，病情无缓解，或疑有绞窄性肠梗阻存在，则需行手术治疗。手术方式应视术中探查情况决定，如为索带引起，则切断索带即可。如有内疝，则应松解粘连，解除内疝。少量的粘连可行粘连松解。大量致密的粘连，且以前有多次肠梗阻发作，则需行小肠折叠排列术。绞窄性肠梗阻要视肠管有无生机，决定是否行肠切除。粘连性肠梗阻可在多处发生，因此术中应探查全部肠段。

（三）肠蛔虫堵塞

由于蛔虫团刺激肠壁造成肠痉挛而引起的肠梗阻称为肠蛔虫堵塞。肠蛔虫堵塞多见于儿童，农村发病率高。常有不当驱虫史。肠梗阻多为不完全性梗阻。

1. 临床表现及诊断

临床表现主要特点是症体不符。腹痛多位于脐周，为阵发性。常伴有呕吐。腹部体征较轻，仅有压痛，一般无腹肌紧张。部分患者可并发肠扭转或肠穿孔，蛔虫进入腹腔引起腹膜炎。

2. 治疗

肠蛔虫堵塞如无肠扭转、肠穿孔腹膜炎等临床表现，以非手术治疗为主。非手术治疗无效或疑有肠扭转、肠穿孔等急腹症时应采取手术治疗。

（四）肠扭转

肠扭转（volvulus）是一段肠袢及其系膜沿系膜纵轴旋转 360°～720° 而造成的闭袢型肠梗阻，因其很快伴有血运障碍，故属绞窄性肠梗阻。

1. 临床表现

肠扭转是一种闭袢型肠梗阻加绞窄性肠梗阻，除具有一般机械性肠梗阻的症状外，还因其扭转部位的不同，各有特点。

（1）小肠扭转：临床表现为突发腹部剧烈绞痛，疼痛为持续性伴有阵发性加剧，常牵涉到腰背部。小肠扭转为绞窄性肠梗阻，故肠鸣音减弱。病情进展快，易发生休克。腹部 X 线平片可见到扭转肠袢扩张，肠袢呈小跨度蜷曲，排列紊乱。CT 可见肠系膜连同其血管纠集、扭曲，形成“旋涡状”。

（2）乙状结肠扭转：多见于老年人，常有便秘史。急性乙状结肠扭转的腹部 X 线平片可见到马蹄形巨大乙状结肠，肠袢两端起止盆腔，中间圆顶突向膈肌。钡剂灌肠可见到扭转部位钡剂受阻，钡影尖端呈“鸟嘴状”。

2. 治疗

肠扭转诊断一旦明确，应及时手术治疗。手术治疗包括：①肠扭转复位术。将扭转的肠袢向其扭转的相反方向回转复位。②肠切除术。适合已有肠坏死的病例，行一期小肠切除、端端吻合术；乙状结肠坏死则在肠切除后，先行近端造口，二期再行手术恢复肠道的连续性。

（五）肠套叠

肠的一段套入与其相连接肠管腔内称为肠套叠。幼儿多见，肠套叠以回盲部套叠多见，即小肠套入结肠。成人肠套叠较幼儿少见，多与肠肿瘤和肠息肉有关。

1. 临床表现

肠套叠中 80%～90%发生于 2 岁以内婴幼儿。肠套叠的典型症状是腹痛、血便和腹部肿块。腹痛为突然发作的剧烈阵发性疼痛。患儿表现为阵发性哭闹不安伴面色苍白，可伴呕吐。腹痛持续数分钟后停止，间隙期为 15～30 分钟，此时患儿表现安宁，间隙期后症状再发。血便为果酱样便。体检在腹部可扪及腊肠样肿块，通常位于脐右上方，表面光滑，有触痛。

2. 诊断

营养状况良好的幼儿突然发作阵发性啼哭伴面色苍白和果酱样血便，腹部扪及表面光滑、有明显触痛的肿块，大都能获得肠套叠诊断。X 线空气或钡剂灌肠检查见到套入肠袢头部形成的“杯口”状钡影，即可进一步证实。CT 检查可见腹腔内分层状软组织肿块，呈“同心圆”状或“袖套状”，并可在套叠的头部显示肿瘤。

与急性肠套叠不同，慢性肠套叠多为复发性，多见于成人。发作后可以自行恢复，以后再次发作。发作时一般症状较轻，梗阻多为不完全性，较少血便。

3. 治疗

急性肠套叠诊断明确后，应予以禁食、胃肠减压、输液等全身治疗。手术治疗包括：①手术复位。手术复位是在套入肠袢的顶端，将套入肠袢向近端挤压，使其逐渐达到完全回复。②肠切除术。手术复位失败或已有肠坏死者行肠切除术，并行肠端端吻合术。成人肠套叠多有引起肠套叠的病理因素，故多采用手术治疗。

四、急性肠系膜血管缺血性疾病

重点	急性肠系膜血管缺血性疾病的病因、临床表现、诊断方法、治疗手段
难点	急性肠系膜血管缺血性疾病诊断和治疗方法的选择
考点	急性肠系膜血管缺血性疾病的病因、临床表现、诊断方法、治疗手段

1. 病因

栓子栓塞和血栓形成是主要病因。栓子多来源于有病变的心脏，如风湿性心脏病瓣膜病变、心房纤维颤动、细菌性心内膜炎等。肠系膜上静脉血栓形成多与血流淤滞有关，多继发于真性红细胞增多症、肝硬化门脉血流淤滞、血黏度增高、腹腔感染、创伤等。

2. 临床表现

肠系膜上动脉栓塞和血栓形成临床表现相似，早期表现为突发性脐周或全腹部腹痛，多为剧烈绞痛，伴频繁呕吐。1/4 患者伴有腹泻，多为血便。患者大汗淋漓，面色苍白，但腹部体征较轻，腹部多柔软，腹胀和腹肌紧张不明显，体征和临床症状明显不对称。病变广泛者可早期出现休克。腹腔穿刺可抽得血性液体。

肠系膜上动脉血栓形成患者除在急性发作时有上述症状外，平时有慢性肠系膜动脉缺血的临床表现，如进食后腹痛，以致患者不敢摄食而消瘦、体重下降。

肠系膜上静脉血栓形成病程发展相对较慢。前驱症状包括腹部不适、腹泻等，数日至数周后突发腹部剧痛，出现持续性呕吐、血便等症状。如发生肠坏死则出现腹膜炎体征，腹腔穿刺可抽得血性液体。

3. 诊断

本病的诊断主要依靠病史和临床表现。实验室检查白细胞计数明显增高，血象有血液浓缩表现。腹部X线平片早期显示受累肠袢扩张、胀气。选择性动脉造影对诊断有帮助，可确定血管栓塞的程度和范围。

4. 治疗

急性肠系膜血管缺血性疾病由于造成肠梗阻，如受累肠段广泛，多数比较凶险，死亡率高，且易误诊，应特别予以重视。疾病诊断一旦明确，在进行必要的术前准备后，应尽早手术。手术方式应根据术中探查结果决定。通常可行肠系膜上动脉栓子切除术，血栓形成可行血栓内膜切除术，或者行腹主动脉–肠系膜上动脉搭桥术。如有肠坏死则必须行肠切除术。肠系膜上静脉血栓形成一般需切除受累肠管。术后加用抗凝治疗，以防病变进一步扩展。

五、短肠综合征

重点	短肠综合征的病因、临床表现、诊断方法、治疗手段
难点	短肠综合征诊断和治疗方法的选择
考点	短肠综合征的病因、临床表现、诊断方法、治疗手段

1. 定义

指不同原因造成小肠吸收面积减少而导致的各种营养物质吸收障碍和营养不良等的一系列病征。

2. 病因

多由于广泛小肠切除所致。

3. 病理生理

主要是残留小肠较短，直接影响营养物质的吸收，导致机体出现病理性改变。一般情况下，成人小肠残留不足 100 cm 可出现短肠综合征表现。其发生除取决于小肠切除的长度外，还与切除的部位以及回盲瓣是否保留有关。小肠不同部位具有不同的吸收功能，一般水、电解质、蛋白质、脂肪、糖和各种维生素等在空肠和回肠皆可被吸收，而十二指肠和空肠吸收机体所需要的大部分铁、钙和叶酸盐。胆盐、胆固醇、维生素 B_{12} 等只在回肠吸收。如将空肠切除，回肠可承担大多数物质的吸收；反之，回肠切除后空肠就难以替代它的吸收功能：因为食糜在空肠中通过较快，而且回肠所具有的吸收维生素 B_{12} 和胆盐的功能不能为空肠所替代，大量胆盐的丢失可导致脂肪泻和脂溶性维生素缺乏，引起更加明显的营养障碍。所以近端小肠切除引起的营养障碍较远端小肠切除为轻，患者相对容易耐受。回盲瓣的存在可减慢小肠的运送速度，使吸收更完全。如切除小肠 70%而保留末端回肠和回盲瓣，患者仍可耐受；但若切除回盲瓣，则失去 50%～60%的小肠就能引起严重的短肠综合征症状。

广泛性小肠切除后，残留小肠的代偿性变化表现为肠黏膜增生，绒毛肥大变长，皱襞增多，肠腺凹加深，肠管增粗、伸长，肠壁增厚等，从而增强小肠的吸收功能。然而上述改变必须依靠肠腔内食物与肠黏膜直接接触，并与食物中所含营养物质的种类和数量有关，种类越复杂、数量越多就越能刺激肠黏膜的增生。

4. 临床表现

短肠综合征的最初症状是腹泻伴随大量水、电解质的丢失，腹泻为水样泻，严重者每天可排出 5～10 L 液体，如不及时处理，可因水、电解质和酸碱平衡紊乱而危及生命。数日后腹泻量即有减少趋势，根据保留肠袢的长度和代偿情况，患者的营养状况可得到维持或逐渐出现营养不良的症状，如体重下降、肌肉萎缩、贫血和低蛋白血症以及各种维生素缺乏表现。末端回肠切除影响脂肪和胆盐的吸收，脂肪吸收不良除造成维生素 D 和钙缺乏外，肠腔内的钙与脂肪酸沉淀，游离的草酸盐吸收增加，导致尿路结石的发生；胆盐吸收障碍影响其肝肠循环，胆汁中胆盐浓度不足就不能维持胆固醇的液体状态，于是胆石症的发生率升高。钙镁不足可引起肌肉兴奋性增强和手足搐搦，长期缺乏可引起骨质疏松和软骨病。锌缺乏在短肠综合征患者亦常见，引起皮炎、内分泌异常和胶原代谢紊乱。

40%～50%的短肠综合征患者有暂时性胃酸分泌亢进，尤其在近端小肠切除后更多见，这是由于促胰液素、促胆囊收缩素及肠抑胃素的分泌减少，幽门部分泌胃泌素的 G 细胞增生所造成。高胃酸可加重腹泻，并可能并发吻合口溃疡。

5. 治疗

短肠综合征是一种严重的情况，必须强调预防的重要性，所以其治疗应从肠切除开始，即尽可能保留有生机的肠管，应尽量避免切除末端回肠或回盲瓣。术后治疗主要针对腹泻及营养物质的丢失，根据肠功能的不同代偿阶段进行治疗。

第一阶段（急性期），持续 1～3 个月，表现为严重的腹泻，伴各种营养成分的大量丢失，易发生水、电解质紊乱。应严格监测生命体征、出入量、血气、血电解质和中心静脉压，及时纠正水、电解质和酸碱平衡失调。患者生命体征稳定后尽早行全胃肠外营养支持，给予生长抑素以降低消化液的分泌量，同时应用抑制肠蠕动药物减少腹泻次数。在不用生长抑素时可针对高胃酸分泌给予 H_2 受体拮抗剂。当腹泻量降至 2 升/天以下，可开始口服少量等渗液体，以后再根据肠管代偿的情况逐步增加肠内营养制品的浓度和量。

第二阶段（代偿期），历时 1～2 年。在这一时期，残留肠管已恢复其 90%～95%的代偿功能。为加速该代偿进程，可应用谷氨酰胺、短链脂肪酸、纤维素、生长激素和胰岛素样生长因子 1 等。随着腹泻减少，应逐渐增加经口的摄食量，营养和液体量不足的部分仍需从肠外加以补充。以充分补充营养而又不引起腹泻为原则，逐步将肠外营养改为肠内营养。饮食宜以高碳水化合物为主，约占 60%，蛋白质和脂肪各占 20%，脂肪应以中链三酰甘油为主。若结肠已切除，则不必限制脂肪的摄入。

第三阶段（维持期），是完全代偿阶段，代谢和营养状况趋于稳定，多数患者能从肠道获得足够的营养，但仍有一些患者不能依靠肠内营养满足正常代谢的要求，则必须长期、甚至终生依赖肠外营养支持或特殊的肠内营养维持生命。

由于长期的肠外营养可造成反复的导管败血症和肝功能的进行性损坏等一系列并发症，加之生活质量差，价格昂贵，人们尝试各种外科手术治疗。目前已知比较有效的手术是小肠倒转术，可延长食物在肠道内的停留时间，以利于更充分的消化和吸收。小肠移植应是治疗短肠综合征的理想方法，但免疫排斥和感染的发生率很高，限制了其临床应用。

六、小肠肿瘤

重点	小肠肿瘤的病因、临床表现、诊断方法、治疗手段
难点	小肠肿瘤诊断和治疗方法的选择
考点	小肠肿瘤的病因、临床表现、诊断方法、治疗手段

1. 定义

小肠肿瘤发病率低，约占胃肠道肿瘤 3%，其中 3/4 是恶性肿瘤。

2. 临床表现

小肠肿瘤症状多不典型，以下几种症状较为常见。

（1）腹痛：腹痛是常见症状，可为隐痛、胀痛，有肠梗阻时可表现为剧烈绞痛。

（2）腹块：部分患者可以扪及活动度大的腹部肿块。无继发感染时，一般无触痛。

（3）消化道出血：肿瘤位于近端小肠，可以表现为柏油样血便，远端小肠肿瘤引起的血便色泽为暗红色、紫色。部分患者反复、小量出血，不易察觉，而表现为慢性贫血。

（4）肠梗阻：造成肠梗阻的原因多为肿瘤引起的肠套叠，少数为肿瘤生长所致的肠腔狭窄、肿瘤压迫或肠扭转。

（5）肠穿孔：多见于晚期患者，以平滑肌肉瘤和恶性淋巴瘤居多。急性穿孔有腹膜炎的临床表现，慢性穿孔多表现为肠瘘。

（6）类癌综合征：见于伴有肝转移的类癌患者。由类癌细胞产生的 5-羟色胺和血管舒缓素所致，表现为阵发性面部、颈部及胸部皮肤潮红、腹泻以及哮喘等。多因按压肿瘤而触发，也见于进食、饮酒、情绪激动时。

3. 诊断

小肠肿瘤诊断较困难，因为多数肿瘤位于纤维胃镜和肠镜不能到达的部位。部分非上皮来源的肿瘤可以在 X 线钡餐检查时无异常表现。尽管如此，X 线钡餐检查仍是首选检查方法。肿瘤伴消化道出血时，选择性肠系膜上动脉造影可发现肿瘤和出血的部位。十二指肠部位的肿瘤可通过纤维十二指肠镜明确诊断。CT 扫描可发现呈肿块性生长的肿瘤。疑为类癌者可测定血 5-羟色胺水平以及尿液中 5-羟色胺代谢产物 5-羟吲哚乙酸（5-HIAA）含量。纤维小肠镜理论上是诊断小肠肿瘤的最佳方法，但是其技术要求高，操作复杂，较难推广。腹腔镜既可明确诊断，又可手术治疗。

4. 治疗

小肠肿瘤诊断一旦明确，应尽早采取手术治疗。较小的或带蒂的良性肿瘤可行连带周围肠组织的局部切除术。较大的良性肿瘤一般行肠段切除吻合术。恶性肿瘤通常需行连带肠系膜及区域淋巴结的根治性肠切除术。如肿瘤已侵犯周围组织且浸润固定，不能切除则可以行短路手术，以建立捷径，解除梗阻。

第三十八章　阑尾炎

重点	阑尾炎病因、临床表现、诊断方法、治疗手段
难点	阑尾炎诊断和治疗方法的选择
考点	阑尾炎病因、临床表现、诊断方法、治疗手段

1. 病因

（1）阑尾管腔阻塞：管腔压力升高，当腔内压超出静脉压（$85cmH_2O$）时，壁内小血管即形成血栓，组织缺血，黏膜产生溃疡，后又发展成坏死和穿孔。

（2）细菌入侵：阑尾管腔阻塞和发生炎症后，黏膜上皮完整性遭破坏，腔内致病细菌侵入壁内并沿黏膜下层扩散，使感染发生并加剧。致病细菌约60%是厌氧菌，革兰阴性杆菌也较多见。

（3）其他：①胃肠道疾病。②饮食因素：30%的成人阑尾炎是由粪石引起的。③全身疾病：急性上呼吸道感染和扁桃体炎，也可引起阑尾淋巴组织增大而致病。④阑尾先天畸形。

2. 病理

根据发病过程和病理解剖学变化，急性阑尾炎可分为四种病理类型。

（1）急性单纯性阑尾炎：外观肿胀充血，失去光泽，表面附少量纤维素渗出物，腔内少量渗液。镜下见黏膜有小溃疡和出血点，各层均有中性粒细胞浸润。

（2）急性化脓性阑尾炎：阑尾明显肿胀，浆膜高度充血，表面有脓性渗出物，腔内积脓，黏膜溃疡面加大，管壁各层有小脓肿形成。镜下见大量中性粒细胞聚集于各层中，出现血管栓塞。阑尾周围腹腔有脓液渗出，形成局限性腹膜炎。

（3）坏疽性及穿孔性阑尾炎：阑尾管壁坏死发黑，腔内积脓，黏膜糜烂脱落。

（4）阑尾周围脓肿：多由阑尾穿孔所致在阑尾周围形成脓腔。

急性阑尾炎有以下几种转归。

1）炎症消退：一部分单纯性阑尾炎经治疗后炎症消退，可不留解剖学改变，但化脓性者可留下管腔狭窄，管壁增厚，周围粘连等，且炎症易复发。

2）炎症局限化：阑尾炎症虽很重，但如被大网膜包裹粘连，炎症可局限化；阑尾周围脓肿如脓液较少亦可渐被吸收。

3）炎症扩散：阑尾炎症严重，又未及时手术治疗，炎症扩散，发展成为弥漫性腹膜炎、化脓性门静脉炎、细菌性肝脓肿或感染性休克等。

3. 临床表现

（1）症状

1）腹痛：典型的转移性腹痛。

不同病理类型阑尾炎其腹痛有差异：单纯性轻度隐痛；化脓性为阵发性胀痛或剧痛；坏疽性呈持续性剧烈痛；穿孔性因阑尾管腔压力骤降，痛可暂缓，但出现腹膜炎时，腹痛又会持续加剧。

不同位置阑尾炎腹痛部位亦有区别，盲肠后位痛在右侧腰部，并较深；盆腔位在耻骨上区；肝下区可致右上腹痛；极少数腹痛在左下腹部。

2）胃肠道症状：早期可出现恶心、呕吐和厌食，少数有腹泻。盆腔位阑尾炎症刺激直肠和膀胱，会引起里急后重。弥漫性腹膜炎时可引起麻痹性肠梗阻，出现腹胀、排便排气减少等症状。

3）全身症状：病理改变较轻者无全身症状出现；随着病理改变加重会出现低热、乏力等；炎症加重后可有寒战、高热、脉速等全身感染症状；出现腹膜炎时，会有心、肺、肾功能不全症状；如发生化脓性门静脉炎可出现轻度黄疸。

（2）体征

1）右下腹压痛：典型体征是固定压痛点，常常出现在右下腹，这是诊断急性阑尾炎的重要依据。病变早期腹痛尚未转移至右下腹时，压痛可能已固定于右下腹。

2）腹膜刺激征象：肌紧张、反跳痛（Blumberg 征）和肠鸣音减弱或消失等，反跳痛常提示阑尾已化脓、坏疽或穿孔。但小儿、老人、孕妇、肥胖、虚弱或位置深在的阑尾炎，腹膜刺激征象可不明显。

3）其他可协助诊断的体征如下。

①结肠充气试验（Rovsing 征）：右手压住左下腹降结肠部，再用左手按压近侧结肠，结肠内气体即可传至盲肠和阑尾部位，引起右下腹疼痛者为阳性。

②腰大肌试验：左侧卧位，将右大腿后伸引起右下腹痛者为阳性，说明阑尾靠近腰大肌前方，盲肠后位或腹膜后位。

③闭孔内肌试验：仰卧位，将右髋和右膝均屈曲 90°，然后将右股向内旋转，引起右下腹痛者为阳性，提示阑尾位置较低，靠近闭孔内肌。

④经肛门直肠指诊：如阑尾位于盆腔或阑尾炎症已波及盆腔，指诊有直肠前壁触痛，如并发阑尾周围脓肿，则可触及痛性肿块。

4. 诊断及鉴别诊断

（1）诊断：主要依据病史、症状、体征及化验室检查。临床表现不典型的急性阑尾炎，也可选择以下检查方法协助诊断。

1）超声检查：这是协助诊断急性阑尾炎有价值的方法，典型超声显象是加压后，可见阑尾为一低回声管状结构，形态僵硬，横切面呈同心圆形靶样影，直径变粗，管壁增厚和管腔扩张等；还可见到脓肿的液平，腹腔内液体，周围组织水肿等。超声检查亦可协助诊断盲肠后位和盆腔位阑尾炎，鉴别诊断输尿管结石、异位妊娠、卵巢囊肿、阑尾肿瘤和急性肠系膜淋巴结炎等疾病。

2）CT 检查：可见阑尾增粗、壁厚和周围组织炎变等，还可用于发现阑尾周围脓肿和炎性肿块，观察腹部和盆腔器官的其他疾病。

3）腹部 X 线平片：大多数病人不需此种检查，仅对少数不典型的和老年病人才有一定价值。急性阑尾炎时的腹部 X 线平片可有以下变化：①右下腹肠腔积气和液平面。②右下腹软组织阴影。③如穿孔可见气腹征和横结肠扩张等征象。

4）腹腔镜检查：这是除手术外诊断阑尾炎最为肯定的方法，特别对鉴别各种盆腔妇科疾病有一定价值。亦可降低不必要的阑尾切除术率。腹腔镜检查确诊后，还可接着行腹腔镜阑尾切除术。

（2）鉴别诊断

1）溃疡病穿孔：常有溃疡病病史，上腹部有压痛，并有腹壁板状强直和肠音消失等，诊断性腹腔穿刺抽液可协助鉴别。

2）急性胆囊炎：但胆囊炎腹痛为阵发性绞痛，胆囊肿大，超声检查可予鉴别。

3）妇科疾病：对育龄妇女要特别注意。异位妊娠有急性失血症状和腹腔内出血体征，停经和阴道不规则流血史，检查有宫颈举痛、附件肿块，阴道后穹窿穿刺有血。卵巢滤泡或黄体囊肿破裂的病情较轻，发病多在排卵期或月经中期以后。卵巢囊肿蒂扭转会有剧烈腹痛。急性输卵管炎和急性盆腔炎，常有脓性白带和盆腔压痛，阴道后穹隆穿刺可获脓液，涂片检查常可见革兰阴性双球菌。

4）右侧输尿管结石：呈突发右中下腹部阵发性绞痛，并向外生殖器及会阴部放射。检查时腹软，压痛不明显，有时仅有轻度深压痛。尿中可查到多量红细胞。超声检查或X线片在输尿管走行部位可发现结石阴影或输尿管扩张。

5）急性肠系膜淋巴结炎：常见于儿童，之前有上呼吸道感染史，腹部压痛可随体位变更，范围较广且不固定，一般无腹膜刺激征象。

6）其他：①急性胃肠炎，呕吐和腹泻较重，无右下腹部固定压痛和腹膜刺激征。②局限性回肠炎，常有发热和贫血，既往有多次腹痛发作和腹泻病史，亦可有部分肠梗阻症状。③Meckel 憩室炎，急性发作多见于儿童，多次大量血便为首发症状，无转移性腹痛，压痛点在较内侧。④右侧肺炎和胸膜炎，右中下腹部痛，而无明显固定压痛点，有呼吸系统的病史和症状。

此外还有过敏性紫癜、铅中毒、尿毒症、回盲部肿瘤、小儿肠套叠、肠系膜血管栓塞和右髂动脉夹层等，都需加以鉴别。

5. 不典型和特殊型急性阑尾炎

（1）腹膜后位阑尾炎：阑尾位于后腹膜的壁层腹膜外，此处没有腹壁的浆膜层，炎症会很快扩展，形成腹膜后间隙炎性肿块或脓肿。检查时缺乏明显的压痛和反跳痛，仅有深部压痛，腰大肌试验呈阳性。

（2）壁内阑尾炎：阑尾在盲肠或末段回肠壁的浆膜层内，有时还会深入到肌层。临床表现不如典型急性阑尾炎那样明显。

（3）高位阑尾炎：如盲肠未降到右下腹时，阑尾炎会表现右上腹痛。此外阑尾过长且尖端上指时，或盲肠过度游离、阑尾又与上腹部组织器官粘连，也会表现出高位阑尾炎的症状。超声检查可协助诊断。

（4）老年急性阑尾炎：老年人痛觉迟钝，腹肌萎缩，防御机能减退，故症状隐蔽，体征不典型，临床表现与实际病理变化不一致，穿孔和其他并发症率都较高，据统计约半数在手术时已并发穿孔。应及早手术，同时注意对各种老年疾病的处理。

（5）小儿急性阑尾炎：儿童的大网膜发育不全，盲肠位置又高，病情异于成人，穿孔和其他并发症率高，易扩散成弥漫性腹膜炎。早期即常出现高热、呕吐等；体征不明显，局部压痛和肌紧张较轻。对可疑者严密动态观察。治疗原则是早期手术治疗。

（6）新生儿急性阑尾炎：婴幼儿的阑尾为漏斗状，不易发生由粪石或淋巴组织所致的管腔阻塞，所以阑尾炎较少见。但其临床症状是非特异性的，常延误诊断，穿孔率极高，可达80%左右，死亡率也较高。诊断时需仔细反复检查右下腹压痛和腹胀等体征，并早期手术治疗。

（7）妊娠期急性阑尾炎：较常见，每1500例妊娠妇女大约有1例发生急性阑尾炎，多在妊娠前6月发病。妊娠时盲肠被子宫上推，大网膜难以包裹炎症的阑尾，腹肌伸长松弛使局部体征不明显；又因子宫增大，腹膜炎不易局限而向上腹部扩散，诸多因素均使之难于诊断，炎症发展后更易引起流产和早产，危及母子安全。治疗应以手术切除阑尾为主，妊娠后期的感染难以控制，更宜早期手术。围术期使用黄体酮等保胎措施，手术切口需偏高，操作要细微，减轻对子宫的刺激。术后加强护理。临产期的急性阑尾炎病情危重时，可考虑行剖腹产术，同时切除病变阑尾。

（8）免疫功能紊乱病人急性阑尾炎：包括接受器官移植、恶性肿瘤放化疗、血液病和艾滋病等患者，因免疫功能紊乱会改变局部控制感染能力和全身的应激反应，所以影响其临床表现。使病情较常人为重，阑尾穿孔、切口感染和其他并发症均较高。

6. 并发症

（1）穿孔：发病时间长、老年和儿童的穿孔率较高。轻者仅基底部或尖端小的穿孔，重者可发生破裂。

腹痛和压痛症状均较重，体温升高，全身中毒症状严重。

（2）腹膜炎：阑尾穿孔后，腔内脓液溢出，刺激腹膜产生炎症反应，造成局限性或弥漫性化脓性腹膜炎，腹部压痛、反跳痛和肌紧张程度加剧，范围扩大。

（3）腹腔脓肿：最常见的是右下腹局限性的阑尾周围脓肿，盆腔脓肿也较常见，还见于肠间隙、膈下间隙等处。临床表现有局限性压痛性肿块，麻痹性肠梗阻和全身中毒症状等。

（4）化脓性门静脉炎：阑尾静脉中的菌栓可沿肠系膜上静脉回流至门静脉，导致门静脉炎。病情危重，表现有肝肿大、压痛、黄疸、寒战和高热等。

（5）内瘘、外瘘形成：阑尾脓肿如未及时治疗，部分病人的脓肿可向小肠或大肠内穿破，亦可穿至膀胱、阴道或腹壁，形成各种内瘘和外瘘。腹壁外瘘有脓液排出，X 线下注入对比剂造影可以了解瘘管走行和范围，协助诊断和选择扩大引流或切除瘘管的手术方法。

7. 治疗

急性阑尾炎诊断明确后应行阑尾切除术，手术最好在阑尾处于管腔阻塞或仅有充血水肿时进行，此时操作简易。

（1）手术治疗：应根据不同的病理变化和患者条件，采取不同的手术方法。

1）单纯性、化脓性或坏疽性：行阑尾切除术，若渗出较多，清洗干净放置引流管引流。

2）并发弥漫性腹膜炎：手术中除切除阑尾外，还须用大量盐水冲洗腹腔，去除脓性纤维组织，放置引流管引流。

3）阑尾周围脓肿：原则上保守治疗。如脓肿无局限趋势，应行切开引流，并尽量行阑尾切除，闭合盲肠壁，防止肠瘘发生。

4）术中发现阑尾本身炎症很轻，但周围有许多脓液、则应进一步探查，发现其他原发病灶予以处理，再视具体情况是否切除阑尾。术中如发现腹腔内有其他同存疾病，如结肠癌等，则应根据疾病主次轻重，采取一次同时切除，或先切除阑尾，经充分准备后再切除同存疾病。

阑尾切除手术方式包括①开放手术：这是既往最常见的腹部手术。②腹腔镜阑尾切除术：现在逐渐成为主流手术，能减轻术后疼痛，缩短住院时间，易于恢复，减少术后切口部位感染、腹腔粘连和肠梗阻。

（2）非手术治疗：适应证主要有两种，一是急性单纯性阑尾炎发病早期，或是在特定环境中无手术条件时，可先用非手术治疗；二是已出现阑尾部位的炎症肿块，发病时间超过 3 天，又无全身中毒症状及肠梗阻症状时，可先行非手术治疗，待炎症消退后再手术治疗。如有扩散趋势，可行切开或置管引流。以后再择期手术切除阑尾。在进行非手术治疗时，应严密观察，如病情有加重表现，应及时手术治疗。

（3）阑尾切除术后并发症

1）切口部位感染：切口部位包括切口皮下，筋膜下、腹膜外间隙等处，均可因术中污染、血肿异物等致感染发生。如已化脓宜及时引流。

2）出血：皮下、肌层内、阑尾系膜处均可因结扎止血不牢而发生出血；少的发生血肿，严重者可大出血，术中应认真操作，仔细止血。

3）粘连性肠梗阻：严重者须手术治疗。

4）其他：阑尾残株炎，妇女术中损伤附件致不育症等较少见。

第三十九章　结、直肠与肛管疾病

一、解剖生理概要

重点	结、直肠与肛管的解剖、神经、血管和淋巴
难点	直肠肛管肌及周围间隙
考点	结、直肠与肛管的解剖、神经、血管和淋巴

1. 结、直肠与肛管的解剖

（1）结肠：包括升结肠、横结肠、降结肠和乙状结肠，总长约为 1.5 m。升结肠与横结肠交界处的弯曲与肝脏相邻，称为肝曲，横结肠与降结肠交界处的弯曲与脾脏相邻，称为脾曲。结肠壁分黏膜层、黏膜下层、肌层和浆膜层，结肠外层纵行肌形成三条纵行条带，称为结肠带。结肠带之间的肠壁呈袋形突起，称为结肠袋。

（2）直肠：长 12～15 cm，外科解剖学以腹膜返折为界将直肠分为上段直肠和下段直肠，上段向前反折形成直肠膀胱陷凹或直肠子宫陷凹，下段直肠全部在腹膜外。直肠下部黏膜纠集成纵形皱襞，称肛柱。肛柱之间有半月形皱襞，称肛瓣。肛瓣与直肠柱之间袋状小窝，称肛窦，底部有肛腺开口。直肠柱与肛管连接的部位，常有三角形乳头状隆起，称肛乳头。

（3）肛管：长 3～4 cm，由肛门内外括约肌和肛提肌围绕。直肠与肛管交界线称齿状线，由肛瓣及肛柱下端组成，是重要解剖学标志。白线在齿状线与肛缘之间，是内括约肌与外括约肌皮下部的交界处。

（4）直肠肛管肌：随意肌位于肛管之外，称肛管外括约肌与肛提肌；不随意肌在肛管壁内，即肛管内括约肌；中间肌层为联合纵肌，既有随意肌又有不随意肌纤维，以上肌肉能保持肛管闭合及开放。肛提肌由耻骨直肠肌、耻骨尾骨肌及髂骨尾骨肌三部分组成，对于承托盆腔内脏、帮助排便、括约肛管有重要作用。肛管直肠环是由肛门外括约肌深部、浅部，联合纵肌，肛门内括约肌以及耻骨直肠肌所组成的肌环。肛管直肠环断裂，可造成肛门失禁。

（5）直肠肛管周围间隙：肛提肌以下的间隙有肛门周围间隙和坐骨直肠间隙。肛提肌以上的有骨盆直肠间隙和直肠后间隙。直肠肛管周围间隙内含脂肪结缔组织，有丰富的淋巴组织及血管，极易感染，形成脓肿。这些间隙发生感染时可以互相交通，造成感染扩散。此外肛周脓肿容易引起肛瘘，故有重要的临床意义。

2. 结、直肠与肛管的血管、淋巴和神经

（1）结肠：右结肠由肠系膜上动脉供血，左结肠由肠系膜下动脉供血。静脉与动脉伴行，分别汇入肠系膜上静脉和肠系膜下静脉，其中肠系膜下静脉先行汇入脾静脉，后者再与肠系膜上静脉汇合成门静脉。结肠淋巴结分成四组：从结肠壁穿出的淋巴管先汇入结肠上淋巴结，再汇入沿着结肠内侧缘排列的结肠旁淋巴结，后者再依次汇入中间淋巴结、中央淋巴结。右结肠副交感神经支配来源于迷走神经，而左结肠则来源于盆腔神经。交感神经则分别来源肠系膜上和肠系膜下神经丛。

（2）直肠和肛管：动脉的血供来自直肠上动脉、直肠下动脉、肛管动脉和骶正中动脉 4 支，静脉与同名动脉伴行。直肠肛管的淋巴引流以齿状线为界，分为上、下两组。上组汇集直肠壁的淋巴管，下组汇集肛管、肛门括约肌和肛周皮下淋巴网，经会阴部向前流入腹股沟淋巴结，到达髂外淋巴结。直肠肛管由交感神经和副交感神经支配，直肠交感神经来自胸 11 至腰 2 脊髓神经，肛管和肛门周围的交感神经纤维来自骶神经节和尾神经节，肛管副交感神经来自直肠肌层之间的肠肌丛。齿线以上直肠黏膜一般无痛感，肛管和肛周皮肤则感觉敏锐，炎症或手术后刺激可引起剧痛。

3. 结、直肠与肛管的生理功能

（1）结肠：主要生理功能是吸收水分、储存及转运粪便，也能吸收葡萄糖、电解质部分胆汁酸。还可分泌碱性黏液，以润滑黏膜。此外，结肠也可分泌数种胃肠激素。

（2）直肠：排便、吸收和分泌功能。

（3）肛管：主要功能是排泄粪便。

二、结、直肠及肛管检查

重点	结直肠肛管检查方法、直肠肛管检查体位、直肠指检
难点	直肠指检
考点	结直肠肛管检查方法、直肠肛管检查体位、直肠指检

1. 结肠

（1）X 线检查：结肠双对比造影（又称为双重气钡造影）是临床上常用的方法；可以显示出大肠黏膜的细微结构。

（2）超声及超声内镜检查：已普遍应用于结肠病变的检查。

（3）CT 检查：大肠肿瘤的诊断和治疗上有独特价值。

（4）磁共振成像检查：对大肠恶性肿瘤的早期发现、正确分期以及术后复查有重要诊断价值。

（5）结肠传输试验：是结肠慢传输疾病的唯一检查方法。

2. 直肠肛管

（1）检查体位：①左侧卧位，临床常用。②膝胸位，特别适用于乙状结肠镜检查。③截石位，肛直肠手术较常使用此体位。④蹲位，此体位通常用来检查直肠脱垂、三期内痔和直肠下段息肉等脱出性疾病。⑤弯腰前俯位。⑥俯卧位，此体位显示肛管手术野清楚，术者操作方便。

（2）肛门视诊：查看肛门周围有无血、脓、粪渣、黏液、肿块或瘘管等，观察有无痔、肛裂等。嘱患者增加腹压，如排便样，可观察有无内痔、息肉或直肠脱垂向外脱出。

（3）直肠指检：是简单而重要的临床检查方法。可发现以下直肠肛管病变：①直肠癌。②直肠息肉。③肛瘘。④肛管直肠周围脓肿。⑤内痔。

（4）肛门镜检查：可以了解肛管内情况，肛门狭窄、肛裂及妇女月经期不宜行肛门镜检查。

（5）乙状结肠镜检查：可发现乙状结肠以下病变，有出血、穿孔等并发症，检查前要予清洁灌肠。

（6）电子结肠镜检查：适用于①原因不明的便血、黏液便、慢性腹泻者。②X 线检查结肠有可能病变，需进一步确诊者。③取活体组织标本或结直肠有蒂息肉的高频电灼切除。④结肠手术后需随访者。严重高血压、冠心病患者，肛门狭窄及急性感染患者，妇女月经期、孕妇，精神病和主观不能配合者，年老体衰，不能耐受者及肠道狭窄、畸形、梗阻者不宜使用。

（7）影像学检查：①X 线检查。②腔内超声检查主要应用于直肠良性肿瘤和恶性肿瘤的检查。③CT 检查肛管、直肠 CT 检查在直肠肿瘤的诊断和治疗上有独特价值。④磁共振成像检查对直肠癌早期发现、正确分期以及术后复查有重要诊断价值。

（8）直肠肛管功能检查：①排粪造影，用于研究功能性出口梗阻的 X 线检查方法。②动态磁共振排粪造影，亦用于功能性出口梗阻检查。③肛管直肠压力测定，对排便不能节制的患者有一定的诊断意义，对便秘、先天性巨结肠症和耻骨直肠肌肥厚等疾病有一定意义。④盆底肌电图检查，有助于评价盆底肌肉神经支配情况和分析排便失禁原因，在肌源性肛肠疾病诊断上有重要意义。

三、乙状结肠扭转

重点	乙状结肠扭转的病因、临床表现、诊断方法、治疗方法
难点	乙状结肠扭手术时机的选择
考点	乙状结肠扭转的病因、临床表现、诊断方法、治疗方法

1. 定义

乙状结肠以其系膜为中轴发生扭转，导致肠管部分或全部梗阻，称为乙状结肠扭转。

2. 病因

（1）解剖因素：乙状结肠过长，而乙状结肠系膜附着处又短窄，近侧和远侧两侧肠管接近，肠袢活动度大。

（2）病理因素：盆腔发炎、粘连、瘢痕形成，使乙状结肠系膜根部短缩。肠壁或肠系膜内有肿大淋巴结、肿瘤、囊肿等。

（3）结肠动力改变：饱餐、食物内纤维残渣过多、大便秘结、肠内蛔虫团、先天性巨结肠等，由于重力关系，体位姿势突然改变，容易发生扭转。滥用泻剂、精神病患者、腹部外伤可使肠蠕动亢进。长期卧床的老年人、低钾血症等又多有肠麻痹。

3. 发病机制

（1）乙状结肠扭转 180° 时，肠系膜血循环可无绞窄，仅位于乙状结肠壁后面的直肠受压而出现单纯性肠梗阻。

（2）扭转超过 360° 时，必将造成绞窄性闭袢性肠梗阻。

（3）肠腔内气、液体积增加，乙状结肠因扭转而过度膨胀，最初是静脉血流停止，充血、血栓形成再进一步加重循环障碍，动脉血流也将停止。

（4）厌氧菌和需氧菌可同时大量繁殖，使肠黏膜屏障功能受破坏，通透性增加，肠道内细菌及其某些有毒物质，一方面可漏入腹腔而吸收入血，另一方面可直接侵入门静脉系统，发生菌血症和毒血症。

（5）严重者最终死于感染性和低血容量性混合性休克。

4. 临床表现

乙状结肠扭转患者多有慢性便秘史。以腹痛和进行性腹胀为主要的临床表现。根据其发病的缓急可分为亚急性型和急性暴发型。

（1）亚急性型：常见，多为老年慢性便秘患者。主要症状为中下腹部的持续性胀痛，恶心、呕吐，进行性腹胀为其特点。查体：腹部明显膨胀，腹胀为不对称性，无显著腹膜刺激征，听诊有高调肠鸣音或气过水声。高龄患者或体质衰弱者可有休克表现。

（2）急性型：少见，多见于年轻人。为典型的低位肠梗阻表现。全腹弥漫性疼痛；呕吐出现早而频繁。易发生休克。查体：腹胀轻，腹膜刺激征表现明显，全腹均有压痛及反跳痛，腹肌紧张明显，肠鸣音消失，提示可能发生肠坏死。

5. 诊断及鉴别诊断

老年慢性便秘者，起病急，有典型低位肠梗阻表现，可疑为乙状结肠扭转。体检可见明显腹胀，左下腹可扪及扭转肠曲等，X 线见巨大胀气乙状结肠袢，钡灌肠检查呈“鸟嘴样”畸形。急性乙状结肠扭转合并肠坏死或穿孔时，需与消化道溃疡穿孔、急性胰腺炎等相鉴别，常需进行急症手术探查。

6. 检查

（1）X 线检查：①腹部 X 线平片，可见腹部偏左明显充气的巨大孤立肠袢，占据腹腔大部，形成所谓“弯曲管”征，常可看到两个处于不同平面的液气面，左、右半结肠及小肠有不同程度的胀气。②钡剂灌肠造影，钡剂在直肠乙状结肠交界处受阻，钡柱尖端呈锥形或鸟嘴形，当有腹膜刺激征或腹部压痛明显者，禁忌钡灌肠检查。

（2）乙状结肠镜。

（3）低压盐水灌肠实验：灌入生理盐水＜500 ml，即可证明扭转梗阻在乙状结肠。

7. 治疗

乙状结肠扭转治疗包括非手术治疗和手术治疗。

（1）非手术治疗：非手术治疗除禁食、胃肠减压、补液、维持水电解质和酸碱平衡，早期使用抗生素防止感染外，还需针对扭转的乙状结肠进行处理。

1）乙状结肠镜解除胀气：乙状结肠镜检查，将一根滑润的胃管或肛管小心地通过扭转处进入扩张的乙状结肠闭袢内，会有大量的气体和肠内容物顺利地排出，而扭转可能自行复位。如发现黏膜颜色有改变，或见到血染的液体征象，怀疑肠壁已有坏死，不宜采用此方法。

2）灌肠疗法：用温热高渗盐水或肥皂水 500 ml 缓慢灌入直肠和乙状结肠，通过水压促使乙状结肠复位。

3）颠簸疗法：近年来国内有报道在肠扭转的早期采用此方法，能及时使乙状结肠扭转复位，伴腹膜炎者不宜采用。

（2）手术治疗

1）手术指征：以下情况应及时手术。①复杂的乙状结肠扭转合并有腹膜炎、肠坏死、休克者。②非手术疗法无效，病程超过 48 小时，有肠坏死趋势者。③手术复位后再次复发，或非手术治疗复位后，由于乙状结肠冗长，为了防止复发，施行根治性乙状结肠切除术。

2）手术方法：①乙状结肠扭转复位术，适用于乙状结肠扭转无肠坏死者。②乙状结肠切除术，切除的适应证是肠管坏死，失去生机；扭转同时伴有其他器质性病变；复位后防止再复发。

3）术式选择：①一期切除、端对端吻合术。②结肠造瘘术，对肠管坏死严重，病程较晚，或治疗延误，腹腔已有感染，中毒症状较重者，应以抢救生命为原则，进行坏死肠袢切除，双腔造瘘术。如果扭转使乙状结肠直肠受累范围较大，坏死远端的直肠不能到达腹壁作远侧造口时，可选择施行坏死肠段切除近端肠造口术（Hartmann 式切除术），待术后 3 个月左右再将近端与远端做重建吻合。

四、溃疡性结肠炎外科治疗

重点	溃疡性结肠炎的病理特点、临床表现、诊断和治疗方式
难点	溃疡性结肠炎的手术治疗
考点	溃疡性结肠炎的病理特点、临床表现、诊断和治疗方式

1. 病因

溃疡性结肠炎是发生在结、直肠的一种弥漫性病变，目前认为炎性肠病的发病是外源物质引起宿主反应、基因遗传和免疫失衡三者相互作用的结果。

2. 病理特点

（1）病理变化以直肠和乙状结肠最为常见，也可侵及全部结肠。

（2）病变主要局限在黏膜和黏膜下层，肠壁增厚不明显，表现为黏膜的广泛充血、水肿、糜烂、出血和浅表小溃疡，部分小溃疡也可互相融合为大溃疡。

（3）炎症进展时，溃疡可深达肌层，甚至并发穿孔。

（4）病变严重时可导致结肠明显扩张，表现为“中毒性巨结肠”。

（5）相邻的溃疡之间有相对正常的黏膜，由于水肿突出黏膜表面，呈假息肉样，但无肉芽肿形成。

（6）肠管纤维化或收缩，致结肠袋消失、结肠缩短变形，长期的炎症变化可导致结肠狭窄和黏膜恶变。

3. 临床表现

起病缓慢，可表现为慢性、急性、慢性急性发作和暴发型等。

（1）血性腹泻为最常见的早期症状，多为脓血便，偶有大量出血。

（2）腹痛常位于左下腹，表现为轻到中度的痉挛性疼痛，排便后可缓解。

（3）直肠受累时，常伴有里急后重。

（4）病情严重者可出现高热、多汗、大量便血、腹胀、腹痛甚至休克等全身中毒症状，即中毒性巨结肠症。

（5）病程较长者，可伴体重下降、贫血、恶变等。

4. 诊断

溃疡性结肠炎的诊断主要根据临床表现、电子结肠镜及组织活检，也可采用X线钡剂灌肠检查，但在炎症急性发作期进行检查时应慎防发生结肠穿孔。诊断溃疡性结肠炎还要排除其他引起结肠炎症或溃疡的疾病，如细菌性痢疾、阿米巴痢疾、肠结核和结肠肿瘤等。

5. 治疗

（1）手术适应证：①结肠穿孔。②大量便血，非手术治疗不能控制。③中毒性巨结肠。④暴发性发作的重型患者经内科治疗效果不满意者。⑤慢性病程或反复发作，虽经内科治疗，仍出现顽固性症状时。⑥肠腔狭窄合并肠梗阻。⑥肠外并发症。⑦恶变或可疑恶变。⑧儿童患者因慢性病程影响生长发育。

（2）手术方式：溃疡性结肠炎多数患者病变累及整个结肠，有效的治疗方法应是全结肠和直肠切除术，切除后消化道重建方式包括末端回肠造口术、回肠贮袋造口术、回肠肛管吻合术或回肠贮袋肛管吻合术。若患者病情严重，全身情况差，应分次手术，如结肠大部切除、回肠及乙状结肠造口术或单纯回肠造口术。待病情稳定好转后，再行二期病变肠管切除术。

五、肠息肉及肠息肉病

重点	肠息肉及肠息肉病定义、临床表现、诊断及处理
难点	肠息肉病的处理
考点	肠息肉及肠息肉病定义、临床表现、诊断及处理

（一）肠息肉

1. 定义

肠息肉是指肠黏膜上任何可见的隆起性病变。根据其组织学类型，分为5类：①新生物性息肉，恶变的机会最大。②错构瘤性息肉，包括幼年型息肉和色素沉着息肉综合征。③炎性息肉，因黏膜炎症引起的息肉。④化生性息肉，也称为增生性息肉。⑤其他型，黏膜肥大性赘生物。

2. 临床表现

（1）可发生在肠道的任何部位，单发或多发，两个以上者称为多发性息肉。息肉直径小至数毫米，大至数厘米。

（2）小肠息肉大多无明显症状，偶可有腹痛，粪便隐血阳性或黑粪，可继发慢性肠套叠和肠梗阻。

（3）结肠息肉多发生于乙状结肠和直肠，其中70%～80%是腺瘤性息肉，直径超过2 cm的腺瘤性息肉，约50%有癌变。

（4）多数息肉患者可无明显临床症状，只是偶尔在行X线钡剂灌肠或纤维结肠镜检查时被发现。

（5）间断性便血是导致患者就诊的最常见症状，其症状的轻重与息肉的大小和位置有关。

（6）炎性息肉多与结直肠的炎症性疾病有关，最常见于溃疡性结肠炎，此外阿米巴痢疾、血吸虫病、克罗恩病和肠结核等疾病也可引起。此类息肉一般多发、较小、无蒂，上皮细胞分化良好，有炎性细胞浸润。

（7）增生性息肉病因不明，以中、老年人发病率高，好发生于乙状结肠和直肠。常多发，体积较小，直径为0.5 cm左右。

（8）幼年型息肉大多发生于10岁以下的儿童，成人少见。75%以上的病灶局限于直肠，并以中下段为主，患者无腹泻、黏液血便等表现。

3. 诊断

结直肠息肉的诊断通过直肠指检、乙状结肠镜、X线钡剂灌肠气钡双重造影和电子结肠镜检查多无困难，必要时做活检以明确性质。小肠息肉诊断相对比较困难，检查方法有X线钡餐检查、胶囊肠镜、小肠镜等。

4. 治疗

（1）大肠息肉的治疗应根据息肉的大小、位置、有无并发症和是否恶变等多种因素决定。

（2）小息肉或带蒂的良性息肉可经结肠镜电灼切除。

（3）直径大于2 cm的非腺瘤性息肉可采用结肠镜下分块切除。

（4）直径大于2 cm的腺瘤，特别是绒毛状腺瘤应手术切除。

（5）经肛门切除适用于直肠下段息肉。

（6）经肛门内镜显微手术（TEM）适用于直肠上段的腺瘤和早期直肠癌的局部切除术。

（7）腺瘤恶变者，应按结、直肠癌的手术原则处理。对腺瘤恶变尚未侵犯黏膜下层，分化良好而切缘无残留者，摘除或局部切除后不必再作扩大的手术治疗。术后应密切随访。

（8）增生性息肉和黏膜肥大赘生物，临床上多无症状，也不发生恶变，一般无需处理。

（二）肠息肉病

1. 定义

息肉病是指息肉数目超过100枚的胃肠道息肉疾病，通常有家族史。

2. 常见类型

（1）家族性腺瘤性息肉病（FAP）：是一种少见的常染色体显性遗传病，男女的发病率相等，常在青春期出现直肠、乙状结肠腺瘤，此后腺瘤逐渐增多、增大，引起便血、腹痛等临床症状。40岁以前几乎均有恶变，需及时治疗。诊断主要依靠纤维结肠镜或X线钡剂灌肠，纤维结肠镜可见结肠和直肠遍布大小不等的息肉。手术方式可视病变分布范围决定。病变累及整个结肠者，可采用全结肠切除、永久性回肠造口术或回肠储袋肛管吻合术。如直肠病变较轻，直肠内的腺瘤较少，可作全结肠和部分直肠切除术，回肠直肠吻合术。保留部分直肠内的息肉可经直肠镜切除，但患者必须终生定期复查，发现息肉立即摘除。一旦直肠息肉发生恶变，再行相应的根治手术。

（2）色素沉着息肉综合征（Peutz-Jeghers 综合征）：又称黑斑息肉病，也是一种少见的常染色体显性遗传性疾病。诊断要点：①胃肠道多发性息肉。此病患者全胃肠道，从食道到直肠均可发生息肉，但以小肠最为多见。②特定部位的黑斑色素。常见部位是口唇、口周、口腔黏膜、肛周及手足有蓝黑色至黑色的色素沉着。③有家族遗传史。④错构瘤性息肉。辅助检查主要为X线胃肠钡餐造影、纤维内窥镜等。以前的观点认为黑斑息肉病为错构瘤性，一般不会恶变。近年来发现3.4%～10%的黑斑息肉患者发生恶变，恶变多发生于胃和十二指肠部位的息肉。由于息肉多散发在胃肠道的各个部位，很难通过手术将息肉全部切除。因此对无症状的患者可长期观察，当出现下列情况时可考虑手术治疗：①肠套叠。②肠梗阻。③反复发作的肠道出血。④发现单个较大的息肉或多发性息肉集中于某一肠段伴反复发作性腹部绞痛者。

（3）肠息肉病合并多发性骨瘤和多发性软组织瘤，又称 Gardner syndrome，和遗传有关，除大肠外，胃和小肠也可发生息肉；同时合并多发性骨瘤（多见于颅骨和颌骨）；皮肤和皮下的多发性软组织瘤。

六、结肠癌

重点	结肠癌的病理类型、分期、临床表现及治疗手段
难点	结肠癌分期和治疗方法的选择
考点	结肠癌的病理类型、分期、临床表现及治疗手段

1. 流行病学

（1）第四位常见恶性肿瘤。

（2）发病与社会发展水平、生活方式及饮食结构相关。

（3）与其他疾病及治疗相关：炎症性肠病，胆囊切除术后等。

2. 病理

（1）结肠癌的大体形态主要分为肿块型、溃疡型、浸润型。

（2）结肠癌组织学形态分为腺癌，腺鳞癌，未分化癌。其中腺癌预后最好，未分化癌预后最差。

1）分级（Grade）：Broders 分级（Ⅰ～Ⅳ级）。Ⅰ，高分化，75%以上癌细胞分化良好；Ⅱ，中分化，25%～75%癌细胞分化良好；Ⅲ，低分化，不足25%癌细胞分化良好；Ⅳ，未分化癌。

2）分期（Stage）：Dukes 分期法及 TNM 分期法（表 39－1 至表 39－3）。

表 39－1　Dukes 分期法

Dukes A 期	病变局限肠壁，无淋巴结转移
Dukes A1 期	病变局限于黏膜内或黏膜下层
Dukes A2 期	病变局限于肠壁浅肌层
Dukes A3 期	病变局限于肠壁深肌层
Dukes B 期	病变穿透肠壁，无淋巴结转移
Dukes C 期	病变穿透肠壁，伴淋巴结转移
Dukes C1 期	淋巴结转移局限于肠旁淋巴结
Dukes C2 期	淋巴结转移至肠系膜/肠系膜根部淋巴结
Dukes D 期	远处转移或腹腔种植、播散及邻近器官累及，无法切除者

表 39-2　肿瘤 TNM 分期法

T：肿瘤浸润深度	N：淋巴结受累	M：远处转移
Tx：原发肿瘤无法评价	Nx：区域淋巴结无法评价	
T0：无原发肿瘤证据	N0：无淋巴结受累	M0：无远处转移
Tis：原位癌	N1a：1 枚淋巴结受累	M1a：远处转移局限于单个器官/部位
T1：侵犯到黏膜下层	N1b：2～3 枚淋巴结受累	M1b：远处转移分布于一个以上的器官/部位或腹膜种植
T2：侵袭至肌层	N1c：肿瘤种植，无淋巴结受累	
T3：侵透固有肌层并达浆膜/侵犯无腹膜覆盖的结肠旁组织	N2a：4～6 枚淋巴结受累	
T4a：穿透腹膜脏层	N2b：7 枚及以上淋巴结受累	
T4b：直接侵犯或粘连于其他器官和结构		

表 39-3　临床 TNM 分期法

分期	TNM
0	TisN0M0
Ⅰ	T1N0M0，T2N0M0
ⅡA	T3N0M0
ⅡB	T4aN0M0
ⅡC	T4bN0M0
Ⅲ	anyT，N1M0
ⅢA	T1～2N1M0/T1～2N1cM0/T1N2aM0
ⅢB	T3～4aN1M0/ T3～4aN1cM0/ T2～3N2aM0/ T1～2N2bM0
ⅢC	T4aN2aM0/T3～4aN2bM0/T4bN1～2M0
Ⅳ	anyT，anyN，M1
ⅣA	anyT，anyN，M1a
ⅣB	anyT，anyN，M1b

3. 临床表现

（1）腹痛：早期症状之一，多为定位不确切的持续性隐痛，伴发肠梗阻时呈阵发性绞痛。

（2）排便习惯及排便性状改变：早期症状之一，常表现为排便次数增多（左半结肠癌明显），腹泻与便秘交替；大便可表现为血便、黏液便或黏液血便。

（3）腹部肿块：质地硬呈结节状。右半结肠癌相对多见。

（4）肠梗阻症状：回盲部肿瘤及乙状结肠肿瘤多见；浸润型结肠癌多见。

（5）全身症状：贫血（右半结肠癌多见）、乏力、消瘦、低热等全身症状。

一般右侧结肠癌以全身症状、贫血、腹部肿块为主要表现，左侧结肠癌以肠梗阻、便秘、腹泻、便血等症状为显著。

4. 诊断及鉴别诊断

结肠癌早期常无症状或症状轻微，易致患者忽视。凡 40 岁以上出现原因不明的腹部隐痛、大便习惯或性状改变，或出现进行性贫血、消瘦、乏力者，应警惕患有结肠癌可能。

结肠癌，尤其是回盲部肿瘤需与克罗恩病、肠结核、淋巴瘤等鉴别。

（1）大便潜血：普查及初筛手段。

（2）纤维结肠镜：最常用检查方法，可行病变组织活检检查。

（3）X线钡剂灌肠或气钡双重对比造影：间接反映结肠病变，不能做病理学检查，适合不能耐受纤维结肠镜检查患者及结肠镜检查失败患者。

（4）腹部超声检查、计算机断层扫描（CT）和磁共振扫描成像（MRI）：协助了解腹腔有无肿大淋巴结、肝脏有无转移病灶以及结肠癌与邻近器官的关系，其中腹部CT增强检查最为常用。

（5）血清肿瘤标记物检测：术前血清癌胚抗原（CEA）增高的结肠癌患者与术前血清CEA正常者相比，其术后复发率高，预后差。

5. 治疗

结肠癌目前采取以手术切除为主的综合治疗，Dukes A、B和C期患者的5年生存率分别为80%、65%和30%左右。

（1）手术治疗：术前3天无渣饮食，术前1天流质饮食。术前肠道清洁多采用聚乙二醇电解质法。

1）右半结肠切除术：适用于盲肠、升结肠、结肠肝曲部位的癌。对于结肠肝曲的肿瘤，手术范围还应包括横结肠及胃网膜右动脉组的淋巴结。术中注意保护输尿管、生殖血管及十二指肠第二部。

2）横结肠切除术：适用于横结肠癌。手术范围包括结肠肝曲、脾曲的整个横结肠及胃第6组淋巴结组。

3）左半结肠切除术：适用于结肠脾曲和降结肠癌。

4）乙状结肠切除术：适合于乙状结肠癌。多保留肠系膜下动脉主干。

5）结肠癌的急诊手术：右半结肠癌患者若全身及局部条件较好，可行右半结肠切除，一期回肠结肠吻合，必要时增加水肿的末端回肠切除范围。左半结肠应分期手术，左半结肠切除，近端结肠造口，远端结肠封闭。若全身情况不能耐受较长手术时间的梗阻患者，应尽量行梗阻近端肠襻腹壁造口，待全身情况改善后，再行二期根治性手术。

6）结肠癌的姑息手术：如可切除结肠癌原发灶，可行改换患者症状为目的的原发灶切除，后期辅助介入或放化疗，以期延长患者生存时间。若原发灶不能手术切除，且伴发梗阻症状，可将梗阻近远端的肠襻行侧侧吻合或行近端肠襻腹壁造口，缓解患者的梗阻症状。

（2）其他治疗

1）化学药物治疗及分子靶向治疗：5-氟尿嘧啶是结肠癌化疗治疗的基础用药；结肠癌分子靶向用药包括贝伐单抗及西妥昔单抗。

2）放射治疗：多见于结肠癌肝转移灶的局部治疗。

3）免疫治疗、基因治疗等。

临床病案分析

患者，男性，65岁，主诉“大便习惯改变3个月，腹胀10天”。患者3月前无明显诱因下出现大便习惯改变，腹泻及便秘交替，未引起重视，未治疗。后症状逐渐加重，10天前开始出现腹胀，自发病以来饮食正常，体重减轻约5kg。查体：腹平软，未见胃肠型及蠕动波，左中腹可触及已大小约5.0 cm×5.0 cm肿物，质硬，表面不光滑，活动度差，触痛（+），腹股沟未及肿大淋巴结。

思考

1. 最可能的诊断是什么？诊断依据有哪些？需与哪些疾病作鉴别？
2. 进一步确诊需要哪些检查？
3. 手术方案如何实施？

解析

1. 最可能的诊断是结肠癌（降结肠）。诊断依据：老年男性（病史），大便习惯改变 3 月，腹胀 10 天，病来体重减轻 5 kg（症状），左中腹可触及已大小约 5.0 cm × 5.0 cm 肿物，质硬，表面不光滑，活动度差，触痛（+）（体征）。需要与结肠炎及结肠憩室病鉴别。溃疡结肠炎，出现腹痛伴腹泻，活动期可出现黏液脓血便，可伴有全身症状（发热、消瘦、贫血）及肠外表型（外周关节炎、结节性红斑、口腔黏膜溃疡等）；阿米巴肠炎，病变常侵犯左半结肠，有散在溃疡，溃疡较深，边缘潜行，溃疡间黏膜多正常；粪便可找到阿米巴滋养体或包囊，肠镜采取溃疡面渗出物或溃疡面边缘处活检，可找到阿米巴滋养体；结肠憩室病，可有间歇性腹痛、腹泻、发热，偶有便血，出血量可以很大，钡剂灌肠可显示憩室。

2. 进一步诊断尚需的检查：纤维结肠镜，直观的明确病灶，并活检；腹部 CT 增强检查，评估病灶周围组织毗邻关系及侵犯转移；肿瘤标记物检测。

3. 限期手术治疗，手术切除范围包括横结肠左侧部、降结肠、部分乙状结肠及系膜和淋巴结，术中注意避免左侧输尿管损伤。

七、直肠癌

重点	直肠癌的病理类型、分期、临床表现及治疗手段
难点	直肠癌分期和治疗方法的选择
考点	直肠癌的病理类型、分期、临床表现及治疗手段

1. 定义

乙状结肠直肠交接处至齿状线之间的癌。

2. 病因

直肠腺瘤（绒毛状腺瘤癌变率高），局部慢性炎症病变，膳食。

3. 病理

（1）直肠癌的大体形态主要分为肿块型、溃疡型（占 50%以上）、浸润型。

（2）直肠癌组织学形态分为腺癌（管状腺癌、乳头状腺癌、黏液腺癌、印戒细胞癌），腺鳞癌和未分化癌。

分级及分期参考结肠癌。

4. 扩散与转移

（1）直接浸润：癌肿浸润肠壁一周需 1～2 年。下段直肠癌因缺乏浆膜层屏障作用，易向外周浸润；但直肠前侧的 Denonvilliers 筋膜可起到一定的屏障作用。

（2）淋巴结转移：上段直肠癌向上沿直肠上动脉、肠系膜下动脉及腹主动脉周围淋巴结转移；下段直肠癌以向上和侧方转移为主；齿状线周围的癌肿可向上、侧、下方转移。淋巴结转移途径是决定直肠癌手术方式的依据。

（3）血行转移：与恶性程度正相关。可沿门静脉至肝；可沿髂静脉至肺、骨、脑。

（4）种植转移：较少，上段直肠癌偶有发生。

（5）神经鞘传播。

5. 临床表现

（1）直肠刺激症状：便意频繁，排便习惯改变，肛门坠胀感，里急后重，排便不尽感，晚期有下腹痛。

（2）肠腔狭窄症状：大便变形及肠梗阻症状。

（3）癌肿破溃出血症状：大便表面带血及黏液。

（4）其他症状：侵犯前列腺、膀胱（尿频、尿痛、血尿），侵犯骶前神经（骶尾部疼痛），肝转移（肝大、腹水、黄疸、贫血、浮肿等）。

6. 诊断及鉴别诊断

（1）直肠指检：最重要的方法。凡有便血、直肠刺激症状及大便变细等症状，均应指检。

（2）内镜检查：肛门镜、乙状结肠镜及纤维结肠镜。

（3）影像学检测：腔内B超检测、胸腹盆增强CT和盆腔增强MRI。

（4）血清肿瘤标记物检测：癌胚抗原（CEA）主要用于预测直肠癌的预后及监测复发。

（5）其他检查：腹股沟淋巴结肿大时行淋巴结活检；癌肿位于直肠前壁的女性患者行阴道检查及双合诊检查；男性患者有泌尿系症状行膀胱镜检查。

7. 治疗

直肠癌目前采取以手术切除为主的综合治疗。

（1）手术治疗

切除范围：癌肿、足够的两端肠段、已侵犯的邻近器官的全部或部分、四周可能被浸润的组织及全直肠系膜和淋巴结。病理学研究提示，只有不到3%的直肠癌患者向远端浸润超过2 cm。

1）局部切除术：完整切除肿瘤及其周围1 cm的全层肠壁。适用于位于直肠中下段，早期瘤体较小（小于2 cm，占肠壁周径＜30%）、局限于黏膜或黏膜下层、分化程度高的直肠癌。方式：①经肛路径；②经骶路径；③经前路括约肌路径；④经肛内镜显微外科手术（TEM）。

2）腹会阴切除术（Miles术）：切除范围包括乙状结肠远端、全部直肠、肠系膜下动脉及其区域淋巴结、全直肠系膜、肛提肌、坐骨肛门窝内脂肪，肛管及肛门周围5 cm直径的皮肤、皮下组织及全部肛管括约肌。于左下腹永久性乙状结肠单腔造口。

3）低位前切除术（Dixon术）：适应于距肛缘5 cm以上的直肠癌，原则是要求远端切缘距癌肿下缘2 cm以上。

4）经腹直肠癌切除、近端造口、远端封闭手术（Hartmann术）：适用于因全身一般情况很差，不能耐受Miles手术或急性梗阻不宜行Dixon手术的直肠癌病人。

5）经内括约肌间直肠切除术（ISR）：超低位直肠癌保肛手术的极端形式。

6）直肠癌侧方淋巴结清扫：直肠周围系膜分区如下所述。Ⅰ.直肠固有筋膜；Ⅱ.侧韧带区，盆神经丛及髂内血管间；Ⅲ.髂内血管及盆侧壁的闭孔内肌间。TME（全直肠系膜切除）清扫Ⅰ区淋巴结，侧方淋巴结清扫则同时清扫Ⅱ及Ⅲ区淋巴结。

7）直肠癌的急诊手术：直肠癌的急诊手术多因出现肠梗阻，可考虑行肠道支架改善症状，再行手术切除；若肿瘤不能手术者，可行肠道支架或梗阻近端乙状结肠双腔造口。

（2）放射治疗：术前放疗提高手术切除率，降低术后复发率；术后放疗仅适用晚期患者、手术未达到根治或术后局部复发患者。肛管癌若病理诊断为鳞癌，首先放射治疗。

（3）化疗：最常用药物为5－氟尿嘧啶。

临床病案分析

患者，女性，62 岁，主诉“大便带血半年”。患者半年前无明显诱因下出现大便带血，色稍鲜红，伴黏液脓血，大便变细变扁，自行予“痔疮”方案治疗，未有明显缓解。1 周前患者便血症状加重，伴肛门坠胀感。查体：腹部平软，无压痛及反跳痛。腹股沟未及明显肿大淋巴结。专科检查：距肛缘约 3 cm 直肠左侧壁可及肿块，质硬，表面凹凸不平，活动度尚可，指套染血。

思考

1. 最可能的诊断是什么？诊断依据有哪些？需与哪些疾病作鉴别？

2. 进一步确诊需要哪些检查？

3. 手术方案如何实施？

解析

1. 最可能的诊断是直肠癌。诊断依据：老年女性（病史）；大便带血，伴黏液脓血，大便变细变扁（症状）；距肛缘约 3 cm 直肠左侧壁可及肿块，质硬，表面凹凸不平，活动度尚可，指套染血（体征）。需要与直肠息肉及痔疮鉴别。直肠息肉，可伴有间歇性便血，直肠指检可及光滑、类圆形、移动度佳的质软肿块，位置较低时可脱出肛外。痔疮，以便后滴血或喷射状出血为主，大便习惯及性状多正常，镜检可见隆起痔核及出血点。

2. 进一步诊断尚需的检查：纤维结肠镜，直观的明确病灶及活检，并排除同时性伴发结肠癌；腹部 CT 增强检查及直肠 MRI 检测，评估病灶周围组织毗邻关系及侵犯层次转移情况；肿瘤标记物检测。

3. 限期手术治疗。手术方式采取腹会阴切除术（Miles 术），切除范围：乙状结肠远端、全部直肠、肠系膜下动脉及其区域淋巴结、全直肠系膜、肛提肌、坐骨直肠窝内脂肪，肛管及肛门周围 5 cm 直径的皮肤、皮下组织及全部肛管括约肌。于左下腹永久性乙状结肠单腔造口。

八、直肠肛管先天性疾病

（一）先天性直肠肛管畸形

重点	先天性直肠肛管畸形的临床表现、诊断方法、治疗手段
难点	先天性直肠肛管畸形诊断
考点	先天性直肠肛管畸形的临床表现、诊断方法、治疗手段

1. 定义

先天性直肠肛管畸形是胚胎时期后肠发育障碍所致，占先天性消化道畸形的首位，小儿肛肠外科常见病，发病率 1:（1500～5000），男女相等。约 50%以上的先天性直肠肛管畸形伴有直肠与泌尿生殖系之间的瘘管形成。

2. 临床表现

（1）绝大多数患儿，在正常位置没有肛门。

（2）腹胀、呕吐、排便困难：无胎粪排出，肠梗阻。

（3）肛门会阴部有一瘘孔挤出胎粪。女孩往往伴有阴道瘘，男孩多见尿道口排气或胎粪的直肠泌尿系瘘。

3. 诊断

（1）生后无胎粪排出，检查无肛门，诊断即可成立。直肠闭锁直肠指检可确定。阴道流粪，表明有阴道瘘；尿道口不随排尿动作而排气、排粪为尿道瘘；全程排尿均有胎粪，尿液呈绿色为膀胱瘘。

（2）影像学检查：可明确直肠肛管畸形的类型，确定直肠闭锁的高度、直肠盲端有无瘘管及瘘管的性质。

1）X 线倒置位摄片法：可以了解直肠末端气体阴影位置，判断畸形位置。倒置侧位片上耻骨与骶尾关节的连线称 PC 线，相当于耻骨直肠肌平面，以此区分高位、中位与低位畸形。

2）瘘管造影：可显示瘘管的方向、长短与粗细。直肠盲端穿刺造影可显示直肠盲端的形态及与会阴皮肤间的距离。

3）B 超检查：对直肠盲端的定位较 X 线更准确。磁共振成像检查也逐渐在临床应用，准确可靠。

4. 治疗

手术是先天性直肠肛管畸形的唯一治疗手段。

（1）低位畸形：经会阴入路完成，手术较为简单。肛门直肠闭锁应在出生后立即手术。单纯肛膜闭锁，只需切除肛膜，缝合直肠黏膜与肛门皮肤。肛管闭锁可在游离直肠盲端后经肛门脱出，与肛门皮肤缝合行肛管成形术。

（2）高位畸形：经腹、会阴部或后矢状切口入路行肛管直肠成形术。手术原则：①游离直肠盲端。②合并瘘管者，切除瘘管并修补。③肛门直肠成形。一般情况下，先行结肠造口，6～12 个月后再行二期手术。

（二）先天性巨结肠

重点	先天性巨结肠的临床表现、诊断方法、治疗手段
难点	先天性巨结肠的诊断
考点	先天性巨结肠的临床表现、诊断方法、治疗手段

1. 定义

先天性巨结肠是远端结肠肠壁肌间神经丛的神经节细胞减少或缺如。男性多见，有家族性发生倾向。此病 1886 年由 Hirschsprung 首次予以描述，故又称为 Hirschsprung 病。

2. 临床表现

多数患儿在出生后 1 周内发生急性肠梗阻。

（1）顽固性便秘：最主要病史，胎粪不排或排出延迟，多需灌肠或塞肛栓（开塞露）后才有较多胎粪排出。

（2）腹胀、呕吐、发热、全身营养不良及发育迟缓，呈现为慢性不全性结肠梗阻。

3. 诊断

典型病史及顽固性便秘和逐渐加重的腹胀。须与一般的新生儿便秘鉴别，后者用 1%过氧化氢液洗肠，可排出胎便而痊愈。

（1）体检：直肠指检可发现直肠壶腹空虚，可激发排便反射，退出手指时，粪便和气体随之排出，腹胀可减轻。可见明显腹胀及肠型，部分病例可在左下腹触及粪石肿块。

（2）X 线检查：以少量钡剂灌肠后拍正侧位片，可显示典型的痉挛肠段和扩张肠段，移行区呈锯齿状变化，强烈的肠蠕动使钡灌肠影呈现不规则的收缩环，24 小时后仍有钡剂残留是巨结肠的佐证。

（3）肛管直肠测压：是检查先天性巨结肠有效的方法，主要表现为：①内括约肌松弛反射缺如。②肛管节律性收缩明显减少。③静息压高于正常。

（4）直肠黏膜组织化学检查：直肠黏膜下固有层进行组化染色可见乙酰胆碱酯酶染色阳性的神经纤维。

（5）直肠壁组织活检： 确诊依据，尤其是一些诊断困难的病例是一种有效的诊断方法。通过取黏膜下及肌层组织确定有无神经节细胞存在。组织形态学方法，观察神经节细胞和节前纤维的变化；组织化学检查，主要是测定乙酰胆碱酯酶的活性。

另外，肌电图、直肠组织 AChE 生化定量测定、红细胞 AChE 活力测定、血管活性物质、P 物质、肽半定量定性测定等作为辅助诊断。

4. 治疗

（1）非手术治疗：对轻型的先天性巨结肠患儿或有全身感染症状，手术无法耐受者可用非手术疗法维持营养和发育。用缓泻剂或定时用生理盐水灌肠，以避免粪便淤积。部分超短型巨结肠和结肠类缘性疾病者亦可观察。

（2）手术治疗：适合诊断明确并且能耐受手术的患儿，早期诊断早期治疗，手术治疗效果满意。

1）结肠造瘘术：发生急性肠梗阻，有肠穿孔、腹膜炎趋向，或有小肠结肠炎，或全结肠无神经节症，应先行结肠造瘘术。造口部位应尽量选择靠近扩张肠管作单口造瘘。

2）手术治疗：新生儿期患儿应尽量保守治疗，待 1 岁左右再做根治手术。成人期患者症状加重，经保守治疗无效者亦应行根治术。手术原则是切除缺乏神经节细胞的肠段和神经节细胞变性的近端明显扩张的肥厚结肠，随后将正常结肠与肛管直肠进行吻合。根治手术要求切除距肛门齿状线 1～2cm 处以上的狭窄直肠及狭窄段上 5cm 以上的扩张结肠。常用术式如下所述。

①拖出型直肠、乙状结肠切除术（Swenson 手术）。手术要点：病变肠段切除后结肛直接吻合。优点是手术简单，但吻合口漏发生率高。

②结肠切除、直肠后结肠拖出术（Duhamel 手术）。手术要点：病变结肠切除后上端结肠经直肠后拖出与直肠做侧侧吻合。优点是侧侧吻合具有储便功能，缺点是手术比较复杂，并发症多。

③直肠黏膜剥离、结肠于直肠肌层内拖出切除术（Soave 手术）。手术要点：病变结肠切除，病变直肠黏膜切除后，上端结肠经直肠肌套拖下后做结肛吻合。优点是手术安全，吻合口漏发生率低。缺点是拖下结肠外包裹一层不蠕动的直肠肌层，影响排空。

现临床手术趋于微创化，经肛门或腹腔镜辅助下手术，更能达到很好的治疗效果，减少术后相关并发症。

九、肛裂

重点	肛裂的病因、临床表现、诊断方法、治疗手段
难点	肛裂诊断和治疗方法的选择
考点	肛裂的病因、临床表现、诊断方法、治疗手段

1. 定义

齿状线以下肛管皮肤层裂伤以后形成的小溃疡。与纵轴平行，长 0.5～1 cm，常引起肛周剧痛，多见于青中年人，绝大部分位于肛管的后正中线（“直角关系”、肛尾韧带）；若侧方肛裂应注意 TB、CD、UC、肿瘤的可能。

2. 病因

（1）大便异常：长期便秘，粪便干结引起的排便机械性创伤是肛裂形成的直接原因。部分腹泻患者也会产生肛裂。

（2）肛管原有病变：肛管原直肠炎、肛窦炎、肛乳头炎及肠结核等均可引发肛管溃疡。

（3）解剖缺陷：肛门外括约肌在肛管前后形成两个三角形裂隙，对肛管缺乏足够的支撑，粪便撞击时可产生裂口。肛管与直肠成角度，排便时肛管后壁承受压力最大，故后正中处最易发生肛裂。

3. 临床表现

（1）疼痛：是肛裂的最主要症状，疼痛的程度和持续的时间预示着肛裂的轻重。一次典型的肛裂疼痛周期是：疼痛–缓解–高峰–缓解–再疼痛。

（2）便血：以排便时滴血或便后纸上擦血为主，血色鲜红，出血的多少与裂口的深浅、大小有关，但很少大出血。

（3）便秘：肛裂后因肛门疼痛恐惧排便，引起粪便干硬，加重肛裂，如此往复形成恶性循环。

4. 诊断

根据病史、典型临床症状和查体不难诊断。肛裂、肛乳头肥大及前哨痔为典型的肛裂三联征。应与其他疾病造成的肛管溃疡相鉴别，如肠结核、克罗恩病、艾滋病及梅毒等。

5. 治疗

（1）非手术治疗：急性或初发者可以通过温水坐浴、增加膳食纤维或药物软化大便。局部药物治疗，如0.2%硝酸甘油软膏涂于肛裂处，抑制神经递质而松弛平滑肌而降低肛管压力。肉毒杆菌毒素局部注射有弱化内括约肌张力的作用，从而降低肌肉的紧张度。

（2）手术治疗：适用于有肛裂三联征或非手术治疗无效的慢性肛裂者，常用的术式有肛裂切除术和侧位内括约肌切断术。

十、直肠肛管周围脓肿

重点	肛周脓肿的病因、临床表现、诊断方法、治疗手段
难点	肛周脓肿诊断和治疗方法的选择
考点	肛周脓肿的病因、临床表现、诊断方法、治疗手段

1. 定义

直肠肛管周围软组织或其周围间隙的急性化脓感染，形成脓肿。男性多见，多数为20～30岁的青壮年。特点：起病急，疼痛剧烈，脓肿破溃或切开引流后常形成肛瘘。

2. 病因

（1）感染性因素：绝大部分由肛腺感染引起常见致病菌为大肠埃希菌、金葡菌、链球菌及厌氧菌，偶见结核杆菌，常为混合感染。肛腺开口于肛窦，肛窦开口向上，腹泻、便秘时易发生肛窦炎，延及括约肌，进而形成脓肿。

（2）医源性因素：内痔插枯痔丁或注射疗法，操作不当感染形成黏膜下脓肿。直肠周围注射化学药物刺激，引起组织坏死，造成直肠周围脓肿。乙状结肠镜检查，造成腹膜穿孔感染，引起直肠后间隙脓肿。直肠周围注射化学药物，引起组织坏死，造成直肠周围脓肿。

（3）手术后因素：肛门直肠手术后引起感染形成的直肠周围脓肿，尿道术后感染、会阴部术后感染、产后会阴破裂缝合后感染等引起的脓肿。

（4）其他：直肠内异物损伤后感染、直肠憩室炎感染、肛管直肠癌破溃或波及深部的感染，都是肛门直肠周围脓肿的发病原因。

3. 分类

（1）按感染病原菌分类：①非特异性肛周脓肿，如大肠埃希菌和厌氧菌等引起的感染。②特异性感染，如结核性脓肿，临床少见。

（2）按脓肿部位分类：①肛提肌上脓肿（高位脓肿），包括骨盆直肠间隙脓肿、直肠后脓肿等。②肛提肌下脓肿（低位脓肿），包括肛周皮下脓肿、坐骨直肠间隙脓肿等。

4. 临床表现

直肠肛管周围脓肿常见的症状：肛门周围出现硬块或肿块，继而疼痛加剧、红肿发热，部分人随之出现全身不适、体温升高、寒战高热等全身中毒症状。由于脓肿发生位置不同，症状有所不同。

（1）肛门周围脓肿：最常见（40%～50%），肛腺感染经外括约肌皮下部扩散；多位于肛门后、侧方皮下部。最初胀痛，化脓时跳痛等。全身中毒症状不明显。

（2）坐骨直肠间隙脓肿：出现周身不适，发热等全身中毒症状。局部见肛门一侧肿胀、发红、压痛，活动和排便时疼痛加重，有排尿困难等。

（3）骨盆直肠间隙脓肿：起病急，便意，排尿困难，会阴部外表无异常。全身症状重，寒战，高热，严重者出现败血症。

（4）直肠后脓肿：全身症状与骨盆直肠间隙脓肿相似，局部症状主要在尾骶腰部坠胀，向背部及两侧大腿放射。

5. 诊断

根据肛周表现或全身感染症状，结合直肠指诊，一般可诊断。肛周皮肤针刺抽脓可确诊。必要时行直肠超声、CT 及磁共振。磁共振对肛周脓肿的诊断很有价值。同时应鉴别溃疡性结肠炎（UC）、克罗恩病及血液病等引发的直肠肛周脓肿。

直肠肛管周围脓肿在诊断上应明确两点：脓肿与肛管括约肌关系；有无感染内口及内口至脓肿的通道。

6. 治疗

（1）非手术治疗:温水坐浴及理疗；抗生素治疗，针对 G^- 杆菌或联用抗厌氧菌药物；口服缓泻剂或石蜡油减轻排便疼痛。

（2）手术治疗

1）脓肿切开引流：为治疗直肠肛管周围脓肿的主要方法。一旦诊断明确，即应早期切开引流，不应拘于有无波动感。①肛门周围脓肿，于波动处做放射状切口，开放引流。②坐骨肛管间隙脓肿，压痛明显处穿刺抽脓后，做平行于肛缘 3～5cm 弧行切口，手指伸入分离脓肿内隔，引流通畅。③骨盆直肠间隙脓肿：切口部位因感染来源不同有差异。源于括约肌的感染，应在肛门镜下行直肠壁切口引流。源于经括约肌感染，应经会阴切开引流。

2）脓肿切开并挂线手术：于波动处切开脓肿，探查脓腔，寻找内口，在内口于切开脓肿之间的括约肌上挂线。

十一、肛瘘

重点	肛瘘的病因、分类、临床表现、治疗手段
难点	肛瘘诊断和治疗方法的选择
考点	肛瘘的病因、分类、临床表现、治疗手段

1. 定义

肛管或直肠与肛周皮肤相通的肉芽肿性管道，由内口、瘘管、外口三部分组成。内口常位于肛窦，多为一个；外口在肛周皮肤上，多为一个或多个，经久不愈、反复溢液为其特点。多见于青壮年。

2. 病因

直肠肛管周围脓肿自行溃破或切开引流后造成。其他如结核、克罗恩病、溃疡性结肠炎、直肠肛管恶性肿瘤等并发肛瘘。

3. 分类

（1）按瘘管位置高低分

1）低位肛瘘：瘘管位于外括约肌深部以下。

2）高位肛瘘：瘘管位于外括约肌深部以上。

（2）按瘘管与肛管括约肌之间关系分

1）括约肌间型：最常见，约占肛瘘的70%，低位，内口在齿线附近，外口在肛缘。

2）经括约肌：约占肛瘘的25%，瘘管穿过外括约肌后将括约肌平面与坐骨直肠间隙相连，有低位和高位之分。

3）括约肌上型：约占5%，与经括约肌相似，唯瘘管向上跨过外括约肌并穿透肛提肌。

4）括约肌外型：少见，治疗反差复杂。连接直肠和会阴部皮肤的瘘管完全位于各组括约肌之外。发生原因包括肛门部外伤、癌和克罗恩病等，并且常常需要做结肠造瘘。

（3）Goodsall 规律：肛瘘的外口与内口的分布有一定规律性，在肛门中点划一横线。

外口在横线后方，瘘管常呈弯形，且内口多在肛管后正中处线后方。

外口在此线前方，瘘管常呈直线走向肛管，且内口位于外口的相应位置。

4. 临床表现

肛瘘外口流出少量脓性、血性、黏性分泌物为主要症状。部分高位肛瘘（括约肌外型），可有便、气排出，或反复出现的“脓肿”的症状。

体检肛周皮肤可见一至多个外口，挤压有脓性或血性分泌物。自外口向肛门方向可触及条索样瘘管，外口数目越多，距肛缘越远，肛瘘越复杂。

5. 诊断

依据病史及体检往往可以诊断肛瘘。但关键在于明确内口的位置和确定瘘管与肛门括约肌之间的关系。明确内口的位置是根治肛瘘的必要条件，确定瘘管与肛门括约肌之间是保护肛门功能的基础。需结合多种影像学检查（结肠镜、瘘管碘油造影、直肠超声及直肠磁共振等）以明确。

6. 治疗

肛瘘有间隙期和发作期之分。肛瘘难以自愈，反复发作并形成直肠肛管周围脓肿甚至癌变，需手术治疗。原则：切开瘘管、敞开创面、促进愈合。手术需根据内口位置高低，瘘管与括约肌关系来决定。关键在于避免损伤肛门括约肌。

手术方法如下所述。

（1）瘘管切开术：最经典与最主流术式，90%以上低位肛瘘的治疗采用此术式。

（2）置管或挂线引流：对高位肛瘘或多瘘管的复杂性肛瘘，在瘘管内放置引流管或引流条，药水冲洗，控制病情。

（3）挂线术：适用于高位肛瘘。是目前国内外治疗高位肛瘘的最主要方法。线切断瘘管管壁的同时，造成断端的炎症粘连，防止回缩，可以起到保护肛门功能的作用。缺点是疼痛明显，需要二次紧线，治疗时间长。

（4）瘘管填塞术：考虑到切开和挂线都会你断开瘘管经过的括约肌，尝试采取一些特殊材料来填塞瘘管，不伤及肛门肌肉而治愈瘘管。这些材料包括纤维蛋白胶、冻干猪小肠黏膜下层脱细胞基质制作的生物修复栓。

（5）Lift 术：2007 年由泰国 Rojanasakul 等首次作为一种括约肌保留术式被提出。适用于瘘管已形成的经括约肌瘘，不切断括约肌，最大程度保留肛门功能。

肛瘘仍是肛肠外科的难题，既要彻底清除穿行于内外括约肌之间的慢性感染性管道又要尽量保留括约肌组织。传统的挂线疗法旨在慢慢切开括约肌的同时能同步使被切开的括约肌愈合，但实际上并不同步。为了改变这种情况，近二三十年来，几乎每年都有新的保留括约肌手术方法问世，然而都没有达到100%成功。

十二、痔

重点	痔的病因、临床表现、诊断方法、治疗手段
难点	痔诊断和治疗方法的选择
考点	痔的病因、临床表现、诊断方法、治疗手段

1. 定义

内痔：肛垫的支持结构、静脉丛及动静脉吻合支发生病理改变导致肛垫移位。

外痔：齿状线远端皮下静脉丛的病理性扩张或结缔组织增生形成。

混合痔：内痔通过静脉丛与相应的外痔融合，上、下静脉丛的吻合。

2. 病因

（1）不良排便习惯，喜欢久蹲看书、看报等。

（2）经常性久坐、久站等不良习惯，使体内血液循环无法正常流通而导致。

（3）经常吃辛辣、油腻等刺激性食物，

（4）肛门处受到感染，引发炎症，静脉血管充血膨胀。

3. 病理生理

主要有两种学说。

（1）静脉曲张学说：痔是直肠下段黏膜下和肛管皮肤下的静脉丛淤血、扩张和屈曲所形成的静脉团。

（2）Thomson 的肛垫下移学说：目前广为接受的理论。齿状线及以上 1.5cm 的环状海绵样组织带发生异常移位。肛垫为齿状线及以上 1.5cm 的环状海绵样组织带，正常的纤维弹力结构被破坏，伴有肛垫内静脉曲张、慢性炎症和纤维化。肛垫以 Y 型沟分为左侧、右前、右后三块，即痔的好发部位内痔为肥大的肛垫。

4. 分类

（1）内痔：齿状线上方，常见于左侧、右前、右后。

脱出分度：①Ⅰ度，排便时出血，不脱出肛门。②Ⅱ度，排便时脱出肛门，排便后自动还纳。③Ⅲ度，痔脱出后需手辅助还纳。④Ⅳ度，痔长期在肛门外，不能还纳。

（2）外痔：齿状线下方，分为结缔组织型外痔、静脉曲张性外痔、血栓性外痔、炎性外痔。

（3）混合痔：内外痔的融合。Ⅲ度以上的内痔多形成混合痔，混合痔脱出肛门外，呈梅花状时，称为环状痔，若被括约肌嵌顿，形成嵌顿性痔。

5. 临床表现

（1）便血：无痛、间歇性、便后鲜血，便时滴血或纸上带血，严重者出现贫血。便秘、饮酒、刺激性食物为诱因。

（2）脱出：内痔早期脱出，会自行缩回。Ⅲ度以上内痔在行走、咳嗽等容易脱出，同时出现疼痛不适、瘙痒伴有黏性分泌物流出。

（3）疼痛：内痔本身是无痛的，如反复脱出出现水肿、坏死及感染等会产生不同程度的疼痛感。外痔发生血栓、嵌顿可有疼痛、肿胀感。

6. 诊断

临床表现结合肛门视诊、直肠指诊及肛门镜可明确。需鉴别疾病：直肠肿瘤、直肠息肉及直肠脱垂等。

直肠肿瘤常有暗红色或脓血便，伴大便次数增多，后期可出现大便困难甚至梗阻。直肠脱垂者可见有环形物，色鲜红而松弛，有时长达10cm。

7. 治疗

（1）非手术治疗：无症状的痔不需治疗，有症状的无需根治，以非手术治疗为主。

1）一般治疗：注意饮食，忌酒和辛辣刺激食物，增加膳食纤维，改变不良排便习惯。

2）注射疗法：对Ⅰ度、Ⅱ度出血性内痔效果较好。硬化剂注射于黏膜下层静脉丛周围，使引起炎症反应及纤维化。避免将硬化剂注入黏膜层造成坏死。

3）物理疗法：激光治疗、冷冻疗法、微波热凝及红外线凝固治疗等，现少用。

4）胶圈套扎：适用于Ⅰ度、Ⅱ度内痔，套扎痔根部，阻断其血供以使痔脱落坏死。但需注意有出血危险。是经典治疗方式。

5）超声多普勒引导下痔动脉结扎术：是治疗痔的新型微创疗法，集超声波探查、缝扎手术为一体的诊疗技术，优点是有效避免并发症和严重后遗症。

（2）手术治疗：保守无效，痔脱出严重，合并肛裂、肛瘘等。手术方式如下。

1）外剥内扎手术（Miligan–Morgan术）：是经典治疗方式。优点是治疗彻底，不易复发。

2）痔环切术（Whitehead术）：对于严重环状分布的外痔，手术效果较M–M术式佳，后者切少了残留多，切多了狭窄多，始终难以平衡，原始的Whitehead术从齿线开始，外痔仍然残留，改良的术式从Miton线开始可以彻底根除外痔残留。少数患者术后肛门狭窄原因在于伤口愈合过程（2～3个月）中饮食过于精细，纠正办法为进食粗纤维食物，保证大便成形。Whitehead易导致肛门狭窄，临时很少应用。

3）吻合器痔上黏膜环切订合术（PPH）：适用于Ⅲ、Ⅳ度环状痔，以及部分出血严重的Ⅱ度内痔。相较传统的外剥内扎手术，有痛苦小、损伤小、恢复快等优点。

十三、直肠脱垂

重点	直肠脱垂的病因、临床表现、诊断方法、治疗手段
难点	直肠脱垂诊断和治疗方法的选择
考点	直肠脱垂的病因、临床表现、诊断方法、治疗手段

1. 定义

直肠壁部分或全层向下移位，称为直肠脱垂。

2. 病因

（1）解剖因素：幼儿发育不良、营养不良、年老，易出现肛提肌和盆底筋膜薄弱无力。手术、外伤损伤肛门直肠后，直肠易于脱出。

（2）腹压增加：便秘、前列腺肥大、慢性咳嗽、排尿困难及多次分娩等，致使腹压升高，推动直肠脱出。

（3）其他：内痔、直肠息肉脱出，向下牵拉直肠黏膜引起黏膜脱垂。

3. 病理生理

（1）黏膜脱垂：为直肠下段黏膜层与肌层之间结缔组织过于松弛，黏膜下移。幼儿脱垂多见，5岁前自愈。

（2）全脱垂：为固定直肠的周围结缔组织过于松弛，全层肠壁下移，成人多见。

4. 临床表现

早期症状为肛门不适，排便不尽感。主要症状为长期便秘，排便费力和肿物自肛门脱出。

5. 诊断

根据病史，让患者下蹲位模拟排便，使直肠或直肠黏膜脱出肛门外后观察，一般即可做出诊断。排粪造影可协助诊断内脱垂。

直肠脱垂分型：①一型，不完全性直肠脱垂，脱出物为半球形。②二型：完全性直肠脱垂，即直肠全层脱垂，脱出物为圆锥形。

直肠脱垂分类：①一度，小于 3cm。②二度：4～8cm。③三度：大于 8cm。

6. 治疗

目的：消除脱垂的诱因。幼儿以保守为主，成人黏膜脱垂多采用硬化剂治疗及黏膜切除术，完全脱垂多应用手术治疗。

（1）一般治疗：幼儿可缩短排便时间，便后回纳直肠，取侧卧或俯卧位，胶布固定双臀等，同时治疗引起腹压增高的疾病。

（2）硬化剂注射法：注射至脱垂部位黏膜下层，产生无菌炎症，固定粘连。对儿童、老人疗效尚好，成人易复发。

（2）手术治疗：成人完全性直肠脱垂的手术方法很多，切除多余的脱垂肠段，加强重建盆底，缩小肛门。

手术途径有经腹和会阴途径。经腹直肠悬吊固定术治疗直肠脱垂疗效肯定，术中游离直肠后，通过多种方法将直肠、乙状结肠固定在骶前两侧的周围组织上，同时缝合松弛的盆底筋膜、肛提肌，切除冗长的乙状结肠及部分直肠。经会阴途径有 Delome、Gant-Miwa 及 Altemeier 等手术。

十四、便秘的外科治疗

重点	便秘的病因、诊断、临床表现、治疗手段
难点	便秘诊断和外科治疗
考点	便秘的病因、诊断、临床表现、治疗手段

1. 定义

便秘表现为持续排便困难、排便不尽感或排便次数减少。排便困难包括排便量少、干结、排便费时和费力、排便不尽感，甚至需要用手法帮助排便。排便次数减少指每周排便次数少于 3 次或长期无便意。慢性便秘的病程至少为 6 个月。

2. 病因

（1）生活方式：水摄入不足，食物中膳食纤维摄入不足，缺乏运动。

（2）药物：抗胆碱能药，抗抑郁药，抗高血压药。

（3）神经系统疾病：脊髓功能失调/外伤，帕金森，多发性硬化。

（4）内分泌及代谢病：糖尿病，甲低，尿毒症等。

（5）心理疾病：抑郁症，厌食症，精神病。

（6）结肠器质性/功能性疾病：肿瘤，放疗，克罗恩病。

（7）盆底异常疾病：耻骨直肠肌收缩矛盾，肛门痉挛；肛门狭窄；直肠前突；直肠脱垂。

3. 分类

（1）器质性便秘：特发性巨结肠。

（2）功能性便秘：分为慢传输型便秘（STC）、出口梗阻型便秘（OOC）和混合型便秘。其中 OOC 最为常见，STC 和 OOC 同时存在称为混合型。

1）慢传输型：排便次数减少，少便意，粪便坚硬，因而排便困难。肛门直肠指诊时直肠内无粪便或触及坚硬粪便，而肛管括约肌缩肛和用力排便功能正常；全胃肠或结肠传输时间延长；缺乏 OOC 的证据，如排粪造影和肛肠测压正常。

2）出口梗阻型：粪便排出障碍，可表现为排便费力、不尽感或下坠感，排便量少，有便意或缺乏便意。肛门直肠指诊时直肠内有粪便，力排时肛门括约肌、耻骨直肠肌可能呈矛盾性收缩或痉挛性收缩；全胃肠或结肠传输时间正常，多数标记物可潴留在直肠内；排粪造影可呈现异常；肛肠测压显示，用力排便时、肛门外括约肌呈矛盾性收缩或直肠壁的感觉阈值升高等。

3）混合型：兼有慢传输型及出口梗阻型的特点。

4. 诊断

病史结合肛门指检、结肠镜及特殊检查可做出诊断。

（1）结肠传输试验：常用不透 X 线标记物。检查前 3 天禁服泻剂及其他影响肠蠕动的药物。随标准餐顿服不透 X 线的 20 个标记物，服标记物后 6、24、72、120 小时各拍摄腹部 X 线平片一张，根据结肠内标记物数量计算结肠传输时间和排出率。正常值为 72 小时排除 80%的标记物。根据结肠标记物的分布，有助于评估是慢传输型便秘或出口梗阻型便秘。

（2）排粪造影：将一定量的钡剂注入直肠内，模拟正常的生理排便活动，动态观察肛门直肠的功能和解剖结构的变化。排粪造影是决定手术方式的可靠依据。

（3）磁共振排粪造影：该技术多平面成像、分辨率高、无辐射。能够完整地分析排粪时肛直肠角、肛管开放、耻骨直肠肌功能、盆底位置以及会阴下降程度等，可准确定量评价排粪速度和显示排粪过程盆底细微的形态学改变。

（4）肛管直肠测压：该方法评估肛管和直肠的动力和感觉功能。测定指标包括直肠压力、肛管静息压、肛管最大收缩压和肛门直肠抑制反射，还可以测定直肠感觉功能和直肠顺应性。有助于评估肛管括约肌压力、直肠有无动力和感觉功能障碍，监测用力排便时肛管括约肌有无不协调收缩，评估有无先天性巨结肠症。

5. 治疗

治疗原则：根据便秘轻、中、重程度，病因和类型，采用个体化综合治疗，恢复正常排便。

（1）非手术治疗

1）运动：增加体力活动可部分改善便秘患者的症状。

2）饮食：便秘患者增加更多的水和食物中纤维素的摄入，是最基础治疗。

3）建立良好的排便习惯，晨起或餐后 2 小时内尝试排便，排便时集中注意力，减少外界因素的干扰。

4）药物治疗：包括容积性泻剂（硫酸镁、麦麸等）和渗透性泻剂（福松、乳果糖等）。微生态制剂，调节肠道微生态平衡，对缓解便秘和腹胀起到一定的作用。

5）生物反馈治疗：采集自身生理活动信息，让大脑皮质与脏器建立反馈联系，使患者达到改变自我的目的。对部分便秘患者有效。

（2）手术治疗

1）慢传输型便秘（STC）的外科治疗

手术指征：①符合罗马Ⅲ诊断标准：②结肠传输试验明显延长。③经过 2 年以上的系统非手术治疗无效。④排粪造影或盆腔四重造影能够明确有无合并出口梗阻型便秘。⑤钡灌肠或结肠镜检查排除结直肠器质性疾病。⑥严重影响日常生活工作，患者强烈要求手术。⑦无严重的精神障碍。

手术方式有以下几种。①全结肠切除、回直肠吻合术：治疗慢传输型便秘常用的手术方式，有效率平均 83%。术后可出现小肠梗阻、便秘症状复发及腹泻等并发症。②结肠次全切、盲肠直肠吻合术：主要重建方式包括顺蠕动升结肠或盲肠直肠端端吻合术和逆蠕动盲直肠吻合术，保留回盲部是为了保留回盲瓣的功能，可有效减少术后腹泻的并发症。③结肠旷置术：不切除结肠，直接行回肠乙状结肠或直肠的端侧吻合术。操作简单、创伤小、术后恢复快及并发症发生率低等，适合老年及不能耐受大手术者。④回肠造口术：该术式对功能毁损大、术后生活质量差，原则上不采用。

2）出口梗阻型便秘（OOC）的外科治疗

①直肠内脱垂：症状明显，经严格的非手术治疗包括提肛锻炼、饮食调节、软化粪便、应用缓泻剂及生物反馈治疗等无效。排粪造影检查显示明显的直肠内脱垂。手术有经肛和经腹直肠悬吊固定术。经肛手术包括经肛吻合器直肠切除术（STARR）、吻合器痔上黏膜环切钉合术（PPH）、直肠黏膜纵行折叠术加硬化剂注射术。经腹手术包括各种直肠悬吊固定手术如直肠腹侧固定术等。

②直肠前突：直肠前突手术指征包括前突深度>3 cm；排粪造影显示直肠前突内有造影剂存留；有明显症状和需要用手辅助排便。主要包括经直肠、经阴道及经会阴三种入路。经直肠入路手术包括 STARR、经肛腔镜切割缝合器直肠前突修补术（Bresler 术），经阴道直肠前突修补术，经会阴直肠前突修补术，常同时进行肛提肌成形，改善肛门失禁症状。

③盆底疝：合并盆底疝伴直肠内脱垂患者，建议经腹直肠悬吊固定同时，抬高盆底腹膜，修复盆底疝。

④耻骨直肠肌痉挛综合征（PRS）：指排便时耻骨直肠肌异常或反常收缩或不能松弛的行为障碍。生物反馈治疗无效，可考虑肉毒素 A 注射法，超声引导下对双侧异常收缩的耻骨直肠肌分别注射 30 单位肉毒素 A，有显著改善症状，但需重复注射。外科手术有经肛门或骶尾入路的耻骨直肠肌束切断术和闭孔内肌筋膜耻骨直肠肌融合术，手术应慎重。

十五、放射性结、直肠炎

重点	放射性结直肠炎病因、诊断、临床表现、治疗手段
难点	放射性结直肠炎诊断和治疗
考点	放射性结直肠炎病因、诊断、临床表现、治疗手段

1. 定义

放射性结直肠炎是盆腔恶性肿瘤（妇科恶性肿瘤或男性前列腺恶性肿瘤）患者在接受放射治疗时或者放疗后引起的结直肠并发症。

2. 病因

盆腔恶性肿瘤应用放射性镭、钴、铯等进行照射治疗，这些放射性元素对癌有抑制作用，对正常组织也有损害，损害结直肠黏膜时可造成放射性结直肠炎。

3. 诊断

有放疗治疗史，大便带脓血、黏液和脱落的坏死组织。

（1）直肠指诊：放射性肠炎的早期损伤较轻者，指诊可无特殊发现，有肛门括约肌挛和触痛，疾病进展可有肠壁增厚、变硬、狭窄或瘘道，严重直肠损害者形成直肠阴道瘘。

（2）内窥镜检查：初期，肠黏膜红肿、充血或有小出血点，黏膜表面有灰色渗出物。而后形成溃疡，通常只有一个溃疡，浅而呈圆形，底部不清洁，愈合缓慢，病变酷似溃疡性结肠炎。同时肠壁增厚、变硬及肠腔狭窄，常位于宫颈水平面的直肠前壁。怀疑癌肿可做组织活检可有助诊断。

4. 临床表现

出血：为鲜红或暗红色，多在排便时流出，一般少量出血。破溃后坏死组织脱落排出，有臭味，肛门直肠部酸痛或灼痛，有里急后重感。

（1）早期症状：由于神经系统对放射线的反应，早期可出现胃肠道的症状。一般多出现在放疗开始后1～2周内。同时有恶心、呕吐、腹泻、排出黏液或血样便。

（2）晚期症状：急性期的症状迁延不愈或放疗结束后开始有显著临床症状，提示病变延续，终将发展引起直肠纤维化和狭窄。

5. 治疗

（1）无创治疗：主要包括口服药物、直肠给药及气压治疗。

1）患者卧床休息，进稀软、少渣、营养丰富的食物，保持大便通畅，便后热水坐浴，肛门部热敷，以减少局部刺激。

2）为减少肠道感染，减轻炎症，可给予磺胺类、四环素、黄连素或穿心莲等控制肠道炎症。严重腹痛、腹泻吸收不良和消瘦者，可以静脉高营养疗法。同时给予复方苯乙哌啶、普鲁本辛、阿托品等，解除痉挛，减轻腹泻。

3）谷氨酰胺在维持肠道黏膜正常结构和功能、提高肠道免疫力等有重要作用，放疗时应用可明显减少放射性肠炎的发生率。

（2）有创治疗：福尔马林化学烧灼、氩离子凝固术。福尔马林通过化学烧灼使蛋白质凝固变性，阻断受射线损伤的组织进一步出血，建议在内镜引导下进行治疗。外科手术治疗，常用于治疗严重的放射性直并发顽固性出血、肠道狭窄及肠管瘘等。

第四十章　肝疾病

重点	细菌性肝脓肿的病因、临床表现和治疗
难点	肝海绵状血管瘤和肝癌的鉴别诊断
考点	细菌性肝脓肿的病因、临床表现和治疗

一、肝脓肿

（一）细菌性肝脓肿

1. 感染途径

（1）胆道逆行感染：主要感染途径。胆道蛔虫症、胆管结石等并发化脓性胆管炎时，细菌沿胆管上行，是引起细菌性肝脓肿的主要原因（占50%左右）。

（2）肝动脉：人体其他部位的化脓性感染发生菌血症时，细菌通过肝动脉侵入肝脏。

（3）门静脉：化脓性和坏疽性阑尾炎等胃肠道炎症，细菌可经门静脉入肝。

（4）肝毗邻感染病灶的细菌循淋巴系统侵入，开放性肝损伤的细菌直接经伤口入肝，形成脓肿。

2. 致病菌

致病菌大多为大肠埃希菌、金黄色葡萄球菌、厌氧链球菌、类杆菌属等。

3. 临床表现

（1）感染中毒表现：寒战、高热、体温升高、白细胞增多。

（2）消化道症状：恶心、呕吐、食欲不振。

（3）局部症状：肝区疼痛、肝肿大。

（4）溃破症状：①向上破溃——右侧脓胸。②向下破溃——腹膜刺激征。③向左破溃——穿入心包。④向膈下破溃——膈下脓肿。⑤向肝内破溃——侵犯肝内血管致大量出血。

4. 诊断

（1）实验室检查：白细胞计数增高，明显左移；有时出现贫血。

（2）X线检查：①X线胸腹部检查。右叶肝脓肿可使右叶膈肌升高，右侧反应性胸膜炎或胸腔积液。②X线钡餐检查：左叶肝脓肿可见胃小弯受压、推移现象。

（3）B超检查：首选检查，阳性率96%，可在B超引导下行脓肿诊断性穿刺或治疗。

5. 细菌性肝脓肿和阿米巴性肝脓肿的鉴别诊断　见表40-1。

表40-1　细菌性肝脓肿和阿米巴性肝脓肿的鉴别诊断

	细菌性肝脓肿	阿米巴肝脓肿
病史	继发于胆道感染或其他化脓性疾病	继发于阿米巴痢疾
症状	急骤严重，全身中毒症状明显，寒战高热	起病慢，可有高热，或不规则发热、盗汗
血液化验	白细胞和中性粒细胞增高 细菌培养可阳性	白细胞增高。如无细菌感染，细菌培养阴性 血清阿米巴抗体阳性
粪便检查	无特殊发现	阿米巴滋养体可阳性 结肠黏膜或刮涂片可找到滋养体或包囊

续表

	细菌性肝脓肿	阿米巴肝脓肿
脓液	多为黄白色脓液，涂片和培养可发现细菌	多为棕褐色脓液，无臭味，镜检可有滋养体 如无感染，涂片和培养无细菌
试验治疗	抗阿米巴治疗无效	抗阿米巴治疗有效
脓肿	较小，常多发	较大，常单发，多见于肝右叶

6. 治疗

（1）全身支持疗法：给予充分营养，纠正水、电解质失衡，必要时多次小量输血和血浆、纠正低蛋白血症。

（2）抗生素治疗：为主要治疗手段，可选用较大剂量的敏感抗生素进行治疗。

（3）经皮肝穿刺脓肿置管引流术：适用于单个较大脓肿。可在B超引导下进行穿刺。

（4）切开引流：适用于较大脓肿有穿破可能的或已穿破者、胆源性肝脓肿、慢性肝脓肿、左外叶肝脓肿，手术方式有经腹或腹膜外两种途径。

（5）肝切除术：适用于慢性厚壁肝脏脓肿和脓肿切开引流后脓肿壁不塌陷、留有死腔或窦道长期不愈、胆瘘或存在肝内胆管结石等肝脏其他疾病需要同时切除肝叶者。

（二）阿米巴性肝脓肿

1. 病因及发病机制

阿米巴性肝脓肿是肠道阿米巴感染的并发症，绝大多数为单发。阿米巴滋养体可寄生于结肠黏膜或黏膜下层，当机体抵抗力降低时，滋养体可经破损的结肠肠壁小静脉通过肠系膜上静脉，沿门静脉主干入肝。

2. 治疗

首先考虑非手术治疗，必要时反复穿刺吸脓、切开引流。

（1）经皮肝穿刺置管引流术：适用于病情较重、脓腔较大、有穿破危险者，或经抗阿米巴治疗及多次穿刺吸脓而脓腔未见缩小者。

（2）切开引流：适用于①经抗阿米巴治疗及穿刺吸脓而脓肿未见缩小、高热不退者。②脓腔伴细菌感染综合治疗无效者。③脓肿已穿破腹膜腔或邻近器官者。切开排脓后采用持续胸腔闭式引流。

二、肝棘球蚴病

1. 定义

肝棘球蚴病又称肝包虫病，系棘球绦虫的蚴感染所致。

2. 病因

目前公认的致病绦虫主要有：细粒棘球绦虫（感染所致肝囊型包虫病）、泡状棘球绦虫或多房棘球绦虫（感染所致肝泡型包虫病）、伏氏棘球绦虫和少节棘球绦虫。其形态、宿主和分布地区略有不同，主要流行于畜牧地区。以细粒棘球病最多见。

细粒棘球绦虫的终宿主有犬、狐、狼等，以犬最常见，中间宿主是羊、猪、马、牛和人等，以羊最多见。人与人之间不传染。吞食的虫卵在十二指肠内孵化为六钩蚴，六钩蚴穿过肠黏膜进入门静脉系统，大部分六钩蚴被阻留在肝内，少数可通过肝血窦到肝静脉血流至肺，甚至脑和全身其他部位形成病灶。

3. 临床表现和并发症

早期无明显症状，随着包虫体积逐渐增大而产生压迫症候群，即肝区受压、胀痛不适；肝顶部巨大包虫可使膈肌抬高，影响呼吸；肝门部包虫压迫门静脉和胆道，引起梗阻性黄疸、脾大和腹水；肝左叶包虫压迫胃影响食欲。肝包虫囊肿的主要危害是其并发症，主要并发症如下：①包虫囊破裂；②感染；③过敏症；

④膜性肾小球肾炎。

4. 诊断要点

（1）可有流行病学史或过敏反应史。

（2）具有包虫压迫、破裂或感染的相应临床表现。

（3）典型的包虫囊肿查体可触及右上腹包块，可触之表面光滑，压之有弹性，扣之有包虫震颤，并随呼吸上下移动。

（4）免疫学是包虫病诊断和鉴别的重要方法，常用于流行病学筛查。包虫囊液皮内试验阳性率可达90%～95%，检测结果还可用于判断疗效。

（5）影像学检查以B超为首选方法，可显示囊肿部位、大小和形态结构。典型的包虫可显示“双层壁”囊肿结构；囊壁粗糙肥厚或周边“弧形钙化”影，呈强回声；内囊壁塌陷呈“水上浮莲征”；多子囊呈“蜂窝征”等。世界卫生组织包虫病专家组推荐囊型包虫病在B超影像中分为5种类型，即单囊型、多子囊型、内囊塌陷型、实变型、钙化型。其次，X线也是肺包虫囊肿的首选检查方法，可显示囊肿外形和周边“弧形钙化”影。此外，计算机断层扫描（CT）和核磁共振成像（MRI）在包虫病的定位、分型及与周围脏器和大血管相互关系的诊断具有特殊价值。

5. 治疗

（1）手术治疗：为首选，原则是摘除内囊，避免囊液外溢，防止复发；尽可能消灭残腔，处理和预防胆瘘等并发症。手术方式有内囊摘除术（最常用手术方法）、肝部分切除或肝叶切除术等。

（2）药物治疗：适用于早期囊肿小、外囊壁薄、有广泛播散和手术危险性大的患者。常用药物是阿苯达唑，用药疗程半年以上，部分患者治疗有效。

（3）超声引导下经皮肝穿刺抽吸术：适用于体积较小、位于肝组织内的Ⅰ型囊肿。

三、肝海绵状血管瘤

1. 定义

目前认为肝海绵状血管瘤是一种常见良性肿瘤。肿瘤质地柔软，切面呈海绵状，内充满血液，可有血栓。

2. 临床表现

病程进展缓慢，病程可达数年至数十年之久，大多数患者没有症状。当肿瘤逐渐增大后，主要表现为肝脏肿大及胃肠道等邻近器官压迫症状，如上腹部不适、腹胀、腹痛、食欲减退、恶心、嗳气等。肿瘤如发生破裂出血，可引起急腹症症状或内出血症状，甚至休克和死亡。一旦肿瘤破裂，患者死亡率很高。上腹部包块是常见的体征，包块可与肝相连，表面光滑，质地中等或柔软，可呈分叶状，有囊性感和不同程度的压缩感，一般多无压痛或仅有轻度压痛，偶尔闻及肝区血管杂音。

3. 诊断

（1）B超检查：显示肿瘤内回声增强影，可呈蜂窝状，或出现不规则的结节状或条块状的低回声区。

（2）CT增强扫描：典型表现为早期边缘性增强，进行性向病灶中心增强。

（3）MRI：对于1 cm大小的病灶也能检出，T1加权相为低信号，T2加权相呈均匀高信号，且边缘清楚，与周围肝组织对比鲜明呈“灯泡”征，为血管瘤的特征性图像。

（4）血管造影：典型表现为注射造影剂后肿瘤呈快速染色、缓慢减弱的现象——“早出晚归征”。

4. 治疗

（1）无症状的肝脏海绵状血管瘤常不需治疗，可每隔3～6个月行B超检查，以动态观察其大小变化。

（2）手术切除：对于有症状或短期内增长迅速以及出现继发破裂出血等并发症的血管瘤（一般认为肿瘤直径大于5 cm时才考虑手术），手术切除是最有效的方法。

（3）肝动脉栓塞：对于多发性或病变范围大，或侵犯肝门部，无法手术切除者，可行肝动脉栓塞等治疗，等瘤体缩小后行二期手术切除。

（4）肝移植：对于巨大、多发血管瘤伴有肝功能不全者，肝移植是最有效的方法。

四、肝细胞腺瘤

1. 定义

肝细胞腺瘤是一种肝细胞来源的肝脏良性肿瘤。

2. 症状及诊断

早期多无症状。当肿瘤增大后压迫邻近脏器，可出现上腹部胀满不适或隐痛、食欲减退、恶心等症状；如发生瘤内出血，则可出现右上腹疼痛、贫血、黄疸、发热、上腹压痛、白细胞计数升高等；如腺瘤破裂出血，则会出现急腹症，严重者可发生休克。

该病术前确诊较难，不易与肝癌鉴别。但本病发展缓慢，病程长，自觉症状轻微，患者全身情况较好，肝功能正常，AFP 阴性，结合 B 超、CT、放射性核素肝扫描和肝动脉造影等检查，不难得出正确诊断。

3. 治疗

治疗上以手术切除为主。手术方式可选择肝切除或肿瘤摘除术，对于无法切除的腺瘤作肝动脉结扎或肝动脉栓塞术，可起到制止肿瘤长大，或防止肿瘤破裂出血的作用。

五、肝囊肿

1. 分类

肝囊肿是一种较常见的肝脏良性疾病，根据病因不同分为非寄生虫性肝囊肿和寄生虫性肝囊肿（主要为肝棘球蚴病）。非寄生虫性肝脏囊肿可分为先天性和后天性（如创伤性、炎症性和肿瘤性）两种。临床上以先天性肝脏囊肿最常见。囊液多清亮，多不含胆汁。

2. 临床表现

先天性肝脏囊肿生长缓慢，小的囊肿多无症状，多数是 B 超、CT 等检查中偶尔发现。当囊肿增大到一定程度后，可出现肝区胀痛及邻近脏器压迫症状，如腹胀、恶心、呕吐等，肝功能检查多正常。

3. 治疗

小的无症状的囊肿不需特殊处理，可动态观察其变化。囊肿大且出现症状者，应予以治疗，方法包括：①B 超引导下囊肿穿刺抽液，囊腔内无水乙醇注入；②剖腹或腹腔镜下行囊肿“开窗术”或“去顶术”；③囊肿切除术适用于巨大或多发性肝脏囊肿的治疗；④肝脏移植适用于多囊肝伴有肝功能衰竭或多囊肝经上述治疗无效者。

六、肝癌

重点	原发性肝癌的病因、临床表现、诊断方法、治疗手段
难点	肝癌诊断和治疗方法的选择
考点	原发性肝癌的病因、临床表现、诊断方法、治疗手段

1. 定义

肝脏恶性肿瘤可分为原发性和继发性两大类。原发性肝肿瘤中以上皮性肿瘤（原发性肝癌）最多见。原发性肝癌简称肝癌，是指由肝细胞或肝内胆管上皮细胞发生的恶性肿瘤，以肝细胞癌最常见。

2. 病因

（1）病毒性肝炎：最主要病因。乙肝（HBV）、丙肝（HCV）病毒慢性感染是中国肝细胞癌最重要的危险因素。HBV 感染→慢性肝炎→肝硬化→肝癌是最主要的发病机制。

（2）肝硬化：乙肝肝硬化是原发性肝癌重要的危险因素，酒精性肝硬化及非酒精性脂肪性肝硬化所致原发性肝癌可能进一步增加。

（3）黄曲霉素：黄曲霉菌产生的黄曲霉素 B1（AFB1）被认为是重要的致癌剂。

（4）其他危险因素：包括：亚硝酸盐、寄生虫、遗传、化学致癌物质等因素。

3. 病理

（1）肝细胞癌的大体形态主要分为弥漫型、巨块型、结节型。

（2）原发性肝癌根据病灶大小可分为：微小肝癌（直径≤2 cm），小肝癌（2 cm＜直径≤5 cm），大肝癌（5 cm＜直径≤10 cm），巨大肝癌（直径＞10 cm）。

（3）根据组织学类型可分为肝细胞癌（HCC）、胆管细胞癌、混合性肝癌。其中，肝细胞癌最多见，占原发性肝癌的 90%以上。

4. 转移途径

（1）肝内转移：肝癌最早、最易发生的转移是肝内转移。易侵犯门静脉分支引起多发性转移灶。

（2）血行肝外转移：肝癌血行肝外转移最常见于肺（占 50%）。

（3）淋巴转移：肝癌淋巴转移最常见于肝门淋巴结。

（4）种植转移：少见。从肝表面脱落种植在腹膜、横膈、盆腔等处。

5. 临床表现

（1）症状：①消化道症状。早期可有食欲减退、腹胀等。②全身症状。乏力不适、消瘦、发热等，晚期可出现恶病质。③肝区疼痛。最常见的症状，多为持续性钝痛、胀痛。④若发生肺、骨、脑等肝外转移，可产生相应的症状。

（2）体征：①右上腹压痛。②腹部肿块。为中、晚期肝癌最常见的体征，多表现为肝脏进行性增大，质地坚硬，表面凹凸不平。③黄疸。一般晚期肝癌可见黄疸，多为阻塞性黄疸，少数为肝细胞性。④腹水。迅速增加且具难治性，多为血性腹水，一般为漏出性；肿块破裂时可引起腹腔积血。⑤其他。合并肝硬化者常有肝掌、蜘蛛痣、男性乳房增大、脾大、腹壁静脉曲张等表现。肝癌晚期还可出现消瘦、舟状腹等表现。

6. 诊断及鉴别诊断

满足下列三项中的任何一项，即可诊断为肝癌，这是国际上广泛使用的肝癌诊断标准。①具有两种典型影像学（超声、增强 CT/MRI、选择性肝动脉造影）表现。②一项典型的影像学表现，甲胎蛋白＞400 μg/L。③肝脏活检阳性。原发性肝癌需与继发性肝癌、活动性病毒性肝炎、肝硬化结节、肝良性肿瘤、肝包虫病、肝脓肿等鉴别。

（1）血清肿瘤标志物检测：血清甲胎蛋白（AFP）是肝细胞癌特异性的标志物。放射免疫法测定 AFP≥400 μg/L，能排除妊娠、生殖系胚胎源性肿瘤、活动性肝病及转移性肝癌。临床上约 30%的肝细胞癌患者 AFP 检测阴性。胆管细胞癌患者可出现血清糖链抗原 19－9（CA19－9）及癌胚抗原（CEA）等肿瘤标志物升高。

（2）超声检查：是首选的检查方法，超声检查具有便捷、价廉、无创、动态等优点，但受检查者操作技术水平影响较大。

（3）计算机断层扫描（CT）：CT 增强扫描具有较高的分辨率，可检出 1.0 cm 左右的早期肿瘤，呈“快进快出”表现，诊断符合率高达 90%。

（4）磁共振成像（MRI）：在小肝癌的鉴别诊断方面具有不可替代的价值，敏感性高于 CT。

（5）选择性肝动脉造影（DSA）：是一种有创性的检查方法，可作为影像学检查补充手段。

（6）正电子发射计算机断层显像（PET）：PET-CT 价值主要体现在可发现可能存在的肝外转移病灶。

（7）肝穿刺组织病理检查：确诊肝癌最可靠的方法。适用于经过各种影像学检查仍不能排除肝癌者。但有出血及针道转移的风险。

（8）腹腔镜检查及剖腹探查：经过各种检查仍不能排除肝癌者可行腹腔镜检查及腹腔镜下超声检查，有手术切除指征时可行剖腹探查。

7. 肝癌分期

目前临床最常用的原发性肝癌分期系统主要有 TNM 分期系统及巴塞罗那分期（Barcelona Clinic Liver Cancer，BCLC）系统。

8. 治疗

肝癌目前采取以手术切除为主的综合治疗。

手术治疗包括肝部分切除和肝移植。

（1）肝部分切除是首选和最有效的治疗方法，切除方式分规则性肝切除和不规则性肝切除。外科手术适应证（中华医学会肝外科学组，2010）。

1）基本条件：患者一般情况良好，无明显心、肺、肾等重要脏器器质性病变；无不可切除的肝外转移灶。

2）肝功能条件：肝功能 Child-Pugh A 级，或 B 级经短期治疗后达 A 级；肝储备功能 ICG 基本正常。

3）肿瘤条件：①单发微小肝癌和小肝癌；②单发的向肝外生长的大肝癌或巨大肝癌，不超过半肝；③多发肝癌，病灶＜3 个，且局限于半肝内。结合残余肝脏体积和 ICG 检查。

肝部分切除禁忌证：①心肺功能不全或合并其他重要器官系统严重疾病，不能耐受手术者。②肝硬化严重，肝功能 Child-Pugh C 级。③存在广泛肝外转移。

（2）肝移植：国际上肝移植受者选择标准主要有米兰（Milan）标准、美国加州大学旧金山分校（UCSF）标准和杭州标准等。杭州标准是 2008 年中国提出的包含有形态学、生物学和病理学特征的肝癌肝移植标准。

1）消融治疗：临床广泛使用射频消融（RFA）治疗直径＜3cm 单发肿瘤，尤其适用于肝功能不全无法耐受手术的小肝癌。

2）经肝动脉插管化疗栓塞（TACE）：多用于肝癌不能切除、肝功能不能耐受手术及切除后复发者。

3）放射治疗：放射治疗包括外放射治疗、内放射治疗和质子治疗。

4）全身药物治疗：包括全身化疗和分子靶向药物治疗。前者以 FOLFOX 方案为主，后者以索拉菲尼（sorafenib）为代表。

5）特殊肝癌的治疗。

①肝癌的二期切除：通过门静脉栓塞（PVE）、二步法切肝或联合肝脏离断和门静脉结扎的二步肝切除术等方法，增加术后剩余肝脏体积后，行二期切除手术。

②复发肝癌的治疗：治疗方法包括再次手术切除、TACE、射频消融等，部分患者可考虑行抢救性肝移植。

③肝癌破裂的治疗：治疗方法主要包括肝切除术和经肝动脉插管栓塞。

临床病案分析

男性，44 岁，工人，右上腹痛半年，加重伴上腹部包块一月。半年前无明显诱因出现右上腹钝痛，为持续性，有时向右肩背部放射，无恶心呕吐，自服去痛片缓解。一月来，右上腹痛加重，服止痛药效果不好，自觉右上腹饱满，有包块，伴腹胀、纳差、恶心，在当地医院就诊，B 超显示肝脏占位性病变。

患者发病来，无呕吐、腹泻，偶有发热（体温最高37.8℃），大小便正常，体重下降约5 kg。既往有乙型肝炎病史多年，否认疫区接触史，无烟酒嗜好，无药物过敏史，家族史中无遗传性疾病及类似疾病史。查体：神清合作，全身皮肤无黄染，巩膜轻度黄染，双锁骨上窝未及肿大淋巴结，心肺（－）。腹平软，右上腹饱满，无腹壁静脉曲张，右上腹压痛，无肌紧张，肝脏肿大肋下5 cm，边缘钝，质韧，有触痛，脾未及，Murphy征（－），无移动性浊音，肝上界叩诊在第五肋间，肝区叩痛，听诊肠鸣音8次/分，肛门指诊未及异常。

辅助检查：Hb 89 g/L，WBC 5.6×10^9/L，ALT 84 IU/L，AST 78 IU/L，TBIL 30 μmol/L，DBIL 10 μmol/L，ALP 188 IU/L，GGT 64 IU/L，AFP 880 ng/ml，CEA 24 mg/ml。B超：肝右叶实质性占位性病变8 cm，肝内外胆管不扩张。

思考

1. 本病案最可能的诊断是什么？有何依据？需要与哪些疾病作鉴别？

2. 进一步确诊需要做哪些检查？

3. 该如何拟定治疗方案？

解析

1. 最可能的诊断是肝癌（原发性，肝细胞性）。依据是患者呈现的典型临床表现，如：右上腹痛逐月加重，伴纳差，体重下降；乙型肝炎病史；巩膜轻度黄染，TBIL上升，GGT上升，AFP上升；B超所见。需要与转移性肝癌、肝内其他占位病变（如血管瘤、腺瘤）等进行鉴别。

2. 进一步确诊首要的是增强CT，CT增强扫描具有较高的分辨率，可检出1.0 cm左右的早期肿瘤，呈“快进快出”表现，诊断符合率高达90%。必要时行肝穿刺活检。

3. 治疗原则：手术、介入治疗、肝移植。

第四十一章 门静脉高压症

重点	门静脉高压症的定义、解剖基础、分类及病因、临床表现、诊断方法、治疗手段
难点	肝脏储备功能的评价
考点	门静脉高压症的定义、解剖基础、分类及病因、临床表现、诊断方法、治疗手段

一、定义

门静脉高压症是指门静脉压力持续升高并伴有门静脉与体循环之间交通支过度开放，伴脾脏肿大、甚至腹水形成的临床综合征。

目前临床评价门静脉压力最常用的方法是肝静脉压力梯度（HVPG）。正常 HVPG 为 3～5 mmHg，大于等于 6 mmHg 时即存在门脉高压症，大于等于 12 mmHg 是形成静脉曲张和（或）出血的阈值。

二、解剖与生理

门静脉系统与腔静脉系统之间存在四个交通支系统。这些交通支沟通门静脉与上下腔静脉，形成门静脉系统的侧支通路。

（1）胃底、食管下段交通支。

（2）直肠下段、肛管交通支。

（3）前腹壁交通支。

（4）腹膜后交通支。

三、病理生理

根据门静脉血流阻力增加的部位不同，可以将门静脉高压症分为肝前型、肝内型和肝后型。肝内型又可分为窦前型、窦型/混合型及窦后型（表 41－1）。

表 41－1 门静脉高压症的分类

类型	梗阻部位	静脉压力		常见病因
		肝静脉	门静脉系统	
肝前型	门静脉	正常	上升	海绵样变性、血栓形成
	脾静脉	正常	上升	因炎症、肿瘤压迫等原因，脾静脉回流受阻，血栓形成。门静脉主干压力正常，胃脾区静脉高压
肝内型	窦前型	正常	上升	血吸虫病
	窦型/混合型	上升	上升	肝炎后或酒精性肝硬化
	窦后型	无法测量	上升	肝小静脉闭塞症
肝后型	肝静脉	无法测量	上升	布－加综合征、肝静脉狭窄或栓塞

四、临床表现

门静脉高压症是指各种原因导致门静脉血流受阻和（或）血流量增加引起门静脉系统压力持续增高。门静脉与体循环之间交通支过度开放，继而导致脾大、脾功能亢进、食管–胃底静脉曲张、呕血、黑便或腹水等临床表现。

（1）脾大、脾功能亢进。

（2）曲张静脉破裂出血：多见于食管、胃底曲张静脉破裂出血，也可见于异位曲张静脉破裂出血，如十二指肠、小肠其他部位，甚至结肠等。此外，腹膜面上曲张血管一旦破裂可能造成腹腔出血，是腹卒中的病因之一。在罕见情况下，前腹壁皮下曲张静脉破裂也可能引起大出血。5%～30%的门静脉高压症患者上消化道大出血实际来源于胃黏膜出血而非曲张静脉破裂。

（3）腹水：腹水是肝功能损害严重的表现。顽固腹水可引致腹胀、食欲减退和自发性感染，如腹膜炎和肺部感染等。

（4）门体分流性脑病。

五、诊断及鉴别诊断

患者常具肝病面容、贫血、肝掌、蜘蛛痣、腹壁静脉曲张、和程度轻重不一的黄疸。往往存在脾大，脾功能亢进，食管、胃底曲张静脉，有呕血或黑便史。可伴有一定程度的腹水。结合病史和体征，门静脉高压症的诊断多不困难。

（1）血常规：以血小板计数和白细胞计数减少最明显。

（2）肝功能检查：白蛋白降低而球蛋白增高，白、球蛋白比例倒置，凝血因子合成下降，凝血酶原时间可以延长。肝功能分级见表 41－2。

表 41－2　Child-Pugh 分级

项目	异常程度得分		
	1	2	3
血清胆红素（mmol/L）	＜34.2	34.2～51.3	＞51.3
血浆白蛋白（g/L）	＞35	28～35	＜28
凝血酶原时间延长（s）	1～3	4～6	＞6
腹水	无	少量，易控制	中等量，难控制
肝性脑病	无	轻度	中度以上

A 级：5～6 分；B 级：7～9 分；C 级：10～15 分。

（3）上消化道造影检查：钡餐检查时可以清楚显示食管曲张静脉呈蚯蚓状，串珠状负影，曲张静脉严重者可使食管边缘影像呈残缺不全的虫蚀状。

（4）B 型超声检查：可以显示腹水、肝脏密度及质地异常、门静脉扩张。门静脉高压症时门静脉内径≥1.3 cm。

（5）CT 检查：对确诊门静脉高压症有重要价值。增强 CT 扫描可清楚显示门静脉主干及属支血栓形成，肝门部侧支循环血管及食管、胃底曲张静脉。

（6）内窥镜检查：内窥镜检查在确立门静脉高压症的诊断上有重大价值，不仅可直观、清楚地显示食管、胃底曲张静脉的形态、大小、数目，还可以直接观察曲张静脉的颜色，静脉壁的厚薄，有无表面覆盖黏膜糜烂，是否有出血及出血是否停止。内窥镜检查可确认食管与胃有无其他并存病变，尤其是有无门静脉高压性胃炎及判断出血的部位、原因，可避免误诊。出血 24 小时之内进行胃镜检查可以在绝大多数的患者中确认是否来自曲张静脉破裂。内窥镜还可以对曲张静脉出血直接进行治疗如注射硬化剂及曲张静脉套扎等。内窥镜定期随访检查及治疗已被证明是预防复发出血的有效手段。内窥镜下对曲张静脉直接或间接压力测定可以方便地评价门静脉高压症患者门静脉系统血流动力学，评价及预测出血危险性和治疗效果。

六、治疗

预防和控制食道胃底曲张静脉破裂出血是门静脉高压症治疗的重点。措施主要包括三个方面：药物和内镜治疗是第一线治疗；分流术和断流术是第二线治疗；终末期肝病行肝移植治疗。未出血患者目前不主张行预防性分流手术或断流手术，可行内窥镜下预防性曲张静脉硬化剂注射和套扎。推荐对有出血风险的患者服用β受体拮抗剂（心得安）预防首次出血。

外科治疗主要针对食道胃底曲张静脉破裂出血的急诊处理和首次出血控制后再出血的预防。其目的在于迅速止血及防止再出血，同时尽力保护肝脏功能不受到手术创伤的进一步打击。目前一致推荐采用Child－Pugh肝功能评价系统评价肝功能状况。对于肝功能较好者，尤其是Child A级患者应优先考虑采用传统的外科治疗，而对于Child C级患者发生上消化道出血时，则应认真考虑对其行肝移植治疗。至于脾功能亢进及顽固腹水，当严格积极的内科治疗无效时，也可以有选择的考虑手术治疗。

（1）非手术治疗

1）抗休克治疗：对食道胃底曲张静脉破裂导致的上消化道出血应立即采取积极的抗休克治疗。建立有效的静脉通道，扩充血容量，监测生命体征，同时需防止因呕血造成误吸或窒息。

2）药物治疗：血管加压素（垂体后叶素）联合硝酸甘油、生长抑素制剂。

3）内窥镜治疗：内镜下食管静脉曲张套扎术、内镜下硬化治疗。

4）气囊压迫止血：目前最常用的是Sengstaken-Blackemore三腔管，三腔管由一个腔通向胃囊，一个通向食管囊，一个用做负压吸引，冲洗胃腔及注药。使用前先向气囊充气，检查是否漏气，膨胀时是否均匀。胃囊充气量150～200 ml，食管气囊为100～150 ml，以0.25～0.5 kg重物牵引。三腔管安放时间一般不宜超过24小时，而且每12小时应放气一次，持续10～20分钟。

5）经颈静脉肝内门体分流术（TIPS）。

（2）手术治疗

1）门奇静脉断流手术，简称断流手术。

脾切除加贲门周围血管离断术是目前我国应用最为广泛的门静脉高压症手术方式。其手术要点包括：脾切除术。离断胃短静脉、胃后静脉、左膈下静脉、胃冠状静脉胃支（胃右静脉）、胃冠状静脉食道支（胃左静脉）、高位食道支或异位高位食道支等进出胃和食道肌层的所有分支，直至食道下段6～8 cm。

2）分流术：有非选择性门体分流术与选择性门体分流术两大类。

目前最常用的非选择性门体分流手术是将门腔静脉侧侧分流的吻合口长径限制在1.0 cm左右的所谓限制性门腔静脉侧侧分流术，也可选择在门静脉与下腔静脉之间应用一段人工血管（通常是长2～3 cm，口径为0.8～1.0 cm，内膜光滑的聚四氯乙烯带外加固环薄壁人工血管）做搭桥分流术。非选择性门体分流术中另一个广泛应用的术式是脾肾静脉分流术，包括脾切除、脾静脉与左肾静脉的端侧分流。选择性门体分流术中具代表性的是远端脾肾静脉分流术，即将脾静脉在与肠系膜上静脉汇合处切断，近心端缝扎，远端与左肾静脉行端侧分流。

3）脾切除术：此类手术只适于严重的脾大、脾功能亢进影响生活质量或影响其他治疗。晚期血吸虫肝病多合并明显的脾功能亢进，脾大也见于胰体尾肿瘤或慢性炎症导致脾静脉闭塞而引起的左侧门静脉高压症，对于这类病人单纯行脾切除效果良好。肝炎后肝硬化门静脉高压症患者脾切除术后门静脉系统血栓形成的发生率较高，有可能加剧曲张静脉出血的风险，而且以后将影响门体分流手术以及肝移植，因此需谨慎施行。不宜仅仅因为脾机能亢进症而行脾切除术。

4）顽固性腹水的外科治疗：对少数肝功能尚好，没有出血史的顽固腹水，且腹水产生量大、腹压高者，可以考虑施行腹水颈内静脉转流手术。

5）肝移植：是治愈终末期肝硬化门静脉高压症的唯一方法。肝功能严重失代偿合并顽固腹水、食道胃底静脉曲张破裂出血、肝性脑病者，应行肝移植治疗。

临床病案分析

患者，男性，50 岁，腹胀纳差 2 月，6 小时前餐后突发呕鲜血 2 次，总量约 1200 ml。既往有乙肝病史 10 余年，服用恩替卡韦抗病毒治疗 2 年。查体：神志清，心率 120 次/分，血压 85/50 mmHg，皮肤巩膜无黄染，腹平软，无压痛，未触及腹部包块，肝脏未触及，脾脏肋下 3 指，质地韧，无触痛，移动性浊音阴性。查血常规：白细胞 3.0×10^9/L，血红蛋白 80 g/L，血小板 45×10^9/L，血清白蛋白 36 g/L，球蛋白 25 g/L，总胆红素 28.5 μmol/L，凝血酶原时间 16 秒。B 超提示肝硬化征象，门静脉宽度 1.5 cm，脾脏肿大，腹腔游离液体 2 cm。

思考

1. 患者目前出血最可能的诊断是什么？需要和哪些疾病相鉴别？目前需采取的紧急措施是什么？

2. 患者目前功能评估和下一步的处理？

3. 胃镜提示食道下段胃底重度静脉曲张，红色征，注射硬化剂治疗后 3 天再次呕血，拟行急诊手术，请简述应采取何种手术及手术方式？

解析

1. 目前最可能诊断是食道胃底曲张静脉破裂出血。依据包括患者有乙肝病史，抗病毒治疗，餐后特别是食用硬质食物后容易诱发上消化道出血，B 超提示肝硬化、门静脉高压症。需要与门静脉高压性胃病，胃溃疡出血，十二指肠溃疡出血，胃癌等相鉴别。患者目前属于休克早期，需要立即采取积极抗休克治疗，开放有效静脉通道，补充血容量，输注全血或红细胞，保持生命体征平稳。此外使用血管加压素，生长抑素等降低门静脉压力，留置三腔二囊管压迫止血。

2. 患者目前肝功能评估属于 Child A 级，根据白蛋白 1 分，总胆红素 1 分，凝血酶原时间 1 分，腹水 2 分，肝性脑病 1 分，共 6 分。下一步需要行胃镜检查，评估食道胃底静脉曲张的程度和出血的位置，排除胃内其他病变导致的出血，以及内镜下注射硬化剂和套扎等治疗。

3. 急诊手术宜采取脾切除加贲门周围血管离断术，该术式对患者打击小，既能达到即刻止血的效果，又能维持入肝血流，对肝功能影响小，手术死亡率和并发症发生率低。手术方式为脾切除和离断进入食道下段和胃底的静脉侧支，这些静脉侧支包括胃短静脉、胃后静脉、左膈下静脉、胃冠状静脉胃支（胃右静脉）、胃冠状静脉食道支（胃左静脉）、高位食道支或异位高位食道支等进出胃和食道肌层的所有分支，直至食道下段 6～8 cm。

第四十二章 胆道疾病

重点	胆道疾病的常用检查方法、黄疸的鉴别诊断、胆囊结石的临床表现、急性梗阻性化脓性胆管炎的临床表现和处理原则、肝门胆管癌的分型、胆囊癌的分期以及治疗原则
难点	黄疸的鉴别诊断
考点	黄疸的鉴别诊断、胆囊结石的临床表现、急性梗阻性化脓性胆管炎的临床表现和处理原则

一、解剖生理概要

1. 胆道系统的应用解剖

胆道系统包括肝内胆道和肝外胆道两部分，起自肝内的毛细胆管，其终末端与主胰管汇合后开口于十二指肠乳头。肝内胆道包括肝段胆管、肝叶胆管和肝内左、右肝管；肝外胆道包括左右肝管、肝总管、胆囊、胆囊管和胆总管。

2. 胆道系统的生理功能

胆道系统具有分泌、贮存、浓缩与输送胆汁的功能。

二、特殊检查方法

1. 超声检查

B 型超声是一种无创、快速、简便、经济而准确的检查方法，是目前诊断胆道疾病的首选方法。

胆囊结石的 B 超表现为胆囊腔内出现强回声光团伴声影，变换体位时，结石在胆囊腔内依重力方向移动，但嵌顿于胆囊颈部的结石则不发生移动。B 超对胆囊结石的诊断具有很强的特异性。对于直径 2 mm 以上的胆囊结石，B 超的诊断准确率可达 95%以上。

B 超可对梗阻性黄疸进行定位和定性诊断，诊断准确率在 90%以上。

2. 放射学检查

（1）腹部平片：高密度影可包括钙化和结石，约 15%的胆囊结石可在腹部平片上显示。

（2）口服胆囊造影：它既能检查胆囊、胆管的形态，更重要的是观察胆囊的功能。近年来已逐渐被 B 超等检查所替代。

（3）经皮肝穿刺胆管造影（PTC）：是在 B 超或 X 线监视下，使用特制穿刺针经皮穿入肝内胆管，并将造影剂直接注入胆道的一种胆道直接造影方法。PTC 是一种有创性检查技术，可发生出血、胆漏和胆道感染等并发症。经皮肝穿刺置管引流术（PTCD），对严重的梗阻性黄疸患者，在施行 PTC 后，可再置管于肝胆管内引流减压。

（4）内镜逆行胰胆管造影术（ERCP）：应用纤维十二指肠镜在直视下通过十二指肠乳头将导管插入胆管和（或）胰管内直接造影，清晰显示胰胆管系统，鉴别肝内外胆管梗阻的部位和病变范围。它是有创性检查，可引起急性胆管炎和胰腺炎等并发症。ERCP 亦可用于胆道疾病治疗，如胆总管取石或蛔虫、胆道感染时行内镜下鼻胆管引流（ENBD）、十二指肠乳头狭窄可行内镜下 Oddi 括约肌切开术（EST）等。

（5）CT、MRI：是无创伤性诊断方法，可对肝、胆、胰等脏器的占位性病变作出较准确的诊断。

（6）磁共振胆胰管造影（MRCP）：是无创伤性、非侵袭性的检查方法，MRCP 可清晰地显示胰胆管的形态，能够准确地判断梗阻性黄疸的病变部位和范围。

（7）术中及术后胆管造影。

（8）PET/CT 是核医学与影像医学的结合，能够显示病灶的位置、大小、形态及其代谢状态。可全身成像，显示头颈、胸、腹、盆腔等部位的重要脏器有无肿瘤复发或转移。

3. 胆道镜检查

（1）术中胆道镜检查：可取出胆管内残留的结石，如发现胆管内肿瘤可活检行病理学检查。还可在胆道镜下电凝或局部应用止血药物。

（2）术后胆道镜检查：手术后可经 T 管窦道取石、扩张狭窄胆管等。

三、胆道畸形

1. 胆道闭锁

胆道闭锁是新生儿期持续性黄疸的最常见原因。胆道闭锁的特点是进行性梗阻性黄疸，陶土色粪便，浓茶样尿和肝脾大。凡出生后 1～2 个月出现持续加重的黄疸、陶土色粪便伴肝肿大者均应怀疑本病。

该病唯一有效的治疗方法是手术建立胆汁引流通道。手术宜在出生后 6～8 周进行，如出生 2～3 个月后仍未手术，就可形成胆汁性肝硬化。手术方式选择：对于肝外胆管完全闭锁、肝内可分离出胆管者，可采用 Kasai 肝门空肠吻合术，即行肝门胆管空肠 Roux-en-Y 吻合。对于肝内外胆道完全闭锁或 Kasai 手术后无效者，同种异体原位肝移植术是唯一有效的治疗方法。

2. 先天性胆管扩张症

先天性胆管扩张症以往称为胆总管囊肿。

根据胆管扩张的部位、形态和范围，分为五种类型。

Ⅰ型：囊性扩张。是最常见的类型，约占 90%。病变可累及肝总管、全部或部分胆总管，胆管呈球状或葫芦状扩张。

Ⅱ型：憩室样扩张。少见，胆总管局限性扩张成憩室样向外膨出。

Ⅲ型：胆总管末端囊肿。少见，胆总管末端十二指肠开口处局限性囊性扩张，可脱垂入十二指肠腔内，引起胆管部分梗阻。

Ⅳ型：肝内外胆管扩张。肝内外胆管有多发性、大小不一的囊性扩张。

Ⅴ型：肝内胆管多发性囊性扩张，肝外胆管无扩张，又称 Caroli 病。

本病典型的临床表现是腹痛、腹部肿块和黄疸三联征。B 超和 CT 是安全有效而无创的检查手段。MRCP 具有重要的诊断价值。手术是根本有效的治疗方法。其主要手术方式为完整的囊肿切除加胆肠吻合术。

四、胆石病

胆石病是指胆道系统，包括胆囊和胆管内发生结石的疾病，是胆道系统的常见病，其临床表现取决于结石发生的部位、是否引起胆道梗阻和感染等因素。

胆石根据其组成成分的不同，可分为三类：胆固醇类结石、胆色素类结石和其他结石。

胆石按所在部位不同，可分为以下三种。①胆囊结石：多为胆固醇结石或以胆固醇为主的混合性结石和黑色素结石；②肝外胆管结石：多数是胆色素结石或以胆色素结石为主的混合性结石；③肝内胆管结石：多为胆色素结石或以胆色素结石为主的混合性结石。

（一）胆囊结石

40～50 岁是胆囊结石发病的高峰年龄段，多见于女性，肥胖者，以进精制食品和高胆固醇食物为主者的胆囊结石发病率明显增高。

1. 临床表现

约 30%为静止性胆囊结石。是否出现临床症状与结石的大小、部位、有无胆道梗阻或感染有关。

（1）胃肠道症状：在进食特别是进油腻食物后，消化道症状常加剧，出现上腹或右上腹胀闷不适、隐痛、饱胀，伴嗳气、呃逆等，常误诊为“胃病”。

（2）胆绞痛：当结石移位并堵塞于胆囊壶腹部或颈部时，可引起急性胆囊炎而发生胆绞痛。疼痛位于上腹部或右上腹部，并向右肩背部放射。

（3）Mirizzi 综合征（MS）：位于胆囊管或胆囊颈部的较大结石，因持续嵌顿和压迫胆囊颈部，进而压迫肝总管或胆总管，导致胆管狭窄，甚至形成胆囊胆管瘘，常伴有反复发作的胆囊炎、胆管炎以及梗阻性黄疸，称为 Mirizzi 综合征。Mirizzi 综合征的症状往往与胆总管结石相似，有反复发作的胆管炎，腹痛、寒战高热和黄疸是其主要症状。

（4）Murphy 征：以左手拇指在右腹直肌外缘与肋弓交界处按压腹壁，然后，嘱患者深吸气，如因疼痛突然屏气即为 Murphy 征阳性。胆囊炎症较重时，Murphy 征多为阳性。

（5）较小的胆囊结石可经胆囊管排入胆总管内而形成继发性胆管结石。

2. 诊断

典型的临床表现可为诊断提供线索，但确定诊断还需要依靠影像学检查。B 超检查是首选的无创、快速、简便而准确的诊断方法，确诊率大于 95%。

3. 治疗

胆囊结石的首选治疗方法是胆囊切除术，目前绝大多数采用腹腔镜胆囊切除术（LC）。手术时机最好选在症状急性发作过后缓解期。但对一般情况极差而病情危急，不能耐受较长时间手术，或术中发现局部粘连严重，解剖关系不清时，可先行胆囊造瘘术，待病情好转后再行胆囊切除术。对于无症状的胆囊结石应随诊观察，暂不需立即手术。但出现下列情况时，应考虑手术治疗：①口服胆囊造影胆囊不显影；②结石直径超过 2 cm；③B 超提示胆囊壁局限性增厚；④病程 5 年以上，年龄大于 50 岁的女性患者；⑤胆囊颈部嵌顿结石；⑥胆囊萎缩或瓷样胆囊；⑦以往曾行胆囊造瘘术。

在行胆囊切除时，如发现有以下指征时应行胆总管探查术：①既往有梗阻性黄疸病史；②术前 B 超、CT、MRCP 等检查发现胆总管扩张或有结石；③术中发现胆总管扩张，直径大于 1.5 cm，管壁增厚；④术中可扪及胆总管内有结石、蛔虫或肿块；⑤术中胆道造影提示有胆总管结石。⑥术中胆总管穿刺抽出脓性胆汁、血性胆汁或胆汁内有泥砂样胆色素颗粒。⑦有胰腺炎病史或术中发现胰腺呈慢性炎症改变而不能除外胆管病变者。

（二）胆管结石

胆管结石可分为原发性胆管结石和继发性胆管结石。在胆管内形成的结石称为原发性胆管结石，其大多数是胆色素结石或以胆色素为主的混合性结石。胆囊内的结石通过胆囊管下降到胆管者称为继发性胆管结石，其大多为胆固醇结石或以胆固醇为主的混合性结石。根据胆管结石所在部位不同，左右肝管分叉部以下的胆管结石为肝外胆管结石，分叉部以上的胆管结石为肝内胆管结石。

1. 肝外胆管结石

（1）病因及发病机制

1）胆道发生感染后，大肠埃希菌可产生大量 β– 葡萄糖醛酸酶，将结合性胆红素水解成为非结合性胆红素，后者易聚结析出并与胆汁中钙离子结合形成胆红素钙，最终形成胆色素钙结石。

2）胆管异物：蛔虫或中华分支睾吸虫等进入胆管，虫体死亡后其残体或虫卵可成为胆石形成的核心，继而发生胆结石。胆道手术后的手术线结或 Oddi 括约肌功能紊乱时随肠内容物反流入胆管的食物残渣，可逐步成为胆石形成的核心。

（2）病理：胆管梗阻可引起急性梗阻性化脓性胆管炎，脓性胆汁可经毛细胆管逆流入血，发生脓毒症。可致坏疽、穿孔引起胆汁性腹膜炎或胆管肝动脉瘘或胆管门静脉瘘，导致胆道大出血。梗阻和感染可引起肝细胞损害，甚至可发生肝细胞坏死及形成胆源性肝脓肿。嵌顿于胆总管壶腹部的胆管结石可引起胰腺的急性或慢性炎症，称为胆源性胰腺炎。

（3）临床表现：为反复发作的腹痛、寒战高热和黄疸，称为 Charcot 三联征。实验室检查：在急性期，血白细胞计数和中性粒细胞升高，血清胆红素升高，血清转氨酶和碱性磷酸酶升高。

影像学检查：B 超检查可见胆管扩张和胆管内结石影，一般作为常规的检查方法，但因肠道气体的干扰，对胆总管下段结石显示不清，对梗阻性质的判断有一定限制。MRCP 因其无创性，又可以很好地显示胰胆管系统，目前已成为诊断胆管结石的极佳手段。PTC 还可在检查的基础上做引流（PTCD）以减轻黄疸。ERCP 除能显示胆管影像外，还能行 ENBD 引流。

（4）治疗：以手术治疗为主。常用手术方法有：①胆总管切开取石、T 形管引流术。②ERCP 取石术，目前已成为治疗肝外胆管结石的常规治疗方法。其优点为创伤小，痛苦少，恢复快，费用低。③腔镜下胆总管探查取石术。④胆肠吻合术，适用于胆管下端有炎性狭窄、Oddi 括约肌纤维性狭窄或缩窄性十二指肠乳头炎等梗阻性病变。

2. 肝内胆管结石

（1）病因：肝内胆管结石又称肝胆管结石，与胆管先天性异常、胆道感染、胆管梗阻致胆汁淤滞、胆管寄生虫病以及代谢因素等有关。

（2）病理：肝内胆管结石常合并有肝外胆管结石，它可弥漫分布在整个肝内胆管系统，也可局限在某叶或段的肝胆管内，以左外叶和右后叶最多见，与该处胆管的长度、角度或弯曲度的解剖特性导致胆汁引流相对不畅有关。其基本病理改变是由于结石引起胆管系统的梗阻和感染，导致胆管狭窄或扩张，肝脏纤维组织增生、肝硬化、萎缩，甚至癌变等。

（3）临床表现：肝内胆管结石的临床表现不如肝外胆管结石那样典型，可多年无症状或仅有轻微的肝区不适、隐痛，常被忽略，易延误诊断，往往在行 B 超、CT 等检查时才被发现，肝内胆管结石一般不会出现明显黄疸。肝内胆管结石并发感染时易引起胆源性肝脓肿。

但是肝内胆管结石大多与肝外胆管结石并存。因此可以表现为急性胆管炎、胆绞痛和梗阻性黄疸的表现。在非急性感染期可无明显症状，或仅有不同程度的右上腹隐痛、低热和消化不良等症状。

（4）诊断：B 超检查可做出初步诊断。MRCP 是诊断此病的极佳手段。CT 检查也有重要诊断价值，尤其是在判断肝组织萎缩、肝内胆管明显扩张、胆汁性肝硬化或并发脓肿甚至癌变。

（5）治疗：肝内胆管结石的治疗宜采用以手术为主的综合治疗。手术治疗原则为“取尽结石，解除梗阻，去除病灶，通畅引流”。其中，去除结石和解除狭窄造成的梗阻是手术治疗的核心和关键，去除病灶是解除梗阻的重要手段，通畅引流的胆肠内引流术必须以解除梗阻和去除病灶为前提。手术方法如下所述。

1）高位胆管切开取石：尽量取净肝胆管结石，切开狭窄的肝内胆管，在直视下矫正肝胆管狭窄。

2）肝切除术：对病灶局限、病损严重的肝段可予以切除。

3）胆肠吻合术：常用术式为胆管空肠 Roux-en-Y 吻合术。

五、胆道感染

（一）急性胆囊炎

急性胆囊炎是因胆囊管梗阻和细菌感染导致的胆囊炎症，是最常见的急腹症之一。绝大部分急性胆囊炎是由胆囊结石引起的，病理上分为急性单纯性胆囊炎、急性化脓性胆囊炎和坏疽性胆囊炎。坏疽性胆囊炎极易造成胆囊穿孔，形成弥散性腹膜炎。急性非结石性胆囊炎占急性胆囊炎发病率的 5%～10%。主要原因为使机体处于应激反应状态的大面积烧伤、严重的外伤、大手术或危重疾病等。

临床表现：多数急性胆囊炎曾有上腹疼痛病史，可向右肩部或右肩胛下放射。炎症加重，右上腹压痛明显，并出现反跳痛，右上腹或剑突下局限性肌紧张，Murphy 征阳性。胆囊穿孔之后，则出现全腹压痛、反跳痛。血白细胞计数升高。

治疗：急性结石性胆囊炎病人根据病情可选择非手术治疗和手术治疗。早期症状较轻、无明显发热的部分病例可先行非手术治疗，待病情控制之后，择期行胆囊切除术。有条件的单位应该首选行腹腔镜胆囊切除术（LC）。

（二）慢性胆囊炎

1. 病因

慢性胆囊炎多由急性胆囊炎反复发作所致，70%～95%的慢性胆囊炎患者合并胆囊结石。因此，临床上又称之为慢性结石性胆囊炎。

2. 临床表现

慢性胆囊炎、胆囊结石患者可出现不同程度的右上腹或剑突下胀痛不适，腹痛可向右肩胛下放射，有些病人腹痛反复发作。体格检查右上腹胆囊区可有压痛。B 超可显示胆囊结石、胆囊壁增厚、收缩功能差、胆囊缩小等胆囊慢性炎症改变。

3. 治疗

对于有症状的慢性胆囊炎、胆囊结石有效的治疗手段是行胆囊切除术。

（三）急性梗阻性化脓性胆管炎

急性梗阻性化脓性胆管炎（AOSC）是在胆道梗阻基础之上发生胆道系统的严重感染。胆道梗阻最多见的原因为胆道结石性梗阻。其胆道感染的细菌主要来自肠道细菌易位。

1. 病理

急性重症胆管炎的基本病理改变是肝实质及胆道系统的胆汁淤积和化脓性改变。当胆管内压力增高至 3.92 kPa（40 cmH_2O）时，肝细胞完全停止分泌胆汁，胆管内脓性胆汁和细菌可向上逆流，造成肝内胆管及肝细胞的化脓性感染。胆道严重感染产生的大量内毒素经淋巴管或直接进入血液，形成了内毒素血症。

2. 临床表现

急性梗阻性化脓性胆管炎发病急骤，病情发展迅速，主要临床表现为出现典型的腹痛、寒战发热、黄疸为主要特点，即为 Charcot 三联征，若出现休克和神经系统症状，即为 Reynolds 五联征。发热时常伴寒战、高热，体温可达 39～40℃。随着梗阻、黄疸和感染的加重，可出现感染性休克，表现为全身发绀、四肢湿冷、呼吸浅快、脉搏细速、血压下降、尿量减少。神经系统症状表现为嗜睡、表情淡漠或烦躁、谵妄、昏迷等。体检时出现右上腹压痛、腹肌紧张、肝脏肿大、肝区有叩击痛。

实验室检查显示血白细胞计数和中性粒细胞比例显著增高。血清学检查常提示肝功能损害、电解质紊乱、代谢性酸中毒、尿素氮增高。血气分析发现血氧分压下降。部分患者血培养可有细菌生长。

B 超可发现肝脏和胆囊肿大，肝内外胆管扩张，可显示结石光团，后伴有声影。如果 B 超有时对胆总管远端的显像不十分清晰，可选用 CT、磁共振胆胰管成像（MRCP）检查，它们对肝内外胆管显示的图像优于 B 超，MRCP 还可重建胆道的三维图像。目前随着内镜逆行胰胆管造影术（ERCP）以及相应取石技术的不断完善和成熟，它既有利于诊断也可用于胆总管取石，解除胆道梗阻。

3. 治疗

急性梗阻性化脓性胆管炎十分凶险，尤其是老年患者，常因病情急骤发展而猝然死亡。因此，整个治疗过程都应密切关注患者的生命体征和呼吸循环系统功能。

（1）非手术治疗：包括①严密的 ICU 监护，禁饮食，持续胃肠减压，解痉止痛；②抗休克治疗；③抗感染治疗；④对重要脏器的保护治疗。

在 AOSC 的诊断尚未明确时，可行非手术治疗。如果 AOSC 诊断明确，应积极手术治疗。

（2）ERCP 治疗：ERCP 治疗急性梗阻性化脓性胆管炎创伤小，效果好，应作为首选。可选用 ERCP＋内镜括约肌切开术（EST），经十二指肠侧视镜切开十二指肠乳头后取石，还可行内镜鼻胆管引流术（ENBD）。如结石较小，也可不切开乳头，直接取石，然后行 ENBD，通畅引流。如结石较大，也可以暂时不行取石，仅行 ENBD 通畅引流。

（3）手术治疗：在没有急诊行 ERCP 的单位，也应该积极手术治疗。手术治疗的主要目的是解除梗阻、胆道减压、引流通畅，挽救生命。在急诊时，手术应力求简单有效。如果患者病情平稳，应尽量仔细探查肝内外胆管，尽量清除胆总管下端及左右肝管内的结石，在梗阻的近端引流胆汁。但对于难以取净的肝内胆管结石，可待日后经“T”管窦道纤维胆道镜取石。术中获得的胆汁应送细菌学培养，并做药敏试验。

六、原发性硬化性胆管炎

原发性硬化性胆管炎（PSC）又称狭窄性胆管炎，是一种特发性淤胆性疾病。该病较少见，多为男性，男女比例约为 2:1。发病年龄多数为 20～50 岁。

1. 病因

可能与溃疡性结肠炎、自身免疫性疾病等相关。所有患者的血清 IgG 升高，超过半数患者血清 IgM 升高；绝大多数患者抗中性粒细胞胞浆抗体（ANCA）阳性。

2. 病理

该病以胆管壁慢性炎症和纤维化为特征，易与胆管高分化腺癌混淆。

3. 临床表现

本病起病缓慢，早期可无明显症状，仅在肝功能检查时提示血清胆红素增高。随病情发展，可出现波动性或慢性进行性黄疸。有的患者也可表现为反复发作的胆管炎。后期发生肝硬化、门静脉高压。

4. 诊断

实验室检查可发现血清胆红素增高，以直接胆红素升高为主。影像学检查是本病的重要诊断手段。既往 ERCP 是诊断 PSC 的金标准影像技术。PSC 胆道造影表现为：肝内外弥漫性胆管狭窄，胆管壁僵硬；胆总管常呈条索状，肝内胆管变细显得稀少，称“枯枝”样改变；在狭窄的基础上可间有局部扩张，而表现为“串珠”状。MRCP 对胆道的成像效果同 ERCP 相似，又具有无创的优点，近年来有取代 ERCP 的趋势。

5. 治疗

目前尚缺乏疗效确切的治疗手段。

（1）药物治疗：本病与自身免疫异常有关，应用免疫抑制剂环孢素 A、FK－506 治疗有一定的疗效。熊去氧胆酸可以降低血清胆红素水平。

（2）介入治疗：ERCP 或经皮经肝穿刺后球囊扩张，放置支撑架于狭窄部位，可缓解症状，避免开腹手术的痛苦。

（3）手术治疗：手术治疗预后不佳。最常用的是胆管扩张与支撑引流术。当 PSC 发展到终末期，出现肝硬化、肝功能衰竭时，可行肝移植术。

七、胆道蛔虫症

胆道蛔虫症是由于寄生于小肠内的蛔虫钻入胆道所致，最常见于胆总管、肝胆管，少数可见蛔虫进入胆囊。患者多为儿童或青少年，有肠蛔虫病史。

1. 临床表现

蛔虫对胆道造成的机械性刺激可使 Oddi 括约肌产生痉挛性收缩。临床上表现为突发性右上腹或剑突下钻顶样疼痛，并向右侧肩背部放射。腹痛时常伴有恶心、呕吐。呕吐物为胃内容物，部分病人可吐出蛔虫。当合并胆道感染时可出现畏寒、发热及轻度黄疸。早期体征不明显，仅在发作时有右上腹或剑突下压痛。影像学检查一般首选B超，蛔虫的特征性表现为“平行双边影”。MRCP及CT对胆道蛔虫病也有很好的诊断价值。ERCP既可诊断，又可治疗。

2. 治疗原则

是控制感染、驱除蛔虫和防治复发。

（1）非手术治疗：①解痉镇痛，可注射山莨菪碱（654-2）、阿托品等胆碱能受体拮抗剂，必要使可给予度冷丁。②利胆驱虫，常用50%硫酸镁溶液口服或口服驱蛔灵、中药利胆驱蛔汤，也可用氧气驱虫。③控制感染。

（2）ERCP：在急症时行ERCP可见尚未进入胆道的蛔虫，可用取石钳将虫体取出。

（3）手术治疗：对非手术治疗失败者应及时手术治疗。术中切开胆总管，取尽蛔虫，放置T管引流。术后应进行肠道驱虫治疗，防止复发。

八、胆道疾病常见并发症

1. 胆囊和胆管穿孔

是胆道疾病的严重并发症之一，常见于老年病人，尤其是合并心、肺、肾疾病和糖尿病的病人。胆囊和胆管穿孔一旦诊断明确，应立即急诊手术治疗。

2. 胆道出血

又称为胆血症，也是上消化道出血常见的原因之一。表现为突发右上腹及剑突部剧烈绞痛，随后出现呕血、便血或黑便等上消化道出血症状。胆绞痛、上消化道出血、黄疸即为胆道出血“三联征”。

常见病因有胆道感染性疾病、外伤性、医源性损伤、肿瘤、肝血管病变如血管瘤等。根据出血部位，可分为肝内胆道出血和肝外胆道出血。

可选用B型超声、纤维十二指肠镜、CT等方法对胆道出血进行定位诊断。

3. 胆管狭窄

是胆道外科中的一个病变复杂、处理困难的问题。胆管狭窄的类型按部位分为肝内胆管、肝外胆管、胆总管下端狭窄；按病因分为炎症性、损伤性、肿瘤性胆管狭窄；按性质分为良性和恶性胆管狭窄。

B超检查可作为常规检查。MRCP可系统完整的显示胰胆管系统，对胆管狭窄部位、程度有极佳的诊断价值。PTC、ERCP和术中胆道造影，对定位、定性最有价值，能提供选定手术方式的具体依据。ERCP对胆总管下段狭窄有较好的显示效果，又可在直视下观察胆道黏膜及形态，且能活检行病理学检查，帮助判断狭窄性质。

良性胆管狭窄可采用ERCP下放置胆道支架，或ENBD管外引流。也可通过PTC手段对狭窄部胆管进行球囊扩张，或行PTCD管外引流。介入手术失败后，可行手术治疗，目的是解除狭窄、重建胆道、恢复正常胆流。

4. 胆源性肝脓肿

胆石症和胆道感染是细菌性肝脓肿最常见的病因。致病菌多为革兰阴性菌和厌氧菌，脓肿多为多发性。脓肿未破裂时，可在B型超声引导下长针穿刺抽脓，或行PTCD管外引流，同时还可向脓腔内注入抗生素治疗。可重复进行，治疗反应良好者可不必开放手术。

5. 胆瘘

胆瘘指由于各种原因引起胆道系统穿破形成异常通道，导致胆汁通过非正常途径流出。如胆汁通过异常通道流入胃肠道则称为胆内瘘。胆内瘘多为胆肠瘘，如胆囊（胆管）十二指肠瘘、胆囊结肠瘘等，少数也可见胆管支气管瘘。如胆汁流向体外或游离腹腔则称为胆外瘘。胆外瘘一般为病理性，也有通过外科手术建立的胆瘘，则是为治疗疾病之用，如胆囊造瘘、胆总管引流亦可视为胆外瘘。

胆瘘的病因：①胆道医源性损伤，主要是胆囊切除术、胆总管探查术，也可见于肝切除术、胃切除术、肝移植术等。也可发生于胆道创伤。②胆内瘘绝大多数由胆石症引起，少数由消化性溃疡引起。胆–肠瘘也可见于胃、胆道、胰腺肿瘤。

胆瘘治疗的关键是保持引流通畅，多数胆外瘘能通过非手术治疗而愈合。近年来发展的内镜治疗技术，可通过内镜放置内支撑管，引流胆汁，促进胆瘘愈合，取得良好的疗效。胆瘘长期不能愈合，胆汁不能流入肠道的，一般均须手术治疗。

九、胆道肿瘤

胆道肿瘤包括胆囊和胆管的肿瘤。胆道良性肿瘤不常见。常见的恶性肿瘤有胆囊癌、胆管癌、壶腹癌等。

（一）胆囊息肉样病变

胆囊息肉样病变（PLG）是指来源于胆囊壁并向胆囊腔内突出或隆起的病变，是术前形态学和影像学诊断的概念，不是临床上疾病的诊断，未完全排除息肉样胆囊癌。

临床上主要分为胆囊息肉和胆囊腺瘤两种，前者是非肿瘤性息肉，如胆固醇息肉、炎性息肉和胆囊腺肌增生症等。胆囊腺瘤为肿瘤性息肉，可恶变，被认为是癌前病变。

治疗：对无症状的直径小于 0.8 cm 的胆囊息肉样变，可每 3～6 个月复查彩超随诊。出现以下手术适应证时，应行胆囊切除术：①胆囊多发息肉样病变，多为胆固醇息肉，有症状者；②单发息肉多为胆囊腺瘤，蒂短或瘤体直径大于 1 cm，有恶性变可能者；③胆囊颈部息肉，影响胆囊排空者；④胆囊息肉伴胆囊结石者；⑤年龄大于 50 岁的患者。胆囊切除时应常规行术中冰冻病理检查，无恶变者仅作胆囊切除术，已恶变者按胆囊癌处理。

（二）胆囊癌

胆囊癌在女性多见（男:女为 1:3），80%以上伴存胆囊结石，预后较差。组织学主要为腺癌，少见者有鳞状细胞癌、混合癌等。转移发生较早，转移方式主要为直接浸润肝实质及邻近器官，包括十二指肠和胰腺；淋巴转移，常依次累及胆囊颈淋巴结（第 1 站）、肝十二指肠韧带内的淋巴结到胰头后方、肝动脉及腹腔动脉的淋巴结（第 2 站）、腹主动脉和下腔静脉间淋巴结；血行转移比较少见。

1. 胆囊癌分期

按病变侵犯的深度和范围，Nevin（1976）将胆囊癌分为五期：Ⅰ期，黏膜内原位癌；Ⅱ期，侵犯黏膜和肌层；Ⅲ期，侵犯胆囊壁全层；Ⅳ期，侵犯胆囊壁全层并有周围淋巴结转移；Ⅴ期，侵及肝和（或）转移到其他脏器。Nevin 分期简单，适用于临床治疗的方法的选择。

2. 临床表现及诊断

对 40 岁以上女性，长期因“胆囊结石、胆囊炎”不适的，应提高警惕进一步检查，以求早期诊断。胆囊癌缺乏特异的临床症状，早期多表现为胆囊结石和胆囊炎症状。随疾病发展逐渐出现以下症状：右上腹疼痛、右上腹肿块和黄疸。黄疸常是肿瘤压迫胆总管，或肝十二指肠韧带内淋巴结肿大压迫胆管所致的梗阻性黄疸。多数患者 CA19–9 水平升高。CEA 在晚期胆囊癌病人升高。B 超、CT、内镜超声（EUS）等先进手段可提高术前诊断率。其影像特点包括：向胆囊内突出的肿块，胆囊壁明显增厚，息肉样或菜花样肿物，肿瘤直接浸润肝脏或周围器官，肝内外胆管的梗阻，区域性淋巴结肿大等。

3. 治疗

胆囊癌对常用的放、化疗不敏感，外科手术仍是主要治疗手段。治疗原则是早期发现，早期诊断，及时行根治性切除。

（1）单纯胆囊切除术：癌肿仅限于黏膜层或黏膜下层，单纯胆囊切除可达根治目的。此种情况多见于胆囊结石，或胆囊息肉样病变行胆囊切除术后发现胆囊癌。

（2）胆囊切除加区域淋巴结清除术：适用于肿瘤侵及胆囊肌层或全层，胆囊淋巴结转移。手术范围包括切除胆囊，清除肝十二指肠韧带内淋巴结、胰头后方淋巴结和第 8 组淋巴结。

（3）联合肝部分切除术：适用于胆囊底体部癌伴肝浸润。手术范围包括联合肝部分切除，并清除淋巴结。如有毗邻器官（横结肠或十二指肠）浸润，应扩大切除范围。

（4）联合肝外胆管部分切除术：适用于胆囊颈部或胆囊管部癌，肝外胆管受累伴梗阻性黄疸。手术范围包括胆囊切除和受累胆管切除，淋巴结清除，方法包括肝门胆管空肠 Roux–en–Y 吻合术。

（5）姑息性手术：对术前判断不能切除的或有远处转移的，可行 PTCD 减轻黄疸；对开腹发现不能切除的，如有机会，可行胆肠吻合以减轻黄疸。

（三）胆管癌

1. 定义

胆管癌是指胆管上皮来源的恶性肿瘤。胆管癌可分为肝内、肝门及下段胆管癌。

（1）肝内胆管癌指病变仅限于肝内，不涉及肝外胆道，不出现梗阻性黄疸，且没有其他部位原发肿瘤的胆管癌，又称胆管细胞性肝癌。

（2）肝门部胆管癌指侵及胆管分叉处的胆管癌，又称 Klatskin 肿瘤。发病早期，当原发肿瘤尚小时，即可致梗阻性黄疸。

（3）下段胆管癌指来源于中远段胆总管的肿瘤，常伴梗阻性黄疸，易误诊为胰头癌。

2. 胆管癌分型

肝门胆管癌常发生在左右肝管汇合处，发展较慢，转移晚。Bismuth 分型：Ⅰ型，肿瘤位于肝总管，未侵犯汇合部；Ⅱ型，肿瘤已累及汇合部未侵犯左右肝管；$Ⅲ_a$型，肿瘤已侵犯右肝管；$Ⅲ_b$型，肿瘤已侵犯左肝管；Ⅳ型，肿瘤同时侵犯左、右肝管。

3. 诊断

肝门胆管癌的主要临床表现：98%患者出现进行性无痛性黄疸，多伴有瘙痒和体重减轻，也可有厌食、恶心等症状。大便变白，肝脏肿大。胆囊管开口以下梗阻可致胆囊肿大。约 36%患者出现胆道感染。

实验室检查中，血清总胆红素和直接胆红素明显升高，ALP 升高。

胆管癌诊断主要依靠腹部超声、CT 及 MRI。MRCP 能清楚地显示肝内、外胆管的影像，显示病变的部位。基于 CT（MRI）的三维血管、胆管重建技术对手术方案的制定帮助极大。

4. 治疗

手术切除肿瘤是本病首选手段。

（1）肝内胆管细胞癌可根据其部位、范围，行肝叶切除术，甚至半肝切除术、扩大半肝切除术。

（2）肝门胆管癌手术切除十二指肠以上的肝外胆管、胆囊，包括肿瘤在内的左右肝管，清除肝十二指肠韧带内淋巴结和脂肪组织，即骨骼化处理；必要时切除患侧肝或肝方叶；行肝门胆管空肠 Roux－en－Y 吻合。原则是切除胆管范围距肿瘤 5 mm 以上，且术中冰冻切片无瘤残余。

（3）对于下 1/3 段胆管癌，其治疗原则同壶腹部癌，行胰十二指肠切除。

（4）对于不能切除或难以切除的肝门部胆管癌，可用内镜 ERCP 放置内支架，或经皮肝穿刺胆管置管引流，放置内支撑或金属支架。

临床病案分析

一、患者，女性，46 岁，反复右上腹疼痛 10 余年，疼痛有时会向右肩部及背部放射，近 3 日再次出现右上腹痛，向右肩放射，伴有畏寒、发热、黄疸。患者因疼痛加剧入院，入院后不久出现神志不清。查体：T39.4℃，P122 次/分，R32 次/分、BP80/50 mmHg，皮肤、巩膜黄染明显，上腹部稍胀肌紧张，右上腹及剑突下有压痛，反跳痛不明显，肝区可及叩痛，Murphy 征（＋），肠鸣音 3～4 次/分。

思考

1. 本病案最可能的诊断是什么？有何依据？需要与哪些疾病作鉴别？

2. 该做哪些进一步检查？

3. 治疗方案如何？

解析

1. 最可能的诊断：急性梗阻性化脓性胆管炎（AOSC）。依据是患者呈现的典型临床表现：反复右上腹疼痛并向右肩背部放射，畏寒、发热以及黄疸，血压下降，神志不清。需要与原发性硬化性胆管炎、胆管癌等相鉴别。原发性硬化性胆管炎的临床症状主要有进行性黄疸、上腹痛、体重减轻、发热等，但腹痛通常为隐痛或胀痛，右上腹痛、间断性寒战发热、黄疸等胆管炎症状在本病初期很少见。胆管癌患者通常表现为不明原因消瘦、无痛性进行性黄疸，偶可伴有低热。

2. 进一步检查：血、尿常规，血、尿淀粉酶，电解质，腹部 B 超，心电图等。

3. 治疗方案：①积极抗休克治疗，补液，纠正水、电解质与酸碱平衡紊乱；积极抗感染治疗；②紧急手术去除病因。手术的目的是抢救生命，因此应力求简单有效。目前通常采用的是内镜逆行胰胆管造影（ERCP）＋内镜下鼻胆管引流（ENBD），在缺乏 ERCP 设备条件的地区则可行胆总管切开减压，T 管引流。

二、患者，男性，67 岁，因“上腹部隐痛不适伴消瘦 3 月，皮肤巩膜进行性黄染、皮肤瘙痒及尿黄 3 周”入院。查体：T：37.4℃，P：82 次/分，R：12 次/分、BP：116/72 mmHg，全身皮肤、巩膜重度黄染，躯干及四肢皮肤可及散在抓痕，腹软，全腹无明显压痛，无反跳痛，腹水征（—）。辅助检查：Hb102 g/L，尿胆红素（＋＋），尿胆原（－），白蛋白 31 g/L，ALT78 U/L，AST45 U/L，TB325 μmol/L，DB185 μmol/L，AKP644 U/L，GGT1022 U/L，CEA6.3 U/L，CA199 1830 U/L。腹部 B 超提示肝内外胆管明显扩张，胆囊增大，胆总管下段内似见占位。

思考

1. 请做出诊断并提出诊断依据。

2. 该做哪些进一步的检查？如希望能明确诊断，可行什么检查或操作？

3. 治疗方案如何？

解析

1. 初步诊断：①梗阻性黄疸：胆总管下段肿瘤；②轻度贫血；③低白蛋白血症。

诊断依据：①老年男性；②不明原因上腹隐痛伴消瘦、进行性黄疸；③辅助检查提示梗阻性黄疸，血红蛋白、白蛋白下降，肿瘤标志物 CEA、CA199 升高；④ B 超提示肝内外胆管明显扩张，胆囊增大，胆总管下段内似见占位。

2. 进一步检查：上腹部增强 CT，肝胆增强＋弥散 MR，MRCP 等。如希望能明确诊断，可考虑行 ERCP 下胆管毛刷细胞学检查或内镜超声（EUS）下穿刺活检。

3. 治疗方案：①先行 ERCP＋ENBD 或者 PTCD 减黄；②改善患者全身一般情况，纠正贫血和低蛋白血症；③结合患者进一步检查的结果，限期行手术治疗，可行 Whipple 术，术后根据病理结果可考虑行化疗、免疫治疗等。

第四十三章　胰腺疾病

一、解剖生理概要

重点	胰腺的解剖，胰腺的内、外分泌功能
难点	胰腺的解剖
考点	胰腺的解剖，胰腺的内、外分泌功能

1. 胰腺的解剖

（1）位置：胰腺为腹膜后位器官，横卧在大血管和脊柱的前方。

（2）形态：胰腺分为头、颈、体、尾四部分。胰头部最厚，被C形十二指肠所围绕，其下缘的一小部分向后、向上突出，止于肠系膜上动脉右缘，包绕肠系膜上血管，构成胰腺的钩突，此处常有2～5支小静脉汇入肠系膜上静脉。胰头后方有远端胆总管经过胰实质进入十二指肠壶腹部。胰颈部较狭窄，位于肠系膜上静脉的前方，它们之间仅以疏松结缔组织相连，多无血管分支，此处常作为手术探查的入路。胰体、尾部的界限不清；胰尾部窄且薄，紧邻脾门。

（3）毗邻：胰腺前方为腹膜和网膜囊后壁覆盖，胰颈、体部后方为腰椎椎体，位置相对固定，不能移动，因此在上腹部钝挫伤时受挤压的概率较大。此外，胰腺位置深，被胃、十二指肠、脾、肝、肾、主动脉及下腔静脉所包绕，使得胰腺疾病的诊断相对困难。

（4）胰腺的血管：

胰头部血供：

胃十二指肠动脉 → 胰十二指肠上前动脉 ←→ 胰十二指肠下前动脉 ← 肠系膜上动脉
胃十二指肠动脉 → 胰十二指肠上后动脉 ←→ 胰十二指肠上后动脉 ← 肠系膜上动脉
（←→ 血管弓）

由弓上发出的细小分支供应胰头部及十二指肠。

胰体尾部血供：来自于脾动脉的胰背动脉和胰大动脉及胃网膜左动脉的短支。胰腺的静脉多与其动脉伴行，最后汇入门静脉。

2. 胰腺的外分泌功能

（1）胰腺是人体内第二大消化腺。每日分泌胰液量750～1500 ml。

（2）胰腺的外分泌组织（表43-1）。

表43-1　胰腺的外分泌组织

外分泌组织	比例	分泌
腺泡细胞	80%以上	淀粉水解酶、脂肪水解酶和蛋白水解酶
导管细胞	20%以下	分泌电解质

3. 胰腺的内分泌功能

胰腺的内分泌来源于胰岛，胰岛有多种细胞，分泌多种激素（表43-2）。

表 43-2　胰岛的细胞、内分泌激素及其功能

细胞	比例	激素名称	主要功能
β 细胞	60%～80%	胰岛素	降低血糖，促进蛋白质、脂肪合成
α 细胞	15%～20%	胰高血糖素	升高血糖，舒张胃、肠平滑肌及 Oddi 括约肌
δ 细胞	5%～10%	生长抑素	抑制胃肠道动力及其分泌
PP 细胞	15%～20%	胰多肽	抑制胰腺的外分泌
D_1 细胞		血管活性肠肽	舒张血管和松弛平滑肌，刺激胃蛋白酶原分泌等
G 细胞		促胃液素	刺激胃酸、胰酶、胆汁、小肠液等的分泌

二、胰腺炎

（一）急性胰腺炎

重点	急性胰腺炎的病因、病理分型、临床表现、辅助检查、诊断方法、非手术治疗手段、手术方式和时机的选择
难点	重症胰腺炎手术方式和时机的选择
考点	急性胰腺炎的病因、病理分型、临床表现、辅助检查、诊断方法、非手术治疗手段、手术方式和时机的选择

1. 定义

胰腺炎指各种致病因素造成胰液外溢，胰腺实质与之接触，胰液中消化酶被激活后发生胰腺自体消化、水肿、出血及坏死等病理改变。

2. 病因

胆源性（中国最常见病因）、酒精性、代谢障碍（高钙血症、高脂血症）、胰管梗阻等。

3. 病理分型

（1）急性水肿性胰腺炎：特点为间质性水肿和炎性反应。

（2）急性出血坏死性胰腺炎：特点为胰腺实质坏死和出血。

4. 临床表现

（1）症状

1）急性腹痛：为急性胰腺炎的主要症状。“发生突然，程度剧烈，难以缓解”。

2）腹胀：是急性胰腺炎的重要症状，严重时可发生腹腔间隔室综合征（ACS）。

3）恶心、呕吐：急性胰腺炎时恶心与呕吐发作较早且频繁。

4）发热：胰腺存在坏死、感染时，高热可为重症急性胰腺炎的主要症状之一。

5）黄疸：结石梗阻或胰腺肿胀压迫胆管可引起胆汁淤积。

6）其他：成人呼吸窘迫综合征（ARDS），精神状态改变等。

（2）体征

1）腹膜炎体征：常有中上腹部压痛，重症患者出现肌紧张和反跳痛。

2）体位改变：胰腺炎患者往往需要滚动或寻找一个相对可缓解疼痛的体位。而内脏穿孔患者往往不愿改变体位，改变后会加剧疼痛。

3）休克体征：表现为心动过速，呼吸急促及低血压。查体可发现颈静脉凹陷，黏膜干燥，皮肤干燥和弹性减小等。

4）呼吸改变：胰腺炎时胸部和腹部疼痛均可造成呼吸困难，呼吸音减弱。

5）肠梗阻征象：常伴有麻痹性肠梗阻，肠鸣音会减弱，腹部外观鼓胀。

6）出血、坏死征象：可出现 Grey–Turner 征和 Cullen 征。

5. 辅助检查

（1）血液学检查

1）常规血液、生化检查。

2）血、尿淀粉酶测定。

3）血脂肪酶测定。

（2）影像学检查

1）CT：是最有助于胰腺疾病诊断的影像技术，对于重症胰腺炎来说，增强 CT 是诊断胰腺坏死的最有效方法。

2）MRI：MRI 与 CT 对于胰腺炎的诊断具有相同的敏感性和特异性，MRCP 则有助于在非急性期了解胆胰管情况，从而判断胰腺炎发病原因。

3）其他：腹部 B 超，胸片等。

6. 诊断及鉴别诊断

急性胰腺炎的诊断需要如下 3 点特征中至少 2 点：①特征性腹痛；②血清淀粉酶和（或）脂肪酶活性≥3 倍正常值上限；③符合急性胰腺炎的影像学改变。

其鉴别诊断包括任何可能导致上腹疼痛和压痛、恶心、呕吐的疾病，如急性胆囊炎、急性肠梗阻、空腔脏器穿孔、肠系膜血管栓塞以及急性心肌梗死等。

急性胰腺炎重症化的两个最重要标志为；器官衰竭（尤其是多器官功能衰竭）和胰腺坏死。

7. 预后

轻症胰腺炎及时治疗预后良好。重症胰腺炎则常伴有全身其他器官功能障碍（休克、呼吸衰竭、肾功能衰竭）和（或）胰腺局部并发症（坏死、脓肿、假性囊肿），病情凶险，病死率高。

8. 治疗

（1）非手术治疗措施

1）严密监测：心电监护、血压监测、血气分析、血液生化的测定可反复进行。记录 24 小时尿量和出入量变化，必要时测定中心静脉压。动态观察腹部体征和肠鸣音改变。

2）纠正低氧：急性发作 24～48 小时内应主动给氧，重症时可伴发肺不张和急性肺损伤，必要时应及时转入 ICU 进行气管插管和呼吸机辅助。

3）抑酶止酸：应用生长抑素及其类似物可直接抑制胰酶分泌。抑制胃酸分泌而间接抑制胰腺分泌，还可预防应激性溃疡发生。蛋白酶抑制剂可早期应用。

4）充分补液：补液量应包括基础需要量和流入组织间隙的液体量，同时还应注意输注胶体物质和补充微量元素和维生素。

5）营养支持：重症患者常先施行完全肠外营养（TPN），待病情趋向缓解，则考虑实施鼻饲管放置及肠内营养。

6）预防感染：并发胰腺感染时应预防应用抗生素，此时应遵循：抗菌谱以革兰阴性菌和厌氧菌为主、脂溶性强、有效通过血胰屏障等三大原则。

7）对症处理：常规禁食，必要时进行胃肠减压。

8）中药治疗。

（2）手术治疗

在非手术治疗措施的基础上，根据具体病情采取与之相对应的手术治疗。

1）胆石性胰腺炎的外科处理：重症胰腺炎合并有胆道梗阻或胆管炎时应早期或急诊手术解除胆道梗阻，如胆总管切开取出石，行 T 管引流；若胆囊未切除，可同时切除胆囊。也可以作内镜下 Oddi 括约肌切开、取石和鼻胆管引流术。轻症胆石性胰腺炎且无胆道梗阻、胆管炎时，仍以非手术治疗为主。待急性炎症消退后，再限期处理胆道病变，可行胆囊切除术，必要时胆道探查。

2）胰腺炎局部积液的外科处理：关键在于术前判断损伤病灶是无菌性，还是感染性。无菌性积液会自行吸收消退，无需手术。怀疑存在积液感染时，可行经皮放置导管引流配合抗生素治疗。对于感染性坏死患者，外科干预是必需的。

3）胰腺假性囊肿的外科处理：囊肿直径小于 6 cm，无症状，不需处理，但应随访观察；若出现症状、囊肿体积增大或继发感染则需行手术引流；囊肿经过 3～6 个月缩小不明显者，需作内引流术。

4）胰腺脓肿：胰腺及胰外侵犯区经临床及 CT 证实有脓肿形成者，应立即作手术引流。

5）其他：重症胰腺炎可引起腹腔间隔室综合征（ACS），治疗的关键在于及时、有效的手术开腹减压。

6）腹腔镜治疗：包括经后腹膜入路和腹腔入路（前入路）。

（二）慢性胰腺炎

重点	慢性胰腺炎的定义、临床表现、诊断方法、治疗手段
难点	慢性胰腺炎诊断和治疗方法的选择
考点	慢性胰腺炎的定义、临床表现、诊断方法、治疗手段

1. 定义

慢性胰腺炎指各种致病因素造成胰腺实质及胰管不可逆的慢性炎症改变，可引起不同程度的胰腺内、外分泌功能减退或障碍。主要病理特征为胰腺纤维化、钙化和胰管结石形成。

2. 病因　见表 43－3。

（1）长期饮酒史吸烟史。

（2）甲状旁腺功能亢进症，甲旁亢继发高钙血症是主要原因。

（3）反复急性胰腺炎亚临床发作，胆道疾病在我国居于主要地位。

（4）其他，如遗传、自身免疫性疾病、胰腺创伤、肿瘤和先天解剖畸形等。

表 43－3　慢性胰腺炎病因

代谢	酒精、高血钙、高血脂
胆系疾病	胆囊结石、胆囊炎、胆管结石、胆管狭窄等
炎症与损伤	急性胰腺炎、胰腺创伤
免疫	热带性胰腺炎，系统性红斑狼疮、干燥综合征、原发性胆管炎、原发性胆汁性肝硬化
遗传因素	阳离子糜蛋白酶原基因的突变 囊性纤维化跨膜调节因子基因的突变

3. 诊断

（1）临床表现

1）腹痛：反复发作，缓解期逐渐缩短，持续时间延长。

2）体重减轻：主要原因是进食可加重疼痛。

3）外分泌功能障碍：脂肪泻。

4）内分泌功能障碍：糖尿病症状。

5）人格改变。

（2）实验室检查

1）血、尿淀粉酶。

2）粪便脂肪球检查。

3）胰腺功能测定：促胰酶素和促胰液素试验、Lundh 试餐试验、葡萄糖耐量试验。

（3）影像学检查

1）腹部平片：胰腺钙化点，胰管结石影。

2）B 超检查：胰腺形态改变，胰腺内的钙化点和结石则有强光团后伴声影。

3）CT 和 MRCP 检查：CT 主要显示胰腺腺体在形态上的改变，特征表现如胰腺钙化点，胰管扩张、狭窄和结石等。MRCP 能更为直观显示胆胰管的全貌和状态。

4）ERCP：通过纤维十二指肠镜经乳头逆行插管，注入显影剂后同时观察胆道及胰管的形态。慢性胰腺炎最典型的表现是不规则、串珠状胰管扩张。

4. 治疗

（1）治疗原则：以控制症状，改善胰腺内、外分泌功能不全，以及治疗并发症为主。

（2）非手术治疗

1）戒酒、戒烟：永久性和完全性戒酒和戒烟。

2）饮食控制：避免暴饮暴食，低脂、低糖、高蛋白、高维生素饮食。

3）血糖调整。

4）胰酶补充。

5）缓解疼痛。

6）营养支持。

7）自身免疫性胰腺炎患者可服用类固醇类药物治疗。

（3）手术治疗：外科手术干预的两大指征：疼痛和怀疑存在肿瘤可能。

（4）手术指征

1）非手术治疗难以控制的顽固性疼痛。

2）胰管或胆道狭窄和梗阻。

3）合并消化道梗阻。

4）胰腺假性囊肿。

5）难治性胰瘘、胰性腹水、胰源性门静脉高压、胰腺肿块不能除外胰腺癌等。

（5）手术方式

1）纠正原发疾病：有胆道内结石或 Oddi 括约肌狭窄者，可行内镜处理或胆总管切开取石、Oddi 括约肌切开成形术和胆空肠 Roux－en－Y 吻合术。

2）解除胰管梗阻：胰管空肠侧侧吻合术（Partington 手术）：适用于胰管有多处狭窄的病例。

3）缓解或解除疼痛：经皮或经内镜引导下腹腔神经丛阻滞、胸腔镜下内脏神经切除术。

4）胰腺切除术：适用于胰腺纤维化严重而胰管未扩张者及怀疑扩张近段存在肿瘤病变。依据病变范围可行相应的胰腺头部切除、胰腺体尾部切除、胰腺次全切除术或全胰切除术。

临床病案分析

患者女，42 岁。进食油腻食物后上腹部疼痛伴呕吐 8 小时，疼痛呈持续性胀痛，并牵涉到左腰背部，无畏寒发热、无皮肤巩膜黄染等。查体：神清，精神可，痛苦病貌，皮肤及巩膜无黄染，全身浅表淋巴结未及肿大，双肺呼吸音粗，未及干湿性啰音，心律齐，各瓣膜未及病理性杂音。中上腹部压痛，无反跳痛，移动性浊音阴性，双下肢无水肿。查血清淀粉酶 1135.8 U/L。

思考

1. 该患者病史中支持该诊断的症状、表现有哪些？

2. 为了明确诊断，还需要完善哪些检查？

解析

1. 腹痛是急性胰腺炎最重要的体征，也是诊断急性胰腺炎的主要依据和线索。腹痛常位于中上腹，可能偏左或偏右，呈持续或持续性加剧，可向腰背部放射。约 80%的急性胰腺炎患者有恶心、呕吐和腹胀。

2. 血清淀粉酶增高是急性胰腺炎较特异性的诊断指标。尿淀粉酶增高稍晚。对急性胰腺炎的诊断而后分型，是否有并发症和合并胆结石均有重要诊断价值。腹部增强 CT 有助于判断胰腺有无坏死，MRCP 有助于明确有无胆道系统结石。

三、胰腺囊性疾病

重点	常见胰腺囊性疾病和主要特点
难点	胰腺囊性疾病的特点
考点	常见胰腺囊性疾病和主要特点

1. 常见胰腺囊性疾病（PCNs）

（1）非肿瘤性病灶。

（2）胰腺假性囊肿（PPC）。

（3）胰腺囊性肿瘤。

（4）胰腺导管内乳头状黏液瘤（IPMN）。

（5）胰腺浆液性囊性瘤（SCN）。

（6）胰腺黏液性囊性瘤（MCN）：囊性改变的实性肿瘤。

（7）胰腺实性假乳头状肿瘤（SPN）。

2. 胰腺假性囊肿

（1）定义：胰腺炎或胰腺损伤后，胰液外渗并积聚于邻近腔隙内，刺激周围组织及器官浆膜形成纤维包膜，包膜囊内壁缺乏上皮细胞内衬，故称为假性囊肿。囊液淀粉酶水平常大于 250 U/L。

（2）诊断

1）胰腺假性囊肿患者常有胰腺炎发作或外伤病史存在。

2）临床症状可因囊肿的位置、大小和状态表现不一。由于囊肿压迫胃和十二指肠可引起上腹饱胀不适，进食后加重，出现恶心呕吐；囊肿压迫胆管可致梗阻性黄疸；囊肿压迫下腔静脉或门静脉系统，可引起下肢水肿或腹水；囊肿继发感染时可形成脓肿，伴有高热、触痛和脓毒血症；囊肿侵蚀到邻近血管时甚至可致假性动脉瘤的形成。

3）超声，CT和MRI有助于明确诊断。

（3）外科手术指征：当假性囊肿直径＞6 cm、存在相关症状、具有增大趋势或发生并发症时，外科治疗的干预是必需的。

（4）常见外科手术方式

1）内引流术：内引流可通过手术（如囊肿空肠Roux－en－Y吻合术、囊肿－胃吻合术、囊肿－十二指肠吻合术等）或内窥镜技术（如囊肿－胃或十二指肠支架引流术等）实现。

2）外引流术：当存在急性并发症或感染脓肿形成或无法行内引流术时，常需行手术置管外引流。也可在B超或CT引导下，经皮置管外引流（PTD）。

3. 胰腺囊性肿瘤的主要特点 见表43－4。

表43－4 PCNs主要特点

	年龄段	发病率	好发部位	囊液特征	影像学特征	恶变倾向
浆液性囊性瘤	老年	女性＞男性	约50%在胰体尾部	清亮、稀薄，CEA与淀粉酶水平低	多微囊，蜂窝状，囊壁较薄，中心可见星状瘢痕及钙化	很低
黏液性囊性瘤	中年	女性＞男性	80%～90%在胰体尾部	黏液、常黏稠，CEA水平高，淀粉酶水平低	多单发，囊壁较厚，可见壁结节、蛋壳样钙化及分隔	中等至高等
导管内乳头状黏液瘤	老年	男女相当	胰头、钩突	黏液、常黏稠，CEA水平中等或高，淀粉酶水平高	胰管扩张，囊实性混合，边界清晰	主胰管受累则为高等，分支胰管受累则为中等
实性假乳头状肿瘤			胰头、体、尾部			低度恶性，常局部侵犯

临床病案分析

患者，女，62岁。上腹部不适半月，半月前无明显诱因出现上腹部胀痛，为隐痛，程度不剧，无畏寒发热、无皮肤巩膜黄染等。查体：神清，精神可，皮肤及巩膜无黄染，全身浅表淋巴结未及肿大，双肺呼吸音粗，未及干湿性啰音，心律齐，各瓣膜未及病理性杂音。中上腹部压痛，无反跳痛，移动性浊音阴性，双下肢无水肿。入院后查腹部超声见胰腺颈部囊性占位，直径4 cm，伴主胰管扩张。MRCP提示胰腺囊肿与主胰管相通。既往无胰腺炎病史，CA199阴性。

思考

1. 该患者最可能的诊断是什么?如需明确诊断可行什么检查?

2. 该患者明确诊断后有哪些治疗措施?

解析

1. 导管内乳头状黏液瘤（IPMN），明确诊断可行胰腺增强CT、胰腺增强MRI以及超声内镜（EUS）。

2. 患者诊断导管内乳头状黏液性肿瘤（IPMN），直径4 cm，合并腹痛症状、主胰管扩张，具有手术指征，可行胰腺部分切除术，根据位置决定术式。

四、胰腺癌和壶腹周围癌

重点	胰腺癌的发病特点、转移方式、临床表现、诊断方法、治疗手段，壶腹部癌定义，胰腺癌和壶腹周围癌预后
难点	胰腺癌和壶腹部癌诊断和治疗方法的选择
考点	胰腺癌的发病特点、转移方式、临床表现、诊断方法、治疗手段，壶腹部癌定义，胰腺癌和壶腹周围癌预后

（一）胰腺癌

1. 胰腺癌发病特点和病因

胰腺癌是一种发病隐匿、发展迅速、治疗效果及预后极差的消化道恶性肿瘤，发生于胰头部为多，其次是体尾部，全胰癌较少见。

病因有吸烟、饮酒、肥胖、糖尿病、慢性胰腺炎、遗传因素及基因突变。

2. 病理

组织学类型：导管腺癌、黏液性囊腺癌、导管内乳头状黏液腺癌、腺泡细胞癌。

胰腺癌浸润及转移途径：

（1）直接蔓延至胰腺周围组织器官；

（2）淋巴结转移；

（3）血行转移，多经门静脉至肝，远至肺、胸膜、骨骼、脑等处；

（4）腹膜（包括大小网膜）播种。

3. 临床表现

胰腺癌早期无特异性症状，只有在肿瘤发展增大到一定程度才开始出现症状。

（1）腹痛：腹痛是胰腺癌的常见或首发症状，约出现在 2/3 以上的患者中。

（2）黄疸：胰头癌较早出现黄疸，胰体尾癌出现黄疸较晚或不出现。

（3）消瘦。

（4）消化道症状：最常见的消化道症状是食欲不振和消化不良，其他的常见消化道症状有恶心、呕吐、腹胀、腹泻、便秘等，晚期可以出现脂肪泻。

（5）精神神经症状：部分患者表现有抑郁、焦虑、个性狂躁等精神神经障碍。

（6）糖尿病：胰腺癌与糖尿病的关系密切，胰腺癌患者合并糖尿病的临床特点为：①发病年龄相对较大，常大于 60 岁，女性多见；②无糖尿病家族史；③无多食、多饮、多尿的三多症状，但短期内体重下降较明显；④起病时常有腹痛或腹部不适感。

（7）其他表现：胰腺癌可出现低热、上腹部固定质硬包块，晚期胰腺癌可发生血栓性静脉炎，腹水形成，出现恶液质及肝、肺等转移癌表现。

4. 诊断

（1）体格检查：消瘦、腹部压痛、黄疸、肝大、胆囊肿大、上腹部包块、腹水等。

（2）实验室检查

1）生化学检查：胆红素、血清碱性磷酸酶、转氨酶升高，血、尿淀粉酶和脂肪酶检查，血糖和糖耐量检查，胰腺外分泌功能检查等。

2）肿瘤标记物检查：CEA、CA19－9、CA50、CA242，胰胚抗原（POA）、CA195、胰腺癌相关抗原（PCAA）、胰腺癌特异抗原（PaA）、SPAN－I、Dupan－2、和白细胞黏附抑制试验（LAIT）、k－ras 基因突变的检测等。

其中以CA19－9升高和K－ras基因第12密码子突变的阳性率较高。

（3）影像检查

1）超声：B超简便经济，无创伤，可重复检查，是临床上怀疑胰腺癌患者时进行筛查的首选影像学手段。内镜超声（EUS）检查方法使隐匿于胰头和胰尾的小胰癌得以发现，并可以在内镜下进行细针穿刺活检获得病理学诊断。

2）CT：是胰腺癌诊断和分期的首选影像学手段。

3）MRI和MRCP：MRI在明确病灶边缘，是否侵犯血管及胰周和淋巴方面优于CT。MRCP是一种安全无创的胰胆管显像技术，能反映胰胆管系统的全貌。

4）ERCP：是胰腺癌诊断最有价值的检查方法之一，对于深度黄疸的患者，可以经内镜放置鼻胆管引流（ENBD）或放置胆道支架，行术前减黄。

5）经皮肝穿刺胆管造影及引流（PTC及PTCD）：主要用于梗阻性黄疸患者的减黄。

6）正电子发射断层显像（PET）和放射性核素扫描：可作为胰腺癌诊断的补充手段。

5. 鉴别诊断

壶腹部癌、胆总管结石、胰腺良性肿瘤，急、慢性胰腺炎。

6. 治疗

（1）手术治疗：胰腺癌一经确诊，术前影像诊断可切除者，应首选手术治疗。胰头癌行胰头十二指肠切除术（Whipple手术）。胰体尾癌可行胰体尾切除加脾切除术，及所属淋巴结清除。多中心性胰腺癌或全胰腺癌可行全胰切除术。

（2）姑息治疗：对不可切除的胰腺癌，需要姑息手术以解除黄疸和十二指肠梗阻，缓解腹痛和腰背部疼痛。目前主要通过ERCP放置支架来解除黄疸和胃肠道梗阻。开腹手术解除胃肠道梗阻的方法包括胆囊空肠吻合，胆总管十二指肠吻合、胆总管空肠Roux－Y吻合及胃空肠吻合等方式。无条件内引流者可行PTCD或胆囊造瘘行外引流。开腹手术的同时亦可行无水酒精腹腔神经丛封闭术，可以缓解患者的疼痛，B超、CT、MRI引导下经皮腹腔神经丛封闭，以及内镜超声引导下腹腔神经丛封闭也可达到良好的止痛效果。

（3）辅助治疗：除手术治疗外，目前主张胰腺癌的综合治疗。①化学疗法，包括联合化疗和局部灌注给药；②放射疗法，包括术前、术中和术后放疗，放化疗相结合；③物理疗法，包括冷冻、射频、微波固化和高能聚焦疗法；④基因疗法和免疫疗法等。

7. 预后

胰腺癌由于转移早，发现晚，手术切除率低，手术后远期疗效不满意，术后5年生存率不足20%，总的来说预后很差。

（二）壶腹周围癌

1. 定义

壶腹周围癌是指发生于十二指肠乳头内胆管、乳头内胰管、胆胰管壶腹、十二指肠乳头区域的癌，其临床表现与胰头癌有很多相似之处，故统称它们为壶腹周围癌。壶腹周围癌多见于男性，发病年龄大多数在40～70岁，其可切除率和五年生存率都高于胰头癌。

2. 诊断

壶腹周围癌的临床表现、体格检查和影像学检查方法和胰腺癌类似。

3. 治疗

（1）手术治疗：根治性方法为胰头十二指肠切除术（Whipple手术）和保留幽门的胰头十二指肠切除术（PPPD）。

（2）姑息治疗　对病变过于广泛，无法切除者，可仅行胆肠吻合术和（或）胃空肠吻合术以解除胆道及消化道的梗阻。

（3）辅助治疗　化疗联合放疗可延长根治性术后患者的生存时间。

4. 预后

壶腹周围癌的手术切除率为50%～90%，5年生存率可达50%左右，均明显高于胰头癌。影响壶腹周围癌预后的主要因素为肿瘤的浸润范围，而与组织学类型无关。肿瘤局限于Oddi括约肌内者，其5年生存率可达80%左右，而浸润胰腺者仅为20%左右。姑息性切除者3年生存率几乎为0，就诊或手术时发生肝脏等远隔脏器转移者多于1年内死亡。

临床病案分析

男性患者，60岁，上腹部不适3月，皮肤巩膜黄染2周。患者近3月来出现上腹部不适，并伴有隐痛。2周前出现皮肤巩膜黄染，并呈进行性加重，食欲不佳，大便可呈陶土色，小便呈酱油色，逐渐加深。3个月来体重较前下降约5 kg。查体：生命体征平稳，全身皮肤黄染，巩膜黄染。腹平软，全腹无压痛及反跳痛，移动性浊音阴性，双下肢无水肿。查总胆红素189 μmol/L，直接胆红素162 μmol/L，CA199 102 U/ml，腹部增强CT示：胰胆道扩张，可见直径约1.5 cm的胰头部低密度肿块，增强扫描后肿块密度低于周边胰腺组织。

思考

1. 该患者最可能的诊断是什么?如需明确诊断可行什么检查?
2. 该患者明确诊断后有哪些治疗措施?

解析

1. 胰腺癌，明确诊断可行超声胃镜下穿刺活检。
2. 胰头十二指肠切除术。

五、胰瘘

重点	胰瘘的定义、病理分型、临床表现、诊断方法、主要并发症、非手术治疗手段、手术方式和时机的选择
难点	手术方式和时机的选择
考点	胰瘘的定义、病理分型、临床表现、诊断方法、主要并发症、非手术治疗手段、手术方式和时机的选择

1. 定义

瘘指在2种上皮覆盖的器官表面或在一个内脏器官（或其他空腔结构）与体表之间的非正常交通。所谓胰瘘必须是一端起源于胰腺导管上皮的瘘。胰腺疾病、手术和创伤都可以引起主胰管及其分支的破裂，使胰液外漏。胰液少量漏出，可被周围器官的浆膜吸收或包裹形成假性囊肿；若流入腹腔，也可导致胰源性腹水。当漏出量较大，且长时间不愈合时，才称为胰瘘。目前将术后3天，引流液中胰酶的浓度超过血浆胰酶水平上限的3倍定义为胰瘘。胰瘘包括胰外瘘和胰内瘘，胰液经腹腔向皮肤形成的瘘为外瘘；胰液通向邻近的空腔脏器或体腔为内瘘。

2. 病因

（1）各种胰腺和胰腺周围器官的外科操作。

（2）胰腺创伤。

（3）胰腺炎。

（4）其他胰腺疾病，如胰腺脓肿和胰腺假性囊肿等，若与胰管相通，在行外引流术时，也可以导致胰瘘。

3. 诊断

胰瘘可以通过病史、临床表现、生化检查和影像学检查等获得正确的诊断。

（1）病史：胰瘘发生前，患者可能存在着胰腺和胰周器官的外科操作、创伤、坏死性胰腺炎、胰腺脓肿、假性囊肿和慢性胰腺炎急性发作等病史。

（2）临床表现：在累及胰腺的外科操作后，从引流管或皮肤窦道内流出大量清亮液体，也可以是从淡绿色到暗红色浑浊的液体，每天引流量大于 50 ml，引流时间超过 2 周。

（3）生化检查：临床怀疑胰瘘的病人常常通过检测到引流液中胰淀粉酶的升高而确诊，但是对升高的量仍存在不同的看法。一般认为连续监测引流液中淀粉酶的浓度至少要超过血清浓度的 3～4 倍，才能诊断为胰瘘，也有以引流液淀粉酶大于 1000 U/L 为胰瘘的诊断标准。

（4）影像学检查：窦道造影、CT、ERCP、血管造影术等。

4. 治疗

胰瘘的治疗包括非手术治疗和手术治疗。

非手术治疗

（1）支持治疗：充分的引流、皮肤的保护、维持水、电解质平衡、抗生素的使用、Oddi 括约肌松弛药物、括约肌切开术和 ERCP 下支架植入术等措施。

（2）特殊治疗：窦道的人工封堵、胰腺的休息和分泌功能的抑制等。

手术治疗

（1）胰瘘的手术指征：①胰管破裂，伴随胰瘘起源的胰体和剩余的胰管系统间存在解剖学的中断；②胰瘘持续存在，同时有正常胰液流出道梗阻，而内镜治疗失败；③胰瘘持续 6 个月以上，保守治疗无效；④反复感染，尤其是出现脓腔；⑤无法控制的出血；⑥胰性恶液质。

（2）胰瘘的手术方式：主要有三种方式：①胰腺切除和瘘管结扎或切除；②瘘管切除后胰腺空肠吻合；③瘘管空肠吻合术。

胰瘘的内窥镜手术治疗是近年开展的新的治疗手段，可以通过放置支架解除主胰管近端梗阻，减少胰瘘流量，甚至使胰瘘愈合，为胰瘘的治疗提供了一个新的选择。

六、胰腺内分泌肿瘤

重点	胰腺内分泌肿瘤的定义，胰岛素瘤和胃泌素瘤的临床表现、诊断和治疗
难点	胰岛素瘤和胃泌素瘤的临床表现、诊断和治疗
考点	胰腺内分泌肿瘤的定义，胰岛素瘤和胃泌素瘤的临床表现、诊断和治疗

胰岛内有多种细胞具有分泌不同激素的功能，由这些细胞发展而形成的肿瘤称为胰腺内分泌肿瘤（PEN）。依据肿瘤是否有功能分为两类：一类是有内分泌功能的，可根据其分泌的主要激素种类进行命名，在临床上表现出一系列相应症状；另一类是血清激素正常、无明显临床症状的肿瘤，可称为无功能胰岛细胞瘤。

（1）正内分泌型系胰岛细胞在原位发生的肿瘤，如 B 细胞，分泌胰岛素，临床出现低血糖症候群，是最常见的胰内分泌瘤。

（2）异内分泌型，胃泌素瘤（亦名促胃液素瘤）为其代表，正常胰岛无 G 细胞，正常 G 细胞存在于胃窦、十二指肠，胰岛发生胃泌素瘤的原因是一种返祖现象，是 APUD 细胞的一种特性，新发肿瘤产生原来不分泌的激素，所以称为异内分泌型。

（一）胰岛素瘤

1. 临床表现

本病的典型症状是低血糖发作，常于空腹时发生，可出现意识障碍。由于脑部主要靠葡萄糖供给能量，因此长期、反复的低血糖可造成严重的脑损害，患者可表现为嗜睡、恍惚、昏睡甚至反应迟钝、智力减退。低血糖发作可引起交感神经兴奋的代偿反应，表现为出冷汗、面色苍白、心慌、四肢发凉等。严重的可出现精神病的表现。病人因防止饥饿发作而过多饮食可出现肥胖症。

2. 定性诊断

（1）Whipple 三联征：①空腹时或运动低血糖症状发作，②症状发作时血糖低于 2.2 mmol/L，③进食或静脉推注葡萄糖可迅速缓解症状。

（2）同步血清胰岛素浓度≥36 pmol/L，胰岛素/血糖比（IRI/G）＞0.3；C 肽浓度≥200 pmol/L，胰岛素原≥5 pmol/L。

（3）必要时可在密切监护下进行延长至 72 小时的饥饿诱发试验。

（4）建议测定血清钙、PTH、胃泌素、PRL 等激素水平，以排除多发内分泌肿瘤。

3. 定位诊断

（1）B 超检查：对直径＜1 cm 的胰岛素瘤发现阳性率很低，肿瘤在 2 cm 以上阳性率较高。

（2）CT 检查：是胰岛素瘤术前首选的定位诊断方法。

（3）内镜超声（EUS）：与 CT 相互补充。

（4）术中超声（IOUS）：常用于多发胰岛素瘤患者，能有效地发现术中不能触及的肿瘤，如胰头及钩突部肿瘤病变，增加术中定位的准确性。可提供肿瘤与胰管、血管的关系，有助于手术方式的选择，减少术后并发症。

4. 治疗

（1）本病一旦确诊，应尽快施行手术切除，以免长期低血糖加重脑细胞损害。

（2）术中应全面检查胰腺各部，最好结合术中 B 超以防遗漏多发病灶。

（3）术中要求不输葡萄糖，肿瘤摘下后即测血糖，如肿瘤已摘除完全，一般半小时后血糖可上升 50%以上，如未见上升，应再细找，疑灶可用细针穿刺吸取物作即刻细胞学检查，如发现 B 细胞应再摘取此处组织可发现小腺瘤。异位病变重点探查脾门和肝十二指肠韧带处。

（4）恶性胰岛素瘤的治疗，手术时探查发现肝有转移灶，尽可能摘除，并作 B 超探查，深部病灶可行无水乙醇注射，如病灶散在多发，可行姑息性肝动脉插管化疗及肝动脉栓塞，减少胰岛素的产生。

（二）胃泌素瘤

1. 发病特点

胃泌素瘤又名促胃液素瘤，佐林格－埃利森综合征（Zollinger-Ellison syndrome，ZES）。胃泌素瘤男女比例为 2:1～3:2，发病年龄多见于 30～50 岁，好发于胃窦、胰头十二指肠三角区，临床有 90%的胃泌素瘤包括淋巴结转移灶均在此三角区内见。位于胰的 60%以上为恶性，瘤体大而以单个为多，位于十二指肠的多为良性，瘤体小而多发，恶性的主要表现为有肝转移，肿瘤的显微镜下检查不能区别良恶性。

2. 临床表现

临床常表现为严重的消化性溃疡和腹泻。因高度的胃酸分泌，可致顽固性消化性溃疡及其并发症，如出血、穿孔等，一般外科治疗溃疡病如胃次全切除或迷走神经切除术后短期内常复发。因分泌大量胃泌素，可抑制小肠对水和电解质的吸收和促进小肠蠕动，引起腹泻，常导致水和电解质紊乱。

20%～25%的胃泌素瘤是 MEN－I 综合征的组成部分，但这种胰胃泌素瘤很少有肝转移灶，常为小而多发，患者可同时或先后有甲状旁腺增生或腺瘤。

3. 诊断

（1）临床诊断：钡餐和胃十二指肠内窥镜检查可发现胃或十二指肠溃疡，十二指肠的胃泌素瘤可在十二指肠二、三部发现黏膜下多发小肿瘤。

（2）实验室检查：基础胃酸分泌量在多数病例＞15 mmol/h，已行胃大部切除者，也往往＞5 mmol/h，夜间胃液量可超过1 L，当患者有高胃酸分泌或溃疡病，血清胃泌素的测定超过200 pg/ml有意义，超过500 pg/ml诊断基本可以确定。抽血测胃泌素有高峰值有助于定性定位诊断。

（3）定位诊断：对胰的胃泌素瘤CT和核磁共振检查阳性率在60%左右。超声内窥镜有助于定位胰头和十二指肠的病灶和决定手术方式。选择性腹腔动脉造影对胃泌素瘤的胰内病灶定位的价值与胰岛素瘤相同。

4. 治疗

根据原发部位不同采取不同方式治疗。

（1）位于胰的病灶，如仅局限于胰，根据其部位作肿瘤摘除或胰体尾切除，胰头的一般均有肝转移，不宜行胰头十二指肠切除，而以全胃切除术为宜。

（2）位于胃的病灶作包括幽门的胃窦部切除，并清扫幽门上下区的淋巴结。

（3）位于十二指肠的病灶，需切开十二指肠，仔细寻找多发病灶，逐个切除，个别病例多个病灶累及壶腹部，可能需行胰头十二指肠切除，有的病例只有三角区淋巴结转移而十二指肠未发现原发灶的，可仅行淋巴结摘除。

（4）肝转移者，术中B超定位，病灶注射无水乙醇或行射频消融术使之坏死，同时行全胃切除，国外文献有个别报告行肝移植的成功病例。

5. 预后

胃泌素瘤的预后关键在于有无肝转移。文献报告，无肝转移者，5年生存率可达90%以上，有肝转移者经综合治疗，5年生存率约30%。全胃切除术者有报告5年生存率亦可达55%，故积极的外科手术是胃泌素瘤首选的治疗方式。肝移植患者术后平均生存期为16个月。

临床病案分析

患者，女，54岁，因“发作性意识不清伴心慌胸闷1月”入院。1月前晨起运动后出现意识不清，持续数分钟后缓解，伴胸闷心慌，面色苍白，浑身发冷。于当地医院就医，予补液等治疗后症状缓解。1月来上述症状反复出现。查体：神清，精神可，皮肤及巩膜无黄染，全身浅表淋巴结未及肿大，双肺呼吸音粗，未及干湿性啰音，心律齐，各瓣膜未及病理性杂音。全腹无压痛及反跳痛。入院后查空腹血糖：2.5 mmol/L。

思考

1. 该患者最可能的诊断是什么？有何依据？

2. 进一步确诊需要做哪些检查？检查结果如何分析？

3. 该如何拟定治疗方案

解析

1. 胰岛素瘤。患者意识不清晨起运动后出现，伴交感兴奋症状出现，如面色苍白，大汗淋漓等；予葡萄糖输注后症状缓解。尚未满足Whipple三联征。

2. 需测糖化血红蛋白、肝肾功能、IGF、C肽等。需完善腹部超声、胰腺增强CT、EUS等检查。

3. 手术切除肿瘤，密切调控血糖。

第四十四章　脾疾病

重点	脾的解剖结构，常见脾疾病手术适应证
难点	常见脾切除后并发症
考点	脾疾病手术适应证、常见脾切除后并发症

一、脾的解剖结构

（1）脾是人体最大的淋巴器官，质软且脆。

（2）正常人脾的体积为（12～14）cm×（7～10）cm×（3～4）cm，脾重 100～250 g，并依个体情况、病理状态而各异。

（3）脾位于左季肋部深处，膈面被第 9～11 肋遮盖，其长轴平行于第 10 肋。脾毗邻胃、胰尾、左肾和左肾上腺、结肠脾曲、膈等重要结构，并形成相互连接的韧带：与胃大弯间形成脾胃韧带，与左肾间形成脾肾韧带，与横膈间形成脾膈韧带，与结肠脾曲构成脾结肠韧带。

（4）脾是血液循环非常丰富的高度血管化器官，脾具有双重血液循环系统，即脾蒂的主干血管和脾周韧带内的侧支血管，具有各自重要的解剖学意义。脾动脉一般发自腹腔动脉干，进入脾门前呈扇形分布，分支为脾叶动脉，继而分为脾段动脉、小动脉至终末动脉，脾静脉自脾门汇合成主干后多伴行脾动脉与肠系膜下静脉汇合后汇入门静脉。相邻脾叶、段间动静脉吻合甚少，形成脾实质相对无血管平面，这是多种保留性脾手术的解剖学基础。脾周血管主要有脾动脉在近脾门处分出的胃网膜左动脉和数支胃短动脉，走行于脾胃韧带中，在主干血管脾动、静脉阻断后对保证脾脏血运具有重要意义。

二、脾的生理功能

1. 免疫功能

脾对血液有滤过作用，含大量的免疫活性细胞如巨噬细胞、T 细胞、B 细胞、NK 细胞、K 细胞、LAK 细胞、树突状细胞等，产生 Tuftsin 因子、调理素、补体、备解素、内源性细胞毒因子等免疫活性因子，具有抗感染及抗肿瘤免疫等重要功能。

2. 造血、储血、滤血及毁血功能

脾造血始于胎龄 12 周，可持续至出生，其后脾失去造血能力。严重贫血、某些类型白血病和传染病及某些破坏血细胞的药物中毒时，脾内含有的少量造血干细胞（约为骨髓的 1/10）可发挥造血功能。脾通过血窦发挥储血作用，剧烈运动、失血或情绪激动时，脾窦内血液即可进入循环。脾血流量可达 150～250 ml/min，占心输出量的 4%～5%。脾窦壁上的滤孔可滤除细菌、缺损或衰老的红细胞、血小板和细胞碎片。脾清除血液中衰老红细胞的能力强于肝脏、淋巴结、肺、骨髓等。

3. 内分泌调节功能

脾中有神经内分泌细胞。正常的脾能分泌激素，具有多种内分泌激素受体，广泛参与内分泌调节。

4. 其他功能

脾具有产生Ⅷ因子功能，临床上可据此采用同种脾移植和脾细胞输注治疗甲型血友病。

三、脾相关疾病

1. 脾损伤

脾损伤病因中外伤所致脾破裂占第一位，约 85%，而医源性脾损伤和自发性脾破裂不足 15%。近年来，外伤性脾破裂发生率较高。

（1）医源性脾损伤系在手术中或侵入性诊疗过程造成的意外性脾损伤，可归纳为以下几种原因。

1）手术中损伤：占医源性脾损伤的大部分，靠近和远离脾区的手术均可引起。

最多见于胃大部切除及选择性迷走神经切断术、结肠手术、肾切除以及食管裂孔疝修补术。

主要原因是于脾膈间牵引脾膈韧带或强行分离脾周粘连，硬性牵引胃或脾胃韧带使脾门处包膜或胃短血管损伤，牵引脾结肠韧带使其附着处及邻近粘连撕裂，胃后壁手术致脾静脉回流受阻，脾充血肿胀致包膜下血肿或小裂伤。

2）侵入性检查和治疗：经脾穿刺门静脉造影、脾穿刺活检、脾动脉栓塞或胸腔穿刺、针灸等误刺脾脏，亦可发生脾出血。亦有行腹腔镜检查时致脾损伤的报道。

3）产科操作：分娩过程中产道压力过大、牵引、手术操作、骨盆狭窄、软产道僵直或胎儿较大等因素都可能导致脾损伤。

（2）医源性脾损伤及无辜性脾切除术应尽力避免。若发现和处理及时，医源性脾损伤时大多能保留脾。若术中行脾切除或术后发现脾破裂而再手术切脾者，其各类并发症均较高，与外伤性脾切除或选择性脾切除患者相比，死亡率高达 8%～18%（平均为 12.8%）。

2. 脾占位性病变

（1）脾囊肿：可分为两类，即真性囊肿和假性囊肿。真性囊肿又包括寄生虫性囊肿和非寄生虫性囊肿。真性囊肿的内壁有内皮或上皮覆盖，假性囊肿多由于腹部创伤所致，其还可以继发于脾梗死。脾囊肿手术治疗的指征主要包括囊肿较大，症状明显或有发生破裂、感染等并发症的可能；肿瘤性囊肿；寄生虫性囊肿等。手术方法为全脾切除、囊肿切除术或脾部分切除术等。

（2）脾肿瘤：分原发性肿瘤和转移性肿瘤两大类。脾的原发肿瘤十分少见，多为良性肿瘤，恶性肿瘤占少数。良性肿瘤中则以血管瘤为多见，其特点是瘤体生长缓慢，逐渐增大，严重者累及整个脾。脾血管瘤可发生梗死、感染、纤维化、钙化等继发病变。脾淋巴管瘤在脾良性肿瘤中的发病率居第二位。较小病灶者可不予处理，瘤体较大时手术切除可获治愈。

脾原发性恶性肿瘤临床上较脾良性肿瘤更为少见，多为肉瘤，如淋巴瘤、血管肉瘤等。根据起源组织的不同，目前多将其分为 3 大类，即脾血管肉瘤、脾恶性纤维组织细胞瘤和脾原发性恶性淋巴瘤。但国外多将其分为脾原发性恶性淋巴瘤和脾非淋巴瘤性恶性肿瘤两大类。原发性恶性淋巴瘤的治疗应行脾切除并术后辅助化疗。

大多数脾转移性肿瘤为癌转移，常见的原发癌有肺癌、乳腺癌、前列腺癌、大肠癌、胃癌、卵巢癌、肾癌、子宫颈癌、绒毛膜上皮癌等，恶性黑色素瘤也可在脾内形成转移灶。

（3）脾脓肿：多为全身感染的并发症，经血行传播感染。也有脾中央型破裂、脾梗死、脾动脉结扎或脾动脉栓塞术后继发感染形成的脓肿。临床表现为寒战、高热、左上腹疼痛、左上腹触痛和肌紧张、白细胞升高，X 线检查可见脾影扩大、左膈抬高等，B 超可见液性暗区。除抗生素治疗外，单发脓肿可行脓肿切开引流，多发脓肿应行脾切除。

（4）脾动脉瘤：脾动脉瘤是最常见的内脏动脉瘤，约占 60%。脾动脉粥样硬化是脾动脉瘤最多见的病因，60%～99%的患者中发现此类改变。门静脉高压症、动脉壁结构缺损、原发性高血压、女性及妊娠、脾动脉外伤或医源性损伤、脾动脉炎症、感染或坏死、原位肝移植术后等均是脾动脉瘤发生的危险因素。

脾动脉瘤未破裂时以腹痛最多见，常为慢性非特异性。脾动脉瘤破裂时表现为突发的急性腹痛，伴低血压或休克表现。血管造影是诊断脾动脉瘤最有力的方法，选择性和超选择性血管造影具有更高的特异性及准确性。CT、MRI、腹部超声、腹部 X 线检查均可有相应发现。手术是根治性手段，在以下情况时应积极考虑：有症状的脾动脉瘤；无症状或症状不明显，但瘤体逐渐增大者；瘤体直径达到或超过 2 cm 者；患脾动脉瘤女性欲妊娠或已妊娠者。

3. 脾梗死

脾梗死为脾动脉主干或分支血管被栓子堵塞致远端缺血坏死，常并发于血液系统疾病如急性白血病、慢性髓细胞性白血病、骨髓纤维化、非霍奇金淋巴瘤、真性红细胞增多症、镰状细胞贫血等，心血管疾病如心房纤颤、感染性心内膜炎，以及感染性疾病如败血症、疟疾、伤寒等。

脾动脉作为终末动脉分支进入脾脏，其分支末端在脾髓内呈笔毛状，构成脾梗死的解剖学基础。小动脉支的栓塞常无明显症状，而较大动脉支栓塞可出现剧烈的左上腹胀痛或撕裂样疼痛，并放射至左肩，伴恶心、呕吐，具有明显的腹膜刺激征。腹穿可有暗红色稀薄血性液体，应注意与绞窄性肠梗阻、重症急性胰腺炎、肠系膜上动脉栓塞等疾病鉴别。脾梗死治疗以非手术疗法为主，继发感染导致脾脓肿时可行脾切除术。

4. 脾相关的造血系统疾病

脾相关的造血系统疾病主要有：溶血性贫血、血小板减少性紫癜、慢性白血病、淋巴瘤、骨髓增生异常综合征等。脾切除治疗血液系统疾病的目的在于去除破坏血细胞的场所，以延长血细胞寿命，减少自身免疫性血液病自身抗体的生成。脾切除可改善某些血液病的症状和预后。

先天性溶血性贫血主要包括遗传性球形细胞增多症、镰状细胞贫血、地中海贫血等，主要临床表现是贫血、黄疸和脾大。遗传性球形细胞增多症是脾切除的最佳适应证，脾切除是其唯一有效的治疗措施。脾切除后患者可黄疸消退、贫血改善，但手术不能纠正红细胞膜骨架蛋白缺失或减少等内在缺陷。4 岁以下患儿除非有严重贫血、明显发育障碍或反复出现溶血危象外，一般不宜施行脾切除。地中海贫血行脾切除的适应证亦仅局限于伴有明显脾大的重症患者，以改善压迫症状和消除脾功能亢进，其效果不如遗传性球形细胞增多症显著，仅能部分纠正贫血、减少输血次数。

基于脾切除可减少自身抗体的生成，自身免疫性溶血性贫血和特发性血小板减少性紫癜可选择脾切除以减轻溶血和血小板的破坏，但均非首选，仅适用于肾上腺皮质激素治疗无效或出现激素依赖时。脾切除治疗温抗体型自身免疫性溶血疗效可达 50%，特发性血小板减少性紫癜达 72%。特发性血小板减少性紫癜急性型发生危及生命的出血时可急诊行脾切除术。切除肿大、功能亢进的脾可减少正常红细胞在脾的滞留与破坏，以改善血象，但不能治愈原发疾病，如某些类型白血病。

脾切除可解除巨大脾的压迫症状，提高生活质量，如骨髓增生异常综合征、脂质代谢障碍性疾病 Gaucher 病、Niemman－Pick 病等。

5. 感染性疾病

急性感染性疾病，如败血症、伤寒、传染性单核细胞增多症、亚急性细菌性心内膜炎等可伴有血循环中红细胞破坏增多，引起脾大和脾功能亢进。原发病控制后，继发性脾功能亢进可获解除。

急性感染性脾大的原因是急性充血与炎性细胞浸润。除并发脾破裂、脾脓肿等外，无脾切除适应证。而慢性感染如反复发病的疟疾、结核病、黑热病等，可伴有不同程度脾大和脾功能亢进，可适当选择脾切除。

6. 充血性脾大

各种原因引起的脾血液循环障碍、血液长时间淤滞在脾循环内，导致脾充血肿大，最终发展为慢性纤维化，称为充血性脾大。肿大脾的基本病变及发展过程均表现为淤血及由其引起的脾组织增生性和退行性改变（出血、纤维化）反复进行，最终导致脾体积增大、重量增加和质地变硬。

临床上在脾大出现后，常继发脾功能亢进，表现为贫血、白细胞和血小板减少等。引起脾慢性淤血的主要原因是肝硬化、门静脉高压症和长期右心衰竭，脾静脉的自身狭窄或闭塞亦可导致脾严重淤血。充血性脾大和脾功能亢进是脾切除术的良好适应证。

7. 结缔组织病

脾的结构和大小随机体的免疫状态变化而改变。

弥漫性结缔组织病（DCTD），是风湿性疾病中的一部分，它又分为类风湿关节炎、系统性红斑狼疮、结节性多动脉炎、硬皮病、多发性肌炎、干燥综合征等。DCTD 是一类免疫介导损伤性自身免疫性疾病，累及全身多器官系统，常伴脾大和相应损害。系统性红斑狼疮（SLE）患者临床脾大占 10%～20%，活动期更多见。成人类风湿关节炎伴有脾大者比较少见，其亚型 Still 病半数病例有肝脾大。另一亚型 Felty 综合征伴有白细胞减少和脾大。

免疫性疾病所致脾大的治疗包括原发病的治疗和脾大的外科治疗。原发病的治疗为基础，如基础治疗、激素治疗、免疫治疗、特异性治疗等，在减轻或（和）有效控制原发病的基础上使脾大及其病理改变得到有效改善。免疫性疾病合并脾大，其肿大程度多属于中轻度，较少需要外科治疗。若合并有脾功能亢进，可考虑脾切除，但同时患者本身患有免疫性疾病，增加手术的风险程度，因此是否选择外科治疗要慎重。

8. 少见脾疾病

（1）副脾：指正常脾以外存在的、与主脾结构相似，有一定功能的脾组织，发生率超过 10%。多位于脾门附近，约 1/4 位于脾蒂血管及胰尾周围，呈深紫色球形或半球形，大小从数毫米至数厘米不等。无症状者无需处理，并发肠梗阻、副脾扭转、破裂出血时应手术切除。

（2）游走脾：脾脱离正常解剖位置游移活动于腹腔其他部位者称为游走脾。多因先天性脾蒂或脾周韧带过长，或脾周韧带缺如，或肿大的脾牵拉使韧带松弛或腹肌薄弱等。主要临床表现为腹部肿块，常引起相邻脏器的压迫症状。

（3）脾种植：又称脾组织植入，指损伤性脾破裂时自行散落的脾组织细胞团在一个或几个脏器表面重新建立血液循环，生长为具有包膜的大小不等的结节。脾组织植入的重要部位是小肠浆膜面、大网膜、壁层腹膜、肠系膜、膈肌等。脾组织植入通常无明显临床症状。

四、常见脾切除后并发症

1. 出血

开腹脾手术中，脾切除术后腹腔内出血发生率约 2%，保脾手术后腹腔内出血发生率约 4%，腹腔镜脾切除术后腹腔内出血发生率较高，为 5%～6%。常见为大血管出血（如脾蒂血管出血、胰尾血管出血、胃短血管出血等）和创面渗血（膈面渗血、脾床渗血等）。腹腔内出血多在术后 12～24 小时内发生，首先表现为腹腔引流管引流出鲜红色或暗红色血液，血凝块堵塞引流管可掩盖病情。

一旦出现血容量不足征象或红细胞比积进行性下降，即应怀疑有腹腔内出血的可能，及时行腹部 B 超检查后再次手术探查。

2. 膈下积液和脓肿

脾手术后期如出现不明原因发热，应首先怀疑膈下积液和脓肿。免疫功能低下、引流不畅或引流管拔除过早、胰尾损伤、胃肠道瘘等是常见原因。

脾手术后常规于脾窝放置硅胶管行封闭式负压引流，目的在于预防腹腔积液、积血或胰瘘后的胰液积聚致膈下感染。术后必须保持腹腔引流管引流通畅。如发现引流不畅，可用 30～50 ml 无菌生理盐水低压冲洗。

3. 脾热

脾切除术后持续 2～3 周的发热，如能排除各种感染性并发症，则称为脾热。脾热的发病机制至今尚不清楚，有人认为是白细胞凝集素进入循环所致，据此推断可能与免疫因素有关；也有人认为脾静脉栓塞、胰瘘或腹腔包裹性积液等亦可导致脾热。

一般来说，脾热的持续时间和程度与手术创伤成正比。脾热为自限性发热，一般不超过 38.5～39℃，且多在 1 个月内自行消退，故无需治疗。如全身症状明显，可口服非甾体抗炎药对症治疗。

4. 血小板增多症

血小板增多症是脾切除术后的常见现象，偶见脾次全切除术或脾修补术术后。血小板计数升高一般不超过 $500 \times 10^9/L$，但也有达 $1000 \times 10^9/L$ 以上者。血管栓塞多发生于骨髓瘤、白血病和骨髓转移肿瘤行脾切除术病例，多是骨髓造血功能异常、血小板增多致血栓形成的结果。

一般在血小板计数超过 $300 \times 10^9/L$ 时，可考虑口服小剂量阿司匹林肠溶片，或静脉滴注肝素预防血管栓塞，但两者不可联用；血小板计数超过 $1000 \times 10^9/L$ 时，首选肝素抗凝，然后改用华法林口服。

5. 呼吸系统并发症

呼吸系统并发症包括胸腔积液、肺不张和肺炎。开腹脾手术后呼吸系统并发症发生率为 10%～48%。腹腔镜脾手术后，胸腔积液和肺不张发生率低于 4%，几乎无肺炎发生。胸腔积液多为膈下腹膜被广泛解剖所致，或有左侧膈下感染，皆为反应性积液。脾手术后双侧胸腔积液少见，可能是低蛋白或双侧膈下感染的表现。

6. 胰瘘

脾切除术后胰瘘是术中结扎脾蒂时损伤胰腺所致。脾切除术后胰瘘多为自限性，多在术后 2 周左右即无引流液流出。B 超、CT 检查或经引流管造影可显示胰瘘的引流是否充分，以及有无液体积聚。

7. 脾切除术后凶险性感染

脾切除术后凶险性感染（OPSI）是一种临床综合征，多发生于脾切除术后 2 年左右。临床上发病急，病情迅速恶化，短期内可出现休克，病程中常出现弥漫性血管内凝血和肾上腺皮质出血，机体无特定局限性化脓性感染灶存在，血细菌培养阳性（多为肺炎球菌）。

根本预防方法是避免一切不必要的脾切除，尤其对 4 岁以下儿童行全脾切除更应慎重。

第四十五章　消化道大出血的诊断与外科处理原则

重点	常见上、下消化道出血的病因及特点
难点	消化道出血的诊断流程及治疗措施
考点	消化道出血的诊断流程及治疗措施

一、上消化道出血

1. 定义

（1）出血来自食管、胃、十二指肠、空肠上段和胆道、胰管。

（2）临床表现为呕血、黑便。

（3）根据出血量的多少又分为急性大出血、复发性显性出血和隐性出血。

2. 上消化道出血的病因　见表 45－1。

表 45－1　上消化道出血的病因

胃十二指肠疾病
- 胃溃疡、十二指肠溃疡（包括 Zollinger－Ellison 综合征）
- 出血性胃炎（急性胃黏膜糜烂，应激性溃疡）
- 慢性胃炎
- 胃癌
- 胃息肉
- 胃其他肿瘤（如胃间质瘤，胃恶性淋巴瘤）
- 手术吻合口溃疡
- 胃肉芽肿病变
- 胃十二指肠憩室
- 急性胃扩张

食道疾病
- 食管贲门黏膜撕裂征（Mallory－Weiss 综合征）
- 食管炎
- 食管溃疡
- 食管癌
- 食管良性肿瘤
- 食管裂孔疝
- 食管憩室
- 肝胆胰疾病

门静脉高压症
- 胆道出血［胆管炎，胆管结石、蛔虫，壶腹癌，胆管癌，肝动脉瘤破裂，其他肿瘤侵及胆道，创伤（包括各种经肝的穿刺、介入、造影检查等）］
- 胰腺癌侵犯十二指肠
- 急性胰腺炎
- 血管病变

巴德–吉亚利综合征（Budd－Chiari 综合征）
- 胃恒径动脉综合征（Dieulafoy 病）
- 胃、十二指肠、空肠血管瘤
- 胃、十二指肠、空肠毛细血管扩张症

续表

全身性疾病及其他
血液病（白血病、血友病）
紫癜
凝血机制障碍（如急性肝衰）
药物（如阿司匹林、肾上腺皮质类固醇、利血平、保泰松、抗凝药等）
肺源性心脏病
尿毒症
传染病（如流行性出血热、钩端螺旋体病）

3. 诊断

（1）症状和体征：见表45－2。

1）隐性出血：小量而缓慢的出血，大便色泽无改变，患者可表现贫血，大便隐血阳性。

2）显性出血：有呕血和或黑便。胃内出血超过300 ml可有呕血，大便为黑色柏油样，出血60 ml即可有黑便，若出血量大、急，也可表现为暗红色血便。

3）急性大出血或持续出血：出血量达800 ml以上者，常有心悸、冷汗、烦躁、面色苍白、皮肤湿冷、心率加快、尿少、血压下降等低血容量性休克表现。

表45－2　消化道出血程度分级

分级	失血量（成人）	脉搏	血压	血红蛋白	症状
轻度	＜500 ml	正常	正常	无变化	可有头昏
中度	800～1000 ml	100次/分	下降	70～100 g/L	头昏、口渴、烦躁、少尿
重度	＞1500 ml	＞120次/分	收缩压＜10.7 kPa	＜70 g/L	心悸、肢冷、冷汗、少尿或无尿，神志恍惚

（2）出血原因的诊断：根据不同出血病因的特点，结合病史、症状、体征以及特殊检查明确诊断。

1）鼻胃管检查：如吸出液为胃液和胆汁，无血，则出血病灶多在十二指肠以下。

2）纤维胃镜或十二指肠镜检：在出血后6～12小时内进行，易发现出血病灶并进行治疗。

3）X线钡餐检查：目前已渐趋摒弃，应在出血停止后早期检查，在无条件开展内镜检查的单位内仍有一定价值。

4）选择性腹腔动脉或肠系膜上动脉造影：当出血速度＞0.5 ml/min时可发现活动性出血病灶。

5）^{99m}Tc核素：可检出0.05～0.1 ml/min的出血。

（3）常见上消化道出血性疾病的特点

1）胃、十二指肠溃疡病：有典型症状或溃疡确诊病史。胃镜检查可确诊。

2）食道胃底曲张静脉破裂出血：各种原因所致门静脉高压，可引起食管胃底静脉曲张。破裂出血往往出血量大，速度快，常致失血性休克。患者常有病毒性肝炎、酗酒或血吸虫等慢性肝病病史以及肝功能失代偿的临床表现。

3）出血性胃炎：患者可长期服用肾上腺皮质类固醇、非甾体抗炎药，或有大量饮酒史；也可继发于严重的应激反应。胃镜检查见胃黏膜广泛糜烂、出血。

4）胃癌：癌组织坏死、溃疡、侵蚀血管可导致出血。如怀疑胃癌，尽早胃镜检查。

5）胆道出血：胆道内出血经过十二指肠排入胃肠道称为胆道出血。最常见病因为肝内外胆管结石、肝胆恶性肿瘤等。急性出血时可出现腹痛，发热，黄疸三联征，有别于胃、十二指肠溃疡。后者出血后由于碱性血液中和胃酸，上腹痛可缓解。B超、CT可见胆道病灶，胆管扩张或肝脏病变。

4. 治疗

（1）抗休克及支持治疗：对急性大出血及合并失血性休克患者，应立即开放 1～2 个静脉通道，快速补液，监测并维持生命体征和中心静脉压正常；置尿管，记每小时尿量，维持尿量 30～50 ml/h 以上。实验室应检查血、尿常规、肝肾功能、电解质、凝血功能、血气分析以及血型等，并做好交叉配血，预备输血。

（2）止血药物：静脉注射止血芳酸和维生素 K_1。经胃管注入各种止血药，应用奥美拉唑抑制胃酸。对门静脉高血压症出血，常使用垂体后叶素、心得安降低门脉压力；心得安、生长抑素等药物可减少腹腔内脏血流，降低门脉压力控制出血，临床应用普遍。

（3）三腔双囊管压迫对食管胃底静脉出血有暂时止血作用。

（4）内镜止血：内镜可以诊断出血原因，也可以通过各种方式尝试止血，如喷洒止血剂（2%～5% Monsel 溶液）、注射肾上腺素收缩血管进行止血。对出血病灶也可进行电凝、激光或微波止血。对食管胃底曲张静脉可于局部注射硬化剂或套扎出血静脉以止血。

（5）选择性腹腔动脉或肠系膜上动脉造影及介入疗法：既可诊断，又可超选择地栓塞出血动脉达到止血目的，最适于血管瘤或毛细血管扩张症出血病例。

（6）手术治疗：非手术治疗无效时，应及时进行手术。对胃十二指肠溃疡病可行胃大部分切除或超选择性迷走神经切断术加出血病灶缝扎止血。对门脉高压症出血可行脾切除加贲门周围血管离断术或经颈静脉肝内门体分流术（TIPS）。对于出血性胃炎，一般主张行迷走神经切断加半胃或胃大部切除；也可行全胃切除术，但术后并发症多。对血管瘤、血管畸形或毛细血管扩张症可行楔形切除或肠切除吻合术。

二、下消化道出血

1. 定义

（1）Treitz 韧带以下肠道，包括空肠、回肠、结肠、直肠和肛管病变所致的出血，不包括痔、肛裂出血。

（2）轻度出血仅大便隐血阳性，中度则排出鲜红或暗红色血便，重度出现休克。

2. 下消化道出血的病因　见表 45－3。

表 45－3　下消化道出血的病因

肠道恶性肿瘤
结直肠癌
肠道恶性淋巴瘤
小肠腺瘤
小肠间质瘤
肠道转移性癌（如肝癌、子宫颈癌）
息肉病变
结肠、直肠息肉
小肠息肉
家族性结肠息肉病
Peutz－Jegher 综合征
炎症性肠病
慢性溃疡性结肠炎
Crohn 病
放射性肠炎
肠结核
急性坏死性小肠炎
非特异性结肠炎
结肠阿米巴
药物性肠炎
憩室病变
肠道憩室病
小肠、结肠憩室（包括 Meckel 憩室）
血管病变
肠系膜动脉栓塞

续表

肠系膜血管血栓形成
肠血管畸形
先天性毛细血管扩张症
结肠静脉曲张
小肠海绵状血管瘤、毛细血管瘤
全身疾病
感染性疾病
败血症
流行性出血热
伤寒
钩端螺旋体病
血液系统疾病
过敏性紫癜
血小板减少性紫癜
再生障碍性贫血
白血病
血友病
恶性网状细胞增多症
寄生虫病
钩虫病
血吸虫病
维生素 C、K 缺乏
中毒
食物、有毒植物或药物中毒
药物性出血（如肠用阿司匹林或甾体类药物）
其他
肠气囊肿，子宫内膜异位症
空肠异位胰腺
肠套叠，肠扭转
腹内疝
腹外伤
大肠缺血性疾病
慢性肾功能衰竭
原因不明

3. 诊断

（1）首先应排除上消化道出血：如置胃管或胃、十二指肠镜检未见病变，则出血多来自于下消化道。

（2）便血的量、颜色、性状：血色暗红或黑色提示出血部位高；大便后滴鲜血，厕纸染血，便血与粪便不相混多为痔、肛裂或直肠息肉；大便有脓、血和黏液，应考虑菌痢、慢性结肠炎、大肠肿瘤或血吸虫病或大肠结核等；便血伴腹内肿块应考虑结肠癌或肠套叠；大量便血伴休克应考虑坏死性肠炎、肠系膜血管栓塞、肠套叠；

（3）查体及辅助检查：首先做直肠指检，然后行纤维结肠镜检；如仍不满意，且出血已停止，可作气、钡双对比造影；对慢性出血病例，可行 ^{99m}Tc 标记红细胞核素扫描（TLRBCS）；对急性大出血，应考虑行选择性肠系膜动脉造影。小肠出血的诊断较困难，如胃、十二指肠和结、直肠经镜检为阴性，可行选择性肠系膜上动脉造影、胶囊内镜、小肠气钡照影或 TLRBCS，多数患者可以确诊。

（4）常见引起下消化道出血疾病的特点如下。

1）肠道肿瘤：直肠癌、结肠癌患者常有大便习惯和粪便形状的改变，以及腹痛、腹胀等慢性肠道梗阻表现；体格检查可见肠型、腹块；直肠指检还可扪及肠黏膜面肿块。肠道恶性淋巴瘤、间质瘤、黑色素瘤等也有类似表现。

2）肠息肉：多发于 40 岁以下，儿童更多见。一般出血量少或反复出血，血液附在粪便表面。色鲜红。多无消化道梗阻症状。

3）肠道炎性病变：溃疡性结肠炎常有慢性腹泻、黏液便或脓血便史，且便后腹痛可缓解，少有大出血。

急性坏死性肠炎有腹痛、腹泻、大量便血和全身毒血症状。Crohn 病常伴有低热、消瘦、腹泻、腹痛及压痛。

4）结肠憩室：老年患者下消化道出血的常见原因，出血量较多，但多数能自行停止。

5）结肠血管病变：毛细血管扩张或动脉畸形等退行性病变好发于 60 岁以上的老人。病变多位于盲肠及升结肠，肠镜可见黏膜及黏膜下层扩大、变形的静脉和毛细血管。

6）缺血性肠病：全身动脉硬化导致肠道缺血缺氧。表现为腹痛、腹泻、发热、结直肠少量或大量出血。

4. 治疗

（1）支持治疗：卧床，禁食或少渣饮食，镇静，静脉或肌注止血剂；如有休克，应补液、输血，积极抗休克治疗，监测生命体征并行实验室检查，如肝、肾功能，血电解质，凝血功能，血型等。对病因不明确的出血，不主张盲目剖腹探查。

（2）手术治疗：对病因基本明确，且有手术指征者，可进行相应的手术治疗，但病因不清时，手术应慎重，只有在以下情况可考虑剖腹探查。①活动性大出血，血液动力学不稳定，但又不能做 TCRBCS 和动脉造影者；②各种检查均阴性，而药物治疗又不奏效者。手术中应仔细在灯光下透照和触摸全胃肠道，如仍未见病灶，应在术中经肠造口或经肛门作纤维内镜检查，往往能找到较小的病灶，并行相应的处理。

（3）介入治疗：经选择性血管造影确定出血部位后，可经导管注入药物止血或动脉栓塞止血。

（4）内镜治疗：在纤维内镜直视下，可用电凝、激光、冷冻或热探头止血，也可对出血灶喷洒肾上腺素或凝血药物止血。

第四十六章　急腹症的鉴别诊断

重点	急腹症的病因，临床表现，鉴别诊断
难点	各类型急腹症的鉴别
考点	急腹症的病因，临床表现，鉴别诊断

一、定义

急腹症：是以急性腹痛为突出表现需要紧急处理的腹部疾病。

二、病因

外科急腹症常见病因：①感染与炎症：如急性阑尾炎、急性胆囊炎等。②空腔脏器穿孔：如胃、十二指肠溃疡穿孔，胃癌穿孔等。③腹部出血：如肝、脾外伤，肿瘤破裂出血等。④梗阻：如胃肠道、胆道、泌尿道梗阻等。⑤绞窄：如胃肠道梗阻或扭转致血液循环障碍，甚至缺血坏死。⑥血管病变：如动脉栓塞，血栓形成，动脉瘤破裂等。

妇产科疾病：如急性附件炎、急性盆腔炎、卵巢黄体破裂、卵巢肿瘤扭转、异位妊娠破裂等。

内科疾病：①腹部内科病：如急性胃肠炎，急性肠系膜淋巴结炎等。②非腹部内科病：由于神经牵涉致腹痛，如急性胸膜炎，心肌梗死等。③脊髓病变：如脊柱增生性骨关节炎，脊柱结核等。

三、腹痛的机制

腹痛是机体对腹部或其他部位不同刺激的一种自身感觉，是机体受到侵袭的警告信号之一。刺激因子包括化学性、机械性及炎症性因子。如胃液、空腔脏器梗阻、细菌感染等。腹痛刺激由交感神经、副交感神经、支配壁层腹膜的体神经三条途径传入大脑中枢引起疼痛。

腹痛根据起源和性质可分为内脏神经痛、躯体神经痛和牵涉痛。

（1）内脏神经痛：根据神经丛的支配，上腹器官由腹腔丛支配，疼痛在上腹部；中腹器官由肠系膜上神经丛支配，疼痛一般在脐周；而横结肠以下的肠管由肠系膜下神经丛支配，疼痛一般位于下腹部。内脏痛一般为隐痛、胀痛或绞痛，由于迷走神经中的副交感神经刺激延髓的呕吐中枢，多伴有恶心、呕吐。

（2）躯体神经痛：由于壁层腹膜上分布的躯体感觉神经受炎症、机械、化学因子刺激，会导致定位清晰而准确的剧烈腹痛，当刺激强烈时可引起反射性腹肌收缩和强直，即所谓腹膜刺激征。

（3）牵涉痛：器官的疼痛引起远离该部的疼痛叫牵涉痛或放射痛。如急性胆囊炎右上腹痛并向右肩背部放射；肾输尿管绞痛，向腰部和会阴部放射；盆腔疾病向腰骶部放射；心肌梗死引起上腹痛，右下胸膜炎可引起右上腹痛等。

四、腹痛的特点

（1）腹痛部位：最先发生的部位可能是病变的原发部位。如胃、十二指肠溃疡穿孔开始在上腹部痛，当穿孔后消化液流向下腹，此时腹痛扩展至右下腹乃至全腹，易与阑尾炎穿孔相混。急性阑尾炎疼痛通常由脐周或上腹部转移至右下腹。腹痛最明显的部位，常是病变最严重的部位。

（2）腹痛性质：持续性钝痛、持续性胀痛常为脏层腹膜受扩张牵拉所致，按压腹部疼痛加重，如麻痹性肠梗阻、肝脏肿瘤等。阵发性绞痛，为空腔脏器平滑肌阵发性痉挛所致，常提示消化道、胆道或输尿管等存在梗阻因素。持续性疼痛阵发性加剧，提示梗阻与炎症并存，常见于绞窄性肠梗阻早期，胆道结石合并胆管炎，胆囊结石合并胆囊炎等。

（3）腹痛程度：分轻度（隐痛），中度及重度（剧痛），表示病变的轻、中、重，但也因个人忍受程度有所差异。

五、常见急腹症的诊断程序

1. 病史

应仔细询问腹痛始发部位及现在部位，腹痛的性质、程度，有无牵涉痛以及伴发症状等。首先鉴别内科病与外科病非常重要，其鉴别诊断要点见表46－1。

表46－1　常见急腹症的诊断

	内科疾病	外科疾病
腹痛与其他症状的关系	其他症状，如发热、咳嗽、呕吐在先	腹痛出现早于其他症状
腹痛部位	不固定	固定
按压腹部	喜按、按压疼痛减轻	拒按，按压腹部疼痛加重
体位改变和行走对腹痛的影响	减轻	加重
腹痛程度	随时间发展减轻	一般随时间延长加重

腹痛的特点，包括部位、性质、程度及伴随症状如恶心、呕吐等与诊断密切相关，如前文所述。

相关病史也很重要，如既往类似腹痛发作史，常见于复发性阑尾炎、胆道感染、胰腺炎、胃、十二指肠溃疡等；有无手术史；此外女性患者月经史、生育史、避孕情况等也有助于鉴别诊断。

2. 体格检查

（1）一般检查和视诊：注意神志、表情、体位、生命体征的变化。有无脱水、失血、休克征象，巩膜有无黄疸。

（2）触诊：先从远离腹痛部位检查，最后触诊病变部位；触诊先浅后深，腹膜刺激征非常重要，触诊时还应注意肝、胆囊、脾可否扪及，及有无异常情况。

（3）叩诊：重点了解肝浊音界有无缩小或消失，有无移动性浊音，有无肝、肾区叩痛。

（4）听诊：主要检查肠鸣音、振水音和血管杂音。

（5）肛门直肠指检：急腹症时应常规检查。

3. 辅助检查

（1）实验室检查：包括血、尿、大便常规，血生化，电解质，肝、肾功能，血、尿淀粉酶，血气分析等。

（2）诊断性腹腔穿刺：当叩诊有移动性浊音而诊断不明确时，均应行诊断性腹腔穿刺。穿刺液浑浊或为脓液提示腹膜炎或腹腔脓肿；穿刺液有胃肠内容物，提示消化道穿孔；不凝血液多为实质脏器破裂，如外伤性肝、脾破裂，或肝癌自发性破裂；血性液体应怀疑绞窄性肠梗阻或重症胰腺炎。

对腹腔穿刺阴性，而又不能排除腹腔病变者，可行腹腔灌洗。

（3）影像学检查：腹部X线平片或透视发现膈下有游离气体提示消化道穿孔。急性机械性肠梗阻表现为梗阻以上的肠管扩张、积气及多个气液平；发现孤立性肠管扩张伴气液平，应考虑闭袢性肠梗阻。余详见相关各章内容。

超声对肝、胆道、肾、输尿管、子宫、附件疾病以及腹腔有无腹水、脓肿有较大诊断价值。

CT、MRI 对腹部占位病变的诊断更有价值。

血管造影适用于胃肠出血，血管疾病等的诊断。超声多普勒、CTA 及 MRA 是诊断血管疾病的无创检查。

（4）内镜检查：直肠乙状结肠镜用于对大肠梗阻、便血或直肠包块的诊断，并可缓解乙状结肠扭转。胃、十二指肠镜、纤维结肠镜、胶囊内镜有助发现上或下消化道病变或出血原因。ERCP 可用于诊断胆总管梗阻原因并进行胆管减压，或随后行 Oddi 括约肌切开取石、取虫治疗急性重症胆管炎和重症胰腺炎。

（5）诊断性腹腔镜检查对部分急腹症可同时进行治疗，如阑尾切除术等；亦可避免不必要的剖腹探查术。

4. 鉴别诊断

（1）首先鉴别是外科急腹症还是内科急腹症：外科急腹症通常是需要手术处理的急腹症。因治疗手段不同，应首先排除内科疾病。常见的内科急腹症：急性肺炎和胸膜炎，心肌梗死，急性胃肠炎，急性肠系膜淋巴结炎，腹型过敏性紫癜，原发性腹膜炎，糖尿病合并酮症酸中毒，尿毒症，尿潴留，镰状细胞贫血危象，铅中毒。

（2）鉴别是外科急腹症还是妇产科急腹症：仔细询问病人的月经史，有无停经，月经量及白带情况，必要时请妇产科医师协助作妇科检查以确诊。常见的妇产科急腹症异位妊娠破裂，卵巢黄体破裂，急性附件炎及盆腔炎，卵巢肿瘤。

（3）常见外科急腹症的诊断要点如下所述。

1）急性阑尾炎：开始常为上腹或脐周疼痛，后转移至右下腹，右下腹固定性压痛、可伴有反跳痛、肌紧张。可因穿孔合并局限性腹膜炎或弥漫性腹膜炎，但仍以右下腹体征最重。

2）胃十二指肠溃疡急性穿孔：多数既往有消化性溃疡病史，突然发生的上腹剧痛，常很快扩散至下腹及全腹，呈持续性，可误诊为急性阑尾炎，消化液刺激膈肌可产生肩部牵涉痛。体格检查全腹压痛、反跳痛，肌紧张呈板状，肝浊音界缩小或消失，肠鸣音减弱或消失，X 线检查可见膈下游离气体。

3）急性胆囊炎：反复发作右上腹绞痛，向右肩及右背部放射，可伴有畏寒、发热。查体右上腹压痛，Murphy 征阳性，可扪及肿大的胆囊。超声提示胆囊肿大，壁增厚，常可见胆囊结石。

4）急性胆管炎：反复发作右上腹绞痛，伴寒战高热及阻塞性黄疸，严重时有神志障碍和休克。右上腹中、重度腹膜刺激征，并可扪及肿大的肝或/和胆囊。超声可见胆管扩张，多数伴有胆管结石。

5）重症胰腺炎：常在暴饮暴食或饮酒后发作，或有胆道结石、蛔虫病史；突然发生上腹部持续性疼痛，常向左腰及背部放射，伴恶心、呕吐、发热。体检全腹压痛、反跳痛、肌紧张，以上中腹为重，并有腰部压痛，肠鸣音减少或消失。血尿淀粉酶增高。超声和 CT 见胰腺肿大、坏死、积液等表现。常合并休克及 MODS，腹穿可抽出血性液体。

6）急性肠梗阻：单纯性机械性肠梗阻表现为腹部阵发性疼痛、呕吐、腹胀及肛门停止排便排气，查体示腹膨隆，可见肠型及蠕动波，肠鸣音亢进、高调、气过水声。立位平片示梗阻近侧肠袢有气液平。病情加重可发生血液循环障碍，进展为绞窄性肠梗阻，此时呈持续性剧烈腹痛，常有休克，并有腹膜刺激征，腹部出现肿块伴触痛。腹腔穿刺液、呕吐物或肛门排出物为血性液体，立位平片显示孤立、胀大的肠袢。要进一步鉴别梗阻的病因，如肠粘连，肠扭转，肠套叠，肠蛔虫，肠肿瘤，腹外疝，腹内疝，先天性肠旋转不良等。

第四十七章　周围血管与淋巴管疾病

重点	周围血管与淋巴管疾病定义、临床表现、诊断方法、治疗手段
难点	周围血管与淋巴管疾病诊断和治疗方法的选择
考点	周围血管与淋巴管疾病定义、临床表现、诊断方法、治疗手段

一、概述

1. 感觉异常

（1）疼痛：潮热、麻木、针刺、蚁行、倦怠、寒冷、疼痛等感觉异常主要是由于动脉供血不足和静脉回流障碍引起。其类型有间歇性疼痛和静息痛。

1）间歇性跛行：又称运动性疼痛，特点是患者行走一段距离后患肢出现怠倦、压迫感、麻木感，钝痛或痉挛性剧痛等，休息一段时间后缓解，但再次行走同样的距离，可产生同样的症状。这是肢体慢性缺血的典型症状。持续行走的距离越短，病情越严重。整个下肢均可发生，但多发生于小腿腓肠肌部位（即小腿后部）。另外，静脉性疾病和有些非动脉闭塞病变导致的间歇性跛行，必须检查有无动脉供血不足和静脉性疾病的其他征象。

2）静息痛：严重的动脉和静脉病变，多能引起肢体持续性疼痛，而以动脉闭塞所酿成者更为剧烈。

①动脉性静息性疼痛主要是由于组织缺血及缺血性神经炎引起。静息痛可突然发生，也可逐步发展而来。抬高患肢后加剧，夜间疼痛显著，不能入睡。患肢发生溃烂或坏死后，疼痛的程度更加剧烈。

②静脉性静息痛一般为沉重、酸胀和胀痛感。主要是由于深静脉血液倒流和回流障碍性病变，一般久站后发生，平卧并抬高患肢后可缓解。发生溃疡，尤其有感染者疼痛更明显。

（2）皮肤温度：动脉主干闭塞远侧皮温降低的范围，随闭塞平面的高低而不同。急性动脉栓塞时，皮肤温度降低的平面要比栓塞平面低一掌宽至一个关节平面，而皮色改变、感觉和运动障碍的平面常较栓塞平面低一至两个关节平面。慢性股浅动脉闭塞的患者，由于股深动脉代偿性扩张，膝关节侧支动脉形成良好者，其膝部皮肤温度可明显升高，出现“暖膝征”。末梢动脉强烈痉挛，如雷诺综合征者，发作时指趾端发凉，痉挛缓解后皮温复升。末梢动脉暂时性过度扩张，如红斑性肢痛症，则出现患足潮热、灼痛。肢体有动脉瘘处血流量增加，除可发生肢体增长、增粗，毛发增多外，皮温也有不同程度的升高，如血液分流量较大，则动静脉瘘口的远侧肢体皮温可降低。皮温计和深组织温度计检查，可获取更精确的数据。

2. 形态和色泽改变

患肢的形态主要为肿胀，其次包括萎缩、增生和局限性隆起等。下肢深静脉功能不全者多发生患肢肿胀，主要由深静脉系统淤血、高压所致。

按血流动力学的改变，可分为血液倒流和血液回流障碍两大类。血液倒流包括下肢原发性深静脉瓣膜功能不全（多继发浅静脉和交通静脉功能不全）、下肢深静脉血栓形成后完全再通型、先天性下肢深静脉无瓣症等。血液回流障碍包括急性下肢深静脉血栓形成、血栓形成后完全闭塞和部分再通型、静脉畸形骨肥大综合征、髂静脉受压和下腔静脉阻塞综合征。临床表现基本相同，包括患肢肿胀、胀痛、酸胀、浅静脉曲张、足靴区皮肤营养障碍性病变等。肢体增长均发生于先天性周围血管疾病，如先天性动静瘘和静脉畸形骨肥大综合征。周围血管病所致的局部隆起，包括结节性动脉周围炎、动脉瘤、囊性浅静脉扩张、静脉瘤和游走性血栓性浅静脉炎等。下肢皮肤色泽的改变主要由动脉供血不足、舒缩失常，以及静脉系统淤血、高压所致。

正常皮肤的色泽为淡红色，病态的皮色有发红、发绀、苍白三种。红斑性肢痛发作时，皮肤呈典型的潮红色。雷诺综合征和指（趾）发绀症，双侧肢体的对称部位呈持续和均匀的发绀，并伴皮肤温度降低。动脉痉挛或闭塞使肢体供血不足时，患肢皮肤呈苍白色。慢性肢体动脉闭塞性疾病患者，肢体皮肤冰冷，色苍白或青紫，发生坏疽时皮肤呈现黑青色。下肢深静脉功能不全继发小腿下段交通静脉功能不全时，小腿远端常常有皮肤营养障碍性变化，如皮肤纤薄、脱屑、趾甲变性、毛发稀少、色素沉着、湿疹等。

3. 结构变化

结构异常主要包括皮肤及其附件营养障碍、动脉搏动减弱或消失、浅静脉曲张肿块等。患肢慢性缺血时，指（趾）甲生长缓慢、增厚，并有平行嵴形成，在病情改善后，这些病变可随之消失。动脉痉挛性病变，如雷诺综合征等，最常见的改变为邻近甲皱襞的指（趾）甲变薄，并潜入表皮，表皮则显著变宽，形成翼状胬肉。指（趾）背的毛发可停止生长或脱落，在循环改善后可再生。肢体动脉搏动的改变，可分为正常、减弱、消失和增强等，是诊断周围血管病的重要体征。局部动脉搏动减弱或消失，是近侧主干动脉闭塞性病变的主要特征。不同部位动脉搏动的改变，可以评估病变的范围和平面。另外其他病变，如主动脉缩窄、主动脉瘤、心脏病（心律失常、心力衰竭）、甲亢等，也可导致周围动脉搏动的变化。正常的动脉血流不会发生杂音，若动脉狭窄、动静脉瘘和动脉瘤等时，均可在体表位置听到杂音并扪到震颤。

肿块主要包括搏动性和无搏动性肿块。搏动性肿块通常为动脉瘤和假性动脉瘤的主要表现，压迫肿块的近端，肿块可变小，搏动明显减弱甚至消失，肿块活动度较差，在搏动性肿块上听诊可闻及血流杂音。无搏动性肿块最常见于血管瘤，这种肿块往往触之质软，体位试验阳性，边界不甚清楚，经肿块穿刺可抽出血液。颈动脉分叉部扪及生长缓慢的肿块，可左右移动，但上下不能移动，压迫颈总动脉肿块缩小不明显者，应考虑颈动脉体瘤的可能。

4. 组织丧失——溃疡或坏死

急、慢性动脉供血不足和静脉淤血、高压，多可形成溃疡和坏死。肢体主干动脉闭塞性疾病所引起的溃疡，多起于足趾或手指，伴有持续和剧烈的静息痛。若病情继续恶化，即发生坏死，并向近侧进行性扩展。下肢静脉淤血、高压是足靴区溃疡的主要原因，多发生于小腿远侧 1/3 内踝部，足靴区往往同时有其他皮肤营养障碍性病变，如瘙痒、湿疹、皮炎和色素沉着等。另外非血管疾病，如脊髓损伤、脊髓结核、脊髓空洞症和糖尿病等，也可导致趾溃疡。这些溃疡多与神经病变有关，局部常有感觉减退，溃疡多位于受压点和胼胝处。

二、周围血管损伤

血管损伤病情急，变化快，大量出血威胁生命，缺血危及脏器功能。在诊疗过程中要始终贯彻“生命第一、功能第二”的原则，及时控制活动性出血，挽救生命，兼顾脏器和肢体功能。血管损伤可表现为完全离断、部分破裂、血管壁挫伤、血管内膜撕裂及动脉痉挛、出血、张力性血肿及急性动脉供血不足（苍白、皮温低、麻木、运动障碍、剧痛及远端动脉搏动消失）等血管开放伤表现，或供血不足、中断及肢体远端血液回流障碍等闭合性血管损伤症状。

1. 血管损伤病因

血管损伤按致伤因素可以分成锐性、钝性、医源性和混合性血管损伤。切割和刀刺等致伤力直接作用于血管壁，导致锐性血管损伤，常见外膜部分损伤、血管部分裂伤和血管完全断裂等。挤压、坠落等造成钝性血管损伤，可以导致血管痉挛、内膜斑片和全层血管壁挫伤等。血管腔内诊断和治疗可以导致医源性损伤，损伤常发生在穿刺部位，也可以发生在治疗的靶器官。爆震伤等可造成锐性和钝性的混合性血管损伤。

2. 血管损伤的后果

不同的损伤原因，包括不同的作用力大小和作用部位可以造成不同类型的血管损伤。同种类型血管损伤在不同部位可以导致不同临床结果。

（1）轻度血管壁损伤：轻度血管外膜损伤或者小的内膜损伤等轻微血管损伤不影响血流和远端组织血供。损伤的血管壁经过炎症修复，可以自愈。

（2）血肿和假性动脉瘤：血管穿孔或者破裂后血液流向组织间隙，形成血肿。闭合间隙动脉破裂出血，动脉和周围组织间的压力平衡后，出血停止，形成搏动性血肿，并与动脉管腔相通，即假性动脉瘤。

（3）血栓形成：断裂血管的近远端或者血管钝性损伤常导致血栓形成。急性血栓形成有利于止血，但是造成远端组织缺血。血栓再通常见于静脉血栓形成。再通后遗留静脉瓣膜功能不全，造成静脉高压，后期发生静脉淤滞性溃疡。

（4）动静脉瘘：相邻的动静脉壁同时损伤并形成通路，动脉血流入低压的静脉形成动静脉瘘。大瘘口不会自行愈合。动静脉瘘造成静脉系统迂曲扩张，增加回心血量，加重心脏负荷。可以置入带膜支架覆盖瘘口或者行栓塞治疗。

（5）靶器官损伤：比如扩张后血管穿孔、夹层形成、导丝穿过肾实质等，可能需要传统手术或者血管腔内治疗。

3. 临床表现

不同部位血管损伤临床表现不尽相同，但主要表现为出血和缺血。大量出血导致休克和死亡，脏器缺血导致功能障碍。

（1）出血：出血量取决于血管损伤类型，动脉部分断裂出血不易停止，血管完全断裂，断端回缩血栓形成，出血自行停止。搏动或喷射性鲜血提示动脉损伤，持续暗红色血液涌出提示静脉损伤。血液流入组织间隙、流入胸腔、腹腔或者腹膜后等部位，引起休克。

（2）休克：表现为脉搏加快、脉搏减弱、血压下降、面色苍白和四肢冰冷等。创伤和疼痛加重休克，开放性损伤可粗略估计失血量，闭合性损伤难于估计失血量。大血管损伤常死于现场。

（3）血肿和搏动性肿块（假性动脉瘤表现）：也是常见症状，受损伤的动脉依然通畅，远端动脉搏动可以存在。

（4）血管震颤和杂音：假性动脉瘤产生涡流，能触及震颤，听诊闻及收缩期杂音。听诊闻及连续性杂音和震颤提示损伤性动静脉瘘。

（5）缺血症状：表现为损伤血管远端动脉搏动减弱或者消失，肢体疼痛、苍白、冰冷或者发绀，肢体运动、感觉功能障碍等。

（6）神经损伤：合并神经损伤时感觉和运动障碍与受损伤神经所支配区域相同。

（7）多发损伤表现：合并肺、肝、肾、脑损伤和骨折时出现相应组织器官受损的临床综合表现。

4. 诊断步骤

（1）根据病史和临床表现，初步判断有无血管损伤：血管损伤必然有出血或者缺血表现。出血表现为开放性出血或者组织血肿。缺血表现为急性缺血或者延迟性缺血，比如钝性颈内动脉损伤，可能逐步形成血栓，引起脑缺血。

（2）合理选用辅助检查：根据病情合理选用动脉节段性测压、彩超、CTA、MRA 或血管造影等辅助检查。动脉节段性测压和彩超用于稳定病人的筛选诊断。CTA 和 MRA 临床诊断效率高，但不能和治疗措施同时进行。动脉造影可在手术室进行，明确诊断同时进行支架置入、栓塞等治疗，效果好，诊断和治疗效率高，需要设备和相关的技术人员。

5. 治疗

治疗过程中，始终贯彻“生命第一、功能第二”的抢救原则，注意预防和控制感染，注重整体救治。整体概念即抢救时从病人的全身考虑，以及从患者受伤到入院救治、治疗过程和康复的整体观念。

（1）血管轻微损伤和非手术治疗：非闭塞性的内膜斑片、轻度节段性狭窄、小的假性动脉瘤以及瘘口小的动静脉瘘等，可以自行愈合。密切随访轻微血管损伤，动态评估患者损伤程度和新出现的症状，随时选择新的治疗方法。

（2）止血：压迫止血是最常用的一个方法。手术时必须避免在血泊中盲目钳夹，造成进一步损伤。在难以暴露和控制的部位，可以采用球囊压迫止血的方法。控制损伤血管近远端是血管手术的基本原则。暴露血管损伤部位前，首先控制损伤血管的近远端。选择切口也要始终贯彻有利于止血，有利于控制血管近远端的原则。

（3）纠正休克：监测生命体征，建立通畅的补液通路，适当补液，配血，纠正酸中毒等。在有效止血之前很难纠正休克，因此避免片面纠正休克而延误止血。适当的低血压对有效止血有积极意义。

（4）临时转流：转流管放置在损伤血管中，基本维持远端组织血供。选择合适长度和粗细的颈动脉转流管、气管导管或者静脉插管等作为临时转流管，为血管修复和重建做准备。

（5）血管修复手术：根据损伤的状况和病人的全身情况合理采用。简单血管修复方法包括血管结扎、侧壁缝合或者端端吻合。复杂方法包括血管补片成形术、端侧吻合以及应用移植物等。

（6）血管损伤的腔内治疗：腔内治疗比传统手术创伤小、恢复快，治疗特殊部位的损伤时具有明显的优越性。常用血管栓塞术和支架植入术，如主动脉支架治疗降主动脉钝性损伤性夹层等。

三、动脉疾病

（一）颅外颈动脉硬化闭塞性病变

1. 定义

颅外颈动脉硬化闭塞性病变指由于动脉粥样硬化造成的可引起脑卒中和短暂性脑缺血发作等症状的颈总动脉和颈内动脉狭窄或闭塞性疾病。

2. 病因及发病机制

（1）病因：颅外段颈动脉狭窄的主要病因是动脉粥样硬化；颈动脉形成硬化斑块造成狭窄，颅外段颈动脉狭窄的好发部位主要是颈总动脉的分叉处，特别是颈动脉体/颈动脉小球。斑块可分为纤维性斑块和复合性斑块两类：①纤维性斑块：形成于早期，主要成分是胆固醇。②复合性斑块：临床症状的颈动脉复合性斑块通常具有溃疡形成、附壁血栓或斑块内出血等特点。

（2）发病机制：①斑块或血栓脱落形成栓子造成颅内动脉栓塞；②狭窄造成远端脑组织血流低灌注，严重狭窄的病例（直径减少＞80%）易形成血栓，导致颈内动脉完全闭塞。

3. 临床表现

（1）症状：①短暂性脑缺血发作：如短暂的偏瘫，短暂性单眼失明或单眼黑矇、失语、头晕、肢体无力和意识丧失等，临床症状持续时间在 24 小时以内，通常＜1 小时，无脑梗死迹象，能完全消退。②可逆性缺血性神经功能障碍：指神经功能缺损持续在 24 小时以上，但于 1 周内完全消退的脑缺血发作。③缺血性卒中：脑缺血性神经障碍恢复时间＞1 周或有卒中后遗症，并具有相应的神经系统症状、体征和影像学特征。

（2）体征：部分患者颈动脉区可闻及血管杂音；神经系统检查可有中风的体征，偶可发现精神和智力异常。

4. 诊断及鉴别诊断

（1）数字减影血管造影（DSA）：为诊断颈动脉狭窄的金标准，DSA 检查有助观察主动脉弓的类型、颈动脉狭窄病变的性质（如狭窄部位、狭窄程度、斑块有无溃疡）、对侧颈动脉、椎动脉和颅内 Willis 环的完整性等。

（2）彩色多普勒超声：首选检查，具有安全、简便和费用低等特点，多应用于对颅外颈动脉狭窄病变的筛选和随访。

（3）CT 血管造影（CTA）和磁共振血管造影（MRA）：提供颈动脉狭窄病变的解剖学和形态学信息，亦可通过颅内脑动脉系统显像了解颅内血管和脑实质病变，在临床上可部分替代 DSA 检查。

（4）颈动脉狭窄程度：①轻度狭窄：动脉内径缩小＜30%；②中度狭窄：动脉内径缩小 30%～69%；③重度狭窄：动脉内径缩小 70%～99%；④完全闭塞：闭塞前状态 NASCET 测量狭窄度＞99%。

5. 治疗方法

（1）非手术治疗

1）抗血小板聚集：阿司匹林和氯吡格雷都可以作为初始治疗。

2）他汀类药物。

3）控制危险因素：高血压、糖尿病、高脂血症、戒烟、戒酒等。

（2）手术治疗

1）颈动脉内膜剥脱术（CEA）：包括外翻式内膜切除术和纵切式内膜切除术两种。

2）颈动脉支架成形术。

（3）术后随访

对所有颈动脉狭窄手术病人应进行随访，随访时间可定在术后 1、3、6 个月和以后每 6 个月间隔随访 1 次。随访内容包括患者有无再次发作缺血性事件、彩超测量颈动脉管径和评估狭窄程度等。

（二）肾动脉狭窄

1. 定义

肾动脉狭窄（RAS）是由多种病因引起的一种肾血管疾病，指单侧或双侧肾动脉及其分支狭窄直径减少＞50%，狭窄两段峰值压差＞20 mmHg 或平均压差＞10 mmHg，临床上主要表现为肾血管性高血压和缺血性肾病。

2. 病因及病理生理

肾动脉狭窄常由动脉粥样硬化及纤维肌性发育不全引起，在我国及亚洲，还可由大动脉炎导致。动脉粥样硬化是最常见病因，约占肾动脉狭窄病例的 80%，主要见于老年人，而后两种病因则主要见于青年人，女性居多。

肾动脉狭窄常引起肾血管性高血压，这是由于肾缺血刺激肾素分泌，体内肾素–血管紧张素–醛固酮系统（RAAS）活化，外周血管收缩，水钠潴留而形成。动脉粥样硬化及大动脉炎所致肾动脉狭窄还能引起缺血性肾脏病，患侧肾脏缺血导致肾小球硬化、肾小管萎缩及肾间质纤维化。

高危人群：①严重的高血压（舒张压＞120 mmHg），强化降压治疗无效或伴有进行性肾功能不全，特别是在吸烟者和有闭塞性动脉疾病者；②快速进展的或恶性高血压（Ⅲ、Ⅳ级视网膜病变）；③高血压伴新近发生的无法解释的血肌酐升高或应用 ACEI 引起的可逆性血清肌酐升高；④中至重度的高血压伴双侧肾脏大小不一致。肾血管性高血压的发病率＞15%。对于高危人群可选用无创性检查方法乃至肾血管造影检查。

3. 临床表现

（1）症状：①肾血管性高血压：表现为血压正常者（特别是年轻女性）出现高血压后即迅速进展；原有高血压的中、老年患者血压近期迅速恶化，舒张压明显升高，高血压常难以控制。②缺血性肾脏病：主要表现为肾功能缓慢进行性减退，后期肾脏体积缩小，且两肾大小常不对称。

（2）体征：腹部或腰部可闻及血管杂音（高调、粗糙收缩期或双期杂音）。

4. 诊断

（1）病因诊断

1）动脉粥样硬化性：大多数 RAS 由动脉粥样硬化所致，多见于有多种心血管危险因素的老年人；①至少具有 1 个动脉粥样硬化的危险因素（肥胖、糖尿病、高脂血症、年龄＞40 岁、长期吸烟）。②至少具有 2 项动脉粥样硬化的影像学表现（肾动脉锥形狭窄或闭塞，偏心性狭窄，不规则斑块，钙化，主要累及肾动脉近段及开口；腹部其他血管动脉粥样硬化的表现）。

2）非动脉粥样硬化性：大动脉炎、纤维肌性发育不良、血栓、栓塞、主动脉夹层、外伤、先天性肾动脉发育异常、结节性多动脉炎、白塞氏病、放射治疗后疤痕、周围组织肿瘤以及束带压迫等，以大动脉炎最为常见。

（2）解剖诊断

1）彩色多普勒超声：①狭窄处收缩期峰值流速＞180 cm/s，肾动脉与肾动脉水平处腹主动脉收缩期峰值流速比值≥3.5；②狭窄后加速时间＞0.07 s 和收缩早期加速度＜300 cm/s，肾动脉主干与段动脉阻力指数之差＞0.15。

2）CTA 和 MRA：敏感性、特异性极高。CTA 检查范围应包括膈肌以下、腹股沟以上的腹主动脉及分支，以便于了解连接动脉的解剖特征和是否存在副肾动脉。肾动脉 CTA 可作为无创评价 RAS 的金标准。

3）DSA：是传统诊断肾动脉狭窄的金标准，对钙化病变、支架再狭窄、肾内分支动脉狭窄等均有较好的分辨率，该方法主要用于计划同期行肾动脉介入术的患者。

5. 治疗

治疗目标是中断病因，显著降低高血压程度及防治其并发症，防止或延缓进入缺血性肾病，避免演变为终末期肾病。

（1）药物治疗

1）动脉粥样硬化的病因治疗主要针对危险因素，包括戒烟、降脂、控制血压，抗血小板和降糖治疗等，重点是降脂治疗。

2）针对大动脉炎或其他病因的治疗。

3）肾血管性高血压的药物降压治疗：ACEI/ARB 可用于单侧 RAS，而单功能肾或双侧 RAS 慎用。

（2）血管重建治疗

1）指征：严重高血压（持续高血压Ⅱ～Ⅲ级）、恶性高血压、难治性高血压、高血压恶化或药物治疗不耐受，单功能肾或双侧 RAS 合并肾功能不全，单功能肾或双侧 RAS 肾功能恶化，一过性肺水肿，不稳定性心绞痛。

2）禁忌证：肾功能严重不可逆，受损，肾动脉血管重建难以改善患肾功能，包括：①患肾长径≤7 cm；②尿液分析发现大量蛋白（≥2++）；③血肌酐≥3.0 mg/dl；④患肾 GFR≤10 ml/（min·1.73 m^2）；⑤肾内动脉阻力指数≥0.8；⑥超声、CTA 或 MRA 显示肾实质有大片无灌注区。

3）重建方式：①经皮介入治疗，包括经皮球囊成形术（PTA）和支架置入术；②开放手术，包括动脉内膜剥脱术、腹主动脉－肾动脉旁路移植术、脾－肾动脉或肝－肾动脉吻合术、RAS 段切除术加移植物置换术、自体肾移植术。

（三）动脉硬化性闭塞症

1. 定义

动脉硬化性闭塞症（ASO）是全身性动脉粥样硬化在肢体局部的表现，是全身性动脉内膜及其中层呈退行性、增生性改变，结果使动脉壁增厚、僵硬和失去弹性，继发性血栓形成，引起动脉管腔狭窄，甚至发生阻塞，使肢体出现相应的缺血症状的疾病。近年来，尤其在我国，随着人民生活水平的提高，饮食结构改变以及人口老龄化进程的加速，发病率逐年提高。由于 ASO 常可并发高血压、冠心病和糖尿病等，严重时发生肢端坏死，截肢率和病死率都比较高，因此越来越受到广泛重视。

动脉硬化性闭塞症是指病变主要侵及腹主动脉、髂动脉、股动脉等大、中型动脉。由于动脉粥样硬化性斑块、动脉中层变性和继发血栓形成而逐渐形成管腔闭塞，使下肢发生缺血。主要表现为患肢发冷、麻木、疼痛、间歇性跛行、动脉搏动消失、肢体组织营养障碍、趾或足发生溃疡或坏疽。

2. 病理

动脉硬化性闭塞症的发病基础是动脉粥样硬化。动脉粥样硬化形成的确切病因目前尚不清楚，目前公认的最重要的危险因子为高血压、高脂血症、吸烟及糖尿病；次要危险因子如肥胖、精神社会因素、内分泌、遗传等因素也是不容忽视。动脉硬化为全身性疾病，因而下肢动脉闭塞常常合并其他部位如颈动脉、肾动脉、冠状动脉等发生动脉硬化。

3. 临床表现

下肢动脉硬化闭塞症男女均可发生，以男性为多数，常在中年后发病。根据 Fontaine 分期，病程分为以下四个临床时期。

（1）Ⅰ期：发病早期，多数患者无症状，或者轻微症状，如麻木、发凉等自觉症状。肢端感觉异常，行走疲劳等。

（2）Ⅱ期：间歇性跛行是下肢动脉硬化性闭塞症的特征表现也是常见的症状。当患者行走一段距离时，由于缺血缺氧，小腿的肌肉痉挛、疼痛及疲乏无力，必须停止行走，休息片刻，症状缓解，才能继续活动，如再行走一段距离，症状又重复出现。根据最大间歇性跛行距离分为Ⅱa，＞200m；Ⅱb，＜200m。

（3）Ⅲ期：当动脉进一步狭窄，而侧支循环建立严重不足，患肢处于相当严重的缺血状态，即使在休息时也感到疼痛、麻木和感觉异常。疼痛部位多为患肢前半足或趾端，夜间及平卧时容易发生。此期患肢常有营养性改变，表现为皮肤菲薄呈蜡纸样，指甲生长缓慢且变形增厚，患足下地时潮红，但上抬时又呈苍白色，小腿汗毛稀少、肌肉萎缩等。可伴有肢体远端水肿。

（4）Ⅳ期：当患肢皮肤血液灌注连最基本的新陈代谢都无法满足时，以致轻微的损伤也无法修复时，则出现肢端溃疡，趾端或受压部位易发生，严重者发生肢体坏疽。出现发热等全身症状。

下肢动脉硬化闭塞自然病程：如果病情未予控制，任其发展，间歇性跛行患者 5 年生存率约 50%，静息痛患者 5 年生存率约 30%，生存率低常与患者伴有心脑血管疾病等全身因素有关，患者本身的基础疾病（高血压、高脂血症、糖尿病）没有引起患者或医师的足够重视。

4. 检查方法

（1）一般检查：四肢呈苍白或蜡纸样色，提示肢体供血不足；再将下肢下垂于床边，正常人皮色可以在 10 秒内恢复，如果恢复时间超过 45 秒，进一步提示下肢供血缺乏，可以明确肢体缺血存在。

（2）动脉硬化检测：测定肢体不同平面的血压，可初步判定动脉狭窄闭塞部位和程度。正常踝/肱指数（ABI，踝部动脉压与同侧肱动脉压比值）为 0.9～1.3，ABI ＜0.9 提示动脉缺血；ABI＜0.4 提示严重缺血。踝部动脉收缩压在 30 mmHg 以下，患者将很快出现静息痛、溃疡或坏疽。

（3）超声多普勒：超声多普勒能显示主动脉、肾动脉、髂动脉及下肢任一节段动脉，可了解血管形态、内膜斑块的位置和厚度等。可以明确病变动脉狭窄闭塞部位、程度、斑块钙化情况。还能测定大隐静脉口径，了解分支情况。

（4）磁共振血管造影（MRA）及 MRI：对腹主动脉及其分支、髂–股动脉和下肢动脉的狭窄闭塞等病变均能作出影像学检测。与造影剂联合使用可以增强血管内信号，提高图像质量。

（5）螺旋 CT 血管造影：目前因其无创、血管显影清晰易逐渐成为下肢动脉硬化性闭塞症首选的检查方法。

（6）DSA 检查：尽管为创伤性检查，仍然是诊断动脉闭塞性疾病的金标准，下肢动脉硬化性闭塞症典型的影像学特征为：受累动脉严重钙化，血管伸长、扭曲，管腔弥漫性不规则“虫蛀状”狭窄或节段性闭塞。

5. 鉴别诊断

血管闭塞性脉管炎多发于20～45岁的青壮年男性，女性患者极其罕见，60%～70%患者有受寒冷、潮湿和外伤史，95%以上的患者有严重吸烟嗜好。病变主要累及四肢的中、小动脉，浅静脉和伴行静脉也常受累。一般无高血压、糖尿病及高血脂、动脉硬化病史。

6. 治疗

因为下肢动脉硬化是全身动脉硬化（血管老化）在下肢局部的表现，所以治疗下肢动脉硬化必须有整体观念，不能仅仅是专科治疗，不能依靠单一的治疗方法，必须首先通过综合治疗，稳定全身基础疾病（高血压、冠心病、糖尿病等），预防心梗、脑梗的发作，再通过专科治疗，建立有效的侧支循环，远期疗效才能更持久。

（1）内科基础治疗：通过内科基础治疗，控制基础疾病（如高血压、糖尿病、高脂血症），血压控制在140/90 mmHg以下，空腹血糖6.1 mmol/L以下，血脂控制在正常范围，对于延缓血管病变的发生和发展有积极作用，成为临床上常用的辅助手段。

（2）动脉腔内介入治疗：包括经皮腔内血管成形术（PTA）、管腔转流术以及动脉腔内减容术等。

（3）祛聚治疗：应用药物抗血小板凝聚，降低血液黏滞度及扩张血管，预防动脉闭塞，改善肢体血供。

（四）动脉栓塞

1. 定义

动脉栓塞是由心脏或动脉壁脱落的血栓或斑块，随血流流向远端并堵塞动脉，造成血流受阻、组织缺血的一种急性疾病，其特点是起病突然、症状明显、进展迅速、预后严重。

2. 病因

（1）心源性：风湿性心瓣膜病、房颤、细菌性心内膜炎、冠心病等形成的血栓脱落。

（2）血管源性：动脉瘤、动脉硬化、动脉炎等病变部位血栓脱落。

（3）医源性：人工心脏瓣膜或人工血管等移植物上血栓脱落，动脉穿刺插管导管折断成异物。

3. 临床表现

常有心脏疾患基础，发病急，多无预兆。栓塞于不同部位，以各个部位的急性缺血表现为主，临床常见的如下。

（1）肠系膜上动脉栓塞：突发腹痛，严重时会有腹泻、血便等肠道坏死表现。

（2）肾动脉栓塞：突发腰痛，有时表现为腹痛。

（3）四肢动脉栓塞：动脉栓塞的最常见类型，临床表现常十分典型，称为五“P”征，即疼痛、感觉异常、苍白、无脉和肌肉麻痹。

1）疼痛：最常见，往往最早出现，表现为受累肢体的突发性疼痛。

2）感觉异常：缺血引起周围神经功能障碍。

3）苍白：皮肤因缺血呈蜡样苍白。

4）无脉：远端肢体脉搏消失或减弱。

5）肌肉麻痹：肌肉缺血坏死，运动功能障碍。

4. 辅助检查及诊断

凡具有心血管疾病者，骤然发生内脏或肢体动脉缺血性剧痛，并具有五“P”征者即可明确诊断。辅以下列检查，可进一步确诊：皮肤测温试验、动脉彩超、CTA、MRA、动脉造影等。

5. 治疗

（1）非手术治疗：一般仅在以下情况采用。①小动脉栓塞，侧支循环可维持远端肢体血供；②全身情况不能耐受手术。③肢体坏死。④栓塞时间较长。包括：抗凝、溶栓、扩张血管、止痛、肢体保温等对症处理。

（2）手术治疗

1）Fogarty 球囊导管取栓术：除已发生内脏或肢体缺血坏死，或侧支循环血供充足者，只要病人全身情况允许，都应及早施行。

2）截肢术：已发生肢体坏疽者，一旦坏疽分界线明确，须施行截肢术治疗。

（五）多发性大动脉炎

1. 定义

多发性大动脉炎，又称 Takayasu 病或无脉症，是发生在主动脉和（或）其主要分支的慢性多发生非特异性炎性病变，受累血管发生狭窄或闭塞，少数出现主动脉狭窄后扩张或动脉瘤形成。

2. 病因

确切病因未明，可能与自身免疫性疾病及遗传、雌激素水平等因素有关。

3. 病理

节段性分布的全层动脉炎，动脉壁增厚、僵硬、钙化，与周围组织炎性粘连。

4. 临床表现

本病发展较缓慢，可分为活动期和预定期。根据受累血管的部位不同，可分为以下类型。

（1）头臂型：病变位于主动脉弓及其分支，如锁骨下动脉、无名动脉、颈总动脉。头颈部缺血表现为头昏、视物模糊、耳鸣，甚至偏瘫、昏迷、失明等，上肢缺血表现为上肢麻木无力、发凉无脉、测不到血压等，以及锁骨下动脉窃血综合征。

（2）胸、腹主动脉型：主动脉狭窄或闭塞，表现为上半身高血压及下半身供血不足。

（3）混合型：以上几种混合。

（4）肺动脉型：单纯肺动脉型者，可由于支气管动脉的侧支循环代偿而无明显症状。一般仅在体检发现肺动脉区收缩期杂音，重者有活动后气急阵发性干咳及咯血。

5. 辅助检查及诊断

辅助检查：①红细胞沉降率。②多普勒超声、磁共振或 CT 血管造影。③动脉造影。④眼底检查。⑤脑血流图。⑦同位素肾图。⑧肾素活性测定。依据临床表现及辅助检查可明确诊断。

6. 鉴别诊断

（1）结缔组织病：类风湿因子、抗核抗体、狼疮细胞等检查呈阳性。

（2）先天性主动脉缩窄：男性多见，好发于动脉导管韧带附近。

（3）动脉硬化性闭塞症：多见于中老年男性。

（4）血管闭塞性脉管炎：吸烟青年男性多见。

（5）胸廓出口综合征：动静脉及神经均有压迫症状。

7. 治疗

（1）非手术治疗：①皮质激素类药物。②血管扩张剂。③抗血小板药物。④降血黏度药物。

（2）手术治疗：①旁路转流术，针对不同部位的动脉闭塞有不同术式，如主动脉弓–锁骨下动脉–颈内动脉旁路转流术治疗头臂干型，腹主–肾动脉旁路转流术治疗肾动脉型；②经皮腔内血管成形术，主要适用于短段的狭窄或闭塞性病变，但中远期通畅率较低；③肾切除术，适用于患肾严重萎缩、功能基本丧失，而另一侧肾脏正常者，术后血压常迅速下降。

（六）雷诺综合征

1. 定义

雷诺综合征（Raynaud's syndrome）是由小动脉阵发性痉挛引起。由于寒冷或情绪激动引起发作性的手指

（足趾）颜色间歇性苍白、发绀和潮红的一组综合征。没有特别原因者称为雷诺病；继发于其他疾病者，则称为雷诺现象。

2. 病因

（1）雷诺病病因不明，可能与以下因素有关。

1）寒冷刺激：患者对寒冷刺激比较敏感，在寒冷地区本病的发病率较高。

2）神经兴奋或精神紧张：患者多是交感神经兴奋型，可能与中枢神经功能紊乱，交感神经功能亢进有关。

3）职业因素：长期从事震动性机械的工人如气锤操作工，其发病率高达50%，具体机制不明。

4）内分泌紊乱：此病女性占70%～90%，症状在月经期加重，妊娠期减轻，可能与性激素有关。

5）其他原因：遗传、疲劳、感染等。

（2）雷诺现象常伴有以下疾病：①全身性硬皮病；②系统性红斑狼疮；③皮肌炎或多发性肌炎；④类风湿关节炎；⑤50 岁以上患者四肢动脉粥样硬化；⑥血栓性脉管炎，少见；⑦原发性肺动脉高压。

创伤和药物如麦角诱导剂、长春新碱、巴比妥酸等亦可引起本病。

3. 临床表现

多发生在 30 岁以下，男女发病比例为 1:10，常于冬季发病，时间短，逐渐出现遇冷或情绪激动后出现肢端皮肤颜色间歇性改变。发作时不一定具备三种典型皮色苍白改变，而以单纯皮色苍白或发绀更多见。一般多为对称性双手手指发作，足趾亦可发生。

发作时手足冷，麻木，偶有疼痛，手指发凉，苍白、发紫、继而潮红。热饮或暖和肢体后，常可缓解。病程进程缓慢，疾病晚期，逐渐出现手指背面汗毛消失，指甲生长变慢、粗糙、变形，皮肤萎缩变薄而且发紧（硬皮病指），指尖或甲床周围形成溃疡，并可引起感染。发作时桡动脉、尺动脉搏动不减弱。

4. 检查

（1）冷激发试验：将手指或足趾置于 4℃的冷水中 1 分钟，可诱发上述典型症状发作。

（2）握拳试验：两手握拳 1 分钟，在弯曲状态下放开，也可诱发上述症状。

（3）手指湿度恢复时间测定：手指受冷降温后，应用热敏电阻探头测定其恢复至正常温度所需的时间，绝大多数雷诺综合征患者，手指温度恢复到正常所需时间要超过 20 分钟，该试验还可用于估计治疗效果。

（4）手指动脉造影：必要时行上肢动脉造影，了解手指动脉情况，有助于诊断。

5. 诊断

雷诺综合征的诊断主要依靠病史，发作时的典型症状，结合以上激发试验多可做出诊断。雷诺综合征应区分原发性和继发性雷诺综合征，及时给予相关疾病治疗。

6. 治疗

（1）一般治疗：避免暴露于寒冷环境，注意肢体远端保暖。戒烟。避免长期应用麦角胺、β受体拮抗剂和避孕药。职业原因所致者应尽可能改换工作。

（2）药物治疗：①钙离子拮抗剂，如硝苯地平、硫氮䓬酮。②利血平。③α 受体拮抗剂，如哌唑嗪等。④直接扩血管药物。

（3）手术治疗：对药物无反应者可考虑行交感神经切除术，但疗效有待进一步观察。

（七）周围动脉瘤

1. 定义

动脉瘤是由于动脉壁病变或损伤，形成的局限性膨出或扩张性病变。以搏动性包块为主要症状，可以发生在动脉系统的任何部位。周围动脉瘤是指主动脉以外的动脉区域发生的动脉瘤，瘤壁包括动脉壁的全层，即所谓真性动脉瘤；动脉破裂形成动脉周围搏动性血肿，由非血管壁的结缔组织包裹，即所谓假性动脉瘤夹层动脉。

2. 分类

按部位分类，可分为颈动脉瘤、锁骨下动脉瘤、股动脉瘤、腘动脉瘤、上肢动脉瘤。因感染导致的动脉瘤称为感染性动脉瘤。

3. 病因

（1）动脉粥样硬化：多发生于50岁以上老年人，由于动脉粥样硬化，导致动脉壁发生退行性变，使血管壁抵抗力减弱，在血流的冲击下逐渐发生扩张、膨大，形成囊状或梭形动脉瘤，一般多为真性动脉瘤。

（2）损伤：动脉损伤、破裂后于局部形成血肿，并与动脉管腔相通，后被周围纤维结缔组织包裹，形成假性动脉瘤。某些部位的慢性摩擦、挤压，也可导致动脉瘤。

（3）感染：如细菌、梅毒、结核等感染致局部抵抗力减弱而发生动脉瘤。感染所致者，多为假性动脉瘤。

（4）动脉炎性疾病：多发性大动脉炎、白塞病等，导致动脉发生非细菌性炎症，从而形成动脉瘤，多见于青年人。

（5）先天性动脉中层缺陷：Marfan综合征和Ehlers-Danlos综合征，多见于青年人，伴有各自较为特殊的临床表现。

（6）医源性：血管转流术后的吻合口漏可导致吻合口假性动脉瘤。动脉穿刺或行腔内治疗后，局部可形成穿刺点假性动脉瘤。

4. 临床表现

多数动脉瘤患者，尤其是真性动脉瘤，缺乏明确症状，往往于体格检查，超声或者CT检查时偶然发现，有时患者自己意外发现搏动性肿块而就诊。常见以下症状。

（1）搏动性包块：脉瘤典型的表现为搏动性包块，表面光滑，可伴震颤及杂音等。

（2）局部疼痛：随动脉瘤逐渐扩大，局部可出现胀痛或跳痛，突然出现的疼痛或疼痛突然加重，可能是动脉瘤急性扩张，或是破裂的先兆。

（3）压迫症状：动脉瘤由于其占位效应，可压迫周围神经、静脉及邻近器官等，产生相应症状。

（4）远端肢体器官缺血：动脉瘤瘤腔内的附壁血栓、粥样硬化斑块脱落，可导致远端动脉栓塞，发生远端肢体疼痛、苍白、发凉、麻木、感觉、运动障碍及肢端坏疽等。

（5）瘤体破裂症状：由于压力作用，动脉瘤不断扩大，最终可发生破裂、出血，严重时可发生休克，危及生命。

5. 检查

（1）一般检查：对怀疑感染性或炎症性动脉瘤者，血液化验如血常规、血培养、血沉、CRP、免疫学检查等，可能会对诊断提供帮助。

（2）影像检查

1）X线平片：部分患者可见瘤钙化阴影和骨质破坏，有时可见膨大的软组织阴影。

2）彩色多普勒超声：为无创检查方法，可见瘤体内血流信号，可区别动脉瘤与其他实质性肿物，并初步了解动脉瘤大小、部位等情况。

3）CTA或MRA：为临床诊断的首选方法，以CTA更为常用，可明确动脉瘤部位、大小、腔内附壁血栓及邻近器官受累情况。

4）数字减影血管造影：为血管检查的金标准，可显示动脉瘤近远端的血管、动脉瘤的形态、大小、侧支循环情况；但无法区分附壁血栓，可能低估动脉瘤的大小。为有创性检查方法。

6. 诊断

周围动脉瘤部位表浅，根据血管走行区域搏动性包块，一般不难做出诊断。结合超声多普勒、CTA、MRA

或 DSA 等可明确诊断。但需注意周围动脉瘤有可能多发，下肢动脉瘤可能双侧发病或合并主动脉瘤，应详细检查，以免漏诊。

明确动脉瘤的诊断后，应注意寻找可能的病因，因为这会对治疗方案的选择产生影响。如创伤后局部搏动性包块，提示为创伤后假性动脉瘤可能；发生在感染性心内膜炎急性期，或就诊前存在较长时间发热者，应警惕感染性动脉瘤可能；长期低热、盗汗、关节疼痛等应警惕免疫相关性或结核性，反复口腔、外阴溃疡等，应警惕白塞病。

7. 治疗

动脉瘤很少会由于囊内血液的完全凝结和机化引起囊腔的闭塞而自愈，多数动脉瘤将逐渐增大，并有发生破裂出血、继发感染、远侧动脉栓塞、压近周围神经等并发症的风险。一旦确诊，主张尽早手术治疗。

（1）手术适应证：①瘤体增长迅速有破裂趋向者。②局部有疼痛者。③瘤体压迫周围重要组织及器官者。④影响远端肢体血供和静脉回流障碍者。

（2）常用的手术方式

1）动脉瘤切除与动脉重建术：原则上应行动脉瘤切除、动脉重建。动脉重建方法包括：动脉端－端吻合术；人工血管或自体静脉移植术；动脉瘤结扎、旷置，解剖外旁路术；假性动脉瘤如破口较小，可行补片修补术；或注射凝血酶将假性动脉瘤转换为血肿，并逐步吸收。

2）动脉瘤腔内修复术：为微创治疗方法，于瘤腔内植入覆膜支架，并锚定于两端正常动脉壁，从而隔绝动脉瘤并重建血供。具有创伤小、疗效确切、恢复快等优点，但费用较高，远期效果待观察。须严格掌握适应证。

（八）内脏动脉瘤

内脏动脉瘤是指腹主动脉内脏分支的异常扩张，脾动脉瘤、肝动脉瘤最常见，还有肾动脉瘤、肠系膜上动脉瘤、腹腔干动脉瘤等。瘤体可突然破裂引起大出血休克导致死亡。

1. 脾动脉瘤

内脏动脉瘤中最常见（约 60%），多单发，呈囊状或球状扩张。

（1）病因：发病与下列因素相关。①妊娠，以多产妇常见，与妊娠期激素水平变化、脾动脉壁弹力层和弹力纤维形成异常、全身血容量增多有关；②门静脉高压，门静脉高压时脾脏增大、脾动脉血流增加容易导致脾动脉瘤样扩张；③胰腺炎，胰液自身消化或局部压迫，可诱发假性动脉瘤的形成；④损伤，腹腔肿瘤等大手术可损伤脾动脉形成动脉瘤。

（2）临床表现：未破裂时无症状，部分患者表现为上腹部不适、腹痛等，常为体检时发现，瘤体较大时可出现压迫症状，如左肩背部疼痛、恶心呕吐等消化道症状。瘤体破裂时可出现急腹痛，肩背部反射痛以及失血性休克等。如破入胆道或胃肠道，可出现胆道或消化道出血等。

（3）诊断：①超声，可作为初步检查；②CTA，可三维显示脾动脉瘤的立体结构，指导手术方案；③MRI，可协助诊断脾动脉瘤，并判断门静脉和内脏静脉血流情况；④DSA，为有创检查，可具体了解瘤体大小、形态、部位，通常与血管腔内治疗一次性完成。⑤腹部 X 线检查。

（4）治疗：瘤体直径≥2 cm，增大趋势明显，准备妊娠或妊娠期间发现者均为手术指征，分为开放手术和血管腔内手术。血管腔内手术创伤小，为首选治疗方式，可行动脉瘤栓塞或者覆膜支架隔绝。开放手术方法有脾动脉瘤切除、脾动脉重建或者脾动脉瘤连同脾一并切除。

2. 肝动脉瘤

分肝内和肝外两型，肝外型居多。

（1）病因：感染、创伤、动脉硬化、肝动脉先天性发育异常和肝动脉插管造影化疗等。

（2）临床表现：瘤体较小时可无症状，或仅出现上腹部不适，多为体检时发现。瘤体增大压迫胆道可出现发热、黄疸；瘤体破裂可出现失血性休克，破入胆道或消化道可出现消化道出血。

（3）诊断：①超声，可作为初步检查；②CTA，可三维显示肝动脉瘤的立体结构，指导手术方案；③DSA，为有创检查，可具体了解瘤体大小、形态、部位，通常与血管腔内治疗一次性完成。

（4）治疗：分腔内治疗和手术治疗，腔内治疗可采用覆膜支架腔内隔绝，肝外型手术治疗可行动脉瘤切除或动脉瘤近、远端动脉结扎术，肝内型手术治疗可部分肝切除、肝动脉结扎或介入法肝动脉栓塞治疗。

3. 肾动脉瘤

肾动脉主干或分支的局部异常扩张。

（1）临床表现：通常无症状，为体检时发现，偶有表现为高血压、肾功能异常或肾绞痛，破裂时可出现失血性休克。

（2）诊断：根据临床表现、超声检查、CTA 和 MRA 检查可明确诊断，DSA 检查能更加清晰显示动脉瘤，通常和治疗一并完成。

（3）治疗：首选腔内修复术，创伤小，栓塞瘤体或者覆膜支架腔内隔绝瘤体，并尽可能保留肾和肾功能。手术治疗创伤大，包括动脉瘤切除、肾动脉重建或者自体肾移植。

4. 腹腔干和肠系膜动脉瘤

腹腔干和肠系膜动脉瘤较少见。

（1）临床表现：大多无临床症状，偶有表现为腹痛、肠缺血、动脉瘤压迫引起的腹部不适和腹痛，若破裂引起消化道出血、腹腔或腹膜后出血、失血性休克。

（2）诊断：根据临床表现、超声检查和 CTA 可明确诊断，DSA 检查能更加清晰显示动脉瘤，通常和治疗一并完成。

（3）治疗：首选腔内修复术，创伤小，栓塞瘤体或者覆膜支架腔内隔绝瘤体，并尽可能保留血供。开放手术切除动脉瘤治疗创伤大，目前较少采用。

（九）颈动脉体瘤

1. 定义

颈动脉体瘤（CBT），也称之为颈动脉体副神经节瘤（CBPGL）、化学感受器瘤或血管球瘤，指的是颈动脉体在各种致病因素的影响下肥大和增生进而瘤变，在临床上是一种散发、少见的疾病。

2. 流行病学

由于颈动脉体瘤是一种少见、散发的疾病，至今国内尚无这方面的资料。据报道，在白种人中，头颈部副神经节瘤的发病率为 1:30000。颈动脉体瘤占了头颈部副神经节瘤的 45%，其中双侧同时发病的在散发病人中占约 5%；在有副神经节瘤家族史的患者中的比例高达 30%。具有神经内分泌功能颈动脉体瘤比较少见，所占比例约为 1%。颈动脉体瘤的具体男女发病比例各个报道不一，但女性占绝大多数。大多数颈动脉体瘤是良性的，恶性率占 5%～10%。

3. 病因

颈动脉体瘤的病因尚不清楚，目前主要集中在两个方面：缺氧和遗传。

（1）缺氧：慢性缺氧，无论是持续性的还是间断性的，对于颈动脉体都是一个刺激。引起颈动脉体的腺体肥大、增生。慢性持续性缺氧一般发生在慢性呼吸系统疾病，如肺间质纤维化、肺心病等，或者是长期居住在高海拔地区。慢性间断性缺氧情况如睡眠性呼吸暂停综合征、封闭式的工作环境、井下作业的矿工等。

（2）遗传学：颈动脉体瘤作为神经内分泌肿瘤的一种，与 MEN2、VHL、NF1 等神经内分泌肿瘤类似，与基因的遗传或突变关系密切。

4. 临床表现

（1）症状：①颈部肿块伴有疼痛、触痛、吞咽困难、耳鸣、声嘶；②阵发性或持续性的高血压、头晕、头痛、心悸、多汗及偶发的胃肠功能紊乱。

（2）体征：①颈部侧面下颌下三角区无痛的搏动性肿块；②局部浸润引起淋巴结肿大、疼痛，远处转移的压迫症状。

5. 诊断及鉴别诊断

详细的询问病史和体检可以为诊断提供有益线索，但确诊尚需依赖进一步的辅助检查。主要包括以下几种。

（1）生化检查：主要适用于具有内分泌功能的 CBT。测定血浆、尿中游离儿茶酚胺类物质浓度以及 24 小时尿儿茶酚胺代谢物可进行诊断。

（2）超声检查：可以作为颈部肿块的初步鉴别性检查。表现为低回声团块，边界清晰，瘤体内血流丰富，位于颈动脉分叉处。

（3）CT 和 MRI：颈部 CT 增强扫描，观察肿块的密度增强状况及判断有无附近骨质破坏。CT 动脉成像技术（CTA）可以立体的观察瘤体与周围组织的关系，以及有无其他多发病灶存在。MRI 可以明确与周围软组织的关系。

（4）^{131}I－MIBG（^{131}I－MIBG）和 SRI（SRI）：临床上最常用的是 ^{131}I－MIBG，诊断的敏感性为 97%，而特异性可达 82%。由于家族遗传性 CBT 存在病灶多发的可能性，全身的 ^{131}I－MIBG 显影是必要的。尤其对一些微小的多发病灶及术后的复发、转移灶的定位诊断具有不可替代的作用。

（5）穿刺活检：借助免疫组化技术来加以诊断。穿刺活检具有一定的风险性，如神经损伤、难以控制的大出血等。

（6）DSA：优点是可以显示肿瘤的滋养动脉，了解肿瘤同血管壁的关系，对于较大的 CBT，可先行栓塞治疗，使其体积缩小后再手术，可以了解和评价患者脑血管侧支循环状况及 Willis 环是否完整。典型的 CBT 的 DSA 征象为竖琴征。

鉴别诊断：主要同颈部的肿大的淋巴结、腮腺肿瘤、颈动脉动脉瘤、颈部神经鞘瘤、神经纤维瘤、颈部动静脉瘘等进行鉴别。

6. 治疗与预后

目前对于 CBT 的分型，通常采用 Shamblin 分型方法（依据手术切除的难易程度）分为 3 型。

Ⅰ型：CBT 与血管壁无明显粘连，能够完整剥离而对血管壁未造成破坏。

Ⅱ型：CBT 与血管壁部分粘连或包裹，尚能完整切除。

Ⅲ型：CBT 与血管壁粘连严重或完全包裹，切除后需血管壁修补或血管重建。

治疗方法包括手术治疗、栓塞治疗、放射治疗及联合治疗。

（1）手术治疗

1）手术禁忌证：①对侧有颅脑神经或交感神经干损伤者；②双侧的颈动脉体瘤，切除后可能会因为压力感受器的消失而罹患顽固性高血压；③高龄、身体状况差的 ShamblinⅢ型患者。

ShamblinⅠ型和 ShamblinⅡ型，可通过手术彻底清除；对于 ShamblinⅢ型的 CBT，通常需要血管壁修补或血管重建。

2）术中及术后的并发症：脑血管卒中、出血、感染、神经损伤、脑血管意外事件。

（2）栓塞治疗：目前对于术前栓塞治疗的必要性有所争论。

（3）放射治疗：放疗的指征有①肿瘤太大而难易切除；②高风险患者，如高龄、合并有糖尿病、高血压等疾病；③恶性 CBT 的复发或转移灶，手术无法完全彻底清除。

四、静脉疾病

（一）概述

1. 下肢静脉解剖结构与血流动力学

（1）组成：下肢静脉由浅静脉、深静脉、交通静脉和小腿肌静脉组成。浅静脉由大、小隐静脉两条主干。大隐静脉是人体最长的静脉，在腹股沟韧带下穿过卵圆窝注入股总静脉，在注入前，主要有5个分支，即阴部外静脉、腹壁浅静脉、旋髂浅静脉、股内侧静脉和股外侧静脉。

（2）结构：与动脉相比，静脉壁薄，肌细胞及弹性纤维较少，但富含胶原纤维，对维持静脉壁的强度起着重要作用。静脉壁结构异常主要是胶原纤维减少、断裂、扭曲，使静脉壁失去应有强度而扩张。

3. 静脉瓣膜

瓣膜由两层内皮细胞折叠而成，内有弹力纤维，关闭时可忍受200 mmHg以上的逆向压力足以阻止逆向血流。

4. 血流动力学

静脉系统占全身血量的64%，下肢静脉血流能对抗重力向心回流，主要依赖：静脉瓣膜向心单向开放，肌关节泵，胸腔吸气期与心脏舒张期产生的负压作用，腹腔内压升高及动脉搏动压力向邻近静脉传递等。肌关节泵的动力功能起着驱使静脉血流向心回流及降低静脉压的作用，因此称为“周围心脏”（图47–1）。踝部平均静脉压立位时可高达85 mmHg，下肢活动时，小腿肌泵每次收缩排血量30～40 ml。因此长时间静息态坐、立位，下肢远侧的静脉处于高压与淤血的状态。

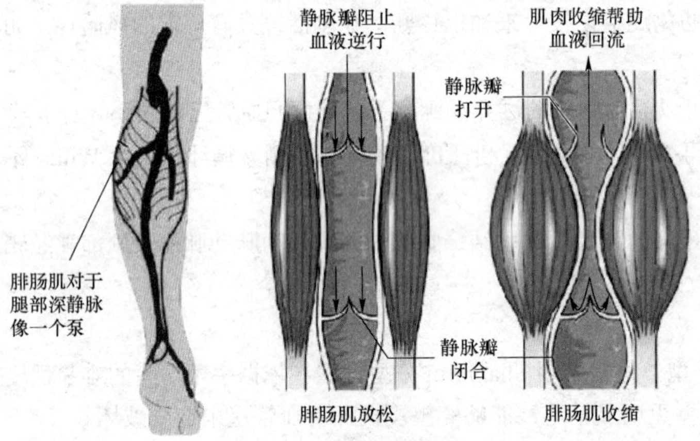

图47–1　下肢深静脉血流动力学

5. 病理生理

下肢静脉疾病的血流动力学变化主要是主干静脉及毛细血管压力增高，前者造成浅静脉曲张，后者造成皮肤微循环障碍，导致皮肤色素沉着、皮肤纤维化、皮下脂质硬化、皮肤萎缩，最终形成静脉性溃疡。

（二）下肢慢性静脉功能不全

下肢慢性静脉功能不全（CVI）是一组下肢静脉病症的总称，包括毛细静脉或网状浅静脉扩张或浅静脉曲张，下肢沉重、疲劳、胀痛、水肿、皮肤改变或静脉性溃疡等临床征象。CVI涉及的静脉病变，可以是浅静脉、交通静脉、深静脉或整个下肢静脉网络。

1. 定义

原发性下肢深静脉瓣膜功能不全无深静脉血栓形成病史，瓣膜存在但关闭功能不全引起下肢静脉逆流而出现一系列CVI临床症状。

2. 病因

确切病因尚未阐明，但发病因素可归纳为瓣膜、静脉壁结构异常及持久的超负荷回心血量、小腿肌关节或软弱四个方面。

3. 病理及生理

PDVI 发生在隐静脉时，形成原发性下肢静脉曲张，如累及下肢深静脉，则构成原发性下肢深静脉瓣膜功能不全，引起下肢静脉高压。主干静脉高压向皮肤微血管传递，直接影响皮肤微循环，造成氧弥散及代谢交换障碍、毒性代谢产物释放，引起淤血性皮炎、皮下脂肪硬化、静脉性溃疡及浮肿等症状。

4. 临床表现

PDVI 是一种慢性进展性疾病，症状随着病程迁移而逐渐加重。主要临床表现有：下肢浮肿、浅静脉曲张、疼痛及皮肤改变。

1）水肿：常见于踝周，久站后可波及小腿中下段，具有凹陷性、抬高肢体后消退的特点。在皮下组织出现纤维性改变或炎症后，浮肿可为非凹陷性。

2）浅静脉扩张或曲张：初发部位多见于小腿内侧，可以伴有内踝区小静脉扩张。久站或月经期曲张静脉更为明显，妊娠期可加重。病情进展可累及整个隐静脉系统。

3）疼痛：大多数患者有不同程度的疼痛，以小腿沉重或胀痛为多见。久站或久走后出现，抬高患肢可缓解，遇热及潮湿环境及月经期可加重。皮肤感染、继发性皮炎及活动性溃疡，可引起局部疼痛。

4）皮肤改变：皮肤及皮下组织是静脉功能不全病程进展中受损的终端组织，皮肤改变包括色素沉着、皮肤脂质硬皮病、白色萎缩、湿疹、静脉性溃疡等。

5. 诊断及鉴别诊断

肢体有明显浮肿需与淋巴水肿及心肾功能不全引起的下肢水肿相鉴别，此外，以浅静脉曲张为主症者，均应依次作出诊断与鉴别诊断：①原发于隐静脉；②原发于隐静脉，伴有大腿或（和）小腿交通静脉功能不全；③原发性深静脉瓣膜功能不全；④继发性深静脉瓣膜功能不全引起静脉逆流或（和）血栓形成后深静脉回流障碍。检测方法包括下肢活动静脉压测定、光电容积描记、超声多普勒、超声多普勒血管显像及下肢静脉造影检查。下肢静脉顺行造影仍是了解静脉系统的金标准，既可诊断深静脉血栓形成，也是区别原发性或继发性深静脉瓣膜功能不全的最佳方法（表 47–1）。

表 47–1　原发性深静脉瓣膜功能不全与继发性深静脉瓣膜功能不全的临床鉴别

	原发性深静脉瓣膜功能不全	继发性深静脉瓣膜功能不全
病史	长期站立、负重等	多有下肢深静脉血栓形成病史
浅静脉曲张	局限于下肢	范围广泛，可有腹壁静脉曲张
静脉造影	深静脉血流通畅，呈直筒状，大隐静脉明显扩张，瓣膜影模糊	有浅静脉部分或完全再通，呈特殊的迂曲而不规则形态，大隐静脉不一定扩张，侧支开放，瓣膜影消失

6. 治疗

凡诊断明确、瓣膜功能不全Ⅲ～Ⅳ级者，结合临床表现的严重程度都应考虑手术治疗。手术方法：①股浅静脉腔内外瓣膜成形术。②带瓣膜静脉段移植术。③半腱肌–股二头肌袢腘静脉瓣膜代替术，伴有浅静脉曲张和踝部皮肤营养不良者，需做大隐静脉高位结扎、曲张静脉剥脱及交通静脉结扎术，随着科技进展，目前也可开展大隐静脉激光腔内闭合术及大隐静脉射频闭合术。

（三）静脉血栓栓塞症

静脉血栓栓塞症（VTE）是指血液在静脉内不正常凝结，使血管完全或不完全阻塞，包括深静脉血栓形成（DVT）及肺栓塞（PE），即 VTE 在不同部位和不同阶段的两种表现形成。

VTE的高危因素包括：①血液的高凝状态，如创伤、大手术、妊娠、肿瘤、长期服用避孕药、吸烟、遗传性凝血功能异常等；②静脉壁损伤，如手术、骨折、感染等；③血流缓慢，如循环障碍、长期卧床等。

1. 深静脉血栓形成

（1）临床表现：深静脉血栓形成多发生于下肢，主要为患肢肿胀、疼痛，活动后加重，抬高患肢可好转。偶有发热、心率加快。血栓脱落可引起肺动脉栓塞的表现，如胸痛、胸闷、呼吸困难、咯血等。

（2）体征：血栓远端肢体或全肢体肿胀是主要特点，皮肤多正常或轻度淤血，重症可呈青紫色，皮温降低。如影响动脉，可出现远端动脉搏动减弱或消失。血栓发生在小腿肌肉静脉丛时，可出现血栓部位压痛（Homans征和Neuhof征阳性）。后期血栓机化，常遗留静脉功能不全，出现浅静脉曲张、色素沉着、溃疡、肿胀等，称为深静脉血检形成后综合征（PTS）。

（3）DVT的诊断：一侧肢体突然发生的肿胀，伴有胀痛、浅静脉扩张，都应警惕DVT，结合下肢静脉B超、下肢静脉顺行造影检查、放射性核素检查等可以确诊。

（4）DVT分型如下。

1）周围型：包括股静脉或小腿深静脉血栓形成两型。起病隐匿，小腿疼痛，Homans征阳性。

2）中央型（髂–股静脉血栓形成）：发病急骤，先有腹股沟区胀痛，随后下肢迅速出现广泛性粗肿、胀痛，患侧髂窝、股三角区压痛，Homans征阴性。

3）混合型（全下肢深静脉血栓形成）：患肢粗肿、胀疼，股三角区腘窝，小腿股紧压痛，Homans征阳性，股白肿、股青肿。

（5）治疗

1）非手术疗法：①包括卧床、抬高患肢等一般治疗。②抗凝治疗，可使用肝素、低分子肝素、华法林及新型口服抗凝药。维生素K拮抗剂在整个治疗过程中应使INR维持在2.0～3.0，需定期监测。③溶栓治疗，对于急性期患肢可使用尿激酶、链激酶、组织型纤溶酶原激活剂（Pt–PA）溶栓。

2）手术疗法：①下腔静脉滤器植入术，可用于预防和减少肺栓塞的发生。对于大多数DVT患者，不推荐常规应用腔静脉滤器；对于抗凝治疗有禁忌证或有并发症，或者充分抗凝治疗的情况下反复发作血栓栓塞症的患者，建议放置下腔静脉可回收滤器，限期行下腔静脉滤器取出术。②见导管直接溶栓术，与系统性溶栓相比可减少出血的风险。③取栓术，手术静脉取栓主要用于早期近端DVT，手术取栓通常的并发症是血栓复发。但其远期疗效如PTS、通畅率等仍不确定。因此对于严重患者，如某些严重的髂–股静脉血栓形成，股青肿患者可考虑应用。目前较少使用。④导管吸栓术，目前推出几款吸栓导管，如AngioJet、Aspirex等，可用于髂股静脉血栓，吸栓导管可对血栓进行减容，减少肺梗的风险及较短时间内使下肢水肿得到明显改善。

2. 肺栓塞

肺栓塞的临床表现及各病例所表现症状的严重程度亦有很大差别，可以从无症状到血流动力学不稳定，甚或发生猝死。

（1）症状：呼吸困难、气促，胸痛、晕厥、烦躁不安、惊恐甚至濒死感、咯血、咳嗽、心悸等，其中呼吸困难为最常见的症状，需注意临床上出现所谓“三联征”（呼吸困难、胸痛及咯血）者仅约20%。

（2）体征：呼吸急促（呼吸频率＞20次/分，是最常见的体征）、心动过速、血压变化（严重时可出现血压下降甚至休克）、发绀、发热、颈静脉充盈或搏动、肺部可闻及哮鸣音和（或）细湿啰音、胸腔积液的相应体征、肺动脉瓣区第二音亢进或分裂，$P_2>A_2$，三尖瓣区收缩期杂音。

（3）诊断：PE临床表现不特异需结合PE的症状（也可无症状）、体征、是否有DVT病史，参考血气、D–二聚体等检验结果，最主要的依据是影像学依据，包括肺动脉CTA、放射性核素肺通气/直流灌注显像、肺动脉造影等。

应与急性心肌梗死、冠状动脉供血不足、肺炎、胸膜炎、肺不张、哮喘、主动脉夹层、原发性肺动脉高压和癔症等疾病相鉴别。

（4）治疗

1）监护，卧床、抬高患肢等一般治疗。

2）抗凝治疗，可使用肝素、低分子肝素、华法林及新型抗凝药。维生素 K 拮抗剂在整个治疗过程中应使 INR 维持在 2.0～3.0，需定期监测。

3）溶栓治疗，尿激酶或 rt–PA 溶栓，同时需监测凝血功能。

4）如仍有 DVT 存在，可考虑放置下肢静脉滤器。

5）对于有肺动脉主干或血流动力学变化的大面积 PTE，可行经肺动脉血栓摘除术或静脉导管碎解和抽吸血栓。

（四）左肾静脉压迫综合征

1. 定义

左肾静脉压迫综合征是指左肾静脉远段在肠系膜上动脉和主动脉之间受到压迫的现象称为胡桃夹子现象，由此产生的左肾静脉淤滞相关的症状称为胡桃夹综合征。

2. 病因及发病机制

（1）左肾静脉远端部分受压通常由于肠系膜上动脉以锐角发自腹主动脉。

（2）左肾向后下垂继发左肾静脉延伸横跨主动脉和左肾静脉异常高位走行。

（3）主动脉后位肾静脉或肾静脉环。

（4）静脉受压左肾静脉梗阻性高压、静脉曲张和侧支循环的形成。

（5）腹膜后脂肪量少。

3. 临床表现

（1）症状：①左腰部疼痛，可伴臀部放射痛。②血尿，镜下血尿和肉眼血尿。③女性盆腔静脉淤血综合征（痛经，排尿困难，性交疼痛，盆腔疼痛），男性精索静脉曲张。④小儿慢性疲劳综合征、胃肠道症状。

（2）体征：一般无明显异常体征。

4. 诊断及鉴别诊断

（1）超声多普勒：为首选检查，需站立 15 分钟后重复测量，满足下面两个条件可做诊断：①左肾静脉受压段左侧的前后径是受压段的 3～5 倍；②受压段左肾静脉的峰值流速是左肾门处的 3～5 倍。

（2）CTA 和 MRA

1）左肾静脉胡桃夹现象在 CTA 上可显示为左肾静脉在主动脉和肠系膜上动脉之间受压，以及左肾静脉近端扩张、左肾门处肾静脉曲张和侧支形成；CTA 还可以显示左肾静脉以及与周围组织的关系。

2）MRA 可获得与 CTA 相似的结果同时还能避免辐射。

（3）左肾静脉造影和压力梯度测量

1）左肾静脉造影显示受压的左肾静脉、静脉曲张和侧支循环。

2）左肾静脉和腔静脉的压力梯度＞2 mmHg 高度提示左肾静脉受压。

3）左肾静脉造影同时进行肾静脉 – 腔静脉压力梯度测量被认为是诊断的金标准。

（4）鉴别诊断

1）IgA 肾病。

2）薄基底膜病。

3）Alport 综合征。

4）其他泌尿系统疾病。

5. 治疗方法

（1）手术指征：出现严重症状的胡桃夹综合征患者（包括腰痛或腹痛、贫血、自主神经功能障碍、肾功能受损如持续性体位性蛋白尿和精索静脉曲张）需要行腔内或者开放手术治疗，18 周岁以下患者必须采取保守治疗，因为随着生长发育，症状会自然缓解。

（2）开放手术：①左肾静脉–下腔静脉转位术；②性腺静脉–下腔静脉转位术；③肠系膜上动脉移位术；④自体肾移植等。

（3）腔内治疗：左肾静脉支架植入术：具有微创优势，可同时进行左肾静脉造影及压力梯度测量，已经成为开放手术的替代方案；支架植入的并发症主要包括支架移位、支架内血栓形成以及支架再狭窄。

（五）髂静脉压迫综合征

1. 定义

髂静脉压迫综合征又称 May-Thurner 综合征、Cockett 综合征，由左髂总静脉横跨第五腰椎时受右髂总动脉压迫所致，左髂总静脉的受压可导致肢体症状、下肢水肿、髂股静脉血栓形成。

2. 病理生理

（1）左髂静脉内皮细胞损伤：由长期慢性机械性压迫和髂总动脉的持续震动而形成的反复微小创伤导致。

（2）内皮细胞的损伤和反复炎症导致了血小板和纤维蛋白的沉积，使其更易于形成血栓。

3. 临床表现

（1）左下肢水肿。

（2）静脉性跛行。

（3）左下肢疼痛。

（4）皮肤改变：包括色素沉着、静脉性溃疡等。

（5）浅表静脉血栓性静脉炎。

（6）左下肢深静脉血栓形成（DVT）。

4. 影像诊断

（1）彩色超声多普勒：为首选检查。

（2）CT 静脉造影（CTV）、磁共振静脉造影（MRV）：可显示受压部位，是否形成 DVT 及侧支循环情况；

（3）静脉造影：静脉造影是评估静脉梗阻的金标准，可同时进行压力梯度测量（>3 mmHg 有临床意义）；

（4）血管内超声：可获得静脉壁高分辨率图像，敏感性最高。

5. 治疗

急性髂股 DVT 血栓的清除可以明显改善了急性 DVT 的症状，减少了血栓后综合征发生率和严重程度。腔内治疗已经取代开放手术成为主要治疗手段。

（1）经导管接触性溶栓和支架植入术：对于急性期髂股静脉血栓形成的患者，导管溶栓（CDT）和机械性血栓清除术为主要治疗方法。对于仍有残余狭窄的患者需行左髂静脉支架植入术。

（2）经皮球囊成形术联合支架植入术：对于有症状的、非血栓性髂静脉狭窄的以及有慢性静脉梗阻症状的患者，经皮球囊成形术联合支架植入术可以有效地缓解症状。

五、动静脉瘘

动脉与静脉间出现不经过毛细血管网的异常短路通道，即形成动静脉瘘，可分为两类：先天性动静脉瘘，起因于血管发育异常；后天性静脉瘘，大多数由创伤引起，故又称损伤性动静脉瘘。

先天性动静脉瘘常为多发性，瘘口细小；往往影响骨骼及肌，受累肢体出现形态和营养障碍性改变；对全身血液循环的影响较小。损伤性动静脉瘘一般为单发且瘘口较大，高压的动脉血流通过瘘口直接进入静脉向心回流，因而造成：①周围静脉高压的临床表现。②瘘口远侧组织缺血的临床表现。③对全身血液循环产生明显影响：回心血流量显著增加，继发心脏扩大，最终导致心力衰竭。

（一）先天性动静脉瘘

1. 病因

在胎儿期，动脉与伴随静脉同行，并且与毛细血管有广泛的吻合。出生后，吻合支逐渐闭合，动、静脉最终通过毛细血管完成血液回流。如果出生后吻合支不闭合，即形成先天性动静脉瘘。

2. 临床表现

婴幼儿期多无明显症状或仅有轻度软组织肥厚。至发育期可出现典型临床表现，主要包括：①双下肢不等长。这是由动、静脉血流量增加，刺激骨骺，致使患肢增长，软组织肥厚所致。②患处局部皮肤改变，如静脉高压导致浅静脉曲张，色素沉着等。

3. 诊断

根据典型的临床表现可作出诊断。动脉造影可见患处动脉主干粗大、分支多，静脉早期显影。

4. 治疗

局限的先天性动静脉瘘手术效果较好。多发性瘘术后易复发。此外应同期处理浅静脉高压及肢体不等长。

（二）损伤性动静脉瘘

1. 病因

大多数由刺伤、枪弹伤等贯通伤引起，可按病因进一步分为：①直接瘘，毗邻的动静脉同时损伤并形成交通；②间接瘘，动静脉的创口间存在血肿，机化后形成囊形或管状的动静脉间的交通。

2. 临床表现

可分为急性期表现和慢性期表现。前者可见损伤局部出现的搏动性肿块，大多伴有震颤和杂音。后者则出现典型的静脉高压表现，伴血管杂音及震颤，皮温升高。瘘口远端因血流减少出现营养性变化，如皮肤光薄。通过瘘口的血流量大时，可导致心力衰竭。

3. 诊断

依据病史和临床表现即可做出诊断。此外，影像学检查亦有助于诊断。

4. 治疗

一般不能自行愈合，手术切除为首选。可切除瘘后直接修补动静脉或采用补片等修补动静脉。如已有广泛侧支循环，直接切除瘘困难时，可在靠近瘘口处，分别结扎动静脉的输入端和输出端，即四头结扎术。

六、淋巴水肿

1. 定义

淋巴水肿是由淋巴循环障碍及富含蛋白质的组织间液持续积聚引起，好发于四肢，下肢更为常见。

2. 分类

常将淋巴水肿分为两类：原发性和继发性。前者指原因不明的淋巴水肿，后者可见于淋巴结切除术、放疗后纤维化、肿瘤浸润淋巴结或肿瘤细胞阻塞淋巴管及丝虫病等情况。

3. 临床表现

①水肿：自肢体远端向近侧扩展的慢性进展性无痛性水肿可累及生殖器及内脏。②皮肤改变：色泽微红，皮温略高；皮肤日益增厚；疣状增生；后期呈“象皮腿”。③继发感染。④溃疡：轻微皮肤损伤后出现难以愈合的溃疡。⑤恶变：少数病例可恶变或淋巴管内瘤。

按病情进展又可分为：①潜伏期，组织间液积聚，但尚无明显肢体水肿。②Ⅰ期，呈凹陷性水肿，抬高患肢可缓解，无明显皮肤改变。③Ⅱ期，非凹陷性水肿，抬高患肢不能缓解，皮肤明显纤维化。④Ⅲ期，肢体不可逆性水肿，反复感染，皮肤及皮下组织纤维化和硬化，呈“象皮腿”外观。

4. 诊断

依据病史、典型临床表现和体格检查不难诊断。进一步影像学检查（淋巴核素扫描显像、淋巴造影等）主要目的在于明确淋巴梗阻的类型、部位及原因。

5. 治疗

（1）非手术治疗：①抬高患肢，护理局部皮肤及避免外伤。②弹力袜等包裹患肢，利用套筒式气体加压装置包裹患肢，自水肿肢体远侧向近侧循序加压，促进淋巴回流。

（2）手术治疗：①当皮肤及皮下组织已发生不可逆改变后，可切除纤维化皮下组织后植皮术。②行淋巴管-静脉吻合术等，重建淋巴循环。③带蒂组织移植术，如大网膜、去表皮组织，移植至患肢深筋膜浅面，建立侧支回流通路。

七、血管瘤

血管瘤临床十分常见，多发生于皮肤、皮下，其次为内脏。按其结构可分为三类，分别为毛细血管瘤、海绵状血管瘤和蔓状血管瘤。

毛细血管瘤多见于婴儿，大多数是女性。出生时或生后早期见皮肤有红点或小红斑，逐渐增大、红色加深并且隆起。其病理基础是幼稚的毛细血管变性，代之以纤维及脂肪组织。大多数为错构瘤，1年内可停止生长或消退。瘤体境界分明，压之可稍褪色，松手后恢复红色。

海绵状血管瘤一般由小静脉和脂肪组织构成。常表现为较稳定而缓慢的发展过程。多生长在皮下组织，也可在肌肉内，少数可发生在骨或内脏等部位。皮下海绵状血管瘤可使局部轻微隆起，皮肤正常，或有毛细血管扩张，或呈青紫色。肿块质地柔软而有弹性，边界欠清，具有压缩性，内可触及钙化结节或因局部血栓形成导致触痛。肌肉海绵状血管瘤常使该肌肉肥大、下垂，多发生于股四头肌，久站或多走时患肢有发胀感。治疗方面对无症状及外观影响不明显的稳定血管瘤，可随访观察。手术需要完整切除血管瘤。巨大的海绵状血管瘤治疗较困难，不易彻底手术切除，易复发。

蔓状血管瘤多见于成年人，好发于头面部及四肢。瘤体由较粗的迂曲血管构成，多由海绵状血管瘤等稳定的血管畸形合并动静脉瘘所致。除了发生在皮下和肌肉，还常侵入骨组织，范围较大者，甚至可超过一个肢体。血管瘤外观常见蜿蜒的血管，有明显的压缩性和膨胀性。有的可听到血管杂音，有的可触到硬结（为血栓和血管周围炎所致）。妊娠期有加速发展的倾向。肿瘤位于下肢者，皮肤可因营养障碍而变薄、着色，甚至破溃出血。累及较多肌群时，可影响运动能力。

第四十八章　泌尿、男生殖系统畸形

重点	各种先天性畸形的成因、症状，诊断和处理原则。
难点	泌尿系统先天畸形的异常发育和形成机制。
考点	囊性肾病的诊断、处理和隐睾的处理原则

一、泌尿系统与生殖系统的发生与发育

1. 泌尿系统的发生

（1）肾脏及输尿管的发育：有前肾、中肾和后肾三个阶段。前肾存在短暂，随即完全退化；中肾部分保留下来，形成男性生殖管道的一部分或成为女性附件；后肾的生肾组织发育为肾单位肾被膜和各段肾小管，输尿管芽形成集合小管、肾盏、肾盂及输尿管。

（2）膀胱和尿道的发育：膀胱由尿生殖窦上方的膨大部分与尿囊发育而成，其上皮来自膀胱尿道管的内胚层。尿道主要由尿生殖窦的尿道部发育而成，在男性形成尿道的大部分，在女性则形成女性尿道和阴道前庭的大部分。

2. 生殖系统的发生

（1）性腺的发育及下降：胚胎 3 周时就已开始形成性腺，男性胚胎 8 周时睾丸开始发育，女性胚胎 10 周后卵巢开始发育，16 周时形成原始卵泡，原始卵泡的数目出生后即停止增加。男女性腺的位置原在腹腔的后上方，胚胎发育过程中逐渐从腹后壁下降到男性的阴囊或女性的骨盆缘稍下方。

（2）生殖管道的发育：胚胎早期发育有中肾管（Wolff 管）和副中肾管（Müller 管）两套生殖管道系统。男性胎儿睾丸产生雄激素使中肾管保留，最终发育为附睾、输精管、精囊腺及射精管；女性中肾管退化，而副中肾管发育为输卵管、子宫及阴道。男性前列腺由尿道前列腺部的内胚层细胞外突发育而成。

（3）外生殖器的发育：由尿生殖窦腹侧的生殖结节发育而成。男性胎儿在雄激素的作用下，生殖结节增长发育为阴茎，两侧的生殖突形成阴囊；女性生殖结节生长为阴蒂，生殖突形成大阴唇，尿道襞形成小阴唇。

二、肾和输尿管的先天性畸形

（一）囊性肾病

1. 定义

先天性、遗传性、获得性肾皮质或髓质囊性疾病的总称，其中以单纯性肾囊肿及多囊肾最为常见。

（1）单纯性肾囊肿：最常见的囊性肾病，起源于肾小管，囊壁薄，内衬单层扁平上皮，与肾脏集合系统不相通。多数无明显症状，少数出现腰疼或血尿。B 超为首选检查方法。增强 CT 有助于与肾脏肿瘤、肾积水、肾盏憩室或肾外肿瘤等进行鉴别。囊肿直径＞5 cm，肾实质受压或临床症状明显时需要处理。处理方法包括 B 超引导下经皮穿刺硬化治疗和腹腔镜肾囊肿去顶术等。

（2）多囊肾：可分为成人型多囊肾常染色体显性遗传（ADPKD）及婴儿型多囊肾常染色体隐性遗传（ARPKD）两类，以前者较为多见。ADPKD 基因定位于 16 号及 4 号染色体上，而 ARPKD 基因则定位于 6 号染色体上。

2. 临床表现

为双肾大小不等的囊肿，肾脏增大。患者出现腰部或腹部钝痛、血尿腹部肿块与肾功能损害，可伴发尿路感染和结石。囊肿压迫、反复感染和结石梗阻最终使肾功能逐渐失代偿而进入慢性肾功能衰竭阶段。超声、CT、静脉肾盂造影以及肾态显像有助于疾病的诊断和病情评估。

3. 处理原则

多囊肾处理的原则是缓解症状，延缓肾功能减退。出现肾衰可行透析或肾移植治疗。

（二）蹄铁型肾

1. 定义

指双侧肾脏在中线处通过肾实质或纤维组织相连，形似蹄铁。多在下极相连常伴有肾脏旋转不良，易继发双肾积水。

2. 临床表现

缺乏特异性，可伴有腹痛、恶心及呕吐。明确诊断主要依据静脉肾盂造影及 CT 等影像学检查。

3. 处理原则

若有症状或继发梗阻、感染、结石及肿瘤时应行手术治疗。

（三）重复肾盂输尿管畸形及异位输尿管开口

1. 类型

包括完全性与不完全性两种。完全性重复指一侧或双侧输尿管全长重复并开口于膀胱或尿道等部位，上输尿管口常位于下内侧而下输尿管口位于上外侧（Meyer-Weigert 定律）；不完全性重复指一侧或双侧输尿管部分重复、汇合后共同开口于膀胱。

2. 临床表现

多见上半肾积水，常无明显临床症状，可合并感染和结石。异位输尿管开口于尿道外括约肌远端或女性前庭和阴道，则有尿失禁。静脉肾盂造影或逆行造影有助明确疾病和输尿管开口位置。

3. 处理原则

对上半肾严重积水、功能不良的患者可行上半肾及输尿管切除术。对于异位输尿管开口，可行做异位输尿管膀胱再吻合术或与同侧输尿管行端侧吻合术。

（四）孤立肾、肾发育不全

先天性孤立肾指出生时一侧肾脏缺如，肾发育不全指出生时肾脏结构及功能的异常。如无继发性疾病常无临床症状，部分可继发高血压等症状，超声、CT 及静脉肾盂造影等影像学检查能够明确诊断。

（五）异位肾

1. 定义

肾脏在发生发展过程中未到达正常位置，可分为交叉异位肾、胸内肾及盆腔肾等。

2. 临床表现

常见的症状为继发结石、积水和感染导致的腰痛、腹痛，部分查体可触及包块，按压有不适感。静脉肾盂造影或增强 CT 可确诊。

3. 处理原则

无明显临床症状及并发症无须手术处理，如继发结石、积水等需手术处理。

（六）输尿管口膨出

1. 定义

原称输尿管囊肿，指输尿管末端在膀胱黏膜下呈囊状扩张突向膀胱，使输尿管口失去正常形态，系 Chwalle 氏膜退化不全所致，膀胱壁段输尿管肌肉发育异常也可引起。

2. 临床表现

反复尿路感染和患侧上尿路积水，也可无明显临床症状。静脉肾盂造影、超声、CT 等和膀胱镜检查有助于明确诊断。

3. 治疗原则

解除梗阻及感染，保护肾功能，可采用膀胱尿道镜切除膨出。

三、膀胱和尿道畸形

（一）膀胱外翻

1. 定义

指新生儿下腹壁肌肉和膀胱前壁完全缺损，膀胱黏膜外露，黏膜与腹壁皮肤相连的严重先天性畸形。

2. 临床表现

输尿管口暴露和间歇性喷尿，外露膀胱黏膜出血、溃烂、变性，甚至恶变。常继发上尿路积水和感染，部分合并耻骨联合分离和髋关节脱位。超声及静脉肾盂造影等可明确上尿路继发病变情况。

3. 处理原则

多需手术治疗，依情况行尿路重建或尿流改道手术。

（二）尿道上裂

尿道上裂指尿道外口向阴茎背侧及近端移位。较为罕见。可分为阴茎头型、阴茎体型及完全性尿道上裂三种，完全性尿道上裂常与膀胱外翻并存，与膀胱外翻处理原则相同，龟头型及阴茎体型可行阴茎伸直及尿道成形术。

（三）尿道下裂

尿道下裂指尿道外口向阴茎腹侧及近端移位。较为常见。分为阴茎头型、阴茎型、阴囊型及会阴型。尿道下裂需手术治疗，治疗原则为矫正阴茎下弯畸形及尿道成形，以恢复正常的排尿和勃起功能。

四、隐睾

1. 定义

隐睾或睾丸下降不全是指睾丸下降异常，睾丸停留在腹膜后、腹股沟管或阴囊入口处。睾丸未降入阴囊则较高的体温会影响精子的生成，且易发生恶变。

2. 临床表现

一侧或双侧阴囊空虚，体检时可触及腹股沟管内或外环口处睾丸，按压可有不适感。超声或 CT 检查有助于发现睾丸。

3. 处理原则

1 岁以内睾丸仍有机会自行下降至阴囊，1 岁以后睾丸仍未下降者可使用促性腺激素释放素（LHRH 或 GnRH）或 HCG 治疗。如仍失败，应于 2 岁前手术。

五、包茎或包皮过长

1. 定义

包茎是指包皮不能上翻使龟头外露，常由包皮口狭窄或包皮与阴茎头粘连所致。包皮过长指包皮遮盖龟头和尿道外口，但可以翻转而显露龟头。

2. 处理原则

包皮嵌顿、包茎或反复感染的包皮过长患者应行包皮环切术。包皮过长宜经常上翻清洗保护局部清洁。

临床病案分析

患者男性，57 岁，已婚，腰部疼痛不适 6 年余。患者 6 年来间歇出现腰部疼痛不适，偶有血尿，无尿频、尿急、尿痛，无畏寒发热。饮食睡眠可，大便正常，体重无明显下降。既往有高血压病史，母亲有多囊肾病史。门诊检查：体温 36.7℃，血压 150/70 mmHg，双肾区叩痛（+）。尿常规提示红细胞（++），白细胞（++），蛋白（+）。B 超提示双肾体积增大，形态失常，表面不规则，双肾间数十枚大小不等囊性低回声。

思考

1. 该患者可能的诊断？

2. 该患者还需要做哪些检查？

3. 该患者该如何治疗？

解析

1. 患者有腰部疼痛不适、血尿，存在多囊肾家族史。查体双肾叩痛。B 超提示双肾形态增大不规则，多发囊肿。应高度怀疑多囊肾。

2. 应进一步检查血常规、肾功能及 CT 以确定肾脏损害的程度，了解囊肿的位置、形态、大小和数量。

3. 因针对多囊肾的出血和感染进行对症处理。必要时手术缓解囊肿对肾脏的压迫。若出现肾衰可行透析或肾移植治疗。

第四十九章　泌尿、男性生殖系统损伤

重点	泌尿、男性生殖系统损伤的病因、临床表现、诊断方法、治疗手段
难点	泌尿、男性生殖系统损伤诊断及治疗的选择
考点	泌尿、男性生殖系统损伤的病因、临床表现、诊断方法、治疗手段

泌尿系统损伤多是胸、腹、腰部或骨盆严重损伤的合并伤，以男性尿道损伤最多见，肾、膀胱次之，输尿管损伤少见。确诊泌尿系统损伤时，应注意有无合并其他脏器损伤。

一、肾损伤

1. 定义

肾损伤常是严重复合性脏器损伤的一部分，多见于 20～40 岁男性，左侧略多于右侧，双侧同时损伤少见。儿童肾损伤的发病率较成人高。

2. 分类

（1）按损伤机制分类开放性损伤、闭合性损伤、医源性损伤。

（2）按病理改变分类 ①肾挫伤：损伤仅局限于部分肾实质；②肾部分裂伤（<1cm）：③肾实质部分（>1cm）裂伤伴有肾包膜破裂；④肾脏深度裂伤、横断或粉碎伤；⑤肾蒂损伤：肾蒂血管损伤，好发于右肾。

（3）继发性的病理改变：①继发感染；②假性尿囊肿；③肾积水；④肾动脉狭窄及继发肾血管性高血压；⑤动静脉瘘或假性肾动脉瘤。

3. 临床表现

（1）失血性休克。

（2）血尿：但此血尿与损伤程度并不一致。

（3）疼痛：患侧腰、腹部疼痛或肾绞痛。

（4）腰腹部包块：血肿或假性尿囊肿形成局部包块，腰腹部可有明显触痛和肌肉强直。

（5）发热。

4. 诊断

（1）病史：任何有外伤史的患者均要注意肾脏损伤的可能。

（2）体格检查：体检时应注意有无腰腹部疼痛、包块、腹膜刺激征等，容易漏诊。

（3）检验：尿中多量红细胞，血常规血红蛋白浓度及红细胞比容持续降低等提示有活动性出血。

（4）特殊检查

1）超声。

2）腹平片（KUB）及静脉尿路造影（IVU）：了解肾脏功能及尿路集合系统的形态。

3）CT 清晰，可作为急诊检查手段。

4）肾动脉造影明确有无肾动静脉瘘或创伤性肾动脉瘤，同时进行介入血管栓塞治疗。

5）逆行尿路造影：仅显示肾脏集合系统，较少用。

5. 治疗

（1）原则：抢救生命，尽量保护肾功能。

（2）紧急治疗：控制出血和休克，维持生命体征的稳定。尽快确定肾损伤的范围、程度及有无其他器官合并损伤，做好手术探查的准备。

（3）保守治疗：适用于肾挫伤、轻微肾裂伤及无其他脏器合并损伤的患者。①绝对卧床休息 2～4 周，2～3 个月内不宜参加剧烈活动或体力劳动。②密切观察生命体征变化。③观察血尿变化。④支持治疗。⑤广谱抗生素预防感染。⑥止痛、镇静和对症处理。

保守治疗中转手术的指证：①抗休克治疗后血压仍不稳定或再度休克。②血尿无减轻。③红细胞、血红蛋白及红细胞比容呈进行性下降。④肾区肿块进行性增大。⑤有腹腔脏器合并损伤的可能。

（4）手术治疗：开放性肾损伤治疗原则为手术探查；闭合性肾损伤如明确为严重肾裂伤、肾破裂、肾盂破裂或肾蒂血管外伤，需尽早施行手术探查。

（5）并发症及处理：①腹膜后尿囊肿或肾周脓肿穿刺置管引流；②输尿管狭窄、肾积水需施行成形术或肾切除术；③患肾功能丧失或肾萎缩行肾切除术；④持续血尿、肾动静脉瘘和假性肾动脉瘤患者行选择性肾动脉造影及栓塞术。

二、输尿管损伤

1. 病因

（1）医源性损伤：①开放性手术损伤。②微创泌尿外科操作损伤。③放射性损伤。

（2）外伤性损伤：外界暴力引起，常伴有大血管或腹腔内脏器损伤。

2. 病理

（1）输尿管损伤后如穿孔、切断、部分管壁坏死等可发生腹膜后尿外渗或腹膜炎。

（2）输尿管若被结扎，早期急性梗阻可有肾积水出现；长期可致该侧肾萎缩及功能完全丧失；如双侧均被结扎，可发生无尿。

（3）输尿管被钳夹及外膜广泛剥离时，可发生缺血性坏死，一般在术后 1～2 周内形成尿外渗或尿瘘，伴有输尿管狭窄者可致同侧肾积水。

3. 临床表现

（1）血尿：血尿轻重与输尿管损伤程度常不一致。

（2）尿外渗或尿瘘：引起腰腹疼痛、腹胀，可出现尿瘘、局部肿胀及尿性囊肿形成。

（3）感染：严重时可出现脓毒血症。

（4）梗阻症状：可产生腰部胀痛及发热等症状，也可导致患侧肾功能损害。

4. 诊断及鉴别诊断

（1）早期诊断，手术修复简单易行，术后恢复良好，并发症少；晚期诊断，局部水肿炎症和积液，需彻底引流后二期修复损伤。

（2）特殊检查：静脉注射靛胭脂检查、静脉尿路造影（IVU）、逆行肾盂造影、CT 尿路重建、磁共振水成像（MRU）。

（3）鉴别诊断：①如出现阴道漏尿，需鉴别是输尿管阴道瘘还是膀胱阴道瘘。②双侧输尿管结扎引起无尿，应与急性肾小管坏死鉴别，必要时作膀胱镜检查及双侧输尿管插管。

5. 治疗

原则：恢复上尿路的通畅，保护患侧肾脏功能。

（1）早期损伤的治疗：术中早期发现输尿管损伤，在彻底清除外渗尿液后按具体情况处理。

1）钳夹伤、小穿孔或切开：插双 J 形输尿管支架引流管引流，再局部修补术。

2）输尿管结扎：一般需切除输尿管缺血段，端端吻合，并留置双 J 形输尿管支架引流管引流。

3）输尿管部分缺损或断离：缺损段短者可行输尿管端端吻合术。如缺损较长视具体情况作输尿管皮肤造口术、自体肾移植术或回肠代输尿管术。

（2）晚期并发症的治疗

1）输尿管狭窄：试行输尿管插管、气囊扩张术或留置双 J 形输尿管支架引流管及记忆合金网状支架。不成功，可行狭窄段切除、输尿管端端吻合术。

2）尿瘘：充分引流，水肿炎症消退后行输尿管瘘修补术。

3）严重肾积水或感染：继发患侧肾功能重度损害或完全丧失，在对侧肾功能正常的情况下可行患侧肾脏切除术。

三、膀胱损伤

1. 分类

（1）按损伤原因：①直接暴力。②间接暴力。③火器利刃伤。④医源性损伤。

（2）按损伤是否与体表相通：①开放性损伤。②闭合性损伤。

（3）按损伤与腹腔的关系：①腹膜内型膀胱破裂，损伤位于膀胱顶部，形成腹膜炎。②腹膜外型膀胱破裂，损伤位于膀胱前壁或底部，尿液进入盆腔内膀胱周围间隙。③混合性膀胱破裂。

2. 病理

（1）挫伤。

（2）膀胱破裂：腹膜内型与腹膜外型两类。

3. 临床表现

（1）休克：多为失血引起，继发感染可致感染性休克。

（2）腹痛：腹膜外型破裂可有压痛及腹肌紧张，直肠指检有触痛及饱满感。腹膜内型破裂引起急性腹膜炎症状，并有移动性浊音。

（3）血尿和排尿困难：轻度挫伤可仅有少量血尿，全层破裂由于尿外渗，患者可有尿意，但不能排尿或仅排出少量血尿。

（4）尿瘘：肛门、阴道漏尿或形成尿瘘。

4. 诊断

（1）病史：患者有下腹部、腰背部或骨盆外伤史，随后出现腹痛、血尿及排尿困难等症状。

（2）体检：耻骨上区压痛及肌紧张，直肠指检直肠前壁有饱满感及压痛，提示腹膜外膀胱破裂。全腹疼痛及肌紧张，伴压痛及反跳痛，并有移动性浊音，提示腹膜内膀胱破裂。

（3）导尿试验：膀胱损伤时尿管可顺利插入膀胱，但仅流出少量血尿或无尿流出，膀胱注水试验阳性，而尿道损伤常不易插入。

（4）X 线检查：腹平片可以发现骨盆或其他骨折。膀胱造影可发现造影剂外漏至膀胱外。腹膜内膀胱破裂时，可显示造影剂进入腹腔及其衬托的肠袢。

5. 治疗

处理原则：保持通畅的尿液引流，或尿流改道避免尿液进一步外流，充分引流尿外渗及尽早闭合膀胱壁的缺损。

（1）应急处理：积极抗休克对症治疗。对开放性损伤患者尽早行清创探查术。

（2）保守治疗：适合膀胱挫伤或膀胱造影时仅有少量尿液外渗且症状较轻的患者。可留置导尿管持续引流尿液 10 天左右。留置尿管后症状缓解不明显甚至持续加重，应积极手术。

（3）手术治疗：适合开放性损伤、保守治疗无效及严重膀胱破裂伴有出血、尿外渗，病情严重的患者。

（4）并发症的处理：肠道损伤时，需行结肠造瘘，待肠道伤口愈合后再封闭结肠造瘘。

四、尿道损伤

尿道损伤是泌尿系统最常见的损伤，多见于男性。男性尿道损伤以球部和膜部尿道的损伤最为多见。

1. 尿道损伤的分类及病因

（1）开放性损伤。

（2）闭合性损伤：最常见于会阴部骑跨伤及骨盆骨折。

1）会阴部骑跨伤：系外伤时会阴部骑跨于硬物上，尿道球部被挤压于硬物与耻骨联合下方所致，为最常见的前尿道损伤。

2）外伤性骨盆骨折：骨折断端刺伤尿道或骨折骨盆变形牵拉撕裂尿道。前者损伤部位多在前列腺部尿道，较为少见，后者易导致膜部尿道撕裂或断裂，较为常见。

（3）医源性损伤：好发于球膜部。

2. 尿道损伤的病理变化

损伤的程度如下。

（1）挫伤：尿道黏膜或海绵体部分损伤，但尿道海绵体筋膜完整。

（2）裂伤：尿道壁部分全层断裂，部分完整，但保持尿道连续性。

（3）断裂：尿道伤处完全断离，丧失其连续性。

3. 会阴及阴茎的筋膜

（1）会阴筋膜：分为会阴浅筋膜和深筋膜两层。

会阴浅筋膜浅层为 Scarpa 筋膜，包括前腹壁浅筋膜及阴茎浅筋膜（即 Colles 筋膜），向后与阴囊肉膜相延续；会阴浅筋膜深层则与前腹壁深筋膜相延续。

会阴深筋膜浅层为尿生殖膈下筋膜，而会阴深筋膜深层则为尿生殖膈上筋膜。

（2）阴茎的筋膜：也分为深浅两层，浅层为 Colles 筋膜，与上述的会阴浅筋膜浅层相延续。深层为 Buck 筋膜，包绕全部海绵体，与会阴浅筋膜深层延续。

4. 男性前尿道损伤

（1）病因及病理：多发生于尿道球部，常见于会阴部骑跨伤。

1）尿道挫伤时仅有局部水肿和出血，可自愈。

2）尿道裂伤可引起尿道周围血肿和尿外渗，愈合后可引起瘢痕性尿道狭窄。

3）尿道完全断裂，断端退缩、分离，不及时治疗将导致尿道完全闭锁。

（2）尿外渗范围：尿道球部损伤时，血液及尿液渗入会阴浅筋膜包绕的会阴浅袋，使会阴、阴囊、阴茎肿胀，可向上扩展至腹壁。尿道阴茎部损伤时，如阴茎深筋膜（Buck 筋膜）完整，血液及尿液的外渗局限于阴茎深筋膜内，仅表现为阴茎肿胀；如阴茎深筋膜破裂，与尿道球部损伤相同。

（3）临床表现：①尿道出血。②局部疼痛。③排尿困难。④局部血肿。⑤尿外渗。⑥休克及全身感染中毒症状。

（4）诊断：应明确如下问题：损伤部位，损伤程度及有无合并脏器损伤。

1）病史：多数患者有会阴部外伤史，或可因经尿道的器械操作而致伤。

2）体检：多数患者有较为典型的症状，局部有血肿及尿外渗。

3）诊断性导尿：可明确尿道是否连续。

4）逆行尿道造影：可发现造影剂外溢至尿道外。

（5）治疗原则：恢复尿道的延续性，引流膀胱内尿液及彻底引流尿外渗。

1）急诊处理：尿道球海绵体损伤应立即压迫会阴部止血，并尽早手术。

2）尿道挫伤及轻度裂伤：导尿处理、止血止痛防感染等。

3）尿道裂伤：导尿处理。如导尿失败，应急诊行经会阴尿道修补术，必要时行耻骨上膀胱造瘘。

4）尿道断裂：急诊行经会阴尿道端端吻合术，并留置导尿管。对合并损伤或休克者，可先作耻骨上膀胱造瘘引流尿液，二期处理尿道。

5）并发症处理：彻底引流外渗尿液。手术处理晚期出现的尿道狭窄和尿瘘。

5. 男性后尿道损伤

（1）病因及病理：多发生于外伤性骨盆骨折时，剪切样暴力撕裂膜部尿道，前列腺向后上方移位。可合并失血性休克。

（2）尿外渗的范围：后尿道损伤最常见的部位为膜部尿道损伤，尿液可外渗到耻骨后间隙和膀胱周围。

（3）临床表现：①失血性休克。②排尿困难或尿潴留。③疼痛。④尿道出血。⑤尿外渗及血肿。

（4）诊断

1）病史：骨盆骨折病史，出现尿道口滴血、排尿困难或尿潴留。

2）体检：下腹部压痛、肌紧张，直肠指检可触及直肠前方有柔软的血肿并有压痛，前列腺尖端可浮动。

3）X线检查：骨盆前后位片可显示骨盆骨折。

4）导尿检查：挫伤或部分断裂的患者尿管可插入膀胱，完全断裂时则不能置入膀胱。

5）尿道造影：造影剂外溢。

（5）治疗

1）急诊处理：留置导尿管，如失败行耻骨上膀胱穿刺造瘘以引流尿液。

2）手术治疗早期若情况允许行尿道会师复位术；如急诊不能耐受手术作耻骨上膀胱穿刺造瘘，待3个月后再二期行修复手术。

3）并发症处理：为预防尿道狭窄发生，可定期行尿道扩张术。后尿道合并直肠损伤，应作暂时性结肠造瘘，并立即修补损伤处，尿道直肠瘘应待3～6个月后再行修补手术。

临床病案分析

患者，男性，20岁，右腰部撞击伤2小时，右腰部疼痛，伴肉眼全程血尿。入院体检：烦躁，BP 80/40 mmHg，右腰部可见瘀斑，伴肿胀触痛。

思考

1. 目前考虑的主要诊断？

2. 如何急诊处理？

3. 若急诊行CT、超声提示右肾破裂，肾盂积血，应如何处理？

解析

1. 患者右腰部暴力外伤后出现右侧腰痛及血尿，需首先考虑右肾损伤。患者烦躁，血压低，需考虑失血性休克可能。

2. 急诊处理包括：控制出血和休克，维持生命体征的稳定；尽快确定肾损伤的范围、程度及有无其他器官合并损伤；作好急诊手术探查的准备。

3. 对于影像学检查明确的肾破裂，在积极抗休克的同时，应尽早施行手术探查。

第五十章　非特异性泌尿、男生殖系统感染

重点	非特异性泌尿生殖系统感染的病因、临床表现、诊断方法、治疗手段
难点	非特异性泌尿生殖系统感染诊断和治疗的选择
考点	非特异性泌尿生殖系统感染的病因、临床表现、诊断方法、治疗手段

一、概论

1. 定义

（1）致病微生物侵入泌尿系统内繁殖而引起的尿路上皮的炎症称为泌尿系统感染，也称尿路感染。

（2）分类：急性感染和慢性感染；上尿路感染和下尿路感染；单纯性尿路感染和复杂性尿路感染，后者合并有泌尿系统疾病且由耐药菌引起，包括泌尿系统相关导管引发的感染。

2. 病原体

大多数来源于肠道的兼性质氧菌，以大肠埃希菌最常见。其他较常见的有变形杆菌、克雷伯杆菌、铜绿假单胞菌、葡萄球菌、溶血性链球菌、粪链球菌等。慢性及复杂尿路感染常有多种致病菌混合存在。

3. 发病机制

（1）主要途径为逆行感染，女性尿路感染远多于男性。上尿路抗尿液反流机制遭到破坏可导致上尿路感染。

（2）细菌进入泌尿系统后是否引起感染取决于细菌的数量和毒力以及机体的防御机能两个方面。

（3）梗阻引起尿液滞留、异物、尿路结石或留置的尿管也是造成感染的原因。

4. 诊断

（1）尿沉渣检查：尿液中白细胞或脓细胞超过 5 个/高倍显微镜视野。

（2）相差显微镜检查：离心后的新鲜尿液标本中半数以上视野见到细菌。

（3）细菌培养和菌落计数：关键性指标，革兰阴性杆菌菌落计数大于 10^5/ml 或革兰阳性球菌的菌数大于 10^4/ml 认为有感染。在有阳性结果后还应继续进行抗生素敏感实验。

（4）尿液标本的留取：原则上都应留取中段尿。在留取尿培养的标本时，应该首先清洗消毒尿道外口及男性龟头或女性外阴，女性可通过导尿留标本，以减少被污染的可能。尿标本应在 2 小时内处理。

（5）尿路感染的定位：一般上尿路感染伴有高热、寒战等毒血症症状和明显的腰痛、肾区叩击痛，而下尿路感染以膀胱刺激症状为主。尿标本中发现白细胞管型提示上尿路感染。

（6）影像学检查：了解尿路情况，有无畸形、梗阻、结石、反流等。

5. 治疗原则

（1）治疗原则在于消除细菌，缓解症状，避免肾功能的损害及感染扩散。

（2）对于初发的单纯性尿路感染，经验性抗菌药物治疗多数可以治愈。如果治疗三天后症状及尿检没有改善，需根据药敏结果更换抗生素。

（3）对于仅以膀胱刺激症状为表现的女性下尿路感染患者，可采用单剂或三天的短程抗生素疗法。但对于复杂性、合并器质性病变、妊娠、免疫力低下的下尿路感染，以及男性下尿路感染患者，应与上尿路感染一样，给予10～14天的治疗。

（4）对于临床症状严重的患者应选择静脉给药，必要时联合使用两种或两种以上的抗生素。

（5）治愈：临床症状消失，尿细菌学检查阴性，并在停药后第2周、第6周复查时仍为阴性。

（6）预防：女性注意会阴部卫生。需要进行尿路器械检查或治疗的患者，在操作前预防性应用抗生素，严格执行无菌原则。长期留置导尿管的患者，选用密闭式连续引流装置，保持尿液引流的通畅。

二、非特异性尿路感染

1. 上尿路感染

（1）肾盂肾炎：发生在肾盂和肾实质的感染，临床常见，以女性多见，大部分为上行性感染，约30%为血行性感染。

1）急性肾盂肾炎：发病急，伴高热、寒战、头痛，腰部酸痛，肾区压痛、肋脊角叩痛明显。血白细胞增高，尿内有多数白细胞和细菌。轻中度感染者可口服有效抗生素2周；症状严重者，应肌肉或静脉给予抗生素至体温正常、症状缓解后3天，然后改用口服抗生素。治疗效果不明显者需根据药敏改换抗生素，同时作影像学检查排除易感因素。

2）慢性肾盂肾炎：常合并尿路梗阻或膀胱输尿管反流，肾实质受损。病程的长短并不是诊断依据。在炎症静止期没有明显的尿路感染症状或仅有轻度的膀胱刺激症状，急性发作时同急性肾盂肾炎。诊断和治疗需注重发现和解除尿路梗阻、膀胱输尿管反流、尿路结石等原发病变。

3）黄色肉芽肿性肾盂肾炎：少见但严重，肾盂肾盏和实质积聚脂质的泡沫状巨噬细胞，容易误诊为肿瘤。发病因素主要为尿石症、梗阻和感染。常见临床表现为腰痛、发热、菌尿。如果在病灶中发现结石时应考虑到本病。CT扫描对诊断的价值最大。手术切除是主要治疗手段，术前必须给予抗生素治疗。

（2）肾皮质化脓性感染：较少见，男性多，约1/3有糖尿病。致病菌以金黄色葡萄球菌最为常见，经血液循环进入肾脏形成脓肿。突发高热、寒战，患侧腰痛，但没有膀胱刺激症状。血白细胞升高，血细菌培养可呈阳性，早期尿中可无白细胞或细菌。超声和CT可发现肾实质占位。治疗首选对金黄色葡萄球菌有效的抗生素，并及时根据药敏结果调整用药。在全身应用抗生素的基础上，可利用超声或CT引导进行脓肿穿刺置管引流。

（3）肾周围炎与肾周围脓肿：肾周围炎是指发生在肾周围组织的炎症，多由肾脏的感染性病灶发展而来；感染形成脓肿，成为肾周围脓肿。致病菌以金黄色葡萄球菌、大肠埃希菌为主。肾周围炎时患者以腰痛为主要症状，形成肾周围脓肿后可出现寒战、高热、腰部肌紧张和皮肤水肿。血白细胞升高，脓尿，腹部平片见脊柱向患侧弯曲，肾影及腰大肌影模糊或消失，超声及CT可显示肾周围肿块。肾周围炎应以抗生素治疗为主，早期进行有效的穿刺引流或切开引流。

（4）肾积脓：由于肾积水感染，肾实质破坏，形成充满脓液的囊腔，又称为脓肾。常见病因有上尿路结石梗阻、先天性畸形继发感染等。最常见的致病菌为大肠埃希菌。急性肾积脓以高热、寒战等毒血症症状为主，伴有腰痛并有肿块；慢性肾积脓有消瘦、贫血等消耗性疾病表现。尿检、腹部平片、静脉尿路造影、超声和CT检查有助于诊断。患肾有功能者应在积极抗感染的充分引流脓尿、解除梗阻，严重破坏的无功能脓肾应予以切除。

2. 下尿路感染

（1）细菌性膀胱炎：多由逆行性感染引起，女性发病率明显高于男性，分为急性膀胱炎和慢性膀胱炎。急性膀胱炎发病突然，有明显尿路刺激症状；慢性膀胱炎症状轻微，反复发作，需与泌尿系结核、腺性膀胱炎、间质性膀胱炎、膀胱原位癌相鉴别。单纯膀胱炎可选用敏感的抗生素，采用单次剂量或三日短疗程治疗。如果症状不消失，脓尿继续存在，需根据药敏调整抗生素，延长治疗时间直至彻底治愈。

（2）尿道炎：非特异性尿道炎的致病菌以大肠埃希菌最常见。女性较男性易患此病，男性的常见诱因包括包茎、尿道狭窄、尿道结石、经尿道器械检查及插导尿管等。排尿时尿道有烧灼、刺痛感，尿道口分泌物，伴尿路刺激症状。慢性尿道炎可无明显症状。尿道口分泌物的涂片染色或培养，尿三杯试验，都有助于尿道炎的诊断。单纯尿道炎的抗生素治疗效果良好。

（3）导尿管相关的尿路感染：尿管留置时间超过 30 天，多数会发生菌尿，无症状一般不建议抗生素治疗。而对于有症状的患者，应在抗生素治疗同时更换导尿管。长期留置的尿管的男性患者改为耻骨上穿刺造瘘引流可减少尿道感染的机会。

三、非特异性男生殖系感染和炎症

1. 前列腺炎

（1）分型：Ⅰ型为急性细菌性前列腺炎；Ⅱ型为慢性细菌性前列腺炎；Ⅲ型为慢性骨盆疼痛综合征或慢性前列腺炎；Ⅳ型为无症状性前列腺炎。

（2）诊断：采用“四杯法”或“两杯法”分段细菌培养，前列腺液（EPS）和按摩后的尿液（VB3）培养阳性而初始和中段尿培养阴性，即可确诊为慢性细菌性前列腺炎。引起前列腺炎的致病菌与尿路感染中所见的细菌相似。

表 50－1 “两杯法”鉴别诊断前列腺炎类型

类型	检验项目	前列腺按摩前尿液	前列腺按摩后尿液
Ⅱ型	白细胞	+/–	+
（慢性细菌性前列腺炎）	细菌培养	+/–	+
ⅢA 型	白细胞	–	+
（炎症性慢性骨盆疼痛综合征）	细菌培养	–	–
ⅢB 型	白细胞	–	–
（非炎症性慢性骨盆疼痛综合征）	细菌培养	–	–

（3）急性细菌性前列腺炎：发病突然，有发热、寒战、乏力等全身症状和尿路刺激症状，尿道口可流出白色分泌物，排尿排便有时受影响。直肠指诊有助于诊断，但禁忌做前列腺按摩。

抗生素治疗反应较好，治疗时间应充分。发生急性尿潴留时宜进行耻骨上穿刺造瘘引流尿液。

（4）慢性细菌性前列腺炎：临床表现多样：①排尿刺激症状。②排尿梗阻症状。③定位不明确的隐痛或胀痛感，如阴茎、阴囊、会阴、耻骨上、腰骶部、腹股沟区等。④精神症状，如紧张、焦虑、失眠等。⑤性功能障碍，如勃起功能障碍，性欲减退等。直肠指诊常无异常，少数可表现为前列腺硬度增加或有硬结。前列腺液中白细胞超过 10 个/高倍视野，卵磷脂小体减少和前列腺液细菌培养阳性有助于诊断。治疗困难，多建议长疗程不同药物轮番应用和培养良好的生活习惯。

（5）慢性非细菌性前列腺炎（炎症性慢性骨盆疼痛综合征）：青壮年男性常见，发病率高。临床表现与慢性细菌性前列腺炎相比无明显差异，但缺少泌尿系感染的病史。确诊的依据为前列腺按摩液镜检白细胞超过 10 个/高倍视野而其细菌培养结果阴性。宜采取心理疏导、局部理疗和 α 受体拮抗剂的综合治疗的方法。

（6）非炎症性慢性骨盆疼痛综合征：患者多为 20～45 岁的青壮年，具有类似前列腺炎的症状，但没有尿路感染的病史。临床表现为与排尿动作无关的盆腔部位疼痛和排尿梗阻症状。尿液及前列腺液检查结果均正常，尿流动力学检查常见膀胱出口梗阻，而膀胱镜检查前列腺部位没有梗阻。诊断主要通过排除细菌性及非细菌性前列腺炎而成立，前列腺液检查正常。抗生素治疗无效，但在部分患者可产生“安慰剂样效应”。对有梗阻性排尿困难症状的患者α受体拮抗剂效果明显。

（7）无症状性前列腺炎：患者没有下尿路症状，仅在前列腺相关检查时发现，一般无需治疗。

2. 附睾炎

最常见于中青年，一般认为致病菌从输精管逆行进入附睾引起感染，许多由医源性因素造成的。

（1）急性附睾炎：表现为突发阴囊内疼痛肿胀并延精索、下腹部以及会阴部放射，常伴有寒战、发热等全身症状，部分患者有膀胱刺激症状。体检可见阴囊增大，皮肤红肿，触诊附睾肿大触痛，精索增粗并有压痛。血白细胞升高并有核左移。睾丸托举试验、多普勒超声或放射性核素有助于与睾丸扭转鉴别。将阴囊托举至耻骨联合，急性附睾炎时疼痛减轻，睾丸扭转则加重。治疗以应用敏感抗生素为主。

（2）慢性附睾炎：多由急性附睾炎治疗不彻底所致，少数由长期轻度感染引起。临床表现为阴囊轻度不适或坠胀感，急性发作时症状较明显。对附睾局限性增厚及肿大，与睾丸分界清楚，注意与附睾结核鉴别。急性发作时可给予抗生素治疗，反复发作者考虑行附睾切除。

临床病案分析

患者男性，40岁，右肾结石10年，近2周来畏寒、高热，右腰痛，查体右腰部可扪及肿块，叩痛阳性。超声提示右肾结石并肾盂积水回声不均。

思考

1. 本病案最可能的诊断是什么?有何依据?发病的机制是什么?

2. 进一步确诊需要做哪些检查?

3. 如果该患者放射性同位素肾图提示患肾功能完全丧失，该如何拟定治疗方案?

解析

1. 根据患者既往右肾结石病史，目前存在畏寒、高热等全身感染毒血症状，查体右腰部肿块和右肾叩痛，辅助检查超声提示右肾结石合并肾盂积水回声不均，首先诊断右侧肾积脓。发病机制考虑右肾结石梗阻造成肾积水，合并感染所致。

2. 进一步确诊需要完善尿常规、尿细菌涂片和培养、血常规和血炎症指标的检测。必要时可以穿刺患侧肾盂获取尿液进行细菌学检测。

3. 应该先使用敏感抗生素，必要时置管引流积脓肾脏控制感染。在感染控制后可考虑行患侧肾脏切除。

第五十一章　泌尿、男生殖系统结核

重点	泌尿、男生殖系统结核的病理改变及临床表现
难点	肾结核、对侧肾积水的病理生理及其处理原则
考点	泌尿系统结核的临床表现及诊断

一、播散途径及流行病学

（1）泌尿男生殖系统结核是继发性结核病，是最常见的肺外结核病之一。泌尿系结核的起源是肾脏，绝大多数由肺结核经血行播散引起。

（2）肾结核可以继发感染输尿管、膀胱和尿道。

（3）男生殖系统（包括精囊、前列腺、输精管、附睾及睾丸）感染往往是由于含有结核菌的尿液又可经射精管和前列腺导管入侵。在少数情况下，附睾结核也可能由血行传播感染。

（4）男生殖系统结核常双侧发病，病程越长，双侧发生的概率就越高。

（5）泌尿系结核多发生在 20～40 岁的青壮年。由于肺结核经血行播散引起肾结核需要 3～10 年以上的时间，因此 10 岁以下小儿少见。

二、病理

（1）结核杆菌播散至肾脏后形成多发性微小结核病灶，若机体抵抗力强，大多能自行愈合，临床无症状，只在尿中查出结核杆菌，称为病理肾结核。

（2）若机体免疫力低下、细菌数量大或毒力较强，病灶扩大并可向髓质蔓延，突破肾乳头到达肾盏、肾盂，形成多发性结核结节和溃疡，出现临床症状，称为临床肾结核。

（3）当病灶扩大、融合，干酪样坏死灶脱落后则形成空洞。

（4）机体对结核菌也可形成纤维组织增生，输尿管纤维增生可致输尿管闭塞，带有结核菌的尿液不能进入膀胱，临床症状暂时缓解，此时称为“肾自截”。

三、临床表现

（1）当全身其他器官有活动结核病灶时，或肾结核破坏严重形成脓肾时，患者可出现典型结核症状，如消瘦、乏力、午后发热、盗汗等症状。双肾结核或一侧肾结核对侧肾积水时可以出现慢性肾功能不全的表现，浮肿、恶心、呕吐、贫血、少尿甚至无尿。

（2）膀胱刺激征：肾结核的典型症状不表现在肾脏而在膀胱，患者多表现为逐渐加重的膀胱刺激症状。如果膀胱病变严重，黏膜可有广泛溃疡，最后形成膀胱壁的瘢痕挛缩，膀胱容量缩小到 50 ml 以下，患者可出现严重的尿频甚至尿失禁。

（3）血尿：血尿也是泌尿系结核的另一个常见症状，血尿的来源多数是膀胱，少数也可来源于肾脏。其中大部分为镜下血尿。而肉眼血尿常表现为终末血尿。

（4）脓尿：脓尿也是常见症状，少数严重病例可见洗米水样脓尿。

（5）结核菌侵及生殖系统时，可出现血精、精液减少等症状，侵及附睾时则可触及附睾尾部不规则增大等改变。

（6）其他症状：部分存在输尿管反流的患者可有分段排尿现象，反流严重者排尿时还可有积水侧腹部不适。少数患者的肾脏破坏严重，形成巨大结核性脓肾，或病变波及肾脏周围组织时，可出现腰部不适。较大肾积脓或对侧巨大肾积水时，腰部可触及肿块。

四、实验室及影像学检查

（1）尿常规检查：尿液多呈酸性，可见蛋白、白细胞、红细胞。

（2）尿沉渣涂片：将尿沉渣涂片作抗酸染色，其诊断特异性高，但检出率较低，为提高检出率，一般需要至少连续检查3次。

（3）结核菌素试验阳性支持结核病的诊断，但阴性不能完全排除泌尿男生殖系统结核。

（4）尿结核菌培养的阳性是诊断的金标准，敏感性高，但费时较长，需要将4～8周时间。

（5）X线检查：尿路平片（KUB）可以了解有无钙化灶。静脉尿路造影的典型表现为肾盏破坏，边缘不整呈虫蛀样改变，也可表现为肾盏颈部狭窄而导致肾盏扩张甚至消失。

（6）超声：可以看到肾脏积水和肾实质钙化、破坏等表现.

（7）CT：可显示肾实质破坏、空洞、钙化、肾盂输尿管积水、肾盂输尿管壁增厚及肾自截等变化。CT增强可以了解有功能的肾实质存留情况。

（8）膀胱镜检查：一般仅在需要做逆行尿路造影才进行膀胱镜检查。膀胱内可见黏膜炎性充血，严重者可见黄色粟粒状结节和溃疡，以膀胱三角区和患侧输尿管口周围较为明显。输尿管瘢痕收缩后开口扩大、内陷，呈洞穴状（高尔夫洞征）。膀胱挛缩时不宜做膀胱镜。

五、诊断

泌尿系结核的典型症状表现在膀胱，膀胱刺激症状是多数泌尿系统结核的最初症状，是诊断的重要线索。诊断需结合尿液检查及影像学检查。而附睾结核主要表现为附睾尾部不规则肿块并可与皮肤粘连，波及睾丸时与睾丸的正常界线消失，如有破溃更属典型症状。患侧输精管增粗、变硬，呈串珠样。

同时男生殖系统结核与泌尿系统结核关系密切，如患者以生殖系结核来就诊时，一定要仔细检查有无泌尿系结核存在。同样，诊断肾结核的男性患者也必须检查生殖系有无结核病变。

六、鉴别诊断

（1）非特异性膀胱炎症：发病比较急，血尿与膀胱刺激症状同时出现，普通尿培养有细菌生长，抗生素治疗有效。

（2）膀胱肿瘤：膀胱内原位癌或位于膀胱颈及三角区的肿瘤可以有膀胱刺激症状，可行膀胱镜下活检以明确诊断。

（3）慢性前列腺炎：青壮年男性多见，可表现为反复出现的膀胱刺激症状，急性发作时可有终末血尿。中段尿检查常为阴性，而前列腺液检查有大量白细胞存在。

（4）膀胱结石：尿痛更为明显，并有尿线中断现象。超声或X线检查很容易做出诊断。

（5）附睾结核需要与非特异性附睾炎鉴别。附睾结核发病很急，全身发高烧，局部红肿疼痛明显，用抗生素治疗可较快消退。

七、治疗

（1）一般支持疗法：应加强营养，注意休息，保持生活规律，不能过于劳累。

（2）抗结核治疗：目前对泌尿系结核多采用异烟肼、利福平和吡嗪酰胺三药联合的治疗方案。国际上主张采用短期疗法，将用药时间缩短为6个月。肾切除术前应用药2周，保留肾的手术前则应用药4周。手术后继续用药2年或采用短疗程治疗。生殖系结核的抗结核药物治疗效果较好，其用药方法与泌尿系结核的治疗相同。

（3）手术治疗：泌尿系结核手术治疗包括肾切除术，肾部分切除术、病灶清除术、输尿管狭窄段切除术、膀胱扩大术、尿流改道等。当附睾结核肿块的体积较大且久治不缩小，或形成久不愈合的窦道时，可手术切除。

（4）肾结核对侧肾积水的治疗原则：积水肾脏的功能尚好，可在药物治疗的基础上先行结核肾切除。而当肾积水严重影响肾功能时，应首先采取措施解除梗阻，待肾功能有所恢复后再行结核肾切除。

临床病案分析

男性，49岁，因尿频、尿急、尿痛3年，无尿1天入院，患者3年前无明显诱因出现尿频、尿急、尿痛，白天1～2小时/次，夜尿5～6小时/次，进行性排尿困难，在当地医院就诊：尿常规：白细胞2+/HP，红细胞2～8/HP，尿涂片找抗酸杆菌阳性（3次），KUB+IVP：右侧肾脏不显影，左侧肾脏轻度积水，左输尿管下段存在狭窄，膀胱容量偏小。在治疗过程中出现无尿，入院时尿素氮11.7 mmol/L，肌酐632 μmol/L，血钾6.01 mmol/L。

思考

1. 本病案的诊断？

2. 本病案的治疗措施包括哪些？

解析

1. 双侧泌尿系统结核，右肾无功能，左侧输尿管狭窄，肾功能不全。

本病案是一例典型的泌尿系统结核病例，典型的临床表现加上尿涂片找抗酸杆菌阳性结果不难得出结论。结核感染右肾，IVP提示右肾无功能，同时结核累及左侧下段输尿管，造成输尿管下段狭窄，导致左侧功能性孤立肾梗阻，进而出现肾功能不全。

2. 肾造瘘解除左肾梗阻，改善肾功能，纠正电解质紊乱，抗结核治疗2周以上，择期行右肾切除，左侧输尿管膀胱再植术+膀胱扩大术。

本病案目前存在肾功能不全，因此首要的是解除功能性肾梗阻以改善肾功能，同时患者存在高钾血症，应予以纠正。待患者病情稳定后，可考虑在抗结核治疗后予以行手术。手术包括右肾切除，以及左侧输尿管膀胱再植术+膀胱扩大术。

第五十二章　尿路梗阻

重点	尿路梗阻的常见原因和病理生理过程，前列腺增生的临床表现和处理原则
难点	前列腺增生的病理生理过程和常见并发症产生的原因
考点	尿路梗阻的原因，前列腺增生的临床表现、诊断和处理

一、概述

1. 分类

机械性梗阻和动力性梗阻；上尿路梗阻和下尿路梗阻；完全性梗阻和部分性梗阻；先天性梗阻和后天性梗阻急性梗阻和慢性梗阻。

2. 病因

老年男性患者常见良性前列腺增生，成年人常见结石、损伤、肿瘤或是结核等，儿童以先天性畸形多见（表 52－1）。

表 52－1　泌尿系统梗阻的部位及原因

	肾脏	输尿管	膀胱及尿道
先天性	多囊肾 肾盂输尿管连接部狭窄 异位血管压迫 异位肾 重复肾畸形	巨输尿管 输尿管膨出 输尿管瓣膜 腔静脉后输尿管	后尿道瓣膜 包茎 尿道下裂
肿瘤性	Wilms 瘤 肾细胞癌 肾盂癌	输尿管癌 其他肿瘤压迫（宫颈癌等） 淋巴结转移	膀胱癌 前列腺癌 尿道癌 阴茎癌
结石	肾结石	输尿管结石	膀胱结石 尿道结石
炎症性	肾结核 肾盂肾炎	输尿管结核 输尿管炎	前列腺炎 尿道旁脓肿
其他	肾损伤 肾下垂	腹膜后纤维化 子宫内膜异位症 妊娠 输尿管反流 医源性损伤 放射治疗	前列腺增生 神经源性膀胱 盆腔脂肪增多症 膀胱颈纤维化

3. 病理生理

（1）上尿路梗阻

1）单侧输尿管完全梗阻：短时间内肾小球滤过下降或停止。一段时间后，由于肾盂向周围结构的反流，肾盂内压下降，肾小球滤过恢复。梗阻时间延长，肾小球滤过率逐渐下降。超过 24 小时，肾功能出现不可逆变化。

2）双侧输尿管完全梗阻：与单侧梗阻相似，但肾盂输尿管内压力要高于单侧梗阻。

3）单侧或双侧输尿管部分梗阻：主要表现为梗阻近端的尿路扩张，肾功能逐渐丧失。

4）梗阻解除后肾功能的恢复：取决于梗阻的持续时间与严重程度，完全性梗阻 24 小时以上会造成肾功能不可逆的损害。泌尿系统梗阻会造成细菌进入血液循环。

（2）下尿路梗阻

1）下尿路梗阻：排尿期膀胱压力升高，超过 200 mmHg 影响输尿管排空，并造成上尿路扩张积水和肾功能损害。

2）膀胱出口/尿道梗阻后：膀胱出口压力增加，肌肉代偿性肥大。梗阻持续，膀胱收缩功能失代偿，膀胱逐渐扩张、收缩力减弱，残余尿量增加，输尿管排空障碍，最终导致膀胱输尿管反流。

4. 诊断

（1）病史与体检：详细询问病史，体检时注意有无腹部肿块，男性应检查包皮、尿道外口、尿道及前列腺，女性应行盆腔检查。

（2）超声检查：泌尿系统梗阻诊断的首选方法。

（3）腹部平片及静脉尿路造影：显示肾盏、肾盂及输尿管的形态，了解梗阻程度、部位及肾脏功能。

（4）尿路逆行造影：较静脉尿路造影更好地显示肾盏、肾盂和输尿管的情况。

（5）放射性同位素检查：判断上尿路梗阻的存在及性质。利尿性肾图有助于鉴别机械性和非机械性梗阻。

（6）CT 和磁共振检查：有助于进一步了解梗阻原因、部位及性质。

（7）尿流动力学检查：评价泌尿系统，尤其是下尿路的动力性梗阻。

5. 治疗

治疗原则：根据不同病因及病情的严重程度对因或对症处理，积极解除梗阻、保护肾功能。

二、肾积水

尿液从肾盂排出受阻，造成肾内压力升高、肾盏肾盂扩张、肾实质萎缩，称为肾积水。

1. 病因

（1）特发性：又称原发性肾积水，多由肾盂输尿管连接处先天性病变引起，包括肾盂输尿管连接部的狭窄、高位连接、异位血管和纤维束压迫、粘连等。

（2）继发性：结石、肿瘤、炎症和结核所引起。

2. 诊断

（1）诊断要点：是否存在肾积水，梗阻部位、积水程度、是否合并感染以及肾功能损害，积水原因。

（2）症状体征：可不显著，部分患者可出现腰痛、腹部肿块。

（3）辅助检查：尿液常规检查和培养，血液生化检查，超声，静脉尿路造影或逆行或经皮肾穿刺造影时，放射性同位素肾动态扫描和肾图，CT、MRI 等。

3. 治疗

包括病因治疗、肾造瘘术或肾切除术等。

三、良性前列腺增生

1. 病因

并不完全清楚，老龄及功能正常的睾丸是良性前列腺增生发生发展的必备条件。

2. 病理及病理生理

（1）病理：良性前列腺增生主要发生于围绕尿道精阜部位的移行带，由纤维肌肉构成的间质增生是前列腺增生的主要病理特征。

（2）病理生理：前列腺增生造成膀胱出口梗阻（BOO），其原因包括动力性梗阻和机械性梗阻。梗阻长期存在可导致小梁憩室形成、逼尿肌不稳定收缩、尿失禁、残余尿量增加、感染和结石、膀胱输尿管反流、肾积水肾功能不全等并发症。

3. 主要症状

（1）发病年龄：一般见于 50 岁以上的男性。

（2）膀胱刺激症状：主要表现为尿频尿急。

（3）梗阻症状：主要表现为进行性排尿困难、充溢性尿失禁等。

（4）其他并发症状：包括血尿、尿路感染、肾积水和肾功能不全表现以及腹压增高导致的腹股沟疝、脱肛或内痔等。

4. 诊断

（1）诊断要点：50 岁以上男性进行性排尿困难需考虑该诊断。诊断要点包括是否存在前列腺增生、梗阻的严重程度、有无并发症并除外其他梗阻性疾病。

（2）病史和体检：利用国际前列腺症状评分（IPSS）系统评价主观症状。体检时注意下腹部有无膨胀，直肠指诊探触前列腺。

（3）辅助检查：包括血清前列腺特异性抗原（PSA）测定、肾功能、超声检查、尿流率检查，必要时可选择泌尿系统造影和膀胱镜检查等。

5. 鉴别诊断

前列腺增生导致的下尿路症状应与神经源性膀胱功能障碍、尿道狭窄、膀胱颈挛缩、前列腺癌、膀胱肿瘤疾病相鉴别。

6. 治疗

主要包括等待观察、药物治疗、手术治疗以及非手术微创治疗。

（1）药物：包括 α 肾上腺素能受体拮抗剂、5α 还原酶抑制剂以及植物类药等几大类。

（2）手术指征：①反复尿潴留（至少在一次拔管后不能排尿或两次尿潴留）。②反复血尿，5α 还原酶抑制剂治疗无效。③反复泌尿系感染。④膀胱结石。⑤继发性上尿路积水（伴或不伴肾功能损害），BPH 患者合并膀胱大憩室、腹股沟疝、严重的痔疮或脱肛，长期药物治疗效果不佳，应当考虑外科治疗。

（3）手术方式：微创手术方式有经尿道前列腺切除术（TURP）、经尿道前列腺汽化、钬激光剜除等。开放性手术适用于前列腺体积重度增大的患者。

（4）其他疗法：包括经尿道微波、射频等热疗、前列腺尿道支架置入、经直肠高强度聚焦超声（HIFU）、经尿道前列腺针刺消融、经尿道电化学治疗、经尿道球囊扩张术等。对不能耐受其他治疗或各种治疗方法效果差的患者，可持续留置导尿管或行耻骨上膀胱造瘘。

四、急性尿潴留

1. 病因

各种原因引起尿液潴留于膀胱内完全不能排出，包括机械性梗阻和动力性梗阻两大原因。

（1）机械性梗阻原因：前列腺增生症、结石、尿道损伤和尿道狭窄、肿瘤等较为常见。

（2）动力性梗阻原因：见于各种原因引起的膀胱逼尿肌收缩无力。

2. 诊断

根据患者长时间未能排尿的病史和膀胱区膨隆的查体结果易于诊断，但应仔细了解患者既往相关病史，并认真检查尿道外口及前尿道，以明确病因。超声检查、泌尿系统造影辅助检查有助于病因的诊断。

3. 治疗

治疗原则是解除病因，恢复排尿。紧急的处理包括导尿术和耻骨上膀胱造瘘。

临床病案分析

患者，男，81 岁。因“尿疼，尿不尽 5 个月，不能排尿 1 天”入院。高血压病史 15 年余，口服药物治疗，效果尚可。查体：T 36.4℃，P 84 次/分，BP 160/90 mmHg。下腹膨隆，外生殖器发育正常，无畸形，尿道口红肿。超声提示前列腺增大，双肾积水，残余尿 800 ml。

思考

1. 该患者尿路梗阻的部位在哪？最可能的原因是什么？

2. 该患者还需要做哪些评估？

3. 当前如何紧急处理？

解析

1. 根据患者检查提示前列腺增大，残余尿明显增加，上尿路积水，梗阻的部位考虑在下尿路。梗阻原因结合患者老年男性、进行性排尿困难的病史，首先考虑前列腺增生可能。尚需要与前列腺癌、尿道狭窄、神经源性膀胱相鉴别。

2. 该患者需要进行前列腺症状评分（IPSS）系统评价主观症状，同时需完善血清前列腺特异性抗原（PSA）和肾功能的测定。另外在紧急处理后，需完善尿动力学检查，评价急性尿潴留是机械性还是动力性梗阻引起。

3. 患者已出现急性尿潴留，合并上尿路损害表现，目前的紧急处理是留置导尿管引流尿液。如导尿困难需行耻骨上膀胱造瘘。

第五十三章　尿路结石

重点	尿石症的临床表现、常用影像学检查手段以及治疗
难点	结石的病理生理；不同结石成分的特点；不同手术方式的适用范围及双侧上尿路结石的治疗原则
考点	尿石症的诊断和治疗

一、流行病学

（1）肾结石主要是与进食高热量、高蛋白、高糖、高钙和低纤维素饮食有关。另外，在贫困地区，由于新生儿多用米糊、面糊喂养，长期缺少生长期所需的蛋白质，造成营养不良性酸中毒，尿呈酸性，在这种情况下容易造成尿酸盐沉淀形成膀胱结石。

（2）热带或亚热带地区，气候湿热、干旱，容易造成缺水和尿液浓缩，尿路结石发病率高。

（3）男性发病率高于女性。

（4）其他高危因素：甲状旁腺功能亢进、痛风、长期卧床、异物、肾小管酸中毒、海绵肾、特发性高尿钙症等。

二、形成机制

（1）尿液中晶体物质与晶体聚合抑制物质的平衡受到破坏，晶体析出，沉积形成结石。

（2）尿路结石的成分中多见的有草酸盐、磷酸盐和尿酸盐，其次是碳酸盐、胱氨酸、黄嘌呤等。

表 53-1　常见尿路结石

种类	成分	外观	X 线显影	尿酸碱度	感染
草酸盐结石	草酸钙	棕褐色，质地坚硬，表面呈颗粒状，如同桑葚	易显影	在酸性或中性尿中形成	常无感染
磷酸盐结石	磷酸钙 磷酸镁铵	灰白色、质脆、表面较粗糙。在肾盂、肾盏多形成“鹿角”状结石	易显影	在碱性尿中形成	有感染
尿酸结石	尿酸	黄色或褐色、质硬、类圆形、光滑，常为多发	不易显影	在酸性尿中形成	常无感染
胱氨酸结石	胱氨酸	表面光滑，蜡样外观	不显影	在酸性尿中形成	常无感染

三、尿石症的病理生理

（1）局部机械性损伤：肾盂、肾盏的结石可引起尿路黏膜上皮细胞的脱落、溃疡形成、炎性细胞浸润。结石刺激引起输尿管痉挛，输尿管的管腔细小，造成肾脏积水。

（2）尿路梗阻：结石的大小和位置不同，引起梗阻的程度和范围也不同。短时间梗阻在解除后肾脏功能可以完全恢复。长期尿路梗阻宜及时治疗，肾功能损害常为不可逆。

（3）尿路感染：结石引起尿路梗阻，尿液淤滞，容易并发感染。严重感染时，全身症状严重，可发生毒血症或败血症。长时间的慢性感染，肾实质广泛纤维化，肾脏萎缩，功能丧失。

（4）并发息肉和肿瘤：结石长期嵌顿于输尿管，局部的慢性刺激使输尿管产生炎性增生，导致息肉形成。长期刺激导致增生组织鳞状上皮化生，最终诱发癌变，以鳞癌最为常见。

四、临床表现

（1）上尿路结石（肾盂、输尿管）常常以肾绞痛为主要症状，并伴有恶心呕吐、肉眼血尿或镜下血尿。查体可有肾区叩痛。

（2）下尿路结石（膀胱、尿道）通常以下尿路刺激症状为主要临床表现，尿频、尿急、尿痛，同时可伴有排尿困难，尿流中断现象。

（3）全身症状：结石的存在和尿路的梗阻可合并尿路感染，导致发热。结石同时可能会损伤肾功能，造成肾功能不全，导致梗阻性无尿。

五、影像学及实验室检查

（1）B超：超声对诊断尿路结石的位置具有重要意义。其方法有简便、无创、快速以及不用造影剂等优点，最适用于结石的筛查和治疗后的随访。

（2）X线检查：泌尿系平片对于阴性结石无法进行诊断，结石过小、肠道准备不好、拍片条件不当时往往看不清结石的影像。另外腹部和盆腔淋巴结钙化、静脉石、动脉的钙化斑在泌尿系平片上难以和尿路结石进行鉴别，这就需要行静脉尿路造影（IVU）或逆行尿路造影检查加以鉴别。

（3）CT：对于尿路结石的诊断具有决定性意义，一般不会存在漏诊的情况。

（4）尿液检查：尿液镜检可见较多的红细胞，有时可见盐类结晶。合并感染患者可见较多白细胞或脓细胞。

（5）其他实验室检查：通过检查血钙、血尿酸、24小时尿钙、尿尿酸以明确发病的代谢因素。结石成分的分析可以为病因的诊断提供重要的线索。尿酸结石可以通过碱化尿液的方法来溶解结石和预防结石的复发。磷酸镁铵结石往往与长期的尿路感染有关，尿液为碱性，控制感染和酸化尿液是预防结石复发的重要措施。

六、诊断

尿石症的诊断主要依赖于典型的临床表现及影像学检查。

七、鉴别诊断

（1）肾结石应与胆囊炎、胆石症、胃和十二指肠溃疡以及肾结核钙化灶相鉴别。

（2）输尿管结石应与急腹症相鉴别。女性患者还要与卵巢囊肿蒂扭转、宫外孕、卵巢黄体破裂进行鉴别诊断。其中，右输尿管中、下段结石应与阑尾炎相鉴别。此外，影像学上输尿管结石还需与腹腔淋巴结钙化、盆腔静脉石及肠内容物相鉴别。

八、治疗

（1）肾绞痛急性发作时应先解除痛苦，对症治疗。肌内注射阿托品、654-2和度冷丁、黄体酮，口服或静脉应用非管体类抗炎药均可缓解肾绞痛。对于急性梗阻性无尿的患者，原则是尽早解除梗阻，恢复肾功能，倘若合并感染，应使用抗生素抗感染治疗。

（2）上尿路结石若直径小于0.6 cm，表面光滑，应先采用保守疗法进行排石治疗。

（3）体外冲击波（ESWL）能通过聚焦的冲击波能量击碎结石。主要用于肾结石和输尿管结石的治疗。体外冲击波碎石术后，大量碎石屑进入输尿管内堆积形成结石串即所谓“石街”。

（4）经皮肾镜取石术是在腰背部经皮穿刺和扩张，建立一个皮肾通道，肾镜经此通道进入肾内进行碎石和取石。一般认为直径大于2.0 cm的肾结石和直径大于1.5 cm的上段输尿管结石，首选经皮肾镜手术治疗。

（5）输尿管镜下碎石取石，几乎适用于所有输尿管结石。同时，输尿管软镜的应用推广，使其成为处理肾结石的有利手段。

（6）开放或腔镜手术，主要包括肾实质切开取石、肾盂切开取石、输尿管切开取石等。

（7）膀胱结石主要通过膀胱镜下碎石取石，或者通过开放膀胱切开取石。

（8）前尿道结石，可在尿道黏膜麻醉下经尿道注入润滑油，然后用血管钳夹碎，取出结石。嵌顿于后尿道的结石，应在麻醉下用金属尿道探子将其推入膀胱，按膀胱结石处理。或者在尿道内进行内镜下的粉碎结石（钬激光或弹道碎石）。

（9）双侧上尿路结石的处理原则：①一侧肾结石，对侧输尿管结石，宜先处理输尿管结石。②双输尿管结石，若总肾功能正常或处于代偿期，应先处理肾功能损伤较重一侧。若处于氮质血症或尿毒症期，应先治疗分肾功能较好的一侧，尽快解除梗阻改善肾功能，待情况好转后择期行碎石取石。③双侧输尿管结石客观情况相似，应先处理症状较重或技术上容易处理一侧。

临床病案分析

男性，47 岁，右侧腰痛 3 天，呈阵发性绞痛，伴恶心呕吐，呕吐 2 次，为胃内容物，且 3 天来尿色加深，尿量减少，无发热，无腹胀腹泻，至急诊就诊。查体：神志清，精神疲软，生命体征稳定，腹部平软，未及压痛、反跳痛与包块，Murphy's 征阴性，右侧肾区叩击痛阳性，左肾区叩击痛阴性，输尿管走行区无压痛，膀胱区无充盈。辅助检查：血常规示白细胞 12.1×10^9/L、中性粒细胞比例 87%，肾功能：肌酐（Cr）741 μmol/L，血尿素氮 25 mmol/L；血钾 5.98 mmol/L；血淀粉酶正常范围。腹部 CT 平扫提示：右侧输尿管上段结石伴右肾积水，右肾周渗出，左侧输尿管下段结石，左肾萎缩。

思考

1. 本病案需与哪些疾病相鉴别？

2. 请阐述本病案的病理生理改变。

3. 下一步应如何处理，优先处理哪一侧尿路结石？请拟定治疗方案。

解析

1. 本病案需鉴别的疾病有急性胆囊炎、胆石症、胰腺炎。胆囊炎、胆石症、胰腺炎也可表现为腰背部疼痛。胆囊炎、胆石症查体可有 Murphy's 征阳性，影像学检查可提示胆囊壁水肿、渗出、胆道结石形成。胰腺炎可有胰周渗出、血尿淀粉酶升高表现，且往往有暴饮暴食或胆石症等诱因存在。

2. 本病案为双侧上尿路结石，且一侧肾脏萎缩。输尿管结石梗阻引起集合系统内压升高，导致梗阻性无尿，进而出现肾功能不全表现，从而影响水电解质平衡。

3. 本病案目前存在肾功能不全，且右肾为功能肾，故原则上应先治疗右侧。治疗方案包含以下三点：①先解除右侧尿路梗阻；②纠正高钾血症；③择期行右侧碎石手术。

第五十四章 泌尿、男生殖系统肿瘤

重点	泌尿、男生殖系统肿瘤的病因、临床表现、诊断方法和治疗手段
难点	肾癌、膀胱癌和前列腺癌的诊断方法、治疗方法的选择
考点	肾癌、膀胱癌的诊断

一、肾肿瘤

（一）肾癌

1. 定义

肾细胞癌简称肾癌，也被称为肾腺癌，占原发性肾恶性肿瘤的 80%～90%，占成人恶性肿瘤的 2%～3%。该病的发病高峰在 50～70 岁人群，男女比例为 2:1，无明显的种族差异。

2. 病理学

肾细胞癌起源于肾近曲小管上皮细胞，2004 年 WHO 将肾癌分为肾透明细胞癌、肾乳头状细胞癌（Ⅰ型和Ⅱ型）、肾嫌色细胞癌及未分类肾细胞癌 4 个分型。肾细胞癌最常见的转移部位是肺部，其他还有肝脏、骨骼、同侧邻近淋巴结、肾上腺以及对侧肾脏。

3. 肿瘤分级与分期

WHO 推荐将 Fuhrman 分级中的Ⅰ、Ⅱ级合并为一级即高分化、Ⅲ级为中分化、Ⅳ级为低分化或未分化。临床上常用的肾细胞癌的分期方法为 2002 年（AJCC）的 TNM 分期和临床分期。

4. 临床表现

（1）肾癌三联征：经典的血尿、腰痛、腹部肿块，因影像技术进展，早期肾癌检出率高，典型“三联征”较少见。转移性肾癌可出现骨痛、骨折、咳嗽、咯血等症状。

（2）副瘤综合征：表现为高血压、贫血、体重减轻、恶病质、发热、红细胞增多症、肝功能异常、高钙血症、高血糖、血沉增快、神经肌肉病变、淀粉样变性、溢乳症、凝血机制异常等。

（3）实验室检查：贫血、血尿、血沉增快比较常见。

（4）影像学检查：①超声检查，无创，能够准确地区分肿瘤与囊肿。②增强 CT 是最主要的检查方法，肿瘤的扫描特点是静脉注入造影剂后肿瘤组织有增强表现。③静脉尿路造影（IVU）能够显示正常组织（主要指肾盂、肾盏）受压的情况和肿瘤的钙化情况，并能够了解双侧肾脏的功能。④MRI 检查的作用与 CT 相近，在血管的显像中优于 CT 检查。⑤正电子发射断层扫描（PET）或 PET-CT 检查主要用于发现远处转移病灶以及对化疗或放疗的疗效评定。

（5）常需要鉴别的肾脏肿物有肾血管平滑肌脂肪瘤（又称为肾错构瘤）、肾囊肿、肾盂癌、肾淋巴瘤、肾转移癌等。

5. 治疗

（1）根治性肾切除手术：唯一得到公认可能治愈肾癌的方法，切除范围包括肾周筋膜、肾周脂肪、患肾、同侧肾上腺、肾门淋巴结及髂血管分叉以上输尿管。根治性肾切除术可经开放性手术或腹腔镜手术进行。

（2）保留肾单位手术（NSS）

适应证：解剖性或功能性的孤立肾。相对适应证：肾癌对侧肾存在某些良性疾病，或其他可能导致肾功能恶化的疾病（如高血压、糖尿病、肾动脉狭窄等）。可选择适应证：临床分期 T_{1a} 期（肿瘤≤4 cm）、肿瘤位于肾脏周边、单发的无症状肾癌且对侧肾功能正常者。

（3）微创治疗：适用于不能耐受手术的患者，包括射频消融（RFA）、高能聚焦超声（HIFU）或冷冻消融等。

（4）肾动脉栓塞：缓解症状的一种姑息性治疗方法，对减少术中出血，增加根治性手术机有帮助。

（5）放疗：肾癌不敏感，仅作为缓解疼痛、改善生存质量的姑息治疗。

（6）内科治疗：转移性肾癌采用以内科治疗为主的综合治疗。

（二）肾母细胞瘤

肾母细胞瘤也称 Wilms 瘤，起源于肾胚胎的初级间叶细胞，小儿常见，占小儿肾脏原发肿瘤的 80%以上，高发年龄为1～4 岁。

1. 临床表现

一般表现为腹部巨大肿块，有时表现为血尿、贫血等，CT、B 超、MRI 有助于诊断。

2. 治疗

对于肿瘤没有超过腹中线，没有邻近器官浸润的病例，首选经腹入路的肾根治性切除术。Wilms 瘤对放疗、化疗都较敏感，但需慎重选择。

（三）肾盂肿瘤

1. 概念

肾盂肿瘤与输尿管肿瘤、膀胱肿瘤均属于尿路上皮肿瘤的范畴，其发病率占整个尿路上皮肿瘤的 4%，男女比例约 1:2。肾盂肿瘤的患者极易继发膀胱肿瘤。

2. 病因

与膀胱肿瘤相似，病因包括吸烟、工业染料接触等因素。此外，长期服用镇痛药物、患有 Balkan 肾病也会引发肾盂肿瘤。

3. 诊断

（1）症状与体征：大量血尿，腰痛（主要是血块或肿瘤组织阻塞输尿管所致），肿瘤的淋巴浸润相关症状等。膀胱刺激症状较少见。

（2）实验室检查：血尿，部分尿脱落细胞中，可找到肿瘤细胞。

（3）影像学检查：B 超、CT、MRI 等检查能够观察到肿瘤的影像。静脉肾盂造影（IVU）表现为在肾盂影像中，可见肿瘤造成的充盈缺损。

（4）输尿管肾盂镜：能够清晰地发现肿瘤病灶，尤其较小的病灶。

4. 治疗

标准的手术方法应将患肾、其同侧输尿管以及同侧输尿管口周围的部分膀胱组织切除。如果肿瘤发生在双侧肾盂，或为孤立肾的肾盂肿瘤，伴肾功能不全，可以考虑保留肾单位的肿瘤切除手术。

二、膀胱癌

1. 发病率及病因

发病率在我国的泌尿生殖系肿瘤中占第一位。吸烟是目前最为肯定的膀胱癌致病危险因素，另一个为长期接触工业化学产品。

2. 膀胱癌的分类

膀胱癌可分为局限于黏膜（Ta～Tis）、黏膜下（T1）的非肌层浸润性膀胱癌和肌层浸润性膀胱癌（T2 以上）。原位癌也属于非肌层浸润性膀胱癌，但一般分化差，属于高度恶性的泌尿系统肿瘤。

3. 临床表现及诊断

（1）症状：主要有间歇全程无痛性血尿，可表现为肉眼血尿或镜下血尿，少数以尿频、尿急、尿痛即膀胱刺激征和盆腔疼痛为首发表现。

（2）体征：多数没有阳性体征，肿瘤发展到一定程度，查体能够触到肿块或肿大淋巴结。

（3）实验室检查：尿常规可见血尿，也可见脓尿。尿细胞学检查可呈阳性。

（4）影像学检查：B 超比较常用。CT、MRI 等除了能够观察到肿瘤大小、位置外，还能够观察到肿瘤与膀胱壁的关系。

（5）尿液中肿瘤标记物的检测：膀胱肿瘤抗原（BTA）和核基质蛋白 22（NMP22）是较早用于检测膀胱癌的肿瘤标记物。

（6）膀胱镜检查：是诊断膀胱肿瘤最重要的方法，膀胱镜观察到肿瘤后应当获取组织，进行病理检查。

（7）诊断性经尿道电切术：切除肿瘤的同时对肿瘤标本进行组织学检查，以明确病理诊断、肿瘤分级和分期，为进一步治疗以及判断预后提供依据。

4. 治疗

（1）非肌层浸润性膀胱癌：首选经尿道膀胱肿瘤切除术（TUR-Bt），TUR-Bt 术后需进行膀胱灌注化疗。膀胱灌注化疗常用药物包括表柔比星、丝裂霉素、吡柔比星、羟基喜树碱等。对高危非肌层浸润性膀胱尿路上皮癌，首选卡介苗（BCG）膀胱灌注治疗。手术后规律随访非常必要。

（2）肌层浸润性膀胱癌

1）根治性全膀胱切除术：根治性全膀胱切除术同时行盆腔淋巴结清扫术，是肌层浸润性膀胱癌的标准治疗。

2）保留膀胱的手术：适用于对于身体条件不能耐受根治性膀胱切除术，或不愿接受根治性膀胱切除术的浸润性膀胱癌患者。手术方式包括经尿道膀胱肿瘤切除术和膀胱部分切除术。

3）放射治疗：适用于不愿意接受根治性膀胱切除术的肌层浸润性膀胱癌患者，或患者全身条件不能耐受根治性膀胱切除手术，或根治性手术已不能彻底切除肿瘤的患者。

4）化疗：膀胱癌对含顺铂的化疗方案比较敏感。对于可手术的 T2～T4a 期患者，术前可行新辅助化疗。转移性膀胱癌应常规行系统全身化疗。吉西他滨和顺铂方案被认为是目前标准一线治疗方案。

三、阴茎癌

1. 流行病学和危险因素

阴茎癌的发病率很低，与卫生习惯差有明确的关系。一般认为，包皮垢对阴茎头、包皮内板的慢性炎症刺激是导致阴茎癌的重要因素。

2. 病理学

阴茎癌多从阴茎头、冠状沟、和包皮内板发生，多数为鳞状细胞癌，占 95%，转移癌罕见。

3. 转移途径

包皮和阴茎皮肤的淋巴液汇入腹股沟浅淋巴结，阴茎头、阴茎体的淋巴液汇入腹股沟深淋巴结。腹股沟两侧和深、浅淋巴结存在交通。少于 10%的患者可出现肿瘤远处转移，转移部位包括肺、肝、骨、脑。

4. 肿瘤分期

阴茎癌的分期一般采用 TNM 分期。

5. 临床表现及诊断

最主要的临床表现是肿瘤的局部病灶，表现为局部硬结、红斑、溃疡等特征。其他症状有局部疼痛、渗出、出血、排尿刺激症状等。约半数患者有腹股沟淋巴结肿大。实验室检查多数正常，约20%的患者有高钙血症。胸部X线检查、骨扫描、CT等能够协助诊断。

6. 鉴别诊断

软下疳杆菌的选择性培养能够确诊外观类似阴茎癌的软下疳。巨大尖锐湿疣可以借助组织病理检查作出诊断。

7. 治疗

（1）原发肿瘤：原位癌可选用氟尿嘧啶软膏局部涂抹或激光照射的方法。病灶仅局限于包皮的病例，可慎重给予包皮环切术。病灶局限在阴茎头、远段阴茎体的患者，可考虑阴茎部分切除术。如果病灶位于已至阴茎近段或残留阴茎已难以完成性交功能，可以考虑阴茎全切除术。

（2）局部淋巴结处理：使用4～6周的广谱抗生素后，淋巴结肿大不见好转，应考虑肿瘤淋巴结转移的可能，并给予相应的治疗。

（3）难以切除的转移淋巴结或广泛转移病例，可选用放化疗。

8. 预后

阴茎癌的预后，与是否有淋巴结转移密切相关，如有髂淋巴结转移，患者的5年生存率＜20%。

四、睾丸肿瘤

1. 流行病学

睾丸肿瘤占男性肿瘤的1%～1.5%，占泌尿生殖系统恶性肿瘤的3%～9%。绝大部分睾丸肿瘤是生殖细胞肿瘤，占90%～95%。隐睾与睾丸肿瘤的发生密切相关，常导致精原细胞瘤。孕妇在妊娠期间服用大量雌激素，是儿童患睾丸肿瘤危险因素。

2. 分类

睾丸生殖细胞肿瘤分为精原细胞瘤和非精原细胞瘤，后者又进一步分为胚胎瘤、畸胎瘤、绒毛膜细胞癌等。

3. 病理学

（1）精原细胞瘤占生殖细胞肿瘤的35%，高发年龄一般在40岁左右。

（2）胚胎细胞瘤占20%，分为成人型和婴儿型。后者也称卵黄囊肿瘤或内胚窦肿瘤，可以产生甲胎球蛋白（AFP）。

（3）畸胎瘤占5%，可以见于成人和儿童。

（4）绒毛膜细胞癌的发生率不足1%，早期即可有血行转移。其余肿瘤以淋巴转移为常见。

（5）混合型生殖细胞肿瘤约40%，多数为畸胎癌。

4. 临床表现诊断

（1）症状与体征：好发于15～35岁，一般表现为患侧阴囊内无痛性肿块。少数会出现男性女乳症尤其是非精原细胞瘤。

（2）实验室检查：患者可表现为贫血、肝肾功能受损。睾丸肿瘤的血生化标记物包括AFP、hCG、LDH，均与非精原细胞瘤有关。

（3）影像学检查：超声检查是睾丸肿瘤首选检查，腹部和盆腔CT有助于判断腹膜后淋巴结转移。

5. 鉴别诊断

应当与附睾炎、附睾睾丸炎、睾丸鞘膜积液等相鉴别。

6. 治疗

任何患者如果怀疑睾丸肿瘤均应进行经腹股沟途径探查，将睾丸及其周围筋膜完整拉出，确诊者在内环口处分离精索切除睾丸。

（1）精原细胞瘤对放化疗敏感。早期精原细胞瘤在行根治性睾丸切除术后，可辅助放疗或化疗。

（2）非精原细胞瘤：早期非精原细胞瘤的治疗，主要是针对原发肿瘤行根治性睾丸切除术，术后根据患者具体情况进行腹膜后淋巴结清扫术、辅助化疗或监测。转移性生殖细胞肿瘤一般给予化疗。

五、前列腺癌

1. 流行病学

前列腺癌发病率有明显的地理和种族差异，亚洲前列腺癌的发病率远远低于欧美国家，但近年来呈现上升趋势。前列腺癌患者主要是老年男性。

2. 病因学

尚未完全明确，重要的因素包括遗传、高动物脂肪饮食等。

3. 病理学

绝大多数为腺癌，少数为移行细胞癌、神经内分泌癌和肉瘤。前列腺上皮内肿瘤（PIN）是浸润性前列腺癌的前体。分化程度采用 Gleason 评分系统，将前列腺癌组织分为主要分级区和次要分级区，每区的 Gleason 分值为 1～5 分，把主要分级区和次要分级区的 Gleason 分值相加，形成癌组织分级常数。

4. 肿瘤分期

分期按照国际 TNM 分期。根据前列腺特异性抗原（PSA）水平、Gleason 评分和分期，将患者分为低、中、高三个危险级别，指导治疗和预后。

5. 临床表现及诊断

（1）症状：早期前列腺癌一般无症状。肿瘤生长挤压尿道、侵犯膀胱颈部、三角区，出现排尿梗阻、刺激症状。肿瘤转移可以出现骨痛、脊髓压迫症状、排便失禁等。

（2）体征：直肠指诊可触及前列腺结节。淋巴结转移时，患者可出现下肢水肿。脊髓受压可出现下肢肌力下降。

（3）实验室检查：PSA 具有较高的前列腺癌阳性诊断预测价值。PSA 检测时排除急性前列腺炎、尿潴留等疾病。血清总 PSA（tPSA）＞4.0 ng/ml 为异常。其他可出现氮质血症、贫血，骨转移者可有血碱性磷酸酶升高。

（4）影像学检查：经直肠超声检查（TRUS）有助于寻找可疑病灶，并能引导前列腺穿刺活检。MRI 检查软组织分辨率高，对临床分期有重要作用。前列腺癌的核素检查（ECT）有助于发现前列腺癌转移灶。

（5）前列腺穿刺活检：前列腺系统性穿刺活检，是目前诊断前列腺癌最可靠的检查。穿刺指征包括：①直肠指检发现结节；②B 超发现前列腺低回声结节，或 MRI 发现异常信号；③PSA＞10 ng/ml；④PSA 4～10 ng/ml，f/t PSA 异常或 PSAD 值异常。

6. 治疗

（1）前列腺癌根治性手术治疗：是治疗局限性前列腺癌最有效的方法。预期寿命≥10 年、身体状况良好、没有严重的心肺疾病的患者，适和根治术。

（2）前列腺癌放射治疗：适用于各期患者，包括三维适形放疗（3D-CRT）、调强放疗（IMRT）和近距离照射治疗等。早期患者（T1–2N0M0）行根治性放射治疗，其局部控制率和 10 年无病生存率与前列腺癌根治术相似。

（3）前列腺癌内分泌治疗：雄激素去除，主要通过①抑制睾酮分泌；②阻断雄激素与受体结合；③两者联合应用（最大雄激素阻断，MAB）发挥作用。大多数前列腺癌患者起初都对内分泌治疗有反应，但经过中位时间（14～30个月）后，几乎所有患者病变都发展为去势抵抗性前列腺癌（CRPC）。

临床病案分析

患者，男，72岁。因“间歇性无痛性肉眼血尿1年”入院。个人史为农民，长期接触农药，吸烟30余年，1包/天，已戒烟10余年。查体：双肾区未见异常隆起，无叩击痛；双侧输尿管走行区无压痛，膀胱未充盈，耻骨上区无压痛，外生殖器未见明显异常。外院行B超提示，膀胱左后壁约2 cm肿块。

思考

1. 目前的诊断？

2. 进一步需要的检查？

3. 如果CT提示膀胱左后壁菜花样肿物，大小2 cm，下一步的治疗如何选择？

解析

1. 根据患者为老年男性，此次以无痛性肉眼血尿起病，首先要考虑泌尿系恶性肿瘤可能。结合患者有有机化学物接触和吸烟病史，B超提示膀胱占位，初步诊断为膀胱癌可能性大。

2. 需进一步行整个泌尿系的B超和CT检查，以了解原发灶的情况和上尿路有无积水或多发病灶。并且完善尿脱落细胞学和膀胱镜检查，必要时行膀胱镜下活检以明确诊断。同时需完善尿常规、血常规、肝肾功能、胸片或肺部CT以及内脏B超或CT检查，以评估患者整体情况，了解有无转移病灶的可能。

3. 根据CT表现考虑单个局部的病灶，可先行经尿道膀胱肿瘤电切术，切除原发灶和明确诊断，根据冷冻病理结果有无膀胱肌层浸润，选择进一步术式（二次电切、膀胱部切、膀胱全切）或膀胱灌注治疗。

第五十五章　泌尿、男生殖系统的其他疾病

重点	精索静脉曲张和鞘膜积液的病因、临床表现、诊断方法和治疗手段
难点	肾动脉狭窄的诊断治疗方法的选择
考点	精索静脉曲张和鞘膜积液的病因、临床表现、诊断方法和治疗手段

一、肾下垂

1. 定义

肾脏立位较卧位下移超过 5 cm，或超过一个椎体，称为肾下垂，多见于瘦长体型女性。

2. 病理生理

肾下垂牵拉肾门血管，导致暂时性肾缺血，输尿管扭曲、成角、间断性梗阻，导致肾积水，刺激腹膜后神经丛，引起消化道症状及肾区的牵扯痛。

3. 临床表现

（1）症状：大多数患者无症状，仅在体检时发现，且下垂程度与症状轻重不成正比。

（2）Dietl 危象：是一个多症状综合征，表现为间断性肾绞痛，恶心、呕吐、寒战、虚脱、脉速、少尿、一时性血尿和蛋白尿等症状，可扪及增大的肾脏，并有触痛。

（3）体格检查：在站立位，深吸气时在下腹部可触及活动的下垂肾脏。

4. 影像学检查

超声诊断和静脉尿路造影能确定肾下垂程度，同时还可显示肾脏有无旋转或移位、肾积水、肾结石、输尿管扭曲等。

5. 治疗

肾下垂患者分为三种情况：①无症状肾下垂；②症状性肾下垂不合并功能改变；③症状性肾下垂合并功能甚至形态改变，或伴有严重的尿路并发症。只有第三种情况才考虑手术治疗。手术干预方法包括开放性肾固定手术、经皮肾固定手术及腹腔镜下肾固定手术。

二、精索静脉曲张

1. 定义

精索静脉曲张是由于精索内静脉瓣膜功能不健全或血流受阻，精索静脉内血流淤滞，导致蔓状静脉丛异常伸长、迂曲扩张所致。多见于青少年。

2. 病理生理

精索静脉曲张绝大多数发生于左侧。肾肿瘤、肾积水或异位血管等，亦可使患侧精索静脉回流受阻，引起精索静脉曲张，称为症状性或继发性精索静脉曲张。严重的精索静脉曲张可损害睾丸生精功能和影响精子质量。

3. 临床表现

严重程度和症状不完全一致，多数表现为阴囊部坠胀感和疼痛，放射至下腹部、腹股沟区和腰部。站立过久、行走和劳动后症状加重，平卧休息后症状可缓解。精液检查可见精子数目少、活动度降低、畸形率升高。

4. 诊断

查体可见阴囊皮肤出现成蚯蚓团状曲张静脉，平卧位曲张精索静脉缩小或消失。中度者可触诊扪及曲张静脉。轻度者触诊不明显，可采用 Valsalva 方法检查，嘱患者立位，屏气增加腹压方可触到曲张静脉，平卧时可完全消失。彩色多普勒超声检查有助于精索静脉曲张诊断。

5. 治疗

无症状轻中度精索静脉曲张者，可穿紧身内裤，托起阴囊，一般无需特殊治疗；重度精索静脉曲张，影响睾丸功能者，可考虑手术治疗。

三、鞘膜积液

1. 定义

鞘膜囊内因为多种原因，使积聚的液体超过一定量而形成囊性肿块者称为鞘膜积液。

2. 类型

（1）睾丸鞘膜积液：最常见，鞘状突正常闭合，位于睾丸附睾前方。

（2）精索鞘膜积液：鞘状突两端闭合，精索部分鞘膜腔未闭合，沿精索形成椭圆或梭形的囊性肿物，与腹腔和睾丸鞘膜腔均不相通。

（3）婴儿型鞘膜积液：鞘状突在腹股沟管内环处闭合，精索鞘膜未闭合与睾丸鞘膜腔相通，与腹腔不相通。

（4）交通性（先天性）鞘膜积液：因鞘状突完全未闭合，腹腔与睾丸鞘膜腔相通。可形成先天性腹股沟疝。

（5）混合型：睾丸鞘膜积液与精索鞘膜积液同时存在，但二者不通。同时可并发疝或睾丸下降不全。

3. 诊断

根据阴囊内呈梨形或球状囊性肿物，透光试验为阳性，B 超检查结果可诊断。

4. 鉴别诊断

（1）腹股沟疝：在平卧位时疝内容物可以还纳，咳嗽时腹股沟管内环口有冲击感，透光试验阴性，听诊可闻肠鸣音。

（2）丝虫病鞘膜积乳糜液：常伴有腹股沟淋巴结肿大以及阴囊象皮肿，透光试验可阴性，由鞘膜腔可穿刺出乳糜液，有时可找到微丝蚴。

（3）睾丸肿瘤：肿瘤托起时有沉重感，质地坚硬，透光试验阴性，超声有助于鉴别诊断。

（4）外伤性睾丸鞘膜积血：有外伤史，局部有压痛，透光试验为阴性，超声有助于鉴别诊断。

5. 治疗

手术治疗为主，包括鞘膜翻转术及鞘膜切除术。先天性（交通性）鞘膜积液要高位结扎鞘状突，合并疝者可同时行疝修补术。

四、肾血管性高血压

1. 定义

肾动脉病变，通常是肾动脉主干或分支病变，导致管腔狭窄而引起的高血压。其发病率约占全部高血压的 5%～10%

2. 病因及病理生理

肾动脉狭窄原因有三种，大动脉炎、动脉粥样硬化、纤维肌肉增生。肾动脉狭窄引起肾脏血流减少，刺激肾小球旁体结构的致密斑，促使肾素的合成与释放，再通过肾素-血管紧张素-醛固酮体系的一系列作用引起血压增高。

3. 临床表现

突发顽固的恶性高血压或长期高血压骤然加重，药物治疗无效，青年发病年龄常小于30岁，老年发病年龄常大于50岁。

4. 影像学检查

（1）快速连续静脉尿路造影：显示肾脏形态和功能，患肾多小于健肾。可用于临床初步筛查。

（2）放射性核素肾图检查：检测肾血流和肾小球滤过滤，典型的肾图为患侧曲线的血管段下降、排泄段延长、肾小球滤过降低。

（3）多普勒超声诊断：适于肾动脉狭窄的筛查，无损伤，可重复性检查。

（4）腹主-肾动脉造影与数字减影血管造影：诊断肾动脉狭窄的重要方法。

（5）螺旋CT：直观显示肾动脉病变。

（6）磁共振血管造影：与螺旋CT肾动脉重建功能相似，无需注射碘造影剂。

5. 血浆肾素活性测定

肾素活性检测是诊断肾动脉狭窄的重要佐证，结合肾动脉造影可以对肾动脉狭窄确诊，也是制订治疗方案、判断疗效的重要依据。

6. 治疗

（1）内科治疗：适用于不宜手术或不能手术的患者，也是术前准备和术后处理的重要措施。

（2）经皮腔内血管成型术：首选经皮腔内血管成型术治疗肾动脉狭窄。

（3）外科治疗：①肾动脉内膜剥离术；②旁路搭桥手术；③脾-肾动脉吻合术；④肾动脉狭窄段切除吻合术；⑤病变切除及移植物置换；⑥肾动脉再植术；⑦自体肾移植；⑧肾切除，患肾明显萎缩，功能严重丧失，肾性高血压，对侧肾功能良好。

临床病案分析

患者，男，28岁。左阴囊内肿块半年，时有挤压痛，无发热，不影响活动，查体：左阴囊肿大，触之睾丸上部有一鹅卵大小囊性肿块，牵拉睾丸可随之活动，挤压不变小，睾丸正常大小，透光试验阳性。

思考

1. 首先考虑的诊断？

2. 如何进一步检查？

解析

1. 根据患者青年男性，左阴囊内肿块，查体左侧睾丸上方囊性肿物，透光实验阳性，首先考虑左侧精索鞘膜积液可能性大。

2. 由于B超简便无创，对阴囊肿物的形态和性质具有良好的分辨力，应作为下一步首选的检查方法。

第五十六章　运动系统畸形

一、先天性畸形

重点	先天性肌性斜颈诊断与治疗、发育型髋关节脱位的诊断、畸形足定义
难点	发育型髋关节脱位的治疗
考点	先天性肌性斜颈的治疗，发育型髋关节脱位的体格检查，畸形足的定义

1. 先天性肌性斜颈临床表现

肌性斜颈很少在出生时看到，生后一周在胸锁乳突肌的下部出现一肿物；该肿物出现 2～4 周后有所增大，有如成人拇指，之后逐渐缩小，再 2～6 个月则渐消退。半年后肿物逐渐消退，但胸锁乳突肌纤维性挛缩、变短，牵拉枕部并偏向患侧，下颌转向健侧肩部。

2. 先天性肌性斜颈治疗

（1）手法矫正：适用于＜1 岁的婴儿。

（2）手术治疗：超过 1 岁的病儿，其胸锁乳突肌为纤维条索替代。颈部向患侧旋转平均受限 30° 和面部发育不对称均为手术的适应证。

3. 发育型髋关节脱位诊断

（1）Barlow 试验：内收屈髋后拇指轻推股骨上方向外，测试有无向后脱位倾向。

（2）Ortolani 试验：屈曲外展髋关节试其是否容易复位，在复位时常伴有弹响。

（3）Trendelenburg 试验：体征随年龄增长而变化。生后一周 50%小儿髋关节不稳定已不复存在。随之而出现关节活动受限和患侧下肢短，臀外展肌松弛（起止点接近），患肢站立对侧骨盆下垂，即川德伦堡（Trendelenburg）试验阳性。

（4）Allis 征：又称 Galeazzi 征，患者仰卧，屈髋屈膝，两足平行置于床面，比较两膝高度。不等高为阳性，提示较低一侧股骨或胫骨短缩，或髋关节后脱位。

4. 发育型髋关节脱位治疗

（1）出生后到 6 个月：常用 Pavlik 吊带、Frejka 枕垫或多层尿布保持双髋于外展屈曲位，并能在该体位下活动关节。

（2）出生后 6～18 个月：一般需手术切开复位，但关节松弛的也可以采用手法复位。

（3）出生后 30 个月以上：此年龄组病儿每需手术复位并加用股骨短缩截骨术，以解决向上脱位而引发的肌肉短缩问题。

（4）3 岁以上直到大儿童：本组就诊已晚，无论哪种手术效果都难以让患者满意。

5. 畸形足定义

畸形足的定义为踝关节下垂、前足和中足内翻和内收、足跟内翻继发性胫骨远端内旋。足下垂是由于距骨跖屈、踝后方关节囊挛缩和小腿三头肌短缩所致。足内翻系因距骨和跟骨在额状面平行，距下内侧关节囊和胫后肌挛缩。前足内收和内旋是因为距骨颈偏向内侧，距舟关节内移脱位或半脱位、跖骨内收。

胫骨或股骨旋转不是畸形足的主要所见。

临床病案分析

患者，女性，40 岁，活动后右髋疼痛伴跛行 3 年，加重 1 年就诊。体格检查：跛行步态，双髋无明显肿胀，右髋外侧及腹股沟区压痛（–），左髋后伸 0°，屈曲 70°，外展 20°，内收 10°，内外旋 10°，内外旋诱发疼痛，4 字征阳性，左髋活动度正常，4 字征阴性。双下肢感觉、肌力正常。双膝活动正常，过屈过伸无疼痛，腰椎活动正常，椎旁无压痛。X 线片结果双侧髋臼变浅，股骨头覆盖不全，髋臼及股骨硬化，右侧股骨头脱位。

思考

1. 鉴别诊断是什么？

2. 进一步检查是什么？

解析

1. 鉴别诊断

（1）髋关节发育不良女性多见，中年发病，表现为进行性髋关节疼痛，起初为髋关节活动过后酸胀不适、隐痛，逐渐发展至静息痛、跛行、下肢短缩等。

（2）股骨头坏死也多见于中年患者，男性多有大量饮酒史，女性患者多合并系统性红斑狼疮或大量激素服用史，初始症状与髋关节发育不良相似，但一旦发病，进展较快，可在半年内出现疼痛明显加重或跛行等。

（3）髋关节骨关节炎多见于老年患者，初期症状轻，进展慢，表现为活动后及劳累后疼痛。

2. 进一步检查

X 线是诊断本病的首选检查手段，也是临床分型的依据。通过 X 线片可以测量 CE 角和 Sharp 角，判断股骨头覆盖程度。

二、姿态行畸形

重点	特发性脊柱侧弯的诊断与治疗
难点	特发性脊柱侧弯的诊断
考点	特发性脊柱侧弯的诊断与治疗

1. 平足定义及分类

指足的跖侧面落地面积增多，足纵弓低落或消失，常伴有患足外翻。平足可分为生理性平足和病理性平足两类。生理性平足柔韧度好，常见，属正常范围。病理性平足多有一定程度的僵硬，常需治疗。

2. 脊柱侧弯定义

脊柱前后位 X 线照片上，有超过 10° 的侧方弯曲。

3. 特发性脊柱侧弯分类

婴儿型特发性脊柱侧弯，多在 3 岁以前发病。少年型特发性脊柱侧弯，多在 3～10 岁出现。而青年型特发性脊柱侧弯，指 10 岁到骨骼成熟期间发现的。

4. Risser 征

Risser's 征是通过双侧髂骨表面骨骺闭合的情况，评价患者生长潜能。用常规脊柱和骨盆后前位 X 片。

骨化起自髂骨嵴的前方向后方进展。将髂骨骨突分为四等份，从 0（尚未骨化）到 4（全部骨突均已出现骨化），骨化的骨突与髂骨翼完全融合，即为 Risser 5，代表病儿骨骼已成熟。病儿处于 Risser 0 或 1 或 2 说明脊柱的生长潜力大，其弧度加重的机会也很大。

5. 脊柱侧弯影像学测量

弧度大小的测量，Cobb 角测量，椎体旋转度测量，Perdriolle 法和 Nash-Moe 法。

6. 脊柱侧弯的治疗　见表 56–2。

表 56–2　青少年特发性脊柱侧弯的治疗方案

弧度大小	Risser 征 0 级/初潮前	Risser 1～2 级	Risser 3，4，5
＜25°	观察	观察	观察
25°～45°	支具治疗（从超过 25° 开始）	支具	观察
＞45°	手术	手术	手术（弧度超过 50°）

临床病案分析

患者，女，14 岁，主诉：发现背部畸形 1 年。1 年前，患者家长无意中发现患者背部出现畸形，右侧背部高于左侧，无发热，无四肢感觉功能异常，持续胸背部疼痛，未予重视，未积极治疗。患者背部畸形逐渐加重。体格检查双肩不等高，右侧较左侧高约 1cm，脊柱呈 S 形畸形，胸段向右凸，右侧剃刀背畸形，高度 3 cm，各棘突及棘突旁无压痛、叩痛，四肢感觉无减退，肌力 5 级，肌张力无增高，腱反射无亢进，生理反射正常引出，病理征阴性。

思考

1. 最可能的诊断是什么？

2. 鉴别诊断有哪些？

解析

1. 最可能的诊断

青少年女性，因发现背部畸形就诊，双肩不等高，右侧剃刀背畸形，诊断应考虑脊柱侧凸。由于患者为进入青春期才发现背部畸形，而在出生后的第一个生长高峰未发现，所以考虑青年型特发性脊柱侧凸的可能性大。

2. 鉴别诊断

（1）先天性脊柱侧凸：患者发现背部畸形的年龄更早，常在第一个生长发育高峰就已发现，影像学检查可见分节不全、半椎体等骨性结构异常。

（2）脊髓空洞症合并脊柱侧凸：临床表现与青年型特发性侧弯相似，但此类患者发病更早，男性多于女性，胸弯多于腰弯，左胸弯多于右胸弯，后凸型更多见，侧凸弧度变化不均匀，进展快，MRI 可见脊髓空洞。

（3）神经纤维瘤合并脊柱侧凸：患者可有家族病史，皮肤可见牛奶咖啡斑，可有皮下神经纤维瘤或丛状神经纤维瘤，腋窝或腹股沟可见雀斑，虹膜可见 Lisch 结节，特征性骨骼异常如椎体楔形变、长骨皮质变薄、假关节炎等。

第五十七章 骨折概论

一、骨折的定义、成因、分类及移位

重点	骨折的定义、分类
难点	骨折的创伤机制、分类及移位
考点	骨折分类及移位

1. 定义

骨折即骨完整性和连续性的中断。

2. 成因

因多种不同原因的暴力造成者，称为外伤性骨折。若骨骼本身因某种疾病，如肿瘤、炎症、内分泌平衡失常等，而坚固性受到影响，即使在轻微的外力作用下，也可以引起骨折。这种骨折称为病理性骨折。

（1）直接暴力：如矿石坠落，砸伤小腿，造成胫腓骨骨折。

（2）间接暴力：如滑冰时足突然卡住，而身体因惯性继续旋转，造成踝部骨折或胫腓骨螺旋骨折（旋转）；骤然跪倒时，股四头肌猛烈收缩，导致髌骨骨折。

（3）应力积累：如长期负重、行军、运动过度等，造成疲劳性骨折。

3. 分类

骨折的分类可反映出骨折发生的机理、损伤的严重程度等。

（1）根据骨折程度分类

1）完全骨折：骨骼的完整性和连续性完全破坏者。

2）不完全骨折：骨折线未完全贯通。如颅骨裂纹骨折、儿童青枝骨折。

（2）据骨折形态分类

1）横形骨折：长管状骨的骨折线与骨干纵轴垂直或接近垂直。

2）斜形骨折：骨折线与骨干纵轴呈一定角度。

3）螺旋形骨折：骨折线呈螺旋形。

4）粉碎骨折：骨碎裂成三块以上。

（3）根据骨折端是否与外界相通分类

1）闭合性骨折：骨折处皮肤或黏膜完整，骨折端不与外界相通。

2）开放性骨折：骨折处皮肤或黏膜破裂，骨折端与外界相通。

（4）其他特定情况的骨折类别

1）压缩性骨折：松质骨因受压缩而变形，如脊柱椎体、跟骨之压缩骨折。

2）嵌插骨折：骨折端相互嵌插，坚质骨端插入松质骨内，常发生在长管状骨之干骺端。

3）凹陷骨折：骨折片下陷，多见于颅骨骨折。

4）骨骺骨折：骨折线经过骨骺者为骨骺骨折，经过骨骺板者，为骨骺分离。

5）撕脱骨折：关节脱位过程中，韧带或肌肉附着部的骨骼同时撕脱。

（5）据创伤机制分类

1）直接暴力：打击、压砸、穿凿。

2）间接暴力：成角、扭转、轴向传导+成角、纵向传导、撕脱。

4. 骨折移位

（1）成角移位：骨段纵轴形成一定的角度，依照其顶角的朝向称为向前、向后、向内、向外成角。

（2）侧方移位：以近侧骨折端为准，远侧骨折段向前、后、内、外侧移。

（3）短缩移位：骨折端相互重叠短缩。

（4）旋转移位：远骨折端相对近骨折端旋转，有内旋、外旋、旋前、旋后（前臂）之分。

（5）分离移位：骨折端之间相互分离，形成间隙。

临床病案分析

患者，女性，70岁，骨质疏松，今因提重物发生腰痛，翻身困难，不能起床活动。如果该患者X片提示腰椎骨折。

思考

1. 请问该患者可能的骨折类型是什么？

2. 根据骨折形态分类，骨折分为哪几种类型？

解析

1. 患者骨折类型为压缩性骨折。

2. 依据骨折的形态分类：①横行、斜行及螺旋形骨折，多发生在骨干部。②粉碎性骨折，骨碎裂成两块以上，称粉碎性骨折。骨折线呈“T”形或“Y”形时，又称“T”形骨折或“Y”形骨折。③压缩骨折，松质骨因压缩而变形，如椎体和跟骨。④星状骨折，多因暴力直接着力于骨面所致，如颅骨及髌骨可发生星状骨折。⑤凹陷骨折，如颅骨因外力使之发生部分凹陷。⑥嵌入骨折，发生在长管骨干骺端皮质骨和松质骨交界处。骨折后，皮质骨嵌插入松质骨内，可发生在股骨颈和肱骨外科颈等处。⑦裂纹骨折，如长骨干或颅骨伤后可有骨折线，但未通过全部骨质。⑧青枝骨折，多发生在小儿，骨质部分断裂，骨膜及部分骨质未断。⑨骨骺分离，通过骨骺的骨折，骨骺的断面可带有数量不等的骨组织，是骨折的一种。

二、骨折的临床表现及诊断

重点	骨折的局部临床表现
难点	隐匿性骨折
考点	骨折的局部临床表现

1. 骨折的临床表现

（1）全身表现

1）休克：骨折导致休克的主要原因是大量出血。

2）并发症相关的某些全身表现：例如脂肪栓塞的发绀、昏迷，肺损伤的呼吸困难、尿道损伤的排尿障碍等。

3）某些合并损伤造成的全身表现。

（2）局部表现

1）疼痛：自觉疼痛明显、局限。

2）功能障碍：不能移动，更不能使用患肢。

3）局部肿胀：骨折周围组织、骨膜以及骨髓出血，在骨折部形成血肿，同时局部软组织损伤后水肿，致使患部逐渐肿胀。

4）畸形：骨折移位后，肢体乃显现畸形，短缩、成角、扭转。

5）异常活动：非关节部位出现被动的异常活动。

6）骨擦感或骨擦音：患者可自己感到，但医生不宜以此作为诊断的手段。

7）其他并发伤的症状或体征：例如合并神经、血管伤时出现的相关症状，需加以注意。

2. 影像学检查

（1）X 线摄片：是最基本的影像学检查。

（2）CT 摄片、螺旋 CT 摄片：对一些在 X 线平片难以显示的深部骨折，或较复杂的骨折，例如髋臼骨折、跟骨骨折、胫骨平台骨折、脊柱骨折等，提供更为全面、立体和确切的影像。

3. 骨折的诊断

肢体明显的畸形、局部疼痛和异常活动，以及 X 线照片所反映的明确移位，根据这些征象使大多数骨折易于诊断。

“隐匿性骨折”，即无明显的骨折临床特征，如无移位的骨干裂隙骨折、未造成后突畸形的椎体压缩骨折、不规则骨的部分骨小梁骨折等，都需通过 X 线片、CT、磁共振等影像学检查，方能确诊。

临床病案分析

患者 30 岁，与人打斗时出现左上臂疼痛、活动受限、局部出现畸形、同时伴有左手虎口区域的麻木、腕部无力等症状。

思考

1. 请问该患者下一步应做什么检查？
2. 该患者伴发什么组织损伤？

解析

1. 患者应行左上臂的 X 线检查，明确有无骨折。
2. 患者可能出现桡神经损伤。

三、骨折的并发症和后遗症

重点	骨筋膜室综合征、骨折晚期并发症
难点	骨折后遗症
考点	骨筋膜室综合征、骨折晚期并发症

1. 早期并发症

（1）休克。

（2）特异性感染：破伤风及气性坏疽。

（3）脂肪栓塞综合征。

（4）重要脏器损伤：①肺损伤；②肝、脾破裂；③膀胱、尿道损伤；④直肠损伤。

（5）重要血管神经损伤。

1）血管损伤：如伸直型肱骨髁上骨折造成肱动脉损伤。

2）神经损伤：如肱骨干中下 1/3 骨折并发桡神经损伤。

3）脊髓损伤：脊柱骨折脱位，压迫或损伤位于其后方的脊髓，造成损伤平面以下的截瘫。

（6）骨筋膜室综合征：骨、骨间膜、肌间隔和深筋膜构成闭合式的间隔区称为骨筋膜室。特别是前臂及小腿部位者，因创伤骨折后血肿和软组织水肿使室内内容物的体积增加，而外在的固定或包扎过紧又会造成室内容积减小，导致室内压增高，行经室内的血管发生渐进的缺血，肌组织痉挛、坏死，同时神经也发生缺血变性。如诊断治疗不及时，则需截肢。坏死组织的毒素如进入血循环，会引发全身的反应。

2. 晚期并发症

（1）长期卧床易引发坠积性肺炎、褥疮和上行性尿路感染。

（2）下肢深静脉血栓形成：多见于骨盆骨折或下肢骨折。

（3）急性骨萎缩：多发生在手或足部骨折后。

（4）损伤性骨化。

（5）缺血性肌挛缩。

（6）骨髓炎：开放性骨折感染所致。

（7）创伤性关节炎：关节内骨折，复位后关节面不平整。

（8）关节功能障碍：损伤的严重程度和治疗过程处理不当，都是晚期关节功能障碍形成的原因，关节内纤维粘连，关节囊和周围软组织挛缩。

（9）发育畸形：骨骺部位的损伤，有可能导致骨骺发育障碍，例如肘内（外）翻。

（10）骨缺血坏死：骨折使部分骨段的血运被破坏而发生缺血坏死。常见的有腕舟状骨和股骨颈骨折后的股骨头坏死。

临床病案分析

男性，35 岁，因车祸致左小腿肿痛 5 小时入院。诊断：胫腓中上骨折。对位对线可，复位后，用长腿石膏固定，4 个月骨折愈合拆除石膏后，发现膝关节功能伸直和弯曲受限。

思考

1. 患者发生的并发症是什么？原因是什么？
2. 如何处理？

解析

1. 关节僵硬，多因患肢长期固定，或在治疗中没有进行适当功能锻炼所致。
2. 后期应进行理疗和功能锻炼，如果仍然不能活动，可行关节镜下松解手术。

四、骨折愈合过程

重点	影响骨折愈合的因素，骨折愈合的判断
难点	骨折愈合过程
考点	影响骨折愈合的因素，骨折愈合的判断

1. 骨折愈合过程

（1）骨折二期愈合（间接愈合）：骨折时造成出血，骨折部形成血肿，巨噬细胞和成纤维细胞清除血肿、机化并演变成纤维结缔组织，将骨折端初步连接，此时称为纤维性愈合。与此同时，骨折端附近的骨外膜以及髓腔内的骨内膜开始增生肥厚，汇合分别形成外骨痂和内骨痂。在骨折断端之间由血肿机化而形成的纤维组织则大部分转变为软骨，软骨细胞经过增生、变性、骨化而成骨，并与内、外骨痂相连。在上述原始骨痂形成后，从临床检查可见骨折局部已完全稳定，称为临床愈合。原始骨痂按照力学原则不断的骨吸收和骨生成，棱形膨大的骨性骨痂缩小平整。凡是骨折对合后仍存在轻微活动者，均以此种方式愈合，这称为骨折二期愈合。

（2）骨折一期愈合（直接愈合）：当骨折部得到解剖复位而且固定坚强时，其愈合方式是成骨细胞产生新骨单位直接延伸过骨折线，达到对侧断端皮质骨。X 线片上的特点是，骨折端无骨吸收、无外骨痂。

2. 判断骨折愈合的依据

作为临床愈合的依据，主要有：①骨折局部无压痛和纵向叩击痛，②局部无异常活动，③X 线片显示有连续性骨痂。至于以肢体持重或负重的能力作为判断临床愈合的标准，则务必慎重，如无把握，仍应以 X 线显示的骨性愈合为准。

3. 骨折愈合相关的因素

（1）骨折本身的条件

1）局部的血液供应：骨折段的血运障碍、软组织损伤的程度、骨膜破坏的程度。

2）骨折端的接触：骨折端全面接触优于部分接触。骨折端嵌入不仅接触面积大，同时还有利于稳定。骨折端之间有分离的，尤其是中间有软组织嵌夹的，愈合极其困难。

（2）全身因素

1）年龄：儿童骨组织再生能力强，而老年人骨骼再生能力较弱。

2）全身营养状况：有严重蛋白质缺乏等营养状况，则骨折愈合慢。

（3）医源性因素的影响

1）粗暴的，反复多次的手法整复：会造成更多的创伤，使骨折更加不稳定。

2）过度牵引：过度牵引，骨折断端分离。

3）手术创伤：过度的软组织剥离等。

4）不合理的锻炼：康复锻炼必须与骨折治疗齐头并进，不可偏废。

临床病案分析

女性，60 岁，左桡骨远端骨折，行钢板螺钉固定。术后按医嘱行肌肉的锻炼和活动。术后 3 个月回院复查，腕关节活动可，局部无压痛和叩击痛，X 片提示骨折线已经模糊，周围可见骨痂。

思考

患者目前情况如何？请列出依据。

解析

患者目前已达到临床愈合。主要有：①骨折局部无压痛和纵向叩击痛，②局部无异常活动，③X 线片显示有连续性骨痂，骨折线模糊。

五、骨折的急救

重点	骨折急救注意事项
难点	骨折的休克抢救
考点	骨折急救注意事项

在骨折患者的急救及运送过程中，应首先注意全身情况的处理，如成人呼吸窘迫综合征（ARDS）、脂肪栓塞综合征、肺炎、骨折固定等。现场急救时必须重视以下几方面：①有窒息情况者，及时解除呼吸道梗阻和呼吸机能障碍。②有明显出血者，立即有效地止血。可加压包扎、填塞或止血带止血。③抢救休克。④严密包扎伤口，减少感染的机会。⑤固定和保护骨折，肢体用夹板固定，躯干则保持平卧位。⑥迅速稳妥运送至就近医院，接受终极治疗。

临床病案分析

患者，男性，54 岁，车祸，右胸壁及胸背疼痛活动受限，伴有下肢瘫痪，同时患者四肢湿冷，脉搏 115 次/分，血压 80/45 mmHg，X 片提示肋骨骨折，胸椎骨折伴脱位。

思考

请问患者目前首要处理的是什么？

解析

首先应该抢救休克。根据患者受伤情况，考虑存在脏器出血，首要抢救休克，其次明确出血灶，并进行针对性的止血。

六、骨折的治疗原则

（一）骨折复位

重点	骨折功能复位标准
难点	闭合复位的方法
考点	骨折功能复位标准

骨折治疗的原则可概括为复位、固定和功能锻炼三大项。

1. 复位标准

将移位的骨折回复到正常的位置，称为解剖复位。接近正常的位置，而又在愈合后不致影响人体功能的，称为功能复位。复位的方法有闭合复位和手术（切开）复位。

功能复位的最低标准应是：①基本无短缩，成人肢体短缩不超过 1 cm。②无旋转。③基本无成角，与所属关节运动平面一致，并与骨干生理弧度一致，成角不超过 10°。④长骨干横形骨折，骨折端对位至少达 1/3，干骨后端骨折断端对位不得少于 3/4，而近关节部位的骨折，尽可能消除侧方移位。⑤关节内骨折应达到解剖复位。

2. 闭合复位

手法复位是闭合复位的主要手段。其他还有撬拨复位、器械复位和牵引复位。

（1）手法复位：是经常采用的方法。复位前需对其移位的方式及因素进行分析，制定复位方案。伤后1～2小时复位较易成功。

（2）撬拨复位：用钢针穿过皮肤，在电视透视的监控下对骨折撬拨复位。可用于关节内及其附近的骨折。

（3）器械复位：①骨外固定器复位。②牵引手术台复位，对髋部骨折手术尤其重要。③骨折整复器复位。

（4）牵引复位：对肌力强大，不易克服其短缩移位的。或是肢体肿胀严重者，在不宜进行手术治疗的情况下，牵引是十分重要的复位以及维持复位的手段。股骨干骨折周围肌肉丰厚，在牵引的条件下，被牵拉紧张的肌群，从四围夹挤，可逼迫骨折断端得到一定的复位并维持之。

3. 手术（切开）复位

绝大部分骨折切开复位是为了行内固定，因肌肉等软组织嵌夹于骨折断端之间，或因合并神经血管损伤而必须切开复位者，也基本需要同时行内固定。

临床病案分析

患者，30岁，男性，桡骨中段骨折，予以手法复位，复位后行X片复查，骨折端仍有8°的成角，仍有约1/5未完全对位。

思考

请问该患者是否需要继续复位和进一步处理？

解析

患者复位已经达到功能复位标准，不需要进一步复位，继续原有固定。骨折功能复位的标准位：①基本无短缩，成人肢体短缩不超过1 cm，小儿不超过2 cm。②无旋转。③基本无成角，与所属关节运动平面一致，并与骨干生理弧度一致，成角不超过10° 。④长骨干横形骨折，骨折端对位至少达1/3，干骨后端骨折断端对位不得少于3/4，而近关节部位的骨折，尽可能不存在侧方移位。⑤关节内骨折应达到解剖复位。

（二）骨折固定

重点	骨折内固定的适应证
难点	骨折外固定和内固定的类型
考点	骨折内固定的适应证

固定方法可概括为两大类，即外固定和内固定。

1. 外固定

包括石膏固定、夹板固定、支具固定、骨外固定器固定和牵引固定。

（1）石膏固定：主要优点是良好的塑形，借助三点固定的作用，控制骨折移位的趋势，并便于转运患者。主要缺点是难以适应肢体在创伤后的迅速变化，肿胀期易造成压迫及血运障碍，而消肿后又会失去固定的效用。因此早期最好使用石膏夹板而非管型，消肿后如必要再改为管型。U形石膏夹板固定是较常用的外固定方法。

（2）夹板固定：大多不固定关节，对活动的影响较小，更换较容易。对复杂骨折不适用。应严密观察，及时调整，预防再移位、压疮等问题的出现。

（3）骨外固定器固定：尤其对严重开放骨折，有其独到之处。对某些骨折后遗症，如畸形愈合、不愈合、骨缺损以及肢体不等长也适用。

（4）牵引固定：获得复位并维持复位。主要作用是克服短缩。按其作用分为滑动牵引和固定牵引。按其牵引的方式，又分为骨牵引和皮牵引。常用的穿针部位有颅骨、尺骨鹰嘴、股骨下端、胫骨上或下端以及跟骨。皮牵引多用于儿童或时间较短的牵引。

2. 内固定

常用的内固定器材有螺丝钉、钢板螺丝钉、髓内钉、角钢板、滑动加压钉、异形钢板和专用于脊柱固定的多种钢板、螺丝钉及钢针。

内固定优点及适应证：①有利于骨折愈合，如股骨颈囊内骨折。②有利于简化治疗，如多发骨折。③有利于合并损伤的修复，如合并的神经血管损伤。④有利于减少后遗症发生的机会，如关节内骨折。⑤有利于不适合长期卧床的患者早期离床，如老年的髋部骨折。⑥严重开放骨折。

临床病案分析

男性，75岁，跌倒致左髋部疼痛活动受限1天。入院检查，骨盆X片提示左股骨粗隆间骨折。患者平素一般情况可，高血压5年，控制可。无糖尿病冠心病等。

思考

应优先选择何种治疗方案，原因是什么？

解析

老年髋部骨折，首先推荐手术治疗，髓内钉内固定。内固定后可以尽早活动髋关节，防止老年患者卧床并发症发生，降低死亡率。

（三）功能锻炼

重点	康复功能锻炼的意义
难点	康复功能锻炼的意义
考点	康复功能锻炼的意义

骨折或关节损伤后，肢体在相当一段时间内丧失了功能。但功能的恢复必须通过患者的自主锻炼才能取得，任何治疗都无法代替自主锻炼。

1. 促使肿胀消退

损伤后局部肿胀是外伤性炎症反应，局部静脉及淋巴管淤滞，回流障碍。加上疼痛反射引起的交感性动脉痉挛，局部缺血更加重了疼痛。在骨折复位和固定的基础上，逐步进行适量的肌肉收缩，有助于血液循环，促使肿胀消退。

2. 减少肌肉萎缩的程度

减少废用性肌萎缩的程度。

3. 防止关节粘连僵硬

关节长期固定或保持静止不动，都会造成关节僵硬。早期制动时行相关肌肉的等长收缩，软组织愈合后开始关节的功能锻炼，可以防止关节粘连僵硬。

4. 促使骨折愈合过程的正常发展

骨折早期功能锻炼促进骨折的愈合。骨折愈合后期功能锻炼促进骨痂强固和改造。

临床病案分析

女性，60岁，左桡骨远端骨折，行钢板螺钉固定。术后未按医嘱行肌肉的锻炼和活动，未用该手工作，长期休息。术后3个月回院复查发现前臂肌肉萎缩，腕关节活动受限。

思考

1. 可能的诊断是什么？

2. 导致该病的最主要原因是什么？

解析

1. 患者出现了骨折术后废用性肌肉萎缩和关节僵硬。

2. 最重要的是缺乏术后功能锻炼。

七、开放性骨折的处理

重点	开放性骨折的治疗原则、清创步骤
难点	开放性骨折的分型、内固定方法
考点	开放性骨折的治疗原则、清创步骤

开放性骨折与闭合性骨折最根本的区别就在于覆盖骨折部位的皮肤或黏膜破裂，骨折处与外界相通。

防止开放骨折发生感染最根本的措施是充分清创，并在此基础上采取可靠的手段稳定骨折端，以及有效的方法闭合伤口，消灭创面。

1. 开放骨折的治疗原则

依照开放骨折治疗的先后顺序，其治疗原则应该是：①正确辨认开放骨折的皮肤损伤。②充分清创。③采取可靠的手段稳定骨折端。④采取有效的方法闭合伤口，消灭创面。⑤合理地使用抗生素。

2. 开放性骨折的分型（表 57–1）

表 57–1　开放骨折的 Gustilo–Anderson 分型

类型	伤口	污染程度	软组织损伤	骨损伤
Ⅰ	＜1 cm	清洁	轻度	简单，轻微粉碎
Ⅱ	＞1 cm	中度	中度，一定程度的肌肉受损	中度粉碎
ⅢA	＞10 cm	重度	严重挤压伤	通常粉碎，软组织可覆盖骨
ⅢB	＞10 cm	重度	软组织严重缺损	骨外露，一般需软组织重建
ⅢC	＞10 cm	重度	软组织严重缺损合并需修复的血管损伤	骨外露，一般需软组织重建

3. 充分清创

细菌能否造成感染，主要取决于患者的健康情况、伤口组织的条件、细菌本身的致病能力、数量以及侵入的时间。外来的细菌感染在不健康的组织上，例如坏死的肌肉、皮肤和血肿等，才容易形成和发展。虽不能彻底清除细菌，但彻底消除细菌生存和生长的条件是可以的。因此，充分清创是最根本的手段。

（1）清创的步骤

1）刷洗：无菌刷和肥皂液清除伤肢皮肤上的污垢，并以大量的无菌生理盐水冲洗。刷洗前后均应采取标本做细菌培养及药物敏感试验。

2）清创：清除受污染的和失去生命力的组织，一般切除伤口边缘约 2 mm 即可。

（2）冲洗：一般冲洗不足以将深部的污染源及无生机的脱落组织冲出，通过喷射头以脉冲的方式将无菌液冲入伤口最理想。

（3）对组织失活的判断：对肌肉的判断一般依靠 4C 法，即颜色（colour）、坚实度（consistency）、肌肉有无水肿、收缩性（contractivity）、用镊夹挤有无收缩、血容（capacity of blood），有无活动性出血。

4. 有效固定

（1）开放性骨折固定的目的：除骨折固定外，对开放性骨折固定又有其特殊的目的。①消除骨折端对皮肤的威胁：特别是自内而外的开放骨折。②减少污染扩散的机会。③便于软组织损伤的处理。④便于闭合伤口。⑤为晚期处理打下基础。

（2）固定方法

1）内固定：①简单内固定辅以石膏夹板：先简单地内固定，如螺丝钉、克氏针、拉力螺丝钉等。外加石膏夹板辅助。②钢板固定：一些伤口较大的开放骨折。③髓内钉固定：带锁髓内钉治疗开放性骨折日渐增多，因为生物力学稳定。

2）骨外固定器固定。

5. 闭合伤口、消灭创面

（1）时限：以往认为开放性损伤闭合伤口的时限为 6 小时。随着外科技术的提高和抗生素的发展，时限已大为延长。凡是就诊晚、污染重、血运差或清创无把握的，宁可在清创后，敷料包扎，延期或二期闭合。

（2）方法

1）直接缝合：伤口皮肤缺损不大的，可直接缝合。

2）减张缝合：皮肤缺损，张力较大的，邻近皮肤切口做减张缝合。

3）皮瓣移植：较大的创面，需用皮瓣移植。

6. 合理使用抗生素

细菌侵入伤口后，经过一定的适应时间，开始繁殖，产生毒素。一般经 6～8 小时，而最快者只需 3～4 小时。尽早投以抗生素可延缓伤口从污染发展到感染的时间。使用广谱抗生素，闭合伤口前，可放置抗生素缓释剂。

7. 开放性关节损伤的处理原则

无论是否存在关节内骨折，其处理原则基本与非关节部位损伤者相同。

临床病案分析

30 岁男性，因车祸致胫腓骨中下 1/3 处开放性粉碎性骨折 10 小时，切口约 2 cm，中度污染，少量泥沙，伴有部分肌肉发紫。

思考

请问该开放性骨折的分型属于 Gustilo-Anderson 分型中的哪种类型，后期应该如何清创，如何固定？

解析

属于 Gustilo-Anderson Ⅱ 型，因为伤口大于 1 cm，且有中度污染。后期应及时清创但不缝合，步骤为：①刷洗，无菌刷和肥皂液清除伤肢皮肤上的污垢，并以大量的无菌生理盐水冲洗。刷洗前后均应采取标本做细菌培养及药物敏感试验。②清创，清除受污染的和失去生命力的组织，一般切除伤口边缘约 2 mm 即可。

固定采用外固定架固定，方便换药观察。

八、骨折延迟愈合、不愈合和畸形愈合的处理

重点	骨折延迟愈合与不愈合的临床表现、判断标准和治疗
难点	骨折畸形愈合的表现和后果
考点	骨折畸形愈合判断标准和治疗

（一）骨折延迟愈合及不愈合

骨折延迟愈合是指经过治疗，超过通常愈合所需的时间（一般 4～8 个月），骨折端仍未出现骨折连续。

骨折不愈合指骨折经过治疗，超过一般愈合时间（9 个月），仍未达到骨性愈合。愈合时间的长短不应作为衡量骨折是否不愈合的标准。就一般规律而言，儿童骨折愈合远较成人迅速。不同部位、不同类型的骨折，愈合时间也各异。肱骨颈骨折与股骨颈骨折，胫骨上 1/3 与下 1/3 骨折，愈合时间相去甚远。即使是同一部位的骨折，移位严重的和移位轻的，斜形的和粉碎的，闭合的以及开放的愈合时间也会有明显差异。可见，时间仅能作为参考。主要的依据有以下两个方面。

1. 延迟愈合与不愈合的临床判断

（1）X 线表现：不愈合者表现有三种形式：①骨端硬化，髓腔闭锁；②骨端萎缩疏松；③骨端硬化，形成杵臼关节。三种形式的不愈合，在骨折线之间均有明显界限，无骨小梁通过。而迟缓愈合的表现则不同，骨痂少而且不相连接。骨折端之间有骨吸收，但无骨硬化。最重要的依据是序列的对比，即将一段时间内的 X 线片，前后按序列进行对比，了解其愈合过程的发展趋势，而不是仅靠一次 X 线片下结论。

（2）临床表现：骨折愈合迟缓者，临床上常可见到局部水肿持续存在，压痛久不消失。而不愈合者则主要是局部的异常活动，压痛反而不突出。

2. 处理原则

（1）延迟愈合：分析造成延迟愈合的主要原因加以解决。例如因下肢缺乏纵向应力刺激的，可在护具保护下练习负重；骨折端存在较明显的不利应力的，可更换更为有效的固定方法；骨痂连接缓慢的，可行骨折周围植骨，而无须暴露骨折端等。

（2）不愈合：多需手术治疗，清除骨端及其周围妨碍骨愈合的纤维瘢痕组织及硬化骨质，打通髓腔，植骨，更换可靠的固定物。有骨缺损的可行 Elizarov 加压延长术。除手术以外，近年来，利用电刺激、超声刺激、骨髓注入、药物注入等方法均获得了一定的疗效。

（二）骨折畸形愈合

骨折愈合位置未达到功能复位的要求，存在成角、旋转或重叠畸形，称为骨折畸形愈合。

1. 骨折畸形愈合引起的功能障碍

①关节活动受限。②肢体各关节之间运动不协调。③平衡失调与步态失常。④肌肉作用的削弱。

2. 矫形术的应用

当骨折畸形愈合后，影响肢体和关节的功能，应考虑手术矫形。

（1）解剖上的矫形：重新获得解剖复位或接近解剖复位。例如有旋转畸形的，矫正旋转。有膝内翻的，截骨矫正。肢体短缩的，延长短缩的骨干等。

（2）功能上的矫形：有些骨折畸形愈合后，所属关节障碍已相当明显，即使将原骨折解剖复位，也不可能得到功能的改进，需进行功能上的矫形。

临床病案分析

女性，60 岁，开放性右胫骨中下 1/3 双段骨折，伤后 4 小时，清创，超长钢板螺钉固定。折线时伤口皮缘部分坏死，无感染。术后 3 个月持双拐下地，患肢不负重而被动运动。术后 1 年照片，对位佳，骨折线较清晰骨痂少。

思考

该患者诊断是什么？导致该病的最主要原因？

解析

该患者诊断骨折不愈合，因为 1 年后仍然可见骨折线。原因可能是该处骨折因为软组织覆盖少，血运差，容易出现骨折不愈合情况。

第五十八章　上肢骨、关节损伤

一、锁骨骨折

重点	锁骨骨折的分型及治疗
难点	锁骨骨折的治疗
考点	锁骨骨折的手术指征

1. 创伤机制

（1）跌倒、碰撞等肩外侧受力时，间接的传导应力，会在锁骨中 1/3 形成剪切力而导致锁骨骨折，此种创伤机制最常见。

（2）锁骨前上方的直接打击、碰撞、压砸，可以直接造成锁骨骨折。

2. 创伤病理

（1）骨折端间血肿使得锁骨上凹饱满肿胀。

（2）胸锁乳突肌牵拉近折端向后上方移位翘起，远折端受上肢重量的牵拉向下移位；锁骨下肌的痉挛收缩使得两骨折端短缩重叠。

（3）尖锐的骨折端可刺入皮下组织或皮内，影响局部血运。

（4）严重的移位可形成开放骨折，并可损伤锁骨下动静脉及臂丛神经。

（5）强大的直接暴力可造成上位肋骨骨折，常易合并臂丛神经损伤。

3. 骨折分型

（1）锁骨中 1/3 骨折，最常见。

（2）锁骨内（近）1/3 骨折，最少见。

（3）锁骨外（远）1/3 骨折，较大暴力引起。

4. 临床表现及诊断

（1）自然保护体位：患者健手托扶伤肢，伤肩低于健肩，头颈部向伤侧倾斜，拒绝做伤肢的活动。

（2）锁骨上凹肿胀、骨折处压痛及骨擦音。

（3）检查伤肢的血运及感觉、运动，避免遗漏神经、血管的合并伤。

（4）拍 X 线片以确定诊断，并了解骨折的详细情况。

5. 治疗

（1）多数学者的意见仍以非手术治疗为主，其理由如下：①锁骨骨折愈合率极高，而不愈合率甚低。手术治疗会使锁骨骨折不愈合率显著增加。②非手术治疗虽然复位率不高，但对其功能结果多无影响。

（2）非手术治疗以传统的“8”字绷带固定为代表，绷带固定后应注意观察是否有腋下压迫，如有疼痛、手部青紫、麻木等现象，应及时放松绷带，固定时间以 3～4 周为宜。

（3）手术治疗指征：①骨折端间有软组织嵌夹，X 线片上骨折端间间隙很宽，不能相互接触。②合并神经血管损伤。③骨折不愈合，伤肢使用伴无力、疼痛。④锁骨外 1/3 骨折合并喙锁韧带损伤，骨折端移位明显，不易于愈合，为相对手术适应证。⑤职业特殊需要，如演员、模特须保持形体美观者。

（4）手术内固定方法：钢板、螺纹钉、Knowles 钉、克氏针等内固定。

临床病案分析

患者，男性，28 岁，骑车时摔倒致左肩部疼痛伴活动受限 3 小时入院，体检：胸骨柄至左肩峰连线中点隆起，左肩部肿胀，可见瘀斑，压痛及叩击痛明显，可触及骨擦感，患肢屈伸、内外旋、内收外展均受限，伸肘、屈肘功能及腕手的功能完全丧失，并伴有感觉障碍。

思考

1. 该患者最可能的诊断是什么？

2. 该患者最适宜的治疗方法是什么？

解析

1. 诊断：左锁骨骨折、臂丛神经损伤。

2. 早期手术切开复位，内固定，同时探查臂丛神经。

二、肩锁关节脱位

重点	肩锁关节脱位的分型、临床表现及治疗
难点	肩锁关节脱位的分型及临床表现
考点	肩锁关节脱位的分型

1. 创伤机制

（1）跌倒，肩部直接着地致伤最为多见。

（2）肩部外上方的直接打击、碰撞也可造成。

2. 创伤病理

（1）轻度外伤：仅造成肩锁关节囊及其加厚部分即肩锁韧带的挫伤，纤维结构部分断裂而外观完好，关节内积血，周围组织肿胀。

（2）中度创伤：造成关节囊及肩锁韧带的完全断裂，而喙锁韧带完好，此时肩锁关节前后方向移动性增加，或出现向上的半脱位。

（3）重度创伤：造成喙锁韧带断裂以及附着于锁骨远端的斜方肌和三角肌纤维断裂，导致关节完全脱位。

3. 分型及临床表现

（1）Ⅰ型：关节囊结构有损伤，但关节囊及韧带未断裂，表现为肩锁关节部位的肿胀、压痛、无畸形、X 线片无所见。肩应力 X 线片（手持重物）亦无阳性所见，晚期 X 线片可见该部位软组织钙化影。

（2）Ⅱ型：关节囊及肩锁韧带完全撕裂，而喙锁韧带完好。临床表现为该关节肿胀明显、压痛、活动痛、可见半脱位畸形，按压锁骨远端有浮动感，其前后方向的活动度加大。X 线片上，该关节间隙增宽（正常时为 1.1～1.3 mm），或出现半脱位（应拍双侧 X 线片对比）。如有怀疑，应在手持重物情况下拍 X 线片，半脱位清晰可见。

（3）Ⅲ型：关节囊、肩锁韧带、喙锁韧带完全断裂，导致关节完全脱位。临床表现为关节部位明显肿胀并波及锁骨下区，关节处有明显压痛，可见明显的台阶状畸形，可触及锁骨肩峰端突出于皮下，锁骨的上下和前后活动度增加并有活动痛，喙突处亦有明显压痛。X 线片上可见锁骨外端显著上移，关节脱位，关节间隙增宽在 5 mm 以上。

4. 治疗

（1）Ⅰ型损伤：对症服用活血止痛药物；局部早期冷敷，晚期热敷；外用消肿散淤药物；颈腕带或三角巾制动，患肢避免运动 2～3 周。症状消除后开始功能练习，预后良好。

（2）Ⅱ型损伤：多采用非手术治疗，如黏膏条固定、弹力带固定以及各种加压背带，2～3 个月内患肢避免提重物。

（3）Ⅲ型损伤：可采取与Ⅱ型相同的非手术疗法，虽然晚期结果多有畸形存在，但症状和功能丧失常不明显。

（4）手术治疗指征：肩锁分离超过 2 cm 以上，而年龄小于 40 岁；保守治疗结果差须进一步处理者。

（5）手术治疗方法：肩锁间固定、喙锁间固定、韧带修复或重建、肌肉移位动力重建、锁骨外端切除、肩锁关节融合。

临床病案分析

患者，男性，56 岁，摔倒致右肩部疼痛活动受限 5 小时入院，体检：右肩关节肿胀明显，压痛，按压锁骨远端有浮动感，其前后方向的活动度增大，未及骨擦感。X 线片显示右肩锁关节间隙增宽，约 4 mm。

思考

1. 该患者最可能的诊断是什么？

2. 该患者疾病属于哪一分型？

3. 该患者应采取何种治疗方法？

解析

1. 诊断：右肩锁关节脱位。

2. Ⅱ型损伤。

3. 采用非手术治疗，如黏膏条固定、弹力带固定以及各种加压背带，2～3 个月内患肢避免提重物。

三、肩关节脱位

重点	肩关节脱位的临床表现及治疗
难点	肩关节脱位的临床表现
考点	肩关节脱位的临床表现，Dugas 征

1. 分类

创伤性肩脱位按其脱位方向可分为四种类型，即肩关节前脱位、后脱位、上脱位及下脱位。

2. 创伤机制

（1）当肩关节处于外展外旋位，跌倒或受到撞击，轴向的或后伸的暴力经肱骨的传导达于肩关节，可使肱骨头穿破关节囊的前下方造成前脱位。

（2）脱位的肱骨头可处于关节盂下、喙突下、锁骨下、肩前方、甚至穿入胸腔。

（3）肌肉的强直性收缩、如癫痫大发作、电休克，也可造成肩关节前脱位。

3. 创伤病理

（1）肩部血肿明显，关节囊的前部或前下部撕裂，撕裂部位多在关节盂的附着部，可以连同关节盂唇一并撕脱。

（2）由于肱骨头脱位时的碰撞，可以造成关节盂前部关节面的压缩骨折，或肱骨头后外侧的压缩骨折。

（3）大结节常因与肩峰的碰撞或冈上、下肌及小圆肌的收缩牵拉，而处于脱位同时发生骨折。

（4）时常存在喙肱韧带的断裂、肩袖损伤。

（5）肱二头肌长头腱可从结节间沟中滑脱，处于肱骨头颈的后侧，成为阻碍复位的因素。

（6）可以造成相邻的臂丛神经、腋部血管的损伤。其中尤以腋神经的损伤为多见，此损伤多为牵拉伤，可以自行恢复，断裂者极少见。

4. 临床表现

（1）肩部肿胀畸形。

（2）肩部固定在轻度外展前屈位，患者以健侧手扶持伤侧前臂。

（3）方肩畸形：肩峰在皮下明显突出，使肩的外形呈方形。

（4）触诊肩峰下空虚，而于喙突下、锁骨下或腋下可触及脱位的肱骨头。

（5）弹性固定：肩关节各方向的活动均受限制，肱骨头相对固定于脱位处。

（6）Dugas 征阳性：将伤肢肘部接触胸前部，则手部不能触及健肩；反之伤肢手部触及健肩时，其肘部不能接触胸前部。

（7）检查相应神经血管体征，明确是否合并血管神经损伤。

（8）拍 X 线片了解脱位程度，以及是否有合并损伤存在。

5. 治疗

急性创伤性肩关节脱位一经诊断，即应及时闭合复位，常用闭合复位方法如下。

（1）Hippocrates 法：伤员平卧，术者立于伤侧，以与伤者伤侧相同的足跟部蹬于伤者腋下，并向上外方蹬推肱骨头，同时术者双手握住伤者腕部持续牵引，并轻轻内旋内收该肢，即可感知复位时的响声和滑动。

（2）牵引复位：腋下以布巾做反牵引，另一助手在肱骨上端以布巾做向外方牵引，而术者沿畸形方向牵引伤肢即可复位。

（3）Kocher 法：患者坐位或卧位，术者将伤者肘部屈曲 90°。一手握其肘部，一手握住前臂，沿畸形方向持续牵引；保持牵引下徐徐外旋上臂；然后将其上臂内收，使肘部达于胸前；再将上臂内旋，伤侧手可触及健肩（Dugas 征阴性）表明复位成功。

（4）Stimson 法：伤者俯卧于检查台上，伤肢自然悬垂于台侧，于其腕部悬重 5～10kg 物品，持续牵引 15～20 分钟，肩部肌肉松弛后多已自行复位。如仍未复位，医师可轻旋伤肢或自腋下推挤肱骨头即可完成复位。

不论采用何种方法复位，完成后，应将上臂固定于胸壁 3～4 周。

临床病案分析

男性，26 岁，摔倒致左肩肿痛 3 小时入院，体检：左肩部方肩畸形，弹性固定，左肩峰下空虚，杜加（Dugas）征阳性。

思考

1. 该患者最可能的诊断是什么？

2. 该患者的治疗方法是什么？

解析

1. 诊断：左肩关节脱位。

2. 闭合复位后、将上臂固定于胸壁 3～4 周。

四、肱骨近端骨折

重点	肱骨近端骨折 Neer 分型，肱骨外科颈骨折的治疗原则
难点	肱骨近端骨折 Neer 分型
考点	肱骨外科颈骨折的定义

1. 肱骨近端组成

大结节、小结节、肱骨外科颈。

2. 肱骨近端骨折 Neer 分型

（1）Ⅰ型，即轻度移位骨折：组成肱骨近瑞的四个解剖部位不拘几处骨折，无移位或仅有轻微移位，即骨折移位小于 1 cm 或折端间成角畸形小于 45°，统称为“一部分骨折”。

（2）Ⅱ型，即关节段移位骨折：即肱骨解剖颈骨折，而骨折端移位大于 1 cm，或成角大于 45°，形成两个分离的骨折块，称为“二部分骨折”。

（3）Ⅲ型，即骨干移位骨折：即肱骨外科颈骨折，与前者相同如移位大于 1 cm 或成角超过 45°，则为二部分骨折。如合并有大结节或小结节的移位骨折，则为“三部分骨折”，如大、小结节同时有移位骨折，即为“四部分骨折”。

（4）Ⅳ型，即大结节移位骨折：大结节的整个撕脱或某个面的撕脱，移位超过 1 cm，即为“二部分骨折”。如同时发生肱骨外科颈的移位骨折，即为“三部分骨折”。如小结节也有移位骨折，则为“四部分骨折”。

（5）Ⅴ型，即小结节移位骨折：“二部分骨折”即肩胛下肌收缩造成的小结节撕脱骨折。合并有外科颈移位骨折者即为“三部分骨折”，如大结节同时有移位骨折则为“四部分骨折”。

（6）Ⅵ型，即肱骨上端骨折合并肱盂关节脱位：即肩关节前脱位合并肱骨近端骨折；肩关节后脱位合并肱骨近端骨折；肱盂关节脱位合并肱骨头关节面骨折。

3. 肱骨外科颈定义

肱骨解剖颈下 2～3 cm 处。

4. 创伤机制

（1）多为间接传导应力，如跌倒时肘或手部撑地致伤；肩部的直接打击、碰撞，亦可造成。

（2）骨折形态：裂纹骨折、嵌入骨折、外展型骨折、内收型骨折、粉碎骨折。

5. 创伤病理

（1）骨折处形成血肿。

（2）骨折处前侧骨膜多断裂，后侧骨膜多保持连续。

（3）远折端若向内侧显著移位，有可能伤及行经该处的神经血管束。

（4）粉碎骨折时，肱骨头的血循将受到影响，导致晚期的肱骨头缺血坏死。

6. 临床表现及诊断

（1）肩部疼痛、肿胀、触压痛、活动受限。

（2）检查上肢的血管神经体征，以免遗漏重要的合并损伤。

（3）拍 X 线片以确诊，有时尚需拍摄穿胸位相及腋位相。

7. 治疗原则

（1）一部分骨折：①无移位骨折可以颈腕带或三角巾悬吊 3 周，早期进行悬垂位的肩关节功能练习。②移位小于 1 cm、成角小于 45°，可不必整复，以过肩的倒 U 形石膏或外展支具固定 3～4 周。去除固定后进行功能康复练习。

（2）二部分骨折：①大多数移位超过 1 cm、成角大于 45° 的二部分骨折均可试行手法整复。将患肢置于体侧并加以牵引，腋下做反牵引，术者一手在肱骨颈部向后加压，另一手在肘部保持牵引的同时前屈上臂，使之过顶（有如少先队敬礼）。在此位置行 X 光透视，骨折多已复位，骨折端间已紧紧咬合。将上肢徐徐放回胸前，以黏膏条或绷带包扎固定。注意腋下应适当衬垫以免汗液浸渍，3～4 周后去除固定，锻炼肩关节功能。②不能整复而移位明显的肱骨外科颈骨折，可以手术切开复位并以螺钉、钢丝、Hook 钢板、髁钢板等内置物固定。术后早期进行关节功能锻炼。③高龄患者发生的肱骨解剖颈或外科颈的二部分骨折，应将伤肢以三角巾或颈腕带悬吊，伤后即开始进行悬垂位的肩关节功能锻炼。

（3）三部分骨折：①可试行闭合复位，如能复位成功，可将伤肢固定于胸侧或以外展支具制动，3～4 周后去除制动，进行肩关节功能康复锻炼。②复位不成功，可行手术切开复位内固定。

（4）四部分骨折：①老年患者可考虑行人工肱骨头假体置换术。②年轻患者，不宜 I 期进行假体置换。可给以闭合复位或简单手术，使分离的折块有大致的接触，再以外展支具制动 4～6 周，以观后效。

临床病案分析

男性，26 岁，左上肢外展位跌倒，手掌着地，当即左肩肿痛。查体：左肩部饱满，局部稍下方凹陷有明显压痛，患肩活动障碍。

思考

1. 该患者最可能的诊断是什么？

2. 若该患者伤臂不能外展，三角肌表面皮肤麻木，考虑是损伤了什么组织？

3. 该患者的治疗方法是什么？

解析

1. 诊断：左肱骨外科颈骨折。

2. 腋神经。

3. 可试行闭合复位，如能复位成功可将伤肢固定于胸侧，或以外展支具制动，3～4 周后去除制动，进行肩关节功能康复锻炼。复位不成功，可行手术切开复位内固定。

五、肱骨干骨折

重点	肱骨干骨折的创伤病理、临床表现及治疗
难点	肱骨干骨折的临床表现及治疗
考点	肱骨干骨折合并桡神经损伤的表现及治疗

1. 创伤机制

（1）直接暴力：碰撞、打击、重物压砸，骨折形态可呈横形、短斜形、楔形、粉碎形、甚至多段骨折。

（2）间接的成角应力：跌倒时手或肘撑地致伤，常导致楔形骨折。

（3）扭转应力：如投掷可造成长斜形或螺旋形骨折。

2. 创伤病理

（1）肱骨中下段骨折常致远折段失去骨滋养血管的供应，易于不愈合。

（2）中下段骨折易合并桡神经的损伤。

（3）骨折发生在三角肌粗隆近侧，胸大肌止点远侧时，骨折近端受胸大肌、背阔肌、大圆肌的牵拉向内侧移位，而远骨折端受三角肌牵拉移向外上方。

（4）骨折处于三角肌止点远侧，则骨折近段同时有三角肌、胸大肌作用使之保持于中立位或轻度外展位，而骨折远段受纵向肌肉（肱三头肌、肱二头肌、喙肱肌）牵拉使折端重叠、短缩。

（5）肱骨下段的骨折常受重力影响而出现向前成角及远折段内旋畸形。

3. 骨折分类

常使用多元分类来界定骨折。

（1）根据骨折部位：上段（胸大肌和三角肌止点之间）、中段（三角肌止点以下）、下段。

（2）根据骨折形态：横形、斜形、螺旋形、粉碎、多段。

（3）有无开放伤：开放性骨折、闭合性骨折。

（4）有无合并伤：合并桡神经损伤、合并血管损伤、合并相邻关节损伤。

4. 临床表现及诊断

（1）上臂肿胀、疼痛、畸形、假关节活动、骨折端压痛，可及骨擦感。

（2）检查脉搏、血运、手腕及手指的运动和感觉。

（3）桡神经损伤，即不能背伸腕、背伸掌指关节及“虎口区”感觉障碍。

（4）拍 X 线片明确骨折的细节。

5. 治疗

（1）绝大多数肱骨干骨折，均可采用非手术治疗而获得满意的结果。

（2）2 cm 以内的短缩、20° 内的成角或旋转畸形对其功能无显著影响。

（3）手术治疗适应证：①开放骨折。②骨折端间距大，复位困难，考虑有软组织嵌夹。③合并血管损伤者。④移位明显的多段骨折或严重粉碎骨折，创伤反应重，软组织肿胀明显，不宜非手术治疗者。⑤多发损伤或同一肢体的多发骨折。⑥合并桡神经损伤，并非绝对手术适应证。手术探查指征为开放骨折、贯通伤和肱骨中下 1/3 螺旋斜形骨折（Holstein-Lewis 骨折）。

（4）手术治疗方法：钢板内固定、交锁髓内钉固定、外固定架固定。

临床病案分析

男性，56 岁，车祸致左上臂肿痛 6 小时入院，体检：左上臂肿胀畸形、压痛、可及骨擦感、假关节活动。

思考

1. 该患者最可能的诊断是什么？
2. 该患者最可能合并什么神经损伤，具体表现为哪些？
3. 若合并神经损伤，该患者的治疗方法是什么？

解析

1. 诊断：左肱骨干骨折。
2. 最可能合并桡神经损伤，表现为垂腕、各手指不能伸直、拇指、食指、中指背侧麻木、肘关节屈伸活动正常。
3. 切开复位，钢板或交锁髓内钉固定，同时探查桡神经。

六、肱骨髁上骨折

重点	肱骨髁上骨折的分型、临床表现及治疗
难点	肱骨髁上骨折的分型及临床表现
考点	肱骨髁上骨折的分型和合并的神经血管损伤

1. 肘后三点关系

当肘关节完全伸直时，肱骨内上髁、肱骨外上髁和尺骨鹰嘴突顶部，在肘后形成一条直线；而屈肘时三点形成一倒置的等腰三角形。

2. 创伤机制

（1）伸肘位跌倒，手部撑地致伤、最常见。

（2）跌倒时肘关节屈曲着地。

3. 分型

（1）伸直型：伸肘致伤者，骨折近端向前侧移位，可以伤及肱动脉、桡神经和正中神经。

（2）屈曲型：屈肘致伤者，骨折远端向前侧移位，可伤及尺神经。

4. 临床表现及诊断

（1）肘部肿胀、疼痛、局部压痛、异常活动、肘后凸畸形、肘后三点关系正常。

（2）注意检查桡动脉搏动及手部血运，并检查正中神经、桡神经损伤的体征。

（3）拍肘关节正侧位 X 线片，明确诊断并了解骨折细节。

5. 治疗

（1）裂纹骨折，无移位者，颈腕带悬吊或长臂石膏后托，中立位固定 2～3 周。

（2）移位型骨折应尽早进行闭合复位。

（3）就诊晚或已经多次整复，肿胀严重甚至出现大片水泡，不宜再整复者，可采用牵引治疗。肿胀消除后，如位置不良，再行手术治疗。

（4）手术适应证：①开放骨折，清创后复位骨折，以克氏针内固定。②合并神经血管损伤者，探查处理的同时，将骨折复位、克氏针内固定。③折端明显分离，或肘前皮肤出现皱褶，并于皮下触及骨折端，疑有软组织嵌夹。应切开探查并复位克氏针内固定。④整复失败，或整复后折端不稳定难于维持者，应行经皮交叉克氏针固定。

临床病案分析

患儿，6 岁，跌倒时身体前倾手掌着地，查体：肘关节半屈状，肘部明显肿胀及压痛，皮下有瘀斑，肘向后突出畸形，肘前方可及骨折端，肘后三角存在。

思考

1. 该患者最可能的诊断是什么？

2. 若该患者 X 线片显示骨折端明显分离，疑有软组织嵌夹，该如何治疗？

解析

1. 诊断：伸直型肱骨髁上骨折。

2. 应切开探查并复位，克氏针内固定。

七、肘关节脱位

重点	肘关节脱位的分型、临床表现及治疗
难点	肘关节脱位的临床表现
考点	肘后三角

1. 提携角

当肘关节完全伸直时，前臂的轴线向外侧偏移，而与上臂的轴线形成 5°～20° 的夹角，称为提携角。

2. 分型

按关节脱位的方向，可以分为以下几型。

（1）后脱位：最常见，尺骨鹰嘴和桡骨头脱向肱骨远端的后侧。

（2）侧方脱位：尺骨鹰嘴和桡骨头脱向肱骨远端的内侧或外侧。

（3）前脱位：鹰嘴骨折，尺桡骨脱向肘前，实际是骨折脱位。

（4）爆裂性脱位：极罕见，上尺桡关节分离，尺骨鹰嘴和桡骨头分居于肱骨髁的前后侧或左右侧，损伤严重。

3. 创伤机制及创伤病理

（1）肘关节后脱位：其发生机制是肘伸直位跌倒，手撑地致伤，传导应力经前臂达于肘关节，迫使尺桡骨上端移向肘后，造成后脱位。脱位后前侧关节囊破裂，内外侧副韧带损伤，有时桡骨头与外髁后缘碰撞可造成桡骨头骨折，或肱骨小头后缘骨折，由于肱肌的牵拉可造成尺骨冠状突的骨折。

（2）肘关节侧方脱位：也是由传导应力所引起。外翻应力强大时，造成内侧关节囊、内侧副韧带断裂，或韧带完好而有肱骨内上髁的撕脱骨折，尺桡骨近端随之脱向桡侧。反之，当内翻应力强大时，则会造成尺桡骨近端向尺侧的脱位，此时外侧关节囊及韧带断裂。侧方脱位有可能造成尺神经、桡神经的牵拉伤。

（3）肘关节前脱位：多伴有尺骨鹰嘴骨折，是由肘后方的直接碰撞、打击，先造成尺骨鹰嘴骨折，进而尺桡骨脱向肘前。

（4）肘关节爆裂性脱位：是旋前应力与轴向应力复合作用的结果。首先旋前应力造成桡骨头前脱位，环状韧带破裂，继之发生尺骨的后脱位，上尺桡关节分离，骨间膜撕裂，形成尺骨居后，桡骨居前的脱位。此时若再受到旋后和外翻应力，则尺骨移至肱骨内侧而桡骨移至肱骨外侧，形成尺桡骨分居两侧的脱位。

4. 临床表现及诊断

（1）肘关节肿胀、疼痛并出现畸形。活动明显受限，呈弹性固定于半伸直位。

（2）肘后三点关系异常。伴有鹰嘴骨折的前脱位，可于肘后触及鹰嘴骨折块，此种脱位肘后三点关系正常。

（3）应注意检查神经、血管损伤体征，以免遗漏重要合并伤。

（4）肘关节正侧位 X 线片，可确定脱位类型及伴随骨折。

5. 治疗

（1）不论何种脱位，如能早期诊断都能闭合复位。

（2）复位的方法：沿畸形位牵引，固定住肱骨下端，并向脱位反方向推挤桡骨头和鹰嘴突，即可整复脱位。

（3）复位后，以长臂石膏后托中立位制动三周，以利损伤的软组织愈合，避免遗留关节不稳定。

（4）前脱位整复后，尺骨鹰嘴骨折应行内固定（如克氏针、钢丝张力带固定）。

（5）肘关节脱位所合并的神经损伤，多为牵拉伤，多能自行恢复，没有必要早期手术探查。

临床病案分析

患者，男性，40岁，跌倒致左肘关节疼痛伴活动受限3小时入院，体检：左肘部肿胀，活动受限，左肘关节弹性固定于半伸位，肘后失去正常三角关系，肘前方可触及肱骨远端，肘后方可触及尺骨鹰嘴。

思考

1. 该患者最可能的诊断是什么？

2. 该患者的治疗方法是什么？

解析

1. 诊断：肘关节后脱位。

2. 闭合复位后，以长臂石膏后托中立位制动三周。

八、桡骨头半脱位

重点	桡骨头半脱位的创伤机制、临床表现及治疗
难点	桡骨头半脱位的治疗
考点	桡骨头半脱位的治疗

1. 桡骨头半脱位

亦称牵拉肘、保姆肘、环状韧带半脱位等，90%发生于1～4岁的幼儿。

2. 创伤机制

此种创伤均由幼儿肘部受到牵拉所致。5岁以下的儿童，由于桡骨头发育尚不完全，环状韧带薄弱，当腕、手被向上提拉、旋转时，肘关节囊内负压增加，使薄弱的环状韧带关节囊嵌入肱骨小头与桡骨头之间，取消拉力后，桡骨头不能回归正常位置，形成桡骨头半脱位。

3. 创伤病理

环状韧带前下方附着缘有不同程度的撕裂，该处关节囊及环状韧带嵌入关节，嵌入的环状韧带所覆盖的关节面，不超过桡骨头的1/2。撕裂处可见桡骨头杯状面的边缘和柱状面，局部有少量渗出。旋后时嵌入的关节囊和环状韧带自动解锁复位，同时半脱位的桡骨头复位。

4. 临床表现及诊断

（1）肘部牵拉伤后，患儿因疼痛而哭闹不已。患肢垂于体侧不敢活动，拒绝以该手拿取物品，更拒绝触碰该肢。

（2）检查肘部无肿胀、畸形。前臂处于旋前位，桡骨头部位有压痛。允许轻轻屈肘和旋前，但旋后有阻力并引起哭闹。

（3）此种损伤X线片无阳性所见，因而无必要拍摄。除非病史不清、诊断不明，而需除外骨折时。

5. 治疗

一手握着患儿肘部，拇指放在桡骨头后侧；另一手握住患儿前臂远端。稍加牵引并迅速使肘关节屈曲至90°且前臂旋后旋后，拇指处即会感知复位时的轻柔弹响。复位后，多数儿童即可活动该肢，不再哭闹，整复后不需任何固定。

少数就诊较晚者，因关节已有渗出反应，复位后仍可能有疼痛而不敢活动，应以颈腕带悬吊2～3天再开始活动。但必须确定已给予复位，其关键是确实感到了复位的弹响。

两岁以下儿童的复发率为5%～25%，应向家长讲明不可再暴力牵拉，以免复发。

临床病案分析

患者，3 岁，上楼梯时，其父向上牵拉其右上肢，患儿哭叫，诉肘部疼痛，不肯用右手取物。

思考

1. 该患者最可能的诊断是什么？

2. 该患者的治疗方法是什么？

解析

1. 诊断：桡骨头半脱位。

2. 手法复位。

九、前臂双骨折

重点	前臂双骨折的分型、临床表现及治疗
难点	前臂双骨折的治疗
考点	前臂双骨折的治疗

1. 前臂结构

前臂由尺骨及桡骨组成，两骨以骨间膜相连，两骨的近端形成上尺桡关节，而其远端形成下尺桡关节，主司前臂的旋转。

2. 前臂旋转活动范围

屈肘 90° 位，前臂旋后范围约 90°，旋前范围约 85°。

3. 创伤机制及创伤病理

前臂受到不同性质的暴力，会造成不同特点的骨折。

（1）直接暴力：打击碰撞等直接暴力作用在前臂上，所引起的骨折的骨折线常在同一水平，骨折多为横形、蝶形或粉碎型。软组织和骨间膜损伤较轻。

（2）间接暴力：跌倒手掌着地致伤，传导应力经腕骨传导至桡骨形成剪切，造成骨折。同时也经骨间膜纤维向内下方传导至尺骨，造成低于桡骨骨折水平的尺骨骨折。桡骨骨折水平高，尺骨骨折水平低是此种损伤机制的特点。骨折线常为斜形，短缩重叠移位重，骨间膜损伤重。

（3）绞轧扭转暴力：跌倒时手掌着地，同时前臂发生旋转，导致不同水平面的尺桡骨螺旋形骨折或斜形骨折。多为高位尺骨骨折和低位桡骨骨折。机器绞轧、重物辗压等高能量损伤，常造成尺桡骨的多段骨折、粉碎骨折，且易于合并腕、肘及肱骨的损伤。常有皮肤的辗挫、撕脱，因此开放骨折多见。软组织损伤常很严重，易于合并肌肉、肌腱、神经、血管损伤。骨间膜损伤严重。

4. 骨折分型

（1）按有否与外界交通的伤口，分为开放性骨折和闭合性骨折。

（2）按骨折位置分为近段、中段和远段骨折。

（3）按骨折形态分为多段、粉碎骨折等。

5. 临床表现及诊断

（1）前臂肿胀、疼痛、活动受限，主被动旋转前臂引起剧烈疼痛。可出现成角畸形、旋转畸形。尺桡骨骨干有触压痛，并可感知异常活动和骨擦音。

（2）注意检查血运和手的感觉运动，及早发现血管、神经的伴发损伤。

（3）拍摄标准的正侧位 X 线片，并应包括上下尺桡关节，以免遗漏合并损伤。并借以判断桡骨近端确切的旋转方位，以便整复。

6. 治疗

（1）移位不显著，较为稳定的骨折，可于臂丛神经阻滞下行闭合复位。复位后以外固定制动 8 周，直至 X 线片证实骨折愈合。

（2）桡骨近 1/3 骨折或其他不稳定骨折（斜形、楔形、粉碎或多段骨折），闭合复位困难，不应强求复位。

（3）整复标准：桡骨旋转畸形不能大于 30°，尺骨旋转畸形不能大于 10°，尺桡骨的成角畸形不得大于 10°。整复达不到此种标准，应行手术切开复位内固定，以便获得良好功能效果。

（4）手术方式

1）髓内固定：可用于某些尺骨骨折，如粉碎性或多段骨折。不适用于桡骨骨折。

2）钢板螺钉固定：是前臂骨折选用最多的方法，手术内固定后不再使用外固定，可早期进行康复活动以获得良好功能效果。

临床病案分析

患者，女性，26 岁，摔伤致左前臂肿痛 3 小时入院，体检：左前臂肿胀、瘀斑、剧痛、并有短缩成角畸形，可及异常活动及骨擦感。

思考

1. 该患者最可能的诊断是什么？

2. 该患者的治疗方法是什么？

解析

1. 诊断：前臂双骨折。

2. 治疗方法：切开复位，钢板或螺钉内固定。

十、尺桡骨远端骨折

重点	尺桡骨远端骨折的分型、临床表现及治疗
难点	尺桡骨远端骨折的临床表现及治疗
考点	Colles 骨折和 Smith 骨折的定义和治疗

1. 掌倾角

桡骨远端关节面向掌侧倾斜，称为掌倾角，9°～20°，平均 13.54°。

2. 尺偏角

桡骨远端关节面向尺侧倾斜，称为尺偏角，20°～35°，平均 27.05°。

3. 桡骨远端骨折

系指发生于距桡骨远端关节面 3 cm 以内的骨折。

4. 伸直型骨折

系指发生于桡骨远端松质骨，并向背侧移位的骨折。

（1）创伤机制：日常生活中多为跌倒，腕背伸位手撑地致伤，传导应力所造成。

（2）创伤病理：骨折处形成血肿，远折块向背侧移位、桡侧移位、向掌侧移位，背侧可以有嵌入，常有旋后畸形。桡侧移位较重时，常常伴有三角纤维软骨盘的撕裂或尺骨茎突骨折，下尺桡关节损伤。骨折线可以通达桡骨远端关节面，严重时桡骨远端关节面压缩或粉碎。

（3）骨折分型：Melone C.P.（1984）将桡骨远端分成桡骨茎突、尺侧背块、尺侧掌块、干骺端四部分，并以此将关节内骨折分为五型。

1）Ⅰ型：关节面粉碎轻微，无移位或尺侧复合块整体移位。

2）Ⅱ型：关节面中心压缩骨折（Die Punch 骨折），尺侧复合块明显移位，干骺端粉碎。可分为尺侧复合块向掌侧移位、尺侧复合块向背侧移位。

3）Ⅲ型：同Ⅱ型，同时有刺状骨块指向腕管。

4）Ⅳ型：关节面严重破坏，尺侧掌块与背块分离或旋转，软组织损伤较重。

5）Ⅴ型：高能损伤引起的爆裂骨折，关节面及干骺端广泛粉碎，伴严重软组织损伤。

（4）临床表现：伤后腕部疼痛，活动受限，并迅速肿胀。出现典型的“餐叉”畸形，尺骨头明显膨出。下尺桡关节及桡骨远端有明显压痛，尺桡骨茎突关系异常，桡骨茎突与尺骨茎突处于同一水平，或尺骨茎突较桡骨茎突更向远侧突出。腕的正侧位 X 线片可明确诊断，并能显示尺偏角和掌倾角改变程度，及下尺桡关节和桡骨远端关节面的损伤情况。

（5）治疗

1）无移位的 Colles 骨折，功能位短臂石膏托或小夹板固定 3～4 周，去除固定后进行康复练习，其预后良好。

2）关节外有移位的骨折，或虽波及远端关节面和下尺桡关节而粉碎不重者，绝大多数人均主张闭合复位、外固定（石膏、小夹板、功能支具固定）的方法治疗。

3）复位方法：血肿内麻醉，患者卧位或坐位，术者沿前臂长轴方向牵拉患者手掌及拇指，使前臂旋前，腕部尺偏，然后使腕掌屈的同时，向掌侧和尺侧推压桡骨的远折端，保持腕部于旋前及轻度掌屈尺偏位，以外固定制动。

4）可接受的整复标准：恢复正常的掌倾角、恢复正常的尺偏角、恢复桡骨的长度（即恢复尺桡骨茎突正常关系）、恢复关节面的平整性，关节内骨折移位小于 2 mm。

5）外固定架：使用中应注意牵引力量和时间，牵引过大会出现掌倾角减少，而牵引时间过长会引起关节僵硬、此外，针道感染、穿针松动、医源性骨折等，也应加以预防。

6）经皮内固定：可以固定已分离的尺侧复合块等，与外固定架配合使用，可取得较好效果。

7）切开复位内固定：背侧骨皮质的粉碎、压缩是骨折不稳定的主要原因，手术复位并植骨，可以稳定骨折并缩短外固定时间。

5. 桡骨远端骨折

桡骨远端骨折，其远折端向掌侧移位合并下尺桡关节脱位，此类骨折为 Smith 骨折。因其畸形与 Colles 骨折相反，亦称为反克雷骨折。

（1）创伤机制：多为跌倒，腕背着地，腕关节急骤掌屈的传导应力所造成。也可见于交通事故，如骑摩托时腕在掌屈位时突然撞车。

（2）创伤病理：骨折局部形成血肿，骨折线可处于关节外，亦可波及关节面。关节外骨折，折块较大，向掌侧移位并向背侧成角。关节内骨折折块较小，呈三角形，连同腕骨向掌侧及近侧移位。移位明显的骨折，常合并三角纤维软骨盘、下尺桡关节的损伤，或可出现尺骨茎突骨折。

（3）骨折分型

1）Ⅰ型：骨折线横形，自背侧通达掌侧，未波及桡骨远端关节面。远折段连同腕骨向掌侧移位，向背侧成角。

2）Ⅱ型：骨折线斜行，自背侧关节面边缘斜向近侧和掌侧，远折段连同腕一并向掌侧及近侧移位。

3）Ⅲ型：桡骨远端关节面掌侧缘骨折，骨折线斜行通达关节面。折块呈三角形，与腕骨一并向掌侧和近侧移位，腕关节半脱位。

（4）临床表现：腕部疼痛、肿胀，出现与 Colles 骨折相反的畸形。腕关节主被动活动均因疼痛而受限，该部位有明显压痛及异常活动，尺桡骨茎突关系异常。腕关节正侧位 X 片光，可以明确显现骨折特点，可藉以诊断和分型。

（5）治疗

1）①Ⅰ型 Smith 骨折：可行闭合复位—沿前臂纵轴牵引，纠正远折块的成角和向掌侧的移位，然后以短臂石膏托固定于轻度伸腕位、前臂旋转中立位四周。去固定后进行关节功能练习。②Ⅱ型骨折：亦可试行闭合复位，如能成功，采取相同方式外固定。

2）Ⅲ型骨折和闭合复位失败的Ⅱ型骨折：可行手术切开复位，托状钢板或 T 形钢板固定。术后不使用外固定，早期活动关节。

6. 巴通骨折

指伴有腕关节半脱位的桡骨远端关节面骨折。有两种类型：一种腕向背侧脱位，骨折块向背侧移位；另一种腕向掌侧脱位，骨折块向掌侧移位

（1）巴通（Barton）背缘骨折：多为跌倒腕背伸而前臂旋前致伤，腕骨冲击桡骨远端关节面，造成背侧缘骨折，腕关节随之半脱位。骨折块呈三角形，包括了关节面的 1/3。此型骨折牵引下易复位，整复后以短臂石膏托，固定于腕关节中立位四周。为防止再移位，应避免掌屈位固定。不稳定或再移位时应考虑手术治疗，如细螺钉、克氏针内固定。

（2）巴通（Barton）掌缘骨折：为摔倒时手背着地，腕骨冲击桡骨远端的掌侧缘造成骨折，腕关节随之向掌侧半脱位。此型骨折即 Smith 骨折Ⅲ型，闭合复位不易成功，可行托状钢板或 T 型钢板内固定。

临床病案分析

患者，女性，75 岁，摔伤致左腕部肿痛 6 小时入院，体检：左腕肿胀压痛，尺骨头明显膨出，左腕部呈“枪刺刀”畸形。

思考

1. 该患者最可能的诊断是什么？
2. 该患者的治疗方法是什么？

解析

1. 诊断：左腕部 Colles 骨折。
2. 闭合复位加外固定（如石膏、小夹板、功能支具固定）。

第五十九章　手外伤及断肢（指）再植

一、手外伤

重点	手外伤的现场急救、检查与诊断，开放性损伤的治疗原则
难点	手外伤的检查与诊断
考点	外伤的现场急救、检查与诊断，开放性损伤的治疗原则

第五十九章　手外伤及断肢（指）再植

现场急救

包扎、止血、制动、转运

检查与诊断

1. 皮肤：开放伤口。
2. 血管：肢端血循环（颜色、温度、饱满度、毛细血管反应），Allen 试验。
3. 神经：感觉、运动，正中神经、尺神经、桡神经。
4. 肌腱：拇（手）屈、伸肌腱。

开放性损伤的治疗原则

1. 清创：争取 8 小时内进行，尽量彻底，同时保护未受损组织。
2. 修复损伤组织
(1) 骨关节：争取一期复位、固定，酌情行内固定或外固定。
(2) 血管：影响血循环的损伤，必须一期修复。
(3) 神经、肌腱：争取一期修复，必要时二期修复。
3. 闭合伤口
(1) 时机：清创彻底的，一期闭合；损伤范围不清，感染风险高的，二期闭合。
(2) 方法：直接缝合、皮片移植、皮瓣修复。
4. 术后处理
(1) 包扎、制动、抬高患肢。
(2) 药物：抗生素、破伤风抗毒素、镇痛药。

损伤原因

锐性伤、钝性伤、火器伤、热烧伤、咬伤

手部骨折与脱位

1. 腕舟骨骨折
(1) 手撑地致伤。
(2) 鼻咽窝肿胀、压痛，畸形不明显。
(3) 舟骨位 X 线片见骨折线。
(4) 无移位稳定骨折、管型石膏固定 10～12 周；移位、不稳定骨折、用钢针、螺钉内固定。
2. 掌骨骨折
(1) 第一掌骨基底骨折：复位容易，固定困难，常需内固定。
(2) 掌骨干骨折：不稳定骨折行内固定。开放性骨折予外固定支架固定。
(3) 掌骨颈骨折：掌骨头向掌侧倾斜，复位时需屈曲掌指关节，并固定于此位置。
3. 指骨骨折
(1) 易发生缩短、成角及旋转畸形，复位后不稳定的，需行内固定或外固定支架固定。
(2) 末节指骨远端骨折不需制动。

肌腱缝合方法

Kessler 法、Kleinert 法、Tsuge 法、8 字缝合法

神经缝合方法

神经外膜缝合法、神经束膜缝合法

1. 损伤原因

（1）锐性伤：锐器刺、割、锯等损伤，水产刺伤易感染及发生毒性反应。

（2）钝性伤：钝器压、砸、挤、绞、撕等损伤，骨与软组织损伤重。

（3）火器伤：爆炸物致伤，组织挫灭、缺损，伤口常有异物。

（4）热烧伤：高温重物引起的热压伤，可合并深部软组织和骨关节损伤。

（5）咬伤：动物或人咬伤，易感染。

2. 现场急救

（1）包扎：有开放性伤口者，用洁净布类包扎，不必用消毒液冲洗或涂抹药剂。

（2）止血：抬高伤肢，局部加压包扎。活动性动脉出血，可在上臂上段用弹性止血带止血，注意标注时间，如需长时间转运，每40～60分钟应放松止血带1～2分钟。

（3）制动：用硬纸板或木板支托伤手及前臂。

（4）转运：转运前应记录生命体征和肢体血供，注意有无合并颅脑、脏器等损伤。

3. 检查与诊断

（1）检查皮肤

1）开放性损伤：检查创口部位、深度、污染程度，皮肤挫伤、撕脱范围，皮缘出血情况。

2）闭合性损伤：检查挫伤范围、程度，是否潜在撕脱。

（2）检查血管

1）肢端血循环：检查皮肤颜色、温度、饱满度、毛细血管反应。手指苍白、皮温低、瘪陷、毛细血管反应慢，为动脉供血障碍；肤色绀紫、皮温低、肿胀、毛细血管反应快，为静脉回流障碍。

2）Allen 试验：可分别检查桡动脉和尺动脉通畅情况。

（3）检查神经。

（4）检查肌腱

1）手姿势改变：手部完全放松时（休息位），腕关节背伸10°～15°，手指半屈曲，从食指到小指屈曲程度逐渐加大，拇指指端位于食指中节桡侧。如屈肌腱断裂，则该指将处于伸直位；如伸肌腱断裂，该指较其他手指屈曲。用以诊断儿童屈、伸指肌腱损伤较为可靠。

2）屈肌腱：固定拇指掌指关节，如指间关节不能主动屈曲，提示拇长屈肌腱断裂。固定掌指关节与近侧指间关节，如远侧指间关节不能主动屈曲，提示指深屈肌腱断裂。固定邻近健指于伸直位，如该指近侧指间关节不能主动屈曲，提示指浅屈肌腱断裂。

3）伸肌腱：固定拇指掌指关节，如指间关节不能主动背伸，提示拇长伸肌腱断裂。指总伸肌腱及食、小指固有伸肌腱在掌指关节近侧断裂时，掌指关节不能主动伸直，指间关节仍可伸直。在近节断裂时，近侧指间关节不能主动伸直，远侧指间关节仍可伸直；在中节远端断裂时，远侧指间关节不能背伸，手指呈锤状。

（5）检查骨与关节

1）视：注意手、指姿势有无改变，有无局部肿胀、短缩、成角、旋转畸形。

2）触：注意有无压痛、骨擦感。

3）动：注意有无反常活动、关节弹性固定或活动受限。

4）X线片：怀疑骨关节损伤者，拍不同体位的X线片以明确诊断。

4. 开放性损伤的治疗原则

（1）清创

1）时机：争取伤后8小时内进行。

2）要求：清除创面上所有污染及无生机的组织，同时尽可能保护未受损组织。

（2）修复损伤组织

1）骨关节损伤：一期复位、固定，清创彻底、感染风险低者，可做内固定。如软组织条件差，用外固定支架固定。

2）血管损伤：影响血循环的必须一期修复或重建。

3）肌腱、神经损伤：争取一期修复，如软组织条件差，可二期修复。

（3）闭合伤口

1）时机：组织损伤轻，清创彻底的，一期关闭伤口。挫伤严重，损伤范围不清的，需多次清创，二期关闭伤口。

2）方法：无皮肤缺损的，直接缝合，切忌张力下，或改变手的姿势下勉强缝合。皮肤有缺损的，如创底血循环好，且无骨关节、血管、神经、肌腱等深部组织裸露，则用皮片移植修复；否则，用皮瓣修复。

（4）术后处理

1）包扎、制动、抬高：骨关节损伤者，将手制动在功能位，即腕背伸 20°～25°，拇指充分对掌位，掌指及指间关节微屈，其他手指略分开，诸掌指关节及近侧指间关节半屈曲，远侧指间关节微屈曲。掌侧血管、神经、肌腱修复后，将腕关节和掌指关节固定在屈曲位。伸肌腱修复后，将腕和手固定在伸直位。抬高患肢，利于消肿。

2）合理用药：抗生素、破伤风抗毒血清、止痛药、改善循环药等。

3）功能锻炼：组织愈合后应尽早拆除外固定，开始主动及被动功能锻炼，并辅以物理治疗，促进功能恢复。

5. 手部骨折与脱位

（1）腕舟骨骨折：摔倒时手部撑地致伤，绝大多数为闭合性骨折。鼻咽窝肿胀、压痛，无明显畸形、活动受限，易漏诊。舟骨位 X 线片可见骨折线，如高度怀疑但未见骨折线，需行 CT 或 MRI 检查明确诊断。或按骨折治疗，固定 2 周后复查 X 线片。骨折端稳定，无移位、分离者，用管型石膏固定 10～12 周。否则，复位后用钢针或螺钉固定。腕舟骨骨折易发生骨不连、骨坏死。

（2）掌骨骨折：第一掌骨基底部骨折多为闭合骨折，复位容易，固定困难，常需内固定。掌骨干骨折容易向背侧成角，复位后常需用钢针、螺钉或钢板螺钉固定。掌骨颈骨折又称为拳击手骨折，掌骨头向掌侧倾斜，复位时须屈曲掌指关节 90°，用近节指骨基底向背侧托起掌骨头，使之复位，将掌指关节制动在屈曲位直到愈合。

（3）指骨骨折：易发生缩短、成角及旋转畸形，复位后稳定者，外固定 4～6 周，如不稳定，则行内固定或外固定支架固定。末节指骨远端骨折按软组织损伤处理，常不需要制动。

（4）腕部及手部关节脱位：腕部以月骨脱位和月骨周围脱位常见，手部以第 1、2 掌指关节及各指间关节脱位常见。应早期复位、固定，必要时手术修复损伤的韧带、关节囊。

6. 肌腱损伤

（1）修复原则：所有肌腱断裂均应争取一期缝合。组织损伤严重，感染风险高的，二期再修复。肌腱缺损无法直接缝合者，可行肌腱延长、移位或移植修复。

（2）缝合方法：屈肌肌腱缝合可采用 Kessler 法、Kleinert 法或 Tsuge 法，伸肌肌腱缝合可采用 Tsuge 法或 8 字缝合法。

临床病案分析

患者，男性，25 岁，工作中不慎被锐器割伤左腕部 1 小时入院，体检：左腕掌部伤口长约 3 cm，中指、无名指近侧指间关节屈曲不能，远侧指间关节屈曲尚可。患手各指血运、感觉基本正常。余腕指关节活动可。

思考

1. 该患者最可能的诊断是什么？
2. 如果患者同时存在桡侧 3 个半手指的感觉障碍，提示还可能有什么组织损伤？
3. 患者患手毛细血管反应良好，能否即刻确定腕部桡动脉无损伤？什么试验可用于判断桡动脉是否通畅？

解析

1. 诊断：左手中、环指指浅屈肌腱断裂。
2. 正中神经损伤。
3. 不能排除桡动脉损伤，因为即使桡动脉损伤，通过尺动脉供血，仍可保持手部的血供。可行 Allen 试验判断桡动脉损伤状况。

二、断肢（指）再植

重点	断肢（指）的分类、急救处理
难点	断肢（指）再植的适应证与禁忌证
考点	断肢（指）的分类、急救处理

1. 肢体（指）离断的类型

（1）完全离断：离断的肢体和近端断面无任何组织相连；或断肢与近端断面只有少量损伤的组织相连，清创时必须把这部分相连组织切断者。

（2）不完全离断：伤肢的软组织大部分离断，断面有骨折或脱位，残留相连的软组织少于该断面软组织的1/4（手指为1/8），重要的血管断裂或栓塞，肢体的远端无血液循环，不缝接血管将引起肢体坏死者。

2. 断肢（指）的急救处理

（1）全身检查，抢救生命：注意患者有无出血性休克。有合并严重损伤威胁生命的，需立即抢救生命。

（2）断肢（指）近端的处理：用洁净布类加压包扎止血。有活动性大血管出血，可用止血带。不全离断伤的，用夹板将离断肢体远近端制动在一起。

（3）断肢（指）远端的处理：卷压在机器中的断肢应拆卸机器后取出，切忌二次损伤。用洁净布类包扎创面后，用塑料膜包裹肢体，放入加盖的容器中，容器外周放置冰块。离断的肢体不能用液体浸泡。

3. 断肢（指）再植的适应证

（1）全身情况：排除严重合并伤，或经抢救患者情况平稳后，再考虑再植手术。老年人基础疾病，对手术耐力差者，需在保障安全的情况下，再考虑再植手术。

（2）断肢（指）条件：整洁的离断伤、组织挫伤轻者，再植容易成活，功能恢复好，应争取再植。严重的压砸、撕脱离断，断肢组织缺失过多，或高位离断并神经破坏严重者，应慎行再植手术。

（3）再植时限：一般伤后6～8小时重建，断肢血供较好，但需根据离断平面、环境气温、保存方法等考虑是否适宜再植。高位断肢，如大腿、上臂离断的肢体，断肢内肌肉较多，耐受缺血时间短。断手、断足、断指中含肌肉组织少，耐受缺血时间长。离断后缺血时间越长，再植成活率越低，功能越差。

（4）年龄：年轻人手术适应证可适当放宽。儿童和青少年应尽可能争取再植。老年人手术适应证应严格掌握。

4. 断肢（指）再植的禁忌证

（1）全身情况差，不能耐受长时间手术，或有出血倾向者。

（2）断肢（指）损伤严重，多发骨折、严重的软组织挫伤、血管床破坏，或血管、神经、肌腱高位撕脱者。

（3）断肢（指）经刺激性液体或其他消毒液长时间浸泡者。

（4）高温季节，离断时间长，未经冷藏保存者，特别是高位肢体离断者，禁忌再植。

（5）合并精神异常，不合作，无再植要求者。

5. 断肢（指）再植手术步骤

（1）清创：清除创面内的异物和污染、无生机的组织，分别找出远近端的动脉、静脉、神经、肌肉和肌腱的断端。

（2）骨支架的重建修复：为了减少血管神经缝合后张力，可将两骨断端适当缩短。经腕关节离断病例，可切除近排腕骨，用钢针、钢板螺钉或外固定支架固定骨断端。

（3）肌肉和肌腱的修复：如为切割伤，可做远近端相应组织缝接。如肌肉肌腱缺损或撕脱，远近端不能做对应缝接，应尽量修复重要组织，如拇长屈肌（腱）、指深屈肌（腱）等。断肢近端的动力肌及肌腱尽量保留，以备必要时作晚期功能重建时用。

（4）神经的修复：尽可能一期修复。断指再植时，一定要修复指神经，如有缺损，应一期作指神经移植。肢体离断时，如神经损伤范围不清，可用缝线分别将两断端固定在周围软组织上，以防断端回缩，待二期再做修复。

（5）血管吻合：是再植手术的关键。血管清创要彻底，要有良好的基床，吻合处要避开骨折部位及皮肤缝合点。应尽量多吻合静脉和动脉，吻合动脉与静脉之比为1:2。

（6）创面闭合：一定要一期闭合。环形切口需行“Z”字成形。如皮肤缺损不能直接缝合，用皮片或皮瓣修复。

（7）包扎制动：用厚敷料轻度加压包扎。肢体末端裸露，以便观察血循环情况。整个伤肢用石膏托或支具制动。

6. 断肢（指）再植术后处理

（1）全身情况监测与处理：监测有效循环血量和肝、肾功能。及时补充血容量，纠正贫血。出现毒血症且不能控制者，应及时截除再植的肢体。

（2）局部情况监测与处理：密切观察肢端血循环，包括皮肤或指甲颜色、肢端饱满度、毛细血管反应。定时用皮温测量计测量肢端皮温，与健侧同一部位皮温对比做好记录。如出现血管危象，需及时处理，必要时手术探查去除血栓，切除吻合口，再次吻合。如出现伤口感染，需及时引流。

（3）药物治疗

1）抗生素：肢体离断时，污染较重，加之手术时间较长，应采用抗生素，预防感染。

2）抗血管痉挛药物：罂粟碱，成人剂量为 60 mg，q6h。应用 5～7 天后逐渐减量，不宜突然停药。

3）抗凝血药物：低分子右旋糖酐静脉输入 500～1000 ml/d。高凝状态者，可静脉滴注肝素或皮下注射低分子肝素，使凝血时间延长到正常的两倍左右，持续给药 3～5 天。

4）镇痛药物：在臂丛或硬膜外置导管，定相注入麻醉药品。

（4）其他处理

1）保温：室温保持在 20～25℃，用 60 W 或 100 W 照明灯，距伤肢 30～40 cm 照射，术后 1 周左右停用。

2）卧床及抬高伤肢：卧床，减少活动和刺激，抬高伤肢使其略高于心脏。

3）禁烟：绝对禁止主动或被动吸烟。

4）通便：保持大便通畅，可酌情服用缓泻剂，或适时灌肠。

临床病案分析

患者，男性，22 岁，夏季工作时不慎机器损伤致右前臂离断，伤后 14 小时送入医院。体检：右上肢残端辅料包扎，离断肢体外形良好。

思考

1. 离断肢体应如何保存和转运？

2. 若患者右上肢有部分皮肤相连，约为周径的 1/3，那么正确的诊断是什么？

3. 再植术后的处理包括哪些？

解析

1. 清洁干燥防水敷料包裹，置于存放有冰块的保温箱中。

2. 右前臂开放性骨折伴血管、神经、肌腱损伤。理由：相连皮肤超过皮肤周径的 1/4。

3. 术后处理包括：①全身情况监测与处理，监测有效循环血量和肝、肾功能。②局部情况监测与处理，密切观察肢端血循环，包括皮肤或指甲颜色、肢端饱满度、毛细血管反应。③药物治疗，“三抗”治疗，具体包括有效抗生素、抗血管痉挛药物（罂粟碱）、抗凝血药物（低分子右旋糖酐、低分子肝素）。④镇痛药物。⑤其他处理，保温、卧床、抬高伤肢、禁烟、通便。

三、显微外科及微创外科技术

重点	显微外科定义、显微外科应用范围、微创外科的含义
难点	小血管吻合基本原则
考点	显微外科定义、显微外科应用范围、微创外科的含义

1. 显微外科的定义

应用手术放大镜或手术显微镜将精细的组织结构放大，并用特殊精准的手术器械和缝合材料对细微组织进行微小修复与重建的外科学科。

2. 显微外科的设备和器材

（1）手术放大镜：单片式放大镜片、望远镜式的手术放大镜。

（2）手术显微镜：放大倍数为 6～40 倍。放大倍数越高，视野中所显示的组织结构越少，手术操作难度越高。

（3）显微手术器械：基本器械有镊子、剪刀、持针器、血管夹、针线等。

1）镊子：用以夹捏、分离疏松薄软的组织，抵住血管壁便于缝合进针，伸进血管腔轻柔扩张血管，配合持针器作缝线打结等。

2）剪刀：用以分离、剪除血管或神经外膜，剪断血管，剪断缝线等操作。

3）持针器：用以夹持缝合针线，尖端要求窄小，夹弯针时不损伤针的弯曲度。

4）小血管夹：用以夹住细小血管阻断血流，便于作血管清创及吻合。

5）缝合针线：缝合针线给组织带来的创伤要小，它直接关系到显微手术的成败。

6）冲洗针头：用以冲洗血管管腔，针头必须要平滑，以免损伤血管内膜。

3. 显微外科基本技术

（1）基本技术训练：手术动作要极为轻巧稳准，主要靠手指动作来完成，很少需要腕的动作，更不需借助前臂的运动。

（2）显微血管吻合技术：显微外科最重要技术。

1）显露血管适当：血管两断端各游离 1～2 cm，以便安放止血夹及翻转缝合。

2）修整血管：剪除受损的管壁至正常，并修剪外膜，否则吻合后容易发生栓塞。

3）血管口径一致：若血管两断端的口径相差较大，必须经过处理使其口径相近才可缝合。

4）血管的张力适当：张力下吻合血管，可能拉断缝线或拉破管壁，吻合后容易漏血，管腔变直变细容易发生栓塞。血管过长致血管曲状，可致压迫性栓塞。

5）缝合的边距与针距适当：缝针过稀可致吻合口漏血，缝合过密容易导致管腔狭窄，以致栓塞。

6）进、出针与打结准确轻巧：持针器夹稳针的中部稍靠尖侧，全部动作靠手指完成。进出针时针尖要垂直管壁，注意防止损伤血管内膜。

（3）显微血管缝合方法

1）端对端缝合法：端端吻合是最常用的方法，包括二定点缝合法、三定点缝合法。

2）端对侧缝合法：两血管口径相差较大，或其中一条血管不宜切断时，可采用端侧缝合法。血管交角以45°～60°为宜，角度过小会影响血流。

3）套叠缝合法：动脉是将近心端套入远心端，静脉则相反。血管口径相差较大，血管长度不足，或端侧吻合时，不宜做套叠缝合。

3. 显微外科的应用范围

显微外科技术已广泛应用于外科领域，肢体修复与重建显微外科技术，有以下几个方面。

（1）断肢（指）再植：将外伤离断的肢（指）体再植到原位。

（2）吻合血管的皮瓣移植：将皮瓣游离移植到受区，将皮瓣的动、静脉分别与受区的动、静脉吻合，以建立皮瓣的血循环。

（3）吻合血管、神经的肌肉移植：常用的肌肉有胸大肌、背阔肌、股薄肌等。

（4）吻合血管的骨移植：常用的供作移植的骨有腓骨、髂骨、肋骨。

（5）吻合血管的足趾移植：将带趾动、静脉及趾神经的足趾移植，再造缺失的拇指或手指。

（6）淋巴管静脉吻合：淋巴管堵塞可引起淋巴水肿、象皮病、乳糜尿等，可用显微外科技术将淋巴管与附近的小静脉吻合，将淋巴液引流入静脉，以减轻淋巴水肿。

临床病案分析

患者，女性，40岁，因机器外伤致左前臂完全离断，断端有长约8 cm的粉碎骨折，污染严重，需短缩再植。再植术后，肢体肿胀逐渐加重，皮肤张力高，暗紫色，针扎手术见暗红色血液。

思考

1. 患者术后出现了何种并发症？

2. 出现该并发症的可能原因有哪些？

解析

1. 出现了血管危相，很可能是静脉危相。

2. 可能的原因有：①损伤血管内膜，造成血栓形成；②血管外膜内翻，导致管腔狭窄以致栓塞；③血管口径不一致；④肢体短缩再植，血管可能过长而致迂曲受压；⑤缝合过密导致管腔狭窄，以致栓塞。

第六十章　下肢骨、关节损伤

一、髋关节脱位

重点	髋关节脱位的诊断及鉴别诊断、临床表现、治疗原则
难点	髋关节的诊断及鉴别诊断
考点	髋关节后脱位的临床表现和复位方法

1. 分类及病因

（1）髋关节后脱位：最常见为髋及膝关节均处于屈曲位时，外力由前向后作用于膝部，再经股骨干而达髋部。

（2）髋关节前脱位：髋关节处在外展、外旋位时受到自后向前或自前向后的暴力，大粗隆或股骨颈以髋臼上缘为支点，迫使股骨头穿破前关节囊而脱位。

（3）髋关节中心脱位：股骨头受到侧方及轴向的复合外力冲击髋臼而引起。

2. 临床表现

（1）髋关节后脱位：患肢短缩，髋关节屈曲、内收、内旋畸形。

（2）髋关节前脱位：髋关节屈曲、外展、外旋畸形。

（3）髋关节中心脱位：患肢短缩，髋部肿胀、疼痛、活动障碍。

3. 治疗

（1）髋关节后脱位：Ⅰ型骨折的治疗以 Bigelow 法和 Allis 法提拉法为主；Ⅱ至Ⅳ型骨折的治疗，采取急诊切开复位内固定术。

（2）髋关节前脱位：Allis 法。

（3）髋关节中心脱位：处理休克和内脏损伤，牵引、切开复位和内固定。

临床病案分析

男性，40 岁，右髋外伤后疼痛，不能活动 4 小时。4 小时前患者乘公共汽车，左下肢搭于右下肢上，突然急刹车，右膝顶撞于前座背上，即感右髋部剧痛，不能活动。遂来院诊治。患者身体素健，无特殊疾病，无特殊嗜好。检查：全身情况良好，心肺腹未见异常。骨科情况：仰卧位，右下肢短缩，右髋部呈屈曲、内、收内旋畸形。各项活动均受限。右大粗隆上移，右膝踝及足部关节主动、被动活动均可，右下肢感觉正常。

思考

1. 该患者最可能的诊断？

2. 进一步检查？

解析

1. 诊断：右髋关节后脱位。

2. 右髋关节正侧位 X 线片。

二、股骨颈骨折

重点	股骨颈骨折的诊断、分型、治疗
难点	股骨颈骨折的分型
考点	股骨颈骨折的分型和治疗

1. 股骨头、颈的血液供应特点

（1）小凹动脉：股骨头圆韧带内的小凹动脉，提供股骨头凹部的血液循环。

（2）股骨干滋养动脉升支：沿股骨颈进入股骨头，经股骨颈骨折时，可损伤该动脉支。

（3）旋股内、外侧动脉分支：是股骨头、颈的重要营养动脉，其中旋股内侧动脉损伤是导致股骨头缺血坏死的主要原因。

2. 分型

（1）依骨折解剖部位分型，如头下型、经颈型和基底型。

（2）依骨折线方向分型（Pauwels 分型），骨折线与水平线夹角为 30°（Ⅰ型），夹角为 50°（Ⅱ型），夹角为 70°（Ⅲ型）。夹角越大则骨折线越垂直，骨折端所受到的剪式应力越大，骨折亦越不稳定。

（3）Garden 分型：Ⅰ型为不完全骨折；Ⅱ型为完全骨折但无移位；Ⅲ型为完全骨折，部分移位且股骨头与股骨颈有接触，股骨头有旋转，其旋转可由股骨头至颈部头颈骨小梁束的方向改变可以判断；Ⅳ型为完全骨折并完全移位，股骨头因与股骨颈无接触而处于自然之中立位，不发生旋转。

3. 临床表现及诊断

（1）临床表现：伤后感髋部疼痛，患侧下肢活动受限，不能站立及行走。

（2）体检：患肢短缩，外旋 45°，自髂前上棘至大转子之间做一连线，再自髂前上棘向大转子近侧之沿大腿长轴之延长线做一垂线，形成一个三角，称之为 Bryant 三角，当骨折有移位时，由于大转子向近端移位，该三角形之底边与健侧相比较则变短，临床称之为 Bryant 三角底边变短。自髂前上棘至坐骨结节之间的连线称 Nelaton 线，正常大转子顶点位于此线上，骨折后由于大转子上移，其顶点则超越此线，临床上常以大转子位于 Nelaton 线上多少厘米（cm）表示。

4. 治疗

（1）对 Garden Ⅰ型、Ⅱ型骨折以中空加压螺钉内固定治疗为主。

（2）对有移位之股骨颈骨折如 Garden Ⅲ型与Ⅳ型，如患者年龄小于 60～65 岁可首选闭合复位中空加压螺钉内固定术或动力髋螺钉内固定术（DHS）。

（3）全髋关节置换术适用于 65 岁老年人移位型股骨颈骨折。

（4）对 70 岁以上老年人移位型股骨颈骨折也可选择人工股骨头置换术。

临床病案分析

患者，女，58 岁，跌倒后右旋疼痛伴活动受限入院。入院查体血压 180/105 mmHg，右髋关节无红肿，右下肢较健侧短 5 mm，轻度外旋，右髋部前方压痛（+），右下肢轴向叩击痛（+），双下肢感觉正常。

思考

1. 首要诊断及进一步检查？

2. 股骨颈骨折诊治要点？

解析

1. 股骨颈骨折，骨盆正侧位。

2. ①好发于中老年人，常合并有骨质疏松等内科疾病，轻微暴力即导致骨折。②无移位骨折患肢没有明显畸形，移位骨折存在患肢短缩、外旋畸形。③保守治疗长期卧床，易发生肺部感染、压疮、深静脉血栓等并发症。④骨折不愈合和股骨头缺血坏死率高。

三、股骨转子间骨折

重点	股骨转子间骨折的临床表现、治疗
难点	股骨转子间骨折的分型
考点	股骨转子间骨折的临床表现

1. 分型

Tronzo-Evans 分型如下。

（1）Ⅰ型：顺行转子间骨折，根据复位前后情况又分为四个亚型。

（2）Ⅱ型：小转子骨折，轻度移位，可获得稳定的复位。

（3）Ⅲ型：小转子粉碎性骨折，不能获得稳定的复位。

（4）Ⅳ型：Ⅲ型+大转子骨折。

（5）Ⅴ型：反斜形骨折（此型骨折由于内收肌的牵拉，股骨干有向内侧移位的趋势，不稳定）。

2. 临床表现

转子区疼痛、肿胀、瘀斑、下肢不能活动，局部压痛、轴向叩击痛；下肢短缩，患肢外旋 90°。

3. 治疗

（1）非手术治疗：相对适应证有伤前即不能行走、感染、术区皮肤条件差、疾病晚期患者、内科情况不允许手术等。

（2）手术治疗：不稳定骨折、手法复位失败。

（3）外固定架治疗：外固定架治疗股骨转子间骨折具有手术时间短，损伤小的优点。但给患者活动带来不便。适用于体弱不能耐受手术者。

临床病案分析

患者，女性，40 岁，车祸撞伤后下肢短缩，患肢外旋 90°，入院后查 X 片右侧股骨转子间骨折。

思考

股骨转子间骨折的诊断要点？

解析

①老年人跌倒后髋部疼痛、活动受限，年轻患者多为高能量损伤。②患侧髋部肿胀、瘀斑，患侧下肢近 90° 外旋畸形，肢体纵轴叩击痛，髋关节外侧叩击痛和腹股沟韧带中点下方压痛，髋关节活动受限。③影像学提示股骨转子间骨折。

四、股骨干骨折

重点	股骨干的解剖特点、股骨干骨折的诊断及鉴别诊断
难点	股骨干骨折的治疗
考点	股骨干骨折的移位特点

1. 移位分型

股骨干骨折后受到多组肌肉力量的作用而使大腿产生畸形，在转子下和高位股骨干骨折后，臀中肌及外旋肌的作用使股骨近端外展、外旋，髂腰肌牵拉而使近折端屈曲。内收肌则使中 1/3 股骨干骨折产生短缩和远折端内移、内翻。股骨髁上部位的骨折，由于腓肠肌的牵拉使远折端屈曲并向后成角。

2. 治疗

（1）非手术治疗：皮牵引适用于较小的儿童，3 岁左右可行 Bryant 牵引。对年龄较大且体重较重的儿童可用 Russell 胫骨结节骨牵引；对于成年人，目前牵引治疗多为暂时性过渡性治疗。

（2）手术治疗：只要不存在严重手术禁忌证，任何类型的股骨干骨折首选的治疗是手术治疗。

临床病案分析

患者，男，52 岁，因“左下肢车祸伤致左大腿中段疼痛、畸形 1 天”就诊并入院。体格检查发现左大腿肿胀、压痛，主动活动障碍，被动活动时疼痛加重，肢端感觉、血供和主动运动正常。

思考

治疗方式是什么？

解析

只要不存在严重手术禁忌证，任何类型的股骨干骨折首选的治疗是手术治疗。内固定方式首选交锁髓内钉固定，其目前已成为股骨干骨折治疗的标准方法。

五、髌骨骨折

重点	髌骨骨折的分类及治疗
难点	髌骨骨折的治疗适应证
考点	髌骨骨折的治疗

1. 骨折分类

横形骨折，星状骨折，粉碎骨折，纵形或边缘骨折，近端或下极骨折，骨软骨骨折。

2. 治疗

（1）非手术治疗：若骨折无移位或移位小于 1～2 mm，采用前后长腿石膏托固定 4～6 周。

（2）手术治疗：手术适应证包括：关节面移位超过 2 mm 或折块间分离大于 3 mm；粉碎骨折合并关节面移位；骨软骨骨折移位至关节腔；边缘或纵形骨折同时有移位或粉碎者。

六、膝关节韧带损伤

重点	膝关节韧带的解剖
难点	膝关节韧带损伤的特殊查体
考点	膝关节韧带损伤的体格检查

1. 膝关节韧带的功能

（1）外侧副韧带：是膝关节后外侧稳定的重要结构。

（2）内侧副韧带：对抗胫骨外旋和膝外翻应力的重要结构。

（3）前交叉韧带：限制胫骨前移、膝过伸以及侧方和旋转活动。

（4）后交叉韧带：限制胫骨后移、膝过伸以及侧方和旋转活动。

2. 特殊查体

（1）侧方应力试验：患者仰卧床上、将患肢轻度外展以使其患侧小腿置于床外，将膝关节分别置于30°和0°，将小腿被动外展或内收，外展则为外展应力试验，检查内侧结构，30° 位置下阳性则仅为关节囊韧带或内侧副韧带损伤，如合并交叉韧带损伤则0° 位置下为阳性。应与健侧作对比，必要时在麻醉下再进行检查。

（2）前抽屉试验：患者仰卧、屈髋45°、屈膝80°～90°，检查者坐在患者平放于床上的足部，双手4指把持患侧小腿上端后侧，双拇指触及胫骨平台前缘，用力向前拉动小腿，如感到小腿有异常向前移动则为阳性，提示前交叉韧带损伤，也应与健侧对比。

（3）后抽屉试验：与前抽屉试验之体位相同，检查者用双手把持小腿上端，向后推移小腿，与健侧相比移动加大则为阳性，提示后交叉韧带损伤。

（4）Lachman试验：患者仰卧于床上，膝关节屈曲30°，检查者一手握住患侧大腿下部，另一手握住小腿上部并向前提拉，此手之拇指置于胫骨平台前缘，如感到胫骨明显前移则为阳性，提示前交叉韧带损伤，其阳性率高于前抽屉试验。

（5）轴移试验：在屈膝0°～30°时或自30°伸膝至0°时，使股骨外髁与胫骨外髁之间发生半脱位及复位的过程，检查者可以觉察到这种过程的错动感，轴移试验阳性诊断为前交叉韧带损伤和前外侧旋转不稳定。

临床病案分析

患者，男性，23岁，运动（篮球）伤致左膝关节肿痛行走不稳5个月。查体步态未见明显异常，左膝股四头肌轻度萎缩，左膝轻度肿胀，力线正常。皮温正常，关节周围无压痛点，髌股关节挤压痛不明显，浮髌试验阳性，半月板旋转挤压试验（McMurray试验）、侧方应力试验及后抽屉试验阴性，拉赫曼试验（Lachman试验）、前抽屉试验阳性，关节活动度120°。

思考

诊断是什么？

答案

前交叉韧带损伤。

七、膝关节半月板损伤

重点	膝关节半月板的解剖
难点	膝关节半月板的特殊查体
考点	半月板损伤的体格检查

1. 半月板解剖特点

内侧半月板：为C形，后角明显宽于前角；外侧半月板：形态更接近圆形或O形。膝内、外侧动脉的上、下支供应半月板前部及周围关节囊；膝中动脉供应半月板后部；半月板靠近滑膜缘的10%～30%区域接受毛细血管网的血供，有血供的半月板区域称为红区，即半月板滑膜缘的血供区；靠近游离缘的无血供部分称为白区；二者中间的区域称为红–白区，此区靠近红区的一侧有血供，而靠近白区的一侧没有血供。

2. 损伤类型

（1）根据有无损伤可以分为创伤性及退行性两种。

（2）根据解剖形态分型：①纵裂，其特殊类型为桶柄样撕裂；②放射状撕裂或斜形裂；③纵裂加放射状裂，特殊类型为瓣状裂；④水平裂；⑤半月板囊肿伴撕裂；⑥盘状软骨撕裂。

3. 特殊检查

（1）McMurray 半月板旋转挤压试验：患者仰卧位，膝关节完全屈曲。检查内侧半月板时，一只手触及后内关节间隙，另一只手抓住足部。维持全屈位，尽量外旋或内旋小腿，并内收小腿，逐渐伸膝。当股骨髁滑过半月板撕裂部分时，会引出弹响。在出现“弹响”前多先有疼痛，出现“弹响”后疼痛缓解。相反，膝全屈位，小腿外展，内旋或外旋并逐渐伸直，出现疼痛及弹响可以检查外侧半月板损伤。

（2）Apley 研磨试验：患者俯卧位、屈膝 90°，大腿前方压在检查床上。检查者将足下压并旋转小腿，同时作屈伸膝活动，如引出关节间隙“弹响”及疼痛，则提示内侧半月板损伤；向上方牵引足并旋转小腿，如引出疼痛，则提示内侧韧带损伤。

4. 半月板损伤的治疗

（1）非手术治疗：不完全的、小的（<5 mm）、稳定的边缘撕裂，如果不合并关节不稳定，可采取保守治疗而且预后良好。

（2）手术治疗：关节镜下手术为常规的治疗方法。其治疗原则为：遵循缝合、部分切除、次全切除、全切除的次序。

5. 盘状半月板

盘状软骨是一种半月板畸形，绝大多数的盘状软骨出现于膝外侧，内侧盘状软骨则十分少见。分三种类型，完全型、不完全型 Wrisberg 韧带型。前两型相对常见，外形为盘状，覆盖全部或绝大部分外侧胫骨平台关节面，其后方有冠状韧带附着。这种盘状软骨在膝屈伸动作时无异常活动，属稳定型，所以通常无症状。一旦撕裂，症状类似于其他半月板损伤。Wrisberg 韧带型的盘状软骨的后方冠状韧带缺如，即没有关节囊附着，仅有 Wrisberg 韧带连接，在膝屈伸动作时存在异常活动，属不稳定型，又称之为过度活动型。此型的发病年龄更小，通常无外伤史，由于存在异常活动而出现弹响。

临床病案分析

患者，男性，24 岁，右膝扭伤伴反复交锁及伸直功能障碍 1 个月。体格检查结果股四头肌轻度萎缩，内侧关节间隙压痛，浮髌试验阴性，内侧 Mcmurray 试验阳性，Lachman 试验和抽屉试验均阴性。

思考

半月板损伤的体征？

解析

① 相应关节间隙压痛。② McMurray 和 Apley test 是最常用的检查方法，通常阳性。③ Squat test 用于检查半月板后角损伤。

八、胫骨平台骨折

重点	胫骨平台骨折的分类
难点	胫骨平台骨折的治疗
考点	胫骨平台骨折的分类

1. 解剖特点

胫骨平台由透明软骨覆盖，内侧平台呈凹面，较大；而外侧平台呈凸面，较小。每一平台的周边部分均由半月板纤维软骨覆盖。外侧半月板覆盖的区域比内侧多，胫骨平台边缘和半月板之间有半月板胫骨韧带相联系。

2. 骨折分类

Schatzker 分类

Ⅰ型：外侧平台劈裂骨折，无关节面塌陷。

Ⅱ型：外侧平台的劈裂塌陷，是外侧屈曲应力合并轴向载荷所致。

Ⅲ型：单纯的外侧平台塌陷。

Ⅳ型：内侧平台骨折，因内翻和轴向载荷所致，比外侧平台骨折少见。

Ⅴ型：双侧平台骨折，伴不同程度的关节面塌陷和移位。

Ⅵ型：双侧平台骨折合并干骺端骨折。

3. 治疗

（1）非手术治疗：包括闭合复位石膏制动或骨牵引，主要用于无移位或轻度移位的骨折。

（2）手术治疗：对于有移位的胫骨平台骨折，可选择切开复位内固定或外固定架治疗。切开复位内固定采用侧方纵切口，以中空加压螺钉、支持钢板、LISS 固定，关节面塌陷应使之复位，其下方空虚部位应植骨。

临床病案分析

患者，女，50 岁，在下楼时不慎踩空摔下，当即出现右膝部疼痛，不能负重。体格检查右膝关节肿胀明显，膝关节外侧压痛阳性，可触及胫骨上端骨擦感，膝外翻活动度增大。右小腿中下部肿胀不明显，小腿及足部皮肤无麻木感，足背动脉搏动良好，足趾活动灵活。

思考

诊断及治疗原则？

解析

胫骨平台骨折，胫骨平台骨折的治疗以恢复关节面的平整，韧带的完整性及膝关节活动范围为目的。

九、胫腓骨骨折

重点	胫腓骨的血供特点
难点	开放性胫腓骨骨折的分类
考点	胫腓骨骨折的治疗

1. 血供特点

胫骨血供的营养动脉自胫骨中上 1/3 交界处进入骨内，沿髓腔下行，胫骨中下 1/3 骨折使营养动脉损伤，而该部位胫骨几乎无肌肉附着，因此下 1/3 骨折易发生延迟愈合或不愈合。

2. 开放性骨折 Gustilo 分类法

Ⅰ型：伤口不到 1 cm 长，一般为比较干净的穿刺伤，骨尖自皮肤内穿出，软组织损伤轻微，无碾挫伤，骨折较简单，为横断或短斜行者，无粉碎。

Ⅱ型：伤口超过 1 cm，软组织损伤较广泛，但无撕脱伤亦未形成组织瓣，软组织有轻度或中度碾挫伤，伤口有中度污染，中等程度粉碎骨折。

Ⅲ型：广泛软组织损伤，包括肌肉、皮肤及血管、神经，有严重污染。

ⅢA 型：尽管有广泛的撕裂伤及组织瓣形成，或为高能量损伤，不管伤口大小，骨折处有适当的软组织覆盖。

ⅢB 型：广泛的软组织损伤和丢失，伴有骨膜剥脱和骨暴露，这种类型的开放性骨折常伴有严重污染。

ⅢC 型：伴有需要修复的动脉损伤。

临床病案分析

患者，男，43 岁，车祸致多发伤后 1 小时就诊。查体 T 36.11℃，P 110 次/分，R 28 次/分，BP 122/55 mmHg，SpO_2 93%，神志不清，小便失禁。患者意识水平下降，嗜睡，GCS 评分 9 分，瞳孔对光反射存在，右眼眶部位肿胀、表皮擦伤，枕部皮下血肿，胸廓挤压试验阳性，气管右偏，左侧肺部呼吸音低，腹平软，无明显压痛、反跳痛及肌紧张。右小腿肿胀伴反常活动，骨擦感明显，未见明显骨外露。足背动脉搏动可扪及，足部感觉、运动未见明显异常，足趾被动牵拉试验阴性。

思考

诊疗思路是什么？

解析

①患者为中年男性，车祸致多发伤。查体示颅脑外伤，意识障碍需急诊行头颅 CT 检查明确颅内情况是否需要急诊手术。②胸部外伤致呼吸加快，左肺呼吸音下降，高度怀疑多发肋骨骨折及气胸可能，需进一步行胸片及 CT 检查。③腹部外伤可暂时排除。④高度怀疑右胫腓骨骨折可能，需急诊行右胫腓骨 X 线检查。患者在急诊科的治疗以维持生命体征，迅速完成相关辅助检查为主。右下肢可牵引或简单石膏制动，注意观察小腿肿胀变化及是否有张力性水疱出现，排除骨筋膜室综合征的可能。

十、踝关节骨折脱位

Lange-Hanson 分类

（1）旋后–内收型：足于受伤时处于旋后位，距骨在踝穴内受到强力内翻的外力，外踝部位受到牵拉，内踝部位受到挤压。

（2）旋前–外展型：受伤时足处于旋前位、距骨在踝穴内受到强力外翻的外力，内踝受到牵拉，外踝受到挤压的外力。

（3）旋后–外旋型：受伤时足处于旋后位，距骨在踝穴内受到外旋外力或足部固定而小腿内旋距骨受到相对外旋的外力，距骨在踝穴内以内侧为轴向外后方旋转，迫使外踝向后移位。

（4）旋前–外旋型：受伤时足处于旋后位，距骨在踝穴内受到外旋外力或足部固定而小腿内旋距骨受到相对外旋的外力，距骨在踝穴内以内侧为轴向外后方旋转，迫使外踝向后移位。

临床病案分析

患者，男，59 岁，因下楼梯时右踝关节扭伤后疼痛、活动障碍 5 小时入院。体格检查发现内踝和外踝处软组织肿胀，明显压痛，踝关节活动时疼痛加重右侧足背动脉搏动可以触及，足趾主动运动正常，感觉和血供正常。

思考

踝关节骨折手术目标及治疗指征有哪些？

答案

踝关节骨折治疗的目标是保证距骨位于踝穴内解剖位置、骨折以及可能存在的韧带损伤获得愈合，为了达到这个目标，取决于两个关键点：①复位时要达到胫骨–距骨间完全匹配、解剖复位；②通过各种内外固定手段，恢复和维持骨折与损伤韧带的稳定性。首先要对腓骨远端骨折解剖复位，避免缩短和外移。

基于对踝关节骨折复位要求高及维持复位后稳定的要求，目前踝关节骨折主要治疗手段是切开复位和内固定，手术治疗的指征是：①闭合复位无法获得解剖复位；②骨折移位明显或距骨移位区骨折不稳定；③骨折不稳定。

十一、跟腱断裂

临床表现及诊断如下所述。

（1）受伤时小腿后侧有一响声，随即感觉行走困难，踝跖屈无力。可看到并摸到肌腱缺损形成的凹陷。主动跖屈消失或减弱，而被动背屈反而增加。

（2）Thompson 试验或腓肠肌挤压试验：正常情况下，挤压腓肠肌肌腹将使跟腱张力增加，使足发生跖屈运动。急性跟腱断裂时，此跖屈运动消失。

第六十一章　脊柱、脊髓与骨盆骨折

一、脊柱骨折

重点	脊柱骨折的临床表现，急救和搬运，检查，诊断与治疗
难点	脊柱骨折的诊断与治疗
考点	脊柱骨折的治疗

1. 临床表现

（1）有严重外伤史，如高空坠落、重物打击头颈或肩背部、塌方事故、交通事故等。

（2）局部疼痛，颈部活动障碍，腰背部肌肉痉挛，不能翻身起立。骨折局部可扪及局限性后突畸形。

（3）由于腹膜后血肿对自主神经的刺激，肠蠕动减慢，常出现腹胀、腹痛等症状，有时需与腹腔脏器损伤相鉴别。

2. 急救和搬运

（1）脊柱脊髓伤有时合并严重的颅脑损伤、胸部或腹部脏器损伤、四肢血管伤，危及伤员生命安全时应首先抢救。

（2）凡疑有脊柱骨折者，应使患者脊柱保持正常生理曲线。切忌使脊柱作过伸、过屈的搬运动作，应使脊柱在无旋转外力的情况下，三人用手同时平抬平放至木板上，人少时可用滚动法。

（3）对颈椎损伤的患者，要有专人扶托下颌和枕骨，沿纵轴略加牵引力，使颈部保持中立位，患者置木板上后用沙袋或折好的衣物放在头颈的两侧，防止头部转动，并保持呼吸道通畅。

3. 检查

（1）X 线检查：常规拍摄脊柱正、侧位，必要时加摄斜位；阅片时测量椎体前部和后部的高度，与上下邻椎相比较；测量椎弓根间距和椎体宽度；测量棘突间距及椎间盘间隙宽度并与上下邻近椎间隙相比较；测量正侧位上椎弓根高度；X 片基本可确定骨折部位及类型。

（2）CT 检查：有利于判定移位骨折块侵犯椎管程度和发现突入椎管的骨块或椎间盘。

（3）MRI（磁共振）检查：对判定脊髓损伤状况极有价值。MRI 可显示脊髓损伤早期的水肿、出血，并可显示脊髓损伤的各种病理变化：脊髓受压、脊髓横断、脊髓不完全性损伤、脊髓萎缩或囊性变等。

（4）SEP（体感诱发电位）：是测定躯体感觉系统（以脊髓后索为主）的传导功能的检测法，对判定脊髓损伤程度有一定帮助，现在已有 MEP（运动诱导电位）。

4. 诊断

根据外伤史、体格检查和影像学检查一般均能做出诊断。

5. 单纯脊柱骨折的治疗

（1）胸腰段骨折轻度椎体压缩：属于稳定型。患者可平卧硬板床，腰部垫高。数日后即可背伸肌锻炼。经功能疗法可使压缩椎体自行复位，恢复原状。3～4 周后即可在胸背支架保护下下床活动。

（2）胸腰段重度压缩超过 1/3：应予以闭合复位。可用两桌法过伸复位。用两张高度相差 30 cm 左右的桌子，桌上各放一软枕，伤员俯卧，头部置于高桌上，两手把住桌边，两大腿放于低桌上，要使胸骨柄和耻骨联合部悬空，利用悬垂的体重逐渐复位。复位后在此位置上石膏背心固定。固定时间为3个月。

（3）胸腰段不稳定型脊柱骨折：椎体压缩超过1/3以上、畸形角大于20°或伴有脱位可考虑开放复位内固定。

（4）颈椎骨折或脱位：压缩移位轻者，用颌枕带牵引复位，牵引重量3～5 kg。复位后用头胸石膏固定3个月。压缩移位重者，可持续颅骨牵引复位，牵引重量可增加到6～10 kg。摄X线片复查，复位后用头胸石膏或头胸支架固定3个月，牵引复位失败者需切开复位内固定。

临床病例分析

患者，男，45岁，因“车祸致胸背部疼痛3小时”入院。查体：神志清，精神差，呼吸浅快。T_{7-8}、棘突压痛，双下肢肌力及感觉无异常，病理征阴性。

思考

1. 该患者的诊断是什么？
2. 若CT提示左胸多发肋骨骨折；左侧胸腔积液，该患者的治疗方案如何？

解析

1. 诊断：T_{7-8}椎体爆裂性骨折。
2. 该患者T_{7-8}为爆裂性骨折，属于不稳定性骨折，存在手术指征。因患者合并肋骨骨折及大量胸腔积液导致呼吸困难，难以耐受手术，且无神经损伤症状，故应暂予胸腔闭式引流，待呼吸功能好转后限期手术治疗。

二、脊髓损伤

重点	脊髓损伤的分类、临床表现和治疗
难点	脊髓损伤的分类和治疗
考点	脊髓损伤的分类

1. 分类

（1）脊髓震荡：系脊髓的功能性损害，脊髓实质在镜下无明显改变，或有少许渗出或渗血。伤后表现为不完全性截瘫，24小时内开始恢复，在3～6周内完全恢复。由于其早期的表现不易与不完全性损伤鉴别，所以脊髓震荡系回顾性诊断。

（2）脊髓休克：是指脊髓损伤后在损伤平面以下脊髓功能立即、完全丧失，其临床特征为损伤水平以下运动功能丧失，呈弛缓性瘫痪，多种感觉和反射包括病理反射均消失，以及括约肌功能丧失。脊髓休克是脊髓损伤后产生的暂时的过渡状态，其特征是时限性，伤后立即开始，持续1～6周。脊髓损伤水平以下脊髓反射活动的恢复是脊髓休克结束的标志，尤以球海绵体反射和肛门反射恢复最早。

（3）脊髓挫裂伤：是指脊髓不完全性损伤，脊髓内有点状出血、水肿、软化和坏死。在损伤平面以下存在部分感觉和运动功能，根据脊髓损伤节段和范围的不同，不完全截瘫的程度也轻重不一。

（4）完全性脊髓损伤：脊髓完全断裂，或虽在解剖学上有连续性，但其传导功能完全丧失，脊髓坏死代之以胶质瘢痕组织。损伤平面以下无任何感觉和运动。

2. 临床表现

脊髓损伤后，在损伤平面以下的运动、感觉、反射及括约肌和自主神经功能受到损害。

（1）感觉障碍：损伤平面以下的痛觉、温度觉、触觉及本体觉减弱或消失。

（2）运动障碍：脊髓休克期，脊髓损伤节段以下表现为软瘫，反射消失。休克期过后若是脊髓横断伤则出现上运动神经元性瘫痪，肌张力增高，腱反射亢进，出现髌阵挛和踝阵挛及病理反射。

（3）括约肌功能障碍：脊髓休克期表现为尿潴留，系膀胱逼尿肌麻痹形成无张力性膀胱所致。休克期过后，若脊髓损伤在骶髓平面以上，可形成自动反射膀胱，残余尿少于 100 ml，但不能随意排尿。若脊髓损伤平面在圆锥部骶髓或骶神经根损伤，则出现尿失禁，膀胱的排空需通过增加腹压（用手挤压腹部）或用导尿管来排空尿液。大便也同样出现便秘和失禁。

（4）不完全性脊髓损伤：损伤平面远侧脊髓运动或感觉仍有部分保存时称之为不完全性脊髓损伤。

3. 治疗

脊髓损伤的功能恢复主要取决于脊髓损伤程度，但及早解除对脊髓的压迫是保证脊髓功能恢复的首要问题。手术治疗是对脊髓损伤患者全面康复治疗的重要部分。手术目的是恢复脊柱正常轴线，恢复椎管内径，直接或间接地解除骨折块或脱位对脊髓神经根的压迫，稳定脊柱（通过内固定加植骨融合）。其手术方法如下：

（1）颈椎前路减压植骨融合术：对颈 3 以下的颈椎骨折可行牵引复位，前路减压或次全椎体切除、植骨融合术，用钢板螺钉内固定或颈围外固定。明显不稳者可继续颅骨牵引或头胸石膏固定。

（2）颈椎后路手术：脱位为主者牵引复位后可行后路内固定及植骨融合术。

（3）胸腰段骨折前路手术：对胸腰段椎体爆裂性或粉碎性骨折，多行前路减压、植骨融合、钢板螺钉内固定术。

（4）胸腰段骨折后路手术：后路手术包括椎板切除减压、椎弓根螺钉系统复位内固定。

临床病案分析

患者，男，35 岁，因“高处坠落致双下肢麻木无力 1 小时”入院。查体：胸背部后突畸形，压痛，双下肢肌力 0 级，双侧腹股沟以下深、浅感觉消失，肛门反射及膝、踝反射消失。X 线示 L_1 椎体爆裂骨折。

思考

1. 能否判断患者脊髓损伤的程度？

2. 进一步检查是什么？

3. 治疗方案是什么？

解析

1. 该患者损伤平面以下无感觉、运动及反射存在，说明仍处于脊髓休克期，不能判断脊髓损伤程度，只有待休克期过后才能确定。

2. CT 平扫+三维重建确定椎管骨折块侵占情况及 MRI 检查了解脊髓损伤情况。

3. 患者为不稳定性脊柱骨折，需手术治疗。

三、骨盆骨折

重点	骨盆骨折的临床表现，诊断和并发症
难点	骨盆骨折的并发症
考点	骨盆骨折的并发症

1. 临床表现

（1）患者有严重外伤史，尤其是骨盆受挤压的外伤史。

（2）疼痛广泛，活动下肢或坐位时加重。局部压痛、淤血，下肢旋转、短缩畸形，可见尿道口出血，会阴部肿胀。

（3）脐棘距可见增大（分离型骨折）或减小（压缩型骨折）；髂后上棘可有增高（压缩型骨折）、降低（分离型骨折）、上移（垂直型骨折）。

（4）骨盆分离、挤压试验、4 字征、扭转试验为阳性，但禁用于检查严重骨折患者。

2. 诊断

根据外伤史、临床表现和影像学检查，一般可以诊断。

（1）X 线检查：可显示骨折类型及骨折块移位情况。

（2）CT 检查：可以了解骶髂关节情况。CT 三维重建可更立体直观地显示骨折类型和移位的方向。

3. 并发症

骨盆骨折伴有严重的合并症，而且常较骨折本身更为严重，应引起重视。

（1）骨盆骨折并发休克：多见于平时交通事故等外伤，发生率达 30%以上。休克原因除内脏损伤外，主要是骨盆及周围肌肉、血管出血。严重休克为骨盆骨折死亡的主要原因。治疗此种休克，应尽量快速整复后环骨折、脱位，大量输血。对腹膜后血肿一般不主张手术探查止血。

（2）膀胱及尿道损伤是骨盆前环骨折常见的合并症，其发生率为 3.5%～28.8%，多由于耻骨骨折所致、双侧耻骨支骨折较单侧耻骨支骨折多三倍，尿道损伤绝大多数发生于男性，女性少见，尿道损伤后不能排尿.尿道流血或尿外渗是其征象，膀胱损伤可通过导尿检查及膀胱造影诊断。膀胱破裂一旦确诊，应紧急手术探查修补，对骨盆骨折合并后尿道损伤的处理方法尚有争议。目前国内一般主张采用早期尿道端端吻合术，对病情危重或严重复合伤，仍以简单耻骨上造瘘、延期尿道修复为宜。

（3）神经损伤：骨盆骨折合并神经损伤并不少见，发生率约为 1%。主要见于骶骨骨折，多为骶 1～2 神经在髂腰韧带处或骶髂关节上部因脱位而损伤，损伤可为神经根部、腰丛、骶丛及神经十部等。一般多可自行恢复，无效者可手术探查。

（4）直肠、肛管损伤：骨盆骨折合并直肠、肛管损伤虽不多见，但是发生盆腔感染则是极为严重的合并症，死亡率高。

（5）女性患者合并生殖道损伤：女件骨盆宽和短，内有子宫及阴道，拥挤固定，易受损伤。以阴道伤为最多，早期控制不住的出血及晚期感染，死亡率高达 30.4%，因此阴道损伤诊断确立，应尽早修补为宜。

（6）脂肪栓塞与静脉栓塞：骨盆骨析可引起骨髓内脂肪大量释放入血，引起肺部或静脉栓塞，严重者危及生命。

临床病案分析

患者，男性，25岁，工作中高处坠落1小时入院，体检：骨盆分离和挤压试验阳性，会阴部瘀斑。

思考

1. 该患者最可能的诊断？
2. 若患者膀胱胀满，橡皮导尿管插入一定深度未引出尿液，导尿管尖端见血迹，此时应考虑？

解析

1. 诊断：耻骨骨折。
2. 骨盆骨折合并尿道断裂。

第六十二章　周围神经损伤

周围神经损伤

周围神经的结构
1. 神经元
2. 神经纤维（轴索、髓鞘、神经内膜管）
3. 神经末梢

神经损伤的病理生理
1. 华勒变性
2. 神经再生

周围神经损伤分类
1. 神经失用
2. 轴索断裂
3. 神经断裂

周围神经损伤的诊断
1. 外伤史
2. 功能障碍：运动、感觉
3. 电生理：肌电图、诱发电位
4. 影像学：高频超声、核磁共振

周围神经损伤的治疗
1. 非手术治疗
(1) 物理治疗
(2) 康复锻炼
(3) 药物治疗
2. 手术治疗
(1) 神经松解术
(2) 神经缝合术
(3) 神经移植术
(4) 神经移位术
(5) 神经植入术
(6) 功能重建术

正中神经损伤
猿手畸形，大鱼际肌萎缩，拇指不能对掌，桡侧 3 个半指感觉障碍。高位损伤者（肘关节以近），拇、示指不能屈曲

尺神经损伤
爪形手畸形，小鱼际肌、骨间肌萎缩，手指不能外展内收，尺侧 1 个半指感觉障碍。高位损伤者（肘关节以近），尺侧腕屈肌瘫痪，手背尺侧感觉障碍

桡神经损伤
垂腕、垂指畸形，腕关节和掌指关节不能背伸，虎口区感觉障碍

臂丛损伤
1. 上臂丛损伤：肩部、上臂肌肉萎缩，不能肩外展、屈肘，$C_{5\text{-}6}$ 支配区感觉障碍。
2. 下臂丛损伤：前臂、手部肌肉萎缩，手指活动障碍，C_8、T_1 支配区感觉障碍。
3. 全臂丛损伤：一侧上肢瘫痪，感觉障碍

腓总神经损伤
垂足畸形，胫前肌群萎缩，踝关节和足趾不能背伸，趾蹼区感觉障碍

胫神经损伤
胫后肌群萎缩，踝关节和足趾不能跖屈，足底感觉障碍

坐骨神经损伤
同时出现腓总神经和胫神经损伤的表现，高位损伤（臀部以近）者，股二头肌瘫痪，屈膝力量减弱，大腿后方感觉障碍

一、周围神经损伤概论

重点	周围神经损伤病理生理、诊断及治疗原则
难点	周围神经损伤的诊断
考点	周围神经损伤的诊断

1. 周围神经结构

周围神经由大量神经纤维组成。神经纤维是神经元胞体的突起，由轴索、髓鞘和施万细胞（Schwann Cell，SC）组成。运动神经元和感觉神经元分别位于脊髓前角和脊神经节，通过轴突与肌肉、皮肤感受器（神经末梢）相连。施万细胞又称神经膜细胞，形成髓鞘包绕轴索，在每两个施万细胞之间的中断部分称郎飞结（Ranvier node）。髓鞘与施万细胞间有基底膜，形成神经内膜管，是神经再生的通道。

2. 周围神经损伤后变性与再生

周围神经损伤实际上是神经纤维的损伤，神经元胞体本身未受损。周围神经损伤后经历变性与再生的过程，神经元、神经纤维近断端、远段神经和神经末梢都发生一系列改变。

（1）神经元：神经元变性，尼氏小体消失，核外移。越近神经元的损伤，变性程度越重，部分神经元可发生死亡。伤后3周后开始，神经元代谢活跃，进入再生状态，3个月内处于高峰，6个月后渐减弱。

（2）神经损伤近端：损伤部位上行1～2个郎飞结范围内，轴突断裂、溶解，髓鞘破裂、吸收，施万细胞增生。轴突断端发出轴芽，形成生长锥。

（3）神经损伤远段：发生华勒变性（Waller degeneration），轴突和髓鞘溶解并消失，施万细胞活跃增生形成Bünger细胞带。神经断裂后如未修复，近端再生神经纤维迂曲呈球形膨大，形成创伤性神经瘤，远端施万细胞和成纤维细胞增生，形成创伤性神经胶质瘤。神经断裂修复后，近端生长锥沿着神经内膜管以每天1～2 mm的速度向远端生长，同时施万细胞逐渐包绕再生轴突，形成新的髓鞘，此即为神经纤维的再生过程。

（4）神经末梢：运动终板和感觉小体发生变性，如长时间没有恢复神经支配，将发生不可逆改变甚至消失。

3. 周围神经损伤的分类

（1）神经失用：神经纤维无结构性改变，但功能丧失，表现为暂时性运动瘫痪和感觉减退，大多在3周内可以自行恢复。

（2）轴索断裂：轴索断裂，但神经内膜管完整，表现为神经功能障碍，多在数月内通过神经再生而逐渐自行恢复。

（3）神经断裂：神经发生完全或不完全断裂。完全断裂者，临床表现为运动和感觉功能完全丧失并伴有营养性改变。不完全断裂者，多表现为不完全瘫痪，由于未断裂部位也受到震荡、挫伤或牵拉，故伤后数周至数月内可出现完全瘫痪，以后部分恢复。神经断裂者，需经手术修复，恢复神经连续性才有可能通过神经再生恢复功能。

4. 周围神经损伤的诊断

（1）病史：外伤史，周围神经行程上的开放性或闭合性损伤，臂丛牵拉伤，骶椎骨折。也可见于医源性损伤。

（2）体格检查

1）受伤部位：检查有无伤口、有无骨折及脱位，伤部与邻近周围神经的关系。

2）肢体姿态：异常姿态，如腕下垂、爪形手、“猿手”畸形、足下垂等，提示有周围神经损伤。

3）运动功能：检查肌肉瘫痪程度以判断神经损伤情况。M“0”级，无肌肉收缩；M“1”级，肌肉稍有收缩，但不能产生关节活动；M“2”级，关节有动作，在不对抗地心引力的方向，可使该关节达到完全的活动度；M“3”级，在对抗地心引力的情况下，达到关节完全活动度；M“4”级，能对抗阻力达到关节完全活动度，但肌力较健侧差；M“5”级，正常。

4）感觉功能：S“0”级，完全无感觉；S“1”级，深痛觉存在；S“2”级，有浅痛觉及部分触觉；S“2＋”级，同S“2”，但有感觉过敏现象；S“3”级，痛觉和触觉完全，感觉过敏现象消失，且有两点分辨觉，但距离较大，常大于15 mm；S“4”级，感觉完全正常，二点辨别觉2～6 mm。

5）腱反射：损伤神经支配的相应肌肉的腱反射减退或消失。

6）营养改变：神经支配区皮肤温度低、无汗、光滑及萎缩；指甲起屑，生长缓慢呈爪状弯曲等。此项检查对于儿童患者等无法配合运动、感觉检查者，特别有意义。

7）神经干叩击试验（Tinel征）：神经损伤后或损伤神经修复后，沿该神经干远端向近心端叩击，如出现针刺样麻痛，且向该神经支配区放射者即称Tinel征阳性。出现Tinel征（+）的平面往往提示为神经受损或神经再生所到达的平面。

（3）电生理检查

1）肌电图：观察指标包括失神经支配电位，动作电位波形、波幅、潜伏期和传导速度等，有助于确定神经有无损伤及损伤的程度，鉴别神经源性或肌源性损害，以及观察神经再生情况。

2）诱发电位：包括感觉神经动作电位（SNAP）、肌肉动作电位（MAP）、体感诱发电位（SEP）、运动诱发电位（MEP），可了解神经干病变的性质与程度，外周到中枢之间神经通路的状态。

（4）影像学检查

1）高频超声：可显示神经干的连续性，对于定位诊断价值较大。

2）核磁共振：可显示神经形态，特别是臂丛、腰骶丛、神经根的形态，对于神经根性撕脱伤的诊断价值较大。

5. 周围神经损伤的治疗

（1）非手术治疗

1）适应证：①神经连续性存在，神经失用或轴索断裂。②闭合性神经损伤早期，损伤性质不明确者。③神经修复手术的辅助和基础性治疗。

2）方法：①物理治疗与康复锻炼，包括神经、肌肉电刺激等以延缓肌肉萎缩，促进神经再生；关节被动运动，预防关节囊挛缩；佩戴支具，使肢体处于功能位，预防软组织挛缩。②保护伤肢，因神经损伤后保护性痛觉丧失，需注意免受烫伤、冻伤、压伤及其他损伤。③药物治疗，应用营养神经药物如维生素 B_1、维生素 B_6、维生素 B_{12}、地巴唑等。

（2）手术治疗

1）神经松解术：①适应证：神经连续性存在，神经周围或神经内有瘢痕粘连和压迫，经保守治疗 1～3 个月无任何恢复征象。②方法：从远近两端神经正常部位开始，逐渐游离神经至损伤部位，切除神经周围的瘢痕组织，环形切除增厚的神经外膜。

2）神经缝合术：①适应证：神经完全断裂，或神经外观连续性存在，但神经损伤处呈瘤样膨大，其中为瘢痕组织，电兴奋传导性消失，神经支配区主要功能丧失。②缝合方法：近断端用 2%利多卡因封闭，切除远近断端瘢痕直到断面露出神经束，在无张力情况下作神经外膜或神经束膜缝合。③术后处理：石膏固定肢体于保护位，使神经缝合口无张力，6 周后去除石膏，进行功能训练及物理疗法。

3）神经移植术：①适应证：神经断裂后，或神经断端瘢痕切除后缺损较大，经游离神经、屈曲关节或神经移位后仍无法实现无张力缝合。②移植材料：自体皮神经，最常用的是腓肠神经；对于缺损不超过 5 cm 者，也可用经脱细胞处理的同种异体神经进行修复。③移植方法：多股神经电缆式束膜缝合。如神经缺损大于 10 cm 以上，或神经移植处有瘢痕，则需行带血管的神经移植，如静脉动脉化的腓肠神经移植。

4）神经移位术：①适应证：神经近端毁损，或神经根在椎管水平撕脱，如臂丛根性撕脱伤，无可供缝合的神经近断端。②方法：切断邻近正常神经部分神经束，或功能相对次要的神经干，将其近端移位与损伤神经的远端缝合。

5）神经移植术：①适应证：神经远端在其末梢部位损伤，无可供缝合的神经远断端。②方法：将神经近断端分成若干神经束，运动神经植入肌组织内，感觉神经植入真皮下，可恢复部分运动、感觉功能。

6）运动功能重建术：①适应证：晚期神经损伤，或神经修复后功能无恢复，损伤神经支配的肌肉已发生不可逆改变。②方法：根据功能丧失情况，选择肌腱转位、吻合血管神经的游离肌肉移植等方法，重建运动功能。

二、上肢神经损伤

重点	正中神经、尺神经、桡神经损伤的诊断
难点	上肢神经的应用解剖及其在神经损伤定位诊断的意义
考点	正中神经、尺神经和桡神经损伤的临床表现

1. 应用解剖

上肢神经源自臂丛，由第5～8颈神经根及第1胸神经根的前支组成。臂丛在颈部分为上干、中干、下干，三干在锁骨中段平面分为前后两股，在锁骨下方，上、中干前股组成外侧束，下干前股为内侧束，三干的后股组成后束，各束在喙突平面分出神经支：外侧束分出肌皮神经和正中神经外侧头，内侧束分出正中神经内侧头和尺神经，后束分出腋神经和桡神经，正中神经的内、外侧头组成正中神经。

臂丛上干发出肩胛上神经，支配冈上、下肌；臂丛外侧束发出胸外侧神经，支配胸大肌锁骨部；臂丛内侧束发出胸内侧神经，支配胸大肌胸肋部；臂丛后束发出胸背神经，支配背阔肌。

腋神经支配三角肌、小圆肌和肩外侧皮肤。桡神经在上臂发支支配肱三头肌、肱桡肌和上臂下半桡侧的后部、前臂背侧皮肤，在肘部分为深支和浅支，深支（运动支）支配前臂伸肌，浅支（感觉支）支配手背桡侧皮肤。肌皮神经支配肱二头肌、肱肌和前臂外侧皮肤。正中神经和尺神经支配前臂屈肌、手内在肌、手掌和手指的掌侧和手背尺侧皮肤。

2. 正中神经损伤

（1）诊断

1）外伤史：常见为肘部或腕部外伤。

2）临床表现：猿手畸形，拇指对掌功能丧失，桡侧3个半手指掌侧及示中指远节背侧感觉障碍。陈旧性损伤者，手部皮肤和指甲均有显著营养改变。高位（肘部以近）损伤者，还出现拇、示指末节屈曲功能障碍。

3）辅助检查：高频超声检查可明确神经损伤部位、形态，肌电图检查可明确损伤部位、性质。

（2）治疗

正中神经闭合性挤压损伤，可采用非手术治疗1～3个月，如无恢复表现则手术探查。如为开放性损伤应争取行一期修复，或延期修复。晚期神经损伤或神经修复后功能无恢复，可行肌腱移位重建拇指对掌功能。

3. 尺神经损伤

（1）诊断

1）病史：外伤史

2）临床表现：①畸形。爪形手畸形（大多限于环小指），小鱼际肌和骨间肌瘫痪、萎缩，掌骨间隙明显凹陷。②运动障碍。手指不能内收外展，拇指和示指不能对掌成“O”形，拇指和示指间夹纸试验显示无力；高位（肘部以近）损伤者，尺侧腕屈肌、环指和小指指深屈肌也瘫痪。③感觉障碍。手掌尺侧、小指全部和环指尺侧半感觉障碍，高位损伤者还出现手背尺侧半感觉障碍。

3）辅助检查：同正中神经损伤。

（2）治疗原则：同正中神经损伤。

4. 桡神经损伤

（1）诊断

1）病史：外伤史，常见为肱骨中下段骨折，桡骨近端骨折、脱位。

2）临床表现：①畸形："垂腕、垂拇、垂指"畸形，损伤平面在肘关节以下者，不出现垂腕畸形。②运动障碍：高位损伤者，肱桡肌及前臂伸肌瘫痪，前臂旋后力弱，伸腕、伸拇、伸指不能，拇指不能向桡侧外展。如桡神经损伤平面在肘关节以下，主要表现为伸拇和伸指不能。③感觉障碍：上臂下半桡侧的后部、前臂背侧及手背桡侧感觉减退或消失。肘关节以下损伤者，感觉障碍局限于手背桡侧；仅桡神经深支损伤者，不出现感觉障碍。

3）辅助检查：同正中神经损伤

（2）治疗：治疗原则同正中神经损伤。骨折所致神经损伤一般先保守治疗观察 2～3 个月后再决定治疗方案。晚期功能不恢复者，可行肌腱移位重建伸腕、伸拇、伸指功能。

5. 臂丛损伤

（1）诊断

1）病史：①车祸伤。常见为骑摩托车摔伤。②牵拉伤。上肢卷入机器被牵拉，或分娩时胎头与肩分离过度。

2）临床表现：①畸形。上肢呈弛缓性瘫痪，肩下垂，眼裂变小、眼球内陷、瞳孔缩小，即 Horner 征（+）。②神经功能障碍。臂丛上干损伤表现为肩关节不能外展及上举，肘关节不能屈曲，肩外侧、上臂及前臂外侧皮肤感觉障碍；腕关节和手功能正常。臂丛下干损伤表现为拇指、手指不能屈伸，拇指不能对掌、对指，手指不合拢与分开，手及前臂内侧皮肤感觉障碍；肩、肘及腕关节功能尚正常。全臂丛根性损伤表现为上肢瘫痪，无任何运动功能，除上臂内侧外整个肢体皮肤感觉障碍。

3）定位：上肢五大神经（腋、肌皮、正中、桡及尺神经）任何两根神经同时出现损伤（非切割），即可定位在臂丛部位损伤。胸大肌与背阔肌功能障碍，臂丛损伤的部位定在锁骨上。如该二肌功能正常，臂丛损伤的部位则定在锁骨下。耸肩活动丧失提示 $C_{5、6}$ 神经根性撕脱。Horner 征（+）则提示 C_8T_1 神经根性撕脱。电生理检查上肢五大神经 SNAP 存在而 SEP 消失者为节前损伤，SNAP 与 SEP 均消失者为节后损伤。

（2）治疗

1）原则：根据臂丛损伤性质、部位、程度确定治疗方案，治疗同周围神经损伤的一般原则。

2）手术指征：①节前损伤；②伴有锁骨下动脉或腋动脉损伤；③开放性损伤；④节后损伤经三个月保守治疗，肢体功能无好转。

手术方法：①节后损伤按损伤性质不同进行神经粘连松解、神经减压、神经缝合或神经移植术。②节前损伤进行神经移位术。③晚期损伤或神经修复后功能无恢复者，可行肌腱移位、功能性肌肉移植、关节融合术等重建部分重要功能。

三、下肢神经损伤

重点	腓总神经、胫神经、坐骨神经损伤的诊断
难点	下肢神经的应用解剖及其与临床表现的关系
考点	腓总神经、胫神经、坐骨神经损伤的临床表现

1. 解剖

下肢神经由前方的股神经和后方的坐骨神经组成。

股神经自腰丛发出，沿髂肌表面下行，经腹股沟韧带深面，与股动脉伴行，在腹股沟韧带下方 3～4 cm 出分为若干分支，支配缝匠肌和股四头肌，皮支支配大腿前侧感觉，终末支移行为隐神经，支配小腿内侧和足内侧感觉。

坐骨神经自腰骶丛发出，在骨盆内下行，经坐骨切迹出骨盆进入臀部，在大转子与坐骨结节连线中点下行，在大腿后方行走在股二头肌与半膜肌之间，沿途发出分支支配股二头肌、半腱肌和半膜肌，主干在腘窝尖分为胫神经和腓总神经。胫神经与腘动、静脉及胫后动、静脉伴行，于内踝后方经踝管进入足底，分为足底内、外侧神经，支配胫后肌群和小腿后侧及足底皮肤。腓总神经于腘窝沿股二头肌内缘向外侧走行，绕腓骨颈后分为腓浅、腓深神经，支配小腿前外侧肌群及小腿前外侧和足背皮肤。

2. 股神经损伤

（1）诊断

1）病史：腹股沟附近外伤、手术史，或盆腔手术史。

2）临床表现：缝匠肌、股四头肌瘫痪，伸膝功能障碍，大腿前侧和小腿内侧麻木。

3）电生理检查

（2）治疗：按照周围神经损伤治疗原则行保守或手术治疗，晚期损伤或修复后伸膝功能无恢复者，可行股二头肌和半腱肌移位重建伸膝功能。

3. 腓总神经损伤

（1）诊断

1）病史：腘窝附近的外伤、手术史，或石膏压迫等。

2）临床表现：胫前肌萎缩，足下垂，踝关节和足趾不能背伸，第一趾蹼区及踇趾与第二趾背面的相对缘皮肤感觉障碍，提示腓深神经损伤。腓骨肌萎缩，足不能外翻，小腿和足背外侧感觉障碍，提示腓浅神经损伤。同时具有上述表现，则提示腓总神经损伤。

3）辅助检查：高频超声和神经肌肉电生理检查可提示神经损伤的部位、性质。

（2）治疗：按照周围神经损伤治疗原则行保守或手术治疗，晚期损伤或修复后踝背伸功能无恢复者，可行胫后肌前移重建踝背伸功能。

4. 胫神经损伤

（1）诊断

1）病史：外伤史，如膝关节周围骨折、脱位。

2）临床表现：胫后肌群萎缩，踝关节和足趾不能跖屈，内翻受限，足底和足趾跖面皮肤感觉障碍。

3）辅助检查：同腓总神经损伤。

（2）治疗：按照周围神经损伤治疗原则行保守或手术治疗。

5. 坐骨神经损伤

（1）诊断

1）病史：臀部或股部外伤史，包括刀刺伤、火器伤，髋部骨折、脱位，或手术，股骨骨折等。

2）临床表现：完全损伤者，同时出现胫神经和腓总神经损伤的表现，臀部以近损伤者，股二头肌、半腱肌、半膜肌瘫痪。不全损伤者，常表现为腓总神经损伤症状，有时主要为胫神经损伤的症状，残留部分运动或皮肤感觉。

3）辅助检查：高频超声和神经电生理检查可提示神经损伤的部位、性质。

（2）治疗：按照周围神经损伤治疗原则行保守或手术治疗。

第六十三章　运动系统慢性损伤

第一节　概　论

重点	运动系统慢性损伤的分类、临床特点及治疗原则与应用非甾体类抗炎药和激素治疗应注意的问题。
难点	运动系统慢性损伤的治疗原则及应用激素治疗应注意的问题。
考点	运动系统慢性损伤临床特点及治疗原则

1. 运动系统慢性损伤的分类原则

（1）软组织慢性损伤：肌、肌腱、腱鞘、韧带和滑囊的慢性损伤。

（2）骨的慢性损伤：在骨结构纤细及易产生应力集中部位的疲劳性骨折。

（3）软骨的慢性损伤：关节软骨及骨骺软骨的慢性损伤。

（4）周围神经卡压伤。

2. 运动系统慢性损伤的临床特点

①无明显外伤，长期疼痛。②放射痛及特殊体征。③特定部位压痛点，可有包块。④无局部炎症特征。⑤慢性损伤的职业局部无急性、工种史、过度活动史。

3. 运动系统慢性损伤的治疗原则

（1）减少致伤活动：限制致伤动作、纠正不良姿势、增强肌力、维持关节的非负重活动和适时改变姿势使应力分散是治疗的关键。

（2）物理治疗：理疗、按摩等方法可改善局部血液循环、减少粘连，有助于改善症状。局部涂抹药物也有效。

（3）局部注射肾上腺糖皮质激素：局部注射肾上腺糖皮质激素有助于抑制损伤性炎症，减少粘连，是临床上最常用的方法。

（4）非甾体抗炎药。

（5）手术治疗。

4. 运动系统慢性损伤应用非甾体抗炎药应注意的问题

①短期用药。②病灶局限且较表浅者使用涂抹剂。③为减少对胃肠道损害首选环氧化酶 2 抑制剂、前体药物及各种缓释剂、肠溶剂、栓剂等。④对肾功能不全者可选用短半衰期、对肾血流量影响较小的药物。⑤为减少对肝功能的影响可选用结构简单、不含氮的药物，避免使用吲哚美辛和阿司匹林以减少对肝功能影响。⑥不合用两种非甾体抗炎药。

5. 运动系统慢性损伤应用激素治疗应注意的问题

①指征是慢性损伤性炎症。②严格无菌操作。③注射部位准确无误。④按规定剂量方法使用。⑤局部出现肿胀、红、热时应停止使用。

二、慢性软组织损伤

重点	粘连性肩关节囊炎、肱骨外上髁炎、狭窄性腱鞘炎等慢性损伤的诊断和治疗原则。
难点	粘连性肩关节囊炎、肱骨外上髁炎、狭窄性腱鞘炎等慢性损伤的诊断和治疗原则。
考点	狭窄性腱鞘炎、腕管综合征、肘管综合征的诊断

（一）狭窄性腱鞘炎

1. 病史

有手部劳损病史。多见于妇女及手工劳动者，好发于拇指、中指、无名指。

2. 症状及体征

本病起病多较缓慢，早期在掌指关节掌侧局限性酸痛，晨起或工作劳累后、用凉水后加重，活动或热敷后症状减轻，活动稍受限，随后疼痛可向腕部及手指远侧放散。随着腱鞘狭窄和肌腱变性增粗的发展，肌腱滑动越来越困难，掌指关节掌侧压痛，并可扪及硬结，手指屈伸时可感到结节状物滑动及弹跳感，产生扳机样动作及弹响。可有急性发作，严重时手指不能主动屈曲或交锁在屈曲位不能伸直。

3. 影像检查

摄X线正位片可明确指屈肌腱腱鞘炎的部位、性质和韧带-骨隧道等情况，但无骨及骨关节结构改变。

4. 治疗原则

（1）局部制动和腱鞘内注射醋酸泼尼松龙或复方倍他米松。

（2）狭窄的腱鞘切除术。

（3）小儿先天性狭窄性腱鞘炎应手术治疗。

（二）肱骨外上髁炎

1. 诊断要点

（1）起病缓慢，初起时在劳累后偶感肘外侧疼痛，症状逐渐加重，疼痛甚至可向上臂及前臂放射，影响肢体活动，但功能活动多不受限。做拧毛巾、扫地、端壶倒水等动作时疼痛加剧，前臂无力，甚至持物落地。

（2）肱骨外上髁以及肱桡关节间隙处有明显的压痛点，腕伸肌紧张试验阳性，前臂伸肌腱牵拉试验阳性。

（3）X线摄片检查多属阴性，偶见肱骨外上髁处骨质密度增高的钙化阴影或骨膜肥厚影像。

2. 治疗原则

非手术治疗对绝大多数患者有效。

（1）限制以用力握拳、伸腕为主要动作的腕关节活动。

（2）封闭疗法：压痛点附近注射醋酸泼尼松龙或复方倍他米松和利多卡因混合液。

（3）对不能间断训练的运动员，适当减少运动量，同时在桡骨头下方伸肌部位捆扎弹性保护带。

（4）伸肌总腱起点剥离松解术或卡压神经血管束切除术，或结合关节镜手术。

（三）粘连性肩关节囊炎

1. 诊断要点

（1）本病具有自限性，一般在6～24个月左右可以自愈，但60%不能恢复到正常功能。

（2）发病率2%～5%，年龄40～70岁，女多于男，左肩多于右肩。

（3）肩周痛以肩袖间隙区，肱二头肌长腱压痛为主。

（4）肩部各方向主动被动活动均不同程度受限，以外旋、外展和内旋及后伸最重。

（5）影像学 X 线片肩关节结构正常，可有不同程度骨质疏松，MRI 可见关节囊增厚，肩部滑囊可有渗出。

（6）对肩袖损伤、肩峰下撞击综合征、肩关节不稳等进行鉴别诊断。

2. 治疗原则

（1）早期给予理疗、针灸，适度推拿按摩，可改善症状。

（2）疼痛点局限时，可局部注射醋酸泼尼松龙。

（3）疼痛持久，夜间难以入睡时，可短期服用非甾体抗炎药，并加以适量口服肌松弛剂。

（4）每日进行肩关节的主动运动，活动以不引起剧烈疼痛为限。

（5）对症状持续且较重者，以上治疗无效时，在麻醉下采用手法或关节镜松解粘连，然后再注入类固醇或透明质酸钠，可取得满意疗效。

（6）肩外因素所致粘连性肩关节囊炎，积极治疗原发性疾病。

临床病案分析

25 岁男性网球运动员，右肘关节外侧疼痛半个月伴加重 3 天。体格检查：右肘关节外侧局限性压痛。

思考

1. 哪项体格检查试验最有助于诊断？
2. 最可能的诊断是什么？
3. 治疗和预防复发最关键的是什么？

解析

1. 伸肌腱牵拉试验（Mills）试验。
2. 肱骨外上髁炎。
3. 限制腕关节活动。

（四）腕管综合征

1. 解剖特点

（1）腕管内有 9 条肌腱和正中神经通过。

（2）任何导致腕管容积减小的因素均能造成腕管内压力增高而压迫正中神经，引起本病。

2. 诊断要点

（1）桡侧 3 个半手指疼痛、麻木和感觉异常，夜间明显，活动后加重。

（2）Phalen 试验阳性：双肘置于桌上，前臂与桌面垂直，双腕自然掌屈，此时正中神经被压在腕横韧带近侧缘，腕管综合征患者很快出现疼痛。

（3）叩击试验（Tinel 征）阳性：用手指叩击腕部正中神经，出现向指尖的放射痛或麻木。

（4）止血带试验：将血压计充气到收缩压以上 30 秒即能诱发手指疼痛者为阳性。

（5）肌电图检查：可发现正中神经感觉和运动传导速度减慢。

3. 治疗

（1）非手术治疗：用于早期病例，如休息、热敷、理疗、支具固定和药物治疗等，严重者可考虑腕管内封闭治疗。

（2）非手术治疗无效或症状逐渐加重者，应及早手术治疗，切除或切断腕横韧带，增加腕管容积。

（五）肘管综合征

1. 解剖特点及病因

（1）在肱骨内上髁与尺骨鹰嘴之间有一弧形窄而深的骨沟，深筋膜横架于上，形成一骨性纤维鞘管，即尺神经沟，内为尺神经。

（2）长期需要保持屈肘位的职业容易出现本综合征。

（3）肘关节骨折肘外翻畸形、骨性关节炎或类风湿关节炎等可并发肘管综合征。

（4）有时肘管内的血管瘤、腱鞘囊肿等占位病变也可以引起尺神经压迫。

2. 诊断要点

（1）尺侧 1 个半手指感觉障碍。

（2）手部精细动作不灵活，手内在肌萎缩，严重者出现爪形手畸形。

（3）肘部叩击试验（Tinel 征）阳性。

（4）屈肘试验阳性。

（5）肌电图检查，可发现肘部尺神经运动和感觉传导速度减慢。

3. 治疗

（1）非手术治疗：可考虑支具固定肘关节于伸直位或封闭治疗。

（2）非手术治疗无效、神经受压症状逐渐加重或出现手内在肌萎缩者，应及早手术治疗。

第六十四章　腰腿痛与颈肩痛

一、腰腿痛

重点	腰椎间盘突出症的定义、分型、临床特征、治疗原则
难点	腰椎间盘突出症的分型、临床特征、治疗原则
考点	腰椎间盘突出症的临床表现和治疗

（一）腰椎间盘突出症

1. 腰椎间盘突出症的定义及分型

（1）定义：腰椎间盘突出症是指腰椎间盘发生退行性改变以后，在外力作用下，纤维环部分或全部破裂，单独或者连同髓核、软骨终板向后外侧突出，刺激或压迫窦椎神经和神经根引起的以腰腿痛为主要症状的一种病变。

（2）分型

1）膨出型：纤维环部分破裂，而表层尚完整，此时髓核因压力而向椎管内局限性隆起，但表面光滑。这一类型经保守治疗大多可缓解或治愈。

2）突出型：纤维环完全破裂，髓核突向椎管，仅有后纵韧带或一层纤维膜覆盖，常需手术治疗。

3）脱出型：髓核突破后纵韧带，形同菜花，但其根部还在椎间隙内。需手术治疗。

4）游离型：大块髓核突破纤维环和后纵韧带，完全突入椎管，与原椎间盘脱离。需手术治疗。

5）Schmorl 结节及经骨突出型：髓核经上、下软骨板突入松质骨内。后者是髓核沿椎体软骨终板和椎体之间的血管通道向前纵韧带方向突出，形成锥体前缘的游离骨块。无神经症状，无需手术治疗。

2. 腰椎间盘突出症的临床特征

（1）症状

1）腰痛：通常是最先出现的症状。

2）坐骨神经痛：是从下腰部向臀部、大腿后方、小腿外侧直到足部的放射性疼痛。早期痛觉过敏，逐渐出现感觉迟钝。

3）马尾综合征：出现大、小便障碍，鞍区感觉异常。

（2）体征

1）腰椎侧凸：为减轻疼痛的姿势性代偿畸形。

2）腰部活动受限：前屈受限最为明显。

3）压痛及骶棘肌痉挛：棘突间压痛，棘突旁压痛并沿坐骨神经放射。骶棘肌痉挛，固定于强迫体位。

4）直腿抬高试验及加强试验。

5）神经系统表现：感觉异常、肌力下降、反射异常。

（3）影像学及其他检查

1）腰椎 X 线平片：单纯 X 线平片不能直接反应是否存在椎间盘突出，但 X 线片上有时可见椎间隙变窄、椎体边缘增生等退行性改变，是一种间接的提示，有重要的鉴别诊断意义。

2）CT 检查：可较清楚地显示椎间盘突出的部位、大小、形态和神经根、硬脊膜囊受压移位的情况，同时可显示椎板及黄韧带肥厚、小关节增生肥大、椎管及侧隐窝狭窄等情况，对本病有较大的诊断价值。

3）磁共振（MRI）检查：MRI 无放射性损害，对腰椎间盘突出症的诊断具有重要意义。MRI 可以全面地观察腰椎间盘是否病变，并通过不同层面的矢状面影像及所累及椎间盘的横切位影像，清晰地显示椎间盘突出的形态及其与硬膜囊、神经根等周围组织的关系，另外可鉴别是否存在椎管内其他占位性病变。

（4）其他：电生理检查（肌电图、神经传导速度与诱发电位）可协助确定神经损害的范围及程度，观察治疗效果。实验室检查主要用于排除一些疾病，起到鉴别诊断作用。

3. 治疗原则

（1）非手术疗法：大多数腰椎间盘突出症患者可以经非手术治疗缓解或治愈。非手术治疗主要适用于：①年轻、初次发作或病程较短者。②症状较轻，休息后症状可自行缓解者。③由于全身疾病或有局部皮肤疾病，不能施行手术者或不同意手术者。

1）卧床休息：严格卧床休息 3 周后可以佩戴腰围保护下起床活动。

2）牵引治疗：最常采用骨盆牵引。

3）理疗。

4）非甾体抗炎药物。

（2）手术治疗

1）手术适应证：①病史超过半年，严格保守治疗无效或保守治疗有效，但经常复发且疼痛较重者。②明显神经受累表现者。③合并马尾神经受压表现。

2）手术方法：经后路腰背部切口，部分椎板和关节突切除，或经椎板间隙行椎间盘切除。中央型椎间盘突出，行椎板切除后，经硬脊膜外或硬脊膜内椎间盘切除。合并腰椎不稳、腰椎管狭窄者，需要同时行脊柱融合术。近年来，显微椎间盘摘除、显微内镜下椎间盘摘除、经皮椎间孔镜下椎间盘摘除等微创外科技术使手术损伤减小，取得了良好的效果。

临床病案分析

45 岁男性，主诉腰痛伴右下肢放射痛 2 个月，反复发作，咳嗽及用力排便时可加重疼痛。查体右直腿抬高试验 50° 阳性，加强试验阳性，X 线片示：$L_5 \sim S_1$ 椎间隙狭窄。

思考

1. 对诊断有定位定性意义的检查是什么？
2. 最可能的诊断是什么？
3. 其右下肢麻木的区域可能是什么？
4. 若患者出现排尿、排便障碍，则首选治疗方法是什么？

解析

1. MRI。
2. 腰椎间盘突出症。
3. 足外侧及外踝附近。
4. 手术治疗。

（二）腰椎管狭窄症

重点	腰椎管狭窄症的定义、分型、临床症状和治疗
难点	腰椎管狭窄症的临床症状和治疗
考点	腰椎管狭窄症的分型和诊断

1. 定义及分型

（1）定义：腰椎管狭窄症是指椎管、神经根管和椎间孔等的任何形式的狭窄，并引起马尾神经或神经根受压而引起的综合征。

（2）分型：按病因可分为先天性、发育性和继发性椎管狭窄，后者包括退行性、医源性、创伤性和其他椎弓峡部裂并椎体滑脱等所致的椎管狭窄。

2. 临床表现

（1）症状

1）腰腿痛：常发生一侧或两侧根性放射性神经痛，每因站立和行走加重。

2）间歇性跛行：通常在直立或行走数百米后出现，表现为一侧或双侧腰酸、腿痛、麻木、沉重感、乏力等感觉。此类症状可因休息、下蹲而缓解，再度行走活动复又出现。

3）马尾神经受压：出现会阴区麻木、异常感觉和针刺样感觉。部分患者可出现排尿、排便障碍及性功能障碍。

（2）体征

1）症状重，体征轻。

2）常见腰椎前凸变平、活动范围减少，直腿抬高试验可为阴性。

3）神经根管狭窄者可出现下肢感觉障碍、肌力减弱、腱反射减弱或消失。

（3）影像学及其他检查

1）腰椎 X 线平片：显示腰椎退行性改变，如骨赘形成、椎间隙狭窄、腰椎生理前凸减小或反常。

2）CT 检查：显示腰椎间盘突出，关节突关节增生、关节突内聚。

3）磁共振（MRI）检查：T1 像可示多个椎间盘突出，T2 像示多个椎间盘信号减低，硬膜囊呈蜂腰状狭窄。

3. 治疗原则

（1）非手术疗法：确诊后通常首选非手术治疗，如休息、推拿按摩和针灸等理疗，药物治疗包括非甾体类抗炎药、肌肉松弛药。严重者可行硬膜外激素注射。

（2）手术治疗

1）手术适应证 ①非手术治疗不能控制且不能耐受的严重下肢疼痛伴或不伴腰痛；②持续的下肢症状、进行性间歇性跛行经过 2～3 个月非手术治疗无明显效果；③严重神经压迫和进行性神经功能丧失；④马尾神经综合征。

2）手术方法：单纯椎管减压术或减压植骨融合内固定术，可传统开放手术，也可选择脊柱内镜下手术。

临床病案分析

50岁男性，主诉腰痛8年，加重双下肢麻胀不适2个月，现患者双下肢麻胀不适，麻胀沿双膝至双小腿、双足背、足趾、足底，左下肢麻胀感较重，偶有双大腿麻木感，活动劳累后加重，休息后减轻，间歇性跛行，跛行距离约100米。查体腰椎生理曲度欠自然，腰椎双侧肌肉紧张，腰部活动略受限，双小腿外侧、足背皮肤浅感觉稍减退，直腿抬高试验阴性。腰椎CT示：$L_{3/4}$椎间盘向右后方突出，硬膜囊受压，椎管有效矢状径变窄。$L_{4/5}$椎间盘向周围膨出，硬膜囊受压，双侧椎间孔变窄及椎管有效矢状径变窄。

1. 根据病史、体征及影像学检查，诊断首先考虑什么？
2. 需进一步完善什么检查？
3. 需与什么疾病进行鉴别？
4. 该患者应采取何种手术方式？

解析：

1. 腰椎管狭窄症（$L_{3\sim4}$、$L_{4\sim5}$）。
2. 腰椎MR，评估椎管狭窄的节段和程度。
3. 腰椎间盘突出症，下肢动脉硬化性闭塞症等。
4. $L_{3\sim4}$、$L_{4\sim5}$全椎板切除椎管减压椎间植骨融合内固定术。

（三）腰椎滑脱症

重点	腰椎滑脱的分度、临床特征、治疗原则
难点	腰椎滑脱临床病理特征和治疗原则
考点	腰椎滑脱症的分度和治疗

1. 腰椎滑脱症的定义、分型和分级

（1）定义：是指相邻两椎体发生向前或向后相对移位，从而导致腰腿疼痛的症状。其主要表现为慢性的腰骶部疼痛、严重者可致坐骨神经痛和间歇性跛行等症状。其中由峡部崩裂引起的滑脱约占15%，退行性腰椎滑脱约占35%。腰椎滑脱的发病年龄多在20～50岁；男性明显多于女性，腰椎滑脱最常见的部位是$L_{4\sim5}$和L_5～S_1。

（2）病因和分型：根据滑脱的原因可分为椎弓根发育不良性、椎弓峡部裂性、退行性、创伤性、病理性和医源性滑脱。其中以椎弓峡部裂性和退行性滑脱最为常见。

（3）分级：常用 Meyerding 分级，即将下位椎体上缘分为 4 等份，根据椎体相对下位椎体向前滑移的程度分为Ⅰ～Ⅳ度。Ⅰ指椎体向前滑动不超过椎体中部矢状径的 1/4 者；Ⅱ指超过 1/4，但不超过 2/4 者；Ⅲ指超过 2/4，但不超过 3/4 者；Ⅳ指超过椎体矢状径的 3/4 者。

2. 临床特征

（1）症状：通常初期无症状，随着疾病进展出现腰痛、坐骨神经痛和间歇性跛行。症状通常与体力劳动有关，劳累可加重，休息可缓解或部分缓解。

（2）体征

1）腰椎畸形：滑脱较重的患者可能会出现腰部凹陷、腹部前凸，甚至躯干缩短、走路时出现摇摆。

2）腰部压痛：滑脱节段出现棘突压痛，可及台阶感。

3）直腿抬高试验及加强试验：压迫坐骨神经可出现。

4）神经系统表现：下肢相应神经根受累出现皮肤麻木，肌力下降，反射异常。

（3）影像学及其他检查

1）X 线片：侧位片可显示腰椎滑脱征象，并能测量滑脱分度。斜位片能清楚显示椎弓崩裂形态，峡部可出现一带状裂隙，称为苏格兰（Scotty）狗颈断裂征。裂隙于椎弓根后下方，在上关节突与下关节突之间，边缘常有硬化征象。动力位可判断滑移的活动性，对判断有无腰椎不稳价值较高。

2）腰椎 CT：腰椎滑脱的 CT 表现主要有椎板及黄韧带肥厚、小关节增生肥大、椎管及侧隐窝狭窄等情况，对本病有较大的诊断价值。三维 CT 重建可以明确椎间孔变化及滑脱程度。

3）腰椎 MRI：可以全面了解椎间盘、硬膜囊和马尾神经受压情况。

4）其他：电生理检查（肌电图、神经传导速度与诱发电位）可协助确定神经损害的范围及程度，观察治疗效果。实验室检查主要用于排除一些疾病，起到鉴别诊断作用。

3. 治疗原则

（1）保守治疗：患者症状较轻时保守治疗。

（2）手术治疗：手术适应证如下。

1）Ⅱ度以上的腰椎滑脱，出现顽固性腰背部疼痛，或原有的下腰痛症状加重，通过正规的保守治疗无效，严重影响患者生活和工作。

2）伴发腰椎间盘突出或腰椎管狭窄，出现下肢根性放射痛及间歇性跛行，或出现马尾神经受压的症状。

3）病程长，有逐渐加重趋势。

手术有腰椎管减压、腰椎滑脱复位、内固定和植骨融合术。对腰椎滑脱的复位目前有争议，主流观点是如果能够复位尽量复位，但不主张扩大手术强行完全解剖复位。

临床病案分析

50 岁男性，主诉腰痛 10 年，加重伴间歇性跛行半年，反复发作，劳累后疼痛加重，近半年行走乏力，行走约 500m 出现下肢酸胀无力，坐位休息后可继续行走，无发热畏寒，无肢体乏力等症状。查体：腰椎 $L_{4/5}$ 水平棘突间压痛，可及台阶感。

1. 尚需完善的检查是什么？
2. 如果若 X 线片示：$L_{4\sim5}$ 相对滑移，该患者诊断是什么，具体依据是什么？
3. 适合的治疗方法是什么？具体理由是什么？

解析：

1. 尚需完善腰椎 X 线片，CT 和 MRI。
2. 腰椎滑脱，根据病史，腰痛 10 年，病史较长，近期出现加重伴有双下肢酸胀并间歇性跛行。体检可及腰部台阶感，X 线片示：$L_{4\sim5}$ 相对滑移。
3. 目前出现间歇性跛行，继发椎管狭窄，建议手术治疗。

二、颈肩痛

（一）颈椎病

1. 分型

（1）神经根型颈椎病

1）具有较典型的根性症状（麻木、疼痛），且范围与颈脊神经所支配的区域相一致。

2）压头试验或臂丛牵拉试验阳性。

3）影像学所见与临床表现相符合。

（2）脊髓型颈椎病

1）临床上出现颈脊髓损害的表现。

2）X 线片上显示椎体后缘骨质增生、椎管狭窄。影像学证实存在脊髓压迫。

3）除外肌萎缩性侧索硬化症、脊髓肿瘤、脊髓损伤、多发性末梢神经炎等。

（3）椎动脉型颈椎病

1）曾有猝倒发作。并伴有颈性眩晕。

2）X 线片显示节段性不稳定或枢椎关节骨质增生。

3）多伴有交感神经症状。

4）椎动脉造影检查可有阳性发现

（4）交感神经型颈椎病：临床表现为头晕、眼花、耳鸣、手麻、心动过速、心前区疼痛等一系列交感神经症状，X 线片颈椎有失稳或退变。椎动脉造影阴性。

2. 治疗原则

神经根型颈椎病主要行非手术治疗，包括颈椎牵引、理疗、改善不良工作体位和睡眠姿势。如保守治疗无效，疼痛明显，严重影响生活质量，可考虑手术治疗。脊髓型颈椎病确诊后及时手术治疗。

临床病案分析

患者，男性，50 岁，1 年前无明显诱因下出现颈后疼痛，双手麻木，使用筷子困难，行走时有脚踩棉花感，查体：四肢肌张力增高，前臂外侧痛觉减退，双侧霍夫曼征（Hoffmann 征）阳性，踝阵挛阳性，辅助检查：X 线检查可见颈 5～6 生理曲度消失，局部轻度后凸畸形，间隙狭窄，椎管矢状径 15 cm。

思考

1. 最可能的临床诊断为什么？
2. 进一步检查首选什么？
3. 治疗首先采用哪种方式？

解析

1. 脊髓型颈椎病。
2. 颈椎 MRI。
3. 手术治疗。

（二）颈椎后纵韧带骨化症

重点	颈椎后纵韧带骨化症的定义、影像学表现和临床表现
难点	颈椎后纵韧带骨化症的诊断特点、治疗原则
考点	颈椎后纵韧带骨化症的影像学特征

1. 定义

颈椎后纵韧带骨化症（OPLL）是指颈椎后纵韧带异常增殖并骨化导致椎管容积减小，进而引起脊髓损害和四肢功能障碍的一种疾病。

2. 临床表现

多发于50～60岁中年人，男性多于女性，开始有头颈痛等轴性症状，四肢感觉异常、疼痛或功能障碍。典型症状是行走不稳，晚期可伴有大小便障碍。查体可发现躯干和四肢感觉及运动功能障碍、肌张力增高、腱反射亢进、病理反射阳性。

3. 影像学检查

（1）X线：椎体后缘异常的高密度条状骨化影。根据骨化灶的形态和范围分为：连续型、间断型、局灶型和混合型。

（2）CT：椎体后缘有高密度骨化块突向椎管，椎管狭窄，脊髓和神经根受压移位变形。被认为诊断OPLL的“金标准”。

（3）MRI：骨化的后纵韧带呈低信号，可见硬膜囊外脂肪减少及硬膜囊受压。MRI诊断后纵韧带骨化不及CT，但其能反映出脊髓受压的信号变化，对诊断手术预后具有一定意义，此外，MRI对颈椎间盘突出、脊髓肿瘤的鉴别诊断具有重要意义。

4. 治疗原则

（1）保守治疗：对于症状轻微或症状明显但经休息后能缓解者，主要包括休息、口服NSAIDS药物、理疗等。

（2）手术治疗：若有明显的脊髓压迫症状，则需要手术治疗。手术有前路手术、后路手术和前后路复合手术。

临床病案分析

患者，男性，45岁，主诉双下肢无力半年余，加重伴四肢麻木2个月余。患者半年前无明显诱因下出现双下肢无力，未予以特殊处理。近2月来出现四肢麻木感，双手活动不灵活，头晕，无腰背部疼痛、无大小便障碍等不适。体查颈椎$C_{5\sim6}$棘突压痛（+），叩击痛（+），颈椎活动受限，双下肢肌力Ⅲ，双上肢肌力Ⅲ，脐平面以下感觉感觉减退，双侧Hoffmann征（+），双侧Barbinski征（+）。入院后查颈椎X线示：颈椎前弓曲度存在，$C_{5\sim6}$间隙变窄，后缘可见异常的高密度阴影。

1. 根据病史及体征，临床诊断首先考虑哪些问题？

2. 最可能的诊断是什么，理由是什么？

3. 确定该疾病金标准的检查是什么？

4. 若CT提示$C_{3\sim7}$多个椎体后缘高密度连续条状影，其中$C_{5\sim6}$间隙骨化最明显，则合适的手术方式是什么？

解析：

1. 脊髓型颈椎病，颈椎后纵韧带骨化，颈椎管狭窄症，肌萎缩性侧索硬化，脊髓空洞症等。

2. 颈椎后纵韧带骨化症，除临床症状体征外，X线提示$C_{5\sim6}$后缘可见异常的高密度阴影。

3. 颈椎CT三维重建。

4. 后路椎管扩大减压，椎板成型术。

第六十五章　骨与关节化脓性感染

重点	急性血源性骨髓炎的临床表现、诊断及治疗原则
难点	化脓性关节炎的病理诊断
考点	急性血源性骨髓炎的诊断和治疗

一、化脓性骨髓炎

1. 急性血源性骨髓炎

（1）病因为化脓性细菌感染，涉及骨膜、骨皮质、骨松质和骨髓组织。

（2）感染途径：①血源性；②创伤性；③蔓延性。

（3）致病菌：最常见为溶血性链球菌，其次为乙型链球菌。

（4）病理：骨质破坏、坏死和由此而引发的修复反应同时并存。

（5）临床表现：①全身表现，毒血症状（昏迷、感染性休克）；②局部表现，早期只有患区剧痛，逐渐出现水肿，骨膜下脓肿穿破成为软组织深部脓肿后疼痛可减轻，但局部红、肿、热、压痛更明显，可发生病理性骨折。

（6）诊断：①急骤的高热与毒血症表现；②长骨干骺端疼痛剧烈而不愿活动肢体；③该区有一明显压痛区；④血象升高；⑤血培养、局部分层穿刺；⑥X 线：2 周内骨质无明显效率，3～4 周可发现骨坏死，骨膜反应性增生。⑦B 超：可早期发现深部脓肿或骨膜下脓肿。⑧CT：早期可发现软组织肿胀、低密度的骨膜坏区、皮质中断等；⑨MRI：分辨率高，可早期识别髓腔内脓肿。

（7）治疗：①抗生素治疗；②手术治疗：钻孔引流，开窗减压；③全身辅助治疗；④局部辅助治疗：皮牵引、石膏托。

2. 慢性血源性骨髓炎

（1）病因：①急性期未能及时和适当治疗，有大量死骨形成。②有死骨或弹片等异物和死腔的存在。③局部广泛瘢痕组织及窦道形成，循环不佳，利于细菌生长。

（2）致病菌：金黄色葡萄球菌是常见的致病菌。

（3）主要特征：死骨、死腔、窦道形成，炎性肉芽组织充填。

（4）病理：骨质破坏、坏死和由此而引发的修复反应同时并存。

（5）临床表现：临床上进入慢性炎症期时，有局部肿胀，骨质增厚，表面粗糙，有压痛。如有窦道，伤口长期不愈，偶有小块死骨排出。有时伤口暂时愈合，但由于存在感染病灶，炎症扩散，可引起急性发作，有全身发冷、发热，局部红肿，经切开引流，或自行穿破，或药物控制后，全身症状消失，局部炎症也逐渐消退，伤口愈合，如此反复发作。

（6）影像学检查特点：X 线摄片表现为骨质不规则增厚和硬化；CT 主要表现为骨皮质增厚、髓腔变窄和骨密度增高。死骨为孤立的浓密骨块，被低密度的脓液所包围。MRI 慢性骨髓炎骨质增生硬化现象，在 T1 加权像表现为髓腔内的低信号，无信号的骨皮质影增厚和不规整。T2 加权像髓腔和骨皮质信号混杂，死骨表现为低信号，而无效腔和脓液则表现为高信号。

（7）诊断：诊断根据以往有急性骨髓炎或开放性骨折病史，局部病灶检查及X线片表现，不难确诊。

（8）治疗：①清除死骨和炎性肉芽组织；②消灭感染无效腔；③负压封闭引流；④庆大霉素珠链填充术；⑤急性发作时的处理：首先是应用抗生素治疗，用药原则与急性骨髓炎相同。已闭合的窦道口周围红肿、疼痛时，表示死腔内脓液增多不能排出，应将窦道口切开，将脓液尽量吸尽，并置硅胶管保持引流通畅。

3. 局限性骨脓肿

（1）病因：致病菌在干骺端形成炎性病灶后，经抗生素治疗，感染未能扩散，或是致病菌弱而机体抵抗力强，病灶局限于干骺端。

（2）本病多见于青少年，好发于胫骨、股骨上、下端，亦可发生在桡骨下端，肱骨下端。

（3）主要特征：死骨、死腔、窦道形成，炎性肉芽组织充填。

（4）病理：骨质破坏、坏死和由此而引发的修复反应同时并存。

（5）临床表现：临床上进入慢性炎症期时，有局部肿胀，骨质增厚，表面粗糙，有压痛。如有窦道，伤口长期不愈，偶有小块死骨排出。有时伤口暂时愈合，但由于存在感染病灶，炎症扩散，可引起急性发作，有全身发冷发热，局部红肿，经切开引流，或自行穿破，或药物控制后，全身症状消失，局部炎症也逐渐消退，伤口愈合，如此反复发作。

（6）影像学表现：X线片可见长骨干骺端有一圆形或椭圆形透亮区，表示髓腔骨质完全消失，被脓液或肉芽组织替代，周围有浓密阴影，表示脓腔周围骨质修复。一般无骨膜增生。

（7）诊断：主要根据病史和影像学资料。

（8）治疗：在症状静止期是手术治疗，时机为彻底清除病灶后。①用邻近肌肉作带蒂肌瓣充填；②取自体或同种异体骨，制成小条或小块状填满骨腔；③庆大霉素珠链填塞。

4. 硬化性骨髓炎

（1）病因：病因尚未确定，一般认为是骨组织低毒性感染，有强烈的成骨反应。

（2）临床特征：慢性起病，局部常有疼痛及皮肤温度升高，很少有红、肿，穿破更为罕见。

（3）影像学表现：X线片上可以看到大量骨密质增生。

（4）治疗：抗生素可以缓解急性发作所致疼痛，由于病灶部位硬化骨很多，药物难以通过血液循环进入病灶内，因此部分病例抗生素难以奏效而需作手术治疗。

5. 创伤后骨髓炎

（1）病因：常见于开放性骨折术后感染，其次为骨折切开复位或其他骨关节手术后出现感染。

（2）临床特征：可为急性或慢性，病变都在骨折端附近。

（3）治疗：①急性期立即敞开创口引流，以免脓液进入骨髓腔内。②全身性使用抗生素，并按细菌培养及药物敏感实验结果调整用药。③分次清创，清除创口内异物，坏死组织与游离骨块。④管型石膏固定。⑤慢性期骨密质钻孔。⑥股缺损者伤后6个月植骨，缺损较大可行外固定器处理。⑦创伤骨髓炎伴皮肤缺损，必要时植皮处理。

6. 化脓性脊椎炎

（1）病因：金黄色葡萄球菌多见。

（2）分为椎体化脓性骨髓炎和椎间隙感染。多见于成人，以腰椎最为常见，其次为胸椎，颈椎发病少见。

（3）临床特征：起病急骤，有畏寒、寒战及高热，脓毒症状明显。

（4）影像学表现：X线检查早期无明显异常，2～6周后病变逐渐显示，病椎密度减低、出现不规则破坏区。椎体进一步破坏时可发生病理性骨折，呈楔形压缩。病变常从一个椎体开始，未累及椎间盘及邻近椎体时，椎间隙保持正常状态。出现脓肿时椎旁阴影增宽。病变仅限于椎体前缘者椎体皮质骨增厚，前缘形成骨赘或骨桥，将上下椎体融合。病变侵犯椎弓、棘突及横突时，可见该处骨质破坏、溶解、消失。

（5）治疗：抗生素治疗原则与急性血源性骨髓炎相同。全身支持疗法与制动也十分必要。脓肿形成后应及时行切开引流、病灶清除术，出现脊髓压迫症状时，尽快作椎管内探查、排脓、减压手术。

临床病案分析

患者，男性，25 岁，工作中不慎被利器割伤右侧小腿，伤后患者自行用清水冲洗患处并至当地卫生所予伤口包扎。患者伤后第 5 天，开始出现发热畏寒等表现，体温最高 39.8℃，体检：右侧小腿有伤口长约 3 cm，皮肤及组织有脓性分泌物流出，皮肤表面红肿。右胫骨 X 线显示骨膜增厚，骨皮质毛糙。踝关节主动活动减弱，被动活动引发疼痛。

思考

1. 该患者最可能的诊断是什么？
2. 为明确诊断该患者还需行哪些检查？

解析

1. 诊断：急性骨髓炎。
2. 血沉、血常规、细菌培养。

二、化脓性关节炎

（1）致病菌：常见的为金黄色葡萄球菌。

（2）感染途径：①血源性；②创伤性；③蔓延性；④医源性。

（3）病理：①浆液性渗出期；②浆液纤维素性渗出期；③脓性渗出期。

（4）临床表现：①外伤史；②全身表现（感染中毒症状）；③局部表现：浅部，红、肿、热、痛功能障碍；深部，局部炎症表现不明显。

（5）临床检查：①血常规、血培养；②ESR；③关节液检测；④X 线检查：软组织肿胀影，骨质疏松、关节间隙变窄、虫蚀样骨质破坏、骨面毛糙、骨质增生使病灶周围骨质变为脓白。

（6）诊断：病史+体征+辅助检查。

（7）治疗：抗生素、关节灌洗、开放或关节镜下切开引流，晚期可行关节融合或截骨矫形。

临床病案分析

患者，男性，17 岁，于 1 月前摔伤膝盖，在家包扎。于 2 天前出现压痛、红、肿现象，在家使用药物无效（具体用药不祥）后全身出现高热。入院后查血常规示白细胞 15×10^9/L。

思考

1. 该患者最可能的诊断是什么？
2. 确诊的主要检查是什么？

解析

1. 诊断：化脓性关节炎。
2. 关节液检查。

第六十六章 骨与关节结核

重点	骨与关节结核的诊断和治疗原则
难点	骨与关节结核的病理，脊柱结核的治疗原则，膝、髋关节结核的诊断和治疗
考点	脊柱结核的诊断和治疗

一、概论

1. 病理

（1）骨结核：①松质骨结核，中心型和边缘型；②密质骨结核，多自髓腔开始，呈局限性溶骨性破坏；③干骺端结核，具备松质、密质骨结核特点。

（2）滑膜结核：滑膜肿胀、充血，炎性细胞浸润，渗液增加，晚期滑膜增生、肥厚。

（3）全关节结核。

2. 临床表现

①结核中毒症状；②局部表现：肿、痛；③冷脓肿的流注；④晚期可出现脊柱畸形或截瘫，关节挛缩畸形等。

3. 实验室检查

轻度贫血，血白细胞计数（WBC）一般正常，混合感染时升高。血液（ESR）升高。T-SPOT 试验为阳性；取活检，DNA 检测为发现结核杆菌感染。

4. 影像学检查

①X 线：最重要，但不能早期诊断。②核素骨显像。③CT：对显示周围冷脓肿有独特的特点。④MRI：有早期诊断价值。⑤B 超：探查深部脓肿的位置和大小；⑥关节镜：可行滑膜活检。

5. 治疗

（1）全身治疗：①支持疗法；②抗结核药物化疗，早期、适量、联合、规律、全程。

（2）局部治疗：①局部制动；②局部注射；③手术治疗，包括切开排脓、病灶清除及其他手术治疗。

二、脊柱结核

1. 病理

椎体结核分中心型和边缘型两种。

（1）中心型椎体结核：多见于儿童，好发于胸椎，病椎可被压缩成楔形。也可穿透椎间盘而累及邻近椎体。

（2）边缘型椎体结核：多见于成人，腰椎为好发部位。病变局限于椎体上下缘，很快侵犯椎间盘及相邻的椎体。椎间盘破坏、椎间隙变窄是木病的特征。椎体破坏后可形成寒性脓肿。①椎旁脓肿，脓液汇集在椎体前、后方或两侧。还可沿韧带间隙向上和下蔓延。②流注脓肿，椎旁脓肿积聚至一定数量后，压力增高，穿破骨膜，沿肌筋膜间隙向下方流动，在远离病灶的部位出现脓肿。

2. 临床表现

患者除了结核的全身症状外，疼痛是最先出现的症状。

（1）颈椎结核除颈部疼痛外，还有上肢麻木等神经根受刺激的表现。

（2）腰椎结核患者在站立与行走时，往往用双手托住腰部，头及躯干向后倾，使重心后移，尽量减轻体重对病变椎的压力。拾物试验（+）：患者从地上拾物时，不能弯腰，需挺腰屈膝屈髋下蹲才能取物。

（3）少数患者发现寒性脓肿才来就诊。

3. 影像学检查

①X 线片：表现以骨质破坏和椎间隙狭窄为主。②CT：可清晰显示病灶部位，有无空洞和死骨形成。③MRI：具有早期诊断价值，主要用于观察脊髓有无受压和变性。

4. 治疗

包括全身治疗和手术治疗。手术治疗包括：①切开排脓，寒性脓肿广泛流注出现继发感染，全身中毒症状明显，不能耐受病灶清除术时切开排脓挽救生命。②病灶清除术。③矫形手术。

三、脊柱结核并截瘫

1. 好发部位

脊柱结核并截瘫的发生率约占脊柱结核病例的 10%～30%，胸椎结核截瘫占脊柱结核并截瘫的 85%，主要在胸椎椎管较狭窄的中、下胸椎部位，后依次为颈椎、颈胸椎和胸腰椎结核并发截瘫。

2. 病理

①病变破坏的脊柱结构所形成的病理组织：如死骨、坏死椎间盘、肉芽组织干酪样物质和脓肿，向后直接压迫脊髓使脊髓功能逐渐丧失。②脊柱结核累及硬膜发生硬脊膜炎或偶见的蛛网膜炎，当硬脊膜和软脊膜增厚和缩窄影响脊髓血供引致瘫痪。③瘫痪发生于结核早期者，邻近病变区域没有明显压迫脊髓的征象。由于硬膜外间隙组织浸润，椎管内淋巴和静脉充血使回流受阻，硬膜囊受压和脊髓受压变扁，水肿，使脊髓血供障碍出现瘫痪。④脊柱生物力学改变，脊柱的功能单位为两个相邻的椎骨及椎间盘构成的三关节复合体。脊柱结核通常破坏两椎体及椎间盘，使脊柱主要的椎间关节功能丧失，脊柱的稳定性破坏。

3. 临床表现

①脊柱结核的全身及局部表现外还有脊髓受压迫的临床表现。②瘫痪发生最早为运动障碍，随后出现感觉障碍，大小便失禁。

4. 治疗

脊柱结核并截瘫治疗在无手术禁忌证的情况下，应积极地行手术治疗。手术包括结核病变的病灶清除术，清除病灶对脊髓的压迫。在条件允许下，应行脊柱重建恢复脊柱的高度及脊柱的稳定性。

四、膝关节结核

1. 病理

以滑膜结核起病多见，病变发展缓慢，以炎性浸润和渗出为主，表现为膝关节肿胀和积液。病变发展，结核性病变经过滑膜附着处侵袭至骨骼，使大块关节软骨板剥落而形成全关节结核。后期由于脓液积聚，成为寒性脓肿，溃破后成为慢性窦道。

2. 临床表现

（1）除结核全身症状外，由于膝关节位置表浅，肿胀和积液明显，浮髌试验阳性。早期膝关节穿刺液比较清亮。

（2）较晚期膝关节结核，滑膜显著肿胀、增厚，穿刺液变浑，有纤维素混杂，最终变为脓性。后期寒性脓肿形成，溃破后成为慢性窦道。

（3）病变静止或愈合后膝关节呈纤维性强直。

3. 影像学检查

①早期滑膜结核，X 线片仅见髌上囊肿胀与局限性骨质疏松。②病程较长者可见进行性关节间隙变窄和边缘性骨侵蚀。至后期，骨质破坏加重，关节间隙消失，严重时出现胫骨向后半脱位。③CT 与 MRI 可以看到 X 线片不能显示的病灶，MRI 具有早期诊断价值。④关节镜对早期诊断滑膜结核具有独特价值，并可做活检及镜下滑膜切除术。

4. 治疗

全身治疗和局部治疗都不可忽视。①膝关节抽液并注入抗结核药物（异烟肼 200 mg/次或链霉素 1 g/次，儿童减半）。每周 1～2 次，3 个月为 1 疗程。如果关节积液减少，色泽转清可以继续治疗；如果不见好转，滑膜肿胀肥厚，可行滑膜切除术。②全关节结核，如果破坏明显或有脓液积聚，需做病灶清除术。对于 15 岁以下儿童或病灶清除术后尚有部分关节面残留的成人，病灶清除术后可不做融合术。对于 15 岁以上关节毁损严重并有畸形者，病灶清除术后同时行膝关节融合术。③无论手术或非手术治疗，局部制动不应少于 3 个月。

五、髋关节结核

1. 病理

包括单纯性滑膜结核或单纯性骨结核，以单纯性滑膜结核多见。

2. 临床表现

起病缓慢，有低热、乏力、倦怠、食欲差、消瘦及贫血等全身症状。多为单发性，早期症状为疼痛。儿童患者常诉膝部疼痛。后期可出现寒性脓肿，破溃后成为慢性窦道。

3. 影像学检查

X 线平片早期病变可能不明显，必须两侧髋关节同时摄片比较。CT 与 MRI 可帮助早期诊断，能清楚显示髋关节内积液量，显示普通 X 线平片不能发现的微小骨破坏病灶。

4. 治疗

（1）全身支持治疗。

（2）药物治疗。

（3）牵引。

（4）手术治疗：①髋关节滑膜切除术：可减少炎性反应，保全股骨头。②病灶清除术：可清除骨性病灶、寒性脓肿及慢性窦道。③髋关节融合术：可控制混合感染和病变静止后髋关节出现纤维性强直的微动疼痛。④人工全髋关节置换术：应在抗结核药物严格控制下进行。⑤转子下截骨矫形术：适合于有明显髋关节屈曲、内收或外展畸形的患者。

临床病案分析

题 1.

患者，男性，11 岁，右髋部肿痛、跛行，伴低热盗汗，食欲不振 2 周。查体：T 37.6℃，右髋部活动受限，托马斯（Thomas）征阳性。髋关节 X 线片见关节间隙略窄，边缘骨质破坏。

思考：

1. 该患者最可能的诊断？
2. 试简述该患者 X 线表现还有哪些可能。

题 2.

患者，女性，64 岁。患者 3 周前无明显诱因出现腰痛，伴双侧下肢疼痛，主要为双侧大腿后方，左侧明显，无鞍区感觉障碍，二便功能正常，无低热、盗汗，时有咳嗽，少量咳痰。腰椎 CT 提示腰 4 椎体、腰 5 椎体和腰 4/5 椎间盘破坏。体格检查示：下腰椎棘突压痛、叩击痛，腰椎活动受限，双下肢肌张力不高，肌力、感觉正常，双下肢直腿抬高试验（–），双侧 Babinski 征（–），肛周感觉正常，肛门括约肌收缩有力。实验室检查结果示：ESR 115 mm/h，T-Spot（+）。

思考：

1. 若该患者诊断为“腰椎结核”，请说明诊断依据有哪些？

2. 若该患者诊断为“腰椎结核”，请试述两种对应的鉴别诊断疾病。

题 3.

患者，男性，67 岁。2 个月前无明显诱因开始出现腰部疼痛，呈持续性刺痛，尚可忍受，伴盗汗，无发热，无咳嗽、咳痰，无头晕、头疼，无下肢放射痛、麻木等不适，一直未予治疗；一个月前至当地医院型腰椎 CT 提示：胸腰椎骨质多发破坏，考虑胸腰椎结核，未除外转移性肿瘤，骨髓瘤改变。当地医院拟诊为“胸腰椎结核”，予抗结核治疗 3 天（具体不详），患者腰痛未见明显缓解，现为进一步治疗来我院就诊，门诊拟“脊柱结核”收入医院。体格检查：脊柱生理曲度存在，无明显畸形，胸 9～10 棘突可触及压痛，腰 2～4 棘突及棘突旁可触及压痛，双侧直腿抬高试验（-），双侧 4 字征阴性，双下肢肌力、肌张力正常，双下肢皮肤感觉未见明显异常。膝反射、跟腱反射正常，病理征未引出。血液分析：WBC 6.25×10^9/L，粒细胞比例 14.6，单核细胞比例 12.3；血沉 70 mm/h；肝肾功能，凝血未见明显异常。CT 提示：胸 9～10 椎体破坏，考虑脊柱结核；胸椎 MRI 提示：胸 9～10 骨质破坏伴椎旁脓肿形成。

思考：

1. 请写出该患者入院诊断及相应的诊断依据。

2. 若该患者诊断为“脊柱结核”，请列出其诊断与脊柱肿瘤的鉴别诊断依据。

解析

题 1

1. 诊断：右髋关节结核。

2. X 线片可见局限性骨质疏松。若病程较长者可见进行性关节间隙变窄和边缘性骨腐蚀。至后期，髋关节骨质破坏加重，关节间隙消失。

题 2

1. 诊断依据：腰痛伴双下肢麻痛，双下肢症状主要分布于双侧大腿后方，查体见下腰椎棘突压痛、叩击痛，腰椎活动受限，双下肢肌张力不高，肌力、感觉正常，双下肢直腿抬高试验（–），双侧 Babinski 征（–），肛周感觉正常，肛门括约肌收缩有力。血沉增高，T-Spot（+），影像学见腰 4 椎体、腰 5 椎体和腰 4/5 椎间盘破坏。

2. 鉴别诊断：①脊柱转移瘤：患者腰痛，影像学见腰椎破坏。但患者既往无肿瘤病史，相关检查未见其他部位肿瘤，影像学见腰椎体和腰椎间盘均破坏明显，可见硬化骨形成，周围脓肿形成，而脊柱转移瘤多为溶骨性破坏，常累及脊椎附件，无脓肿形成。②化脓性脊椎炎：患者腰痛，影像学见腰椎破坏，脓肿形成。但化脓性脊椎炎常为剧烈疼痛，可伴寒战、发热，椎间盘一般无明显破坏，且患者降钙素原不高。未能排除，需进一步完善相关检查，必要时行穿刺活检，行病理检查和细菌培养。

题 3

1. 诊断：脊柱结核合并脊髓损害。诊断依据：①胸痛 2 个月，伴盗汗；②脊柱生理曲度存在，无明显畸形，胸 9～10 棘突可触及压痛，腰 2～4 棘突及棘突旁可触及压痛；③血液检查：WBC 6.25×10^9/L，粒细胞比例 14.6%，单核细胞比例 12.3%；血沉 70 mm/h；肝肾功能，凝血未见明显异常。CT 提示：胸 9～10 椎体破坏，考虑脊柱结核；胸椎 MRI 提示：胸 9～10 骨质破坏伴椎旁脓肿形成。

2. 脊柱肿瘤：多见于老年人，疼痛逐日加重，X 线可见骨质破坏，后期可累及椎弓根，椎间隙正常，通常无椎旁软组织影。

第六十七章　非化脓性关节炎

一、骨关节炎

重点	骨关节炎的临床表现、诊断、鉴别诊断和治疗
难点	骨关节炎的诊断、鉴别诊断和治疗
考点	骨关节炎的诊断和治疗

1. 骨关节炎的分类

（1）原发性骨关节炎。

（2）继发性骨关节炎。

2. 病因

病因未明，一般认为是多种致病因素引起关节解剖异常、关节囊病变和软骨破坏，其中年龄、外伤、肥胖、遗传、炎症及激素水平等均为高危因素。

3. 病理

（1）关节软骨早期出现软骨裂隙、不平及侵蚀，以后逐渐融合成片，继续发展出现全层软骨消失。

（2）软骨下骨呈“象牙质改变”，骨赘形成。

（3）滑膜增殖型滑膜炎和纤维型滑膜炎。

（4）关节囊与周围的肌肉：关节囊产生纤维变性和增厚，限制关节活动。周围肌肉因疼痛产生保护性痉挛，进一步限制关节活动。

4. 临床表现

（1）疼痛，初期为钝痛，随活动增加而加剧，休息后缓解；晚期疼痛逐渐加重，发展成持续性疼痛。

（2）①体格检查显示关节肿胀，膝关节浮髌试验阳性。②髋关节加大内旋角度时，疼痛加重。③关节周围肌肉萎缩，关节主动、被动活动受限。④严重者出现关节畸形，半脱位或脱位。

（3）X线检查：关节间隙变窄，软骨下骨密度增高，囊性变，关节面不平整和边缘骨赘形成。

（4）核磁共振（MRI）：能早期发现关节组织损害。

（5）实验室检查：无特异性。

5. 鉴别诊断

症状不典型的患者，应考虑其他类型的关节炎，如类风湿关节炎、强直性脊柱炎、感染性关节炎、痛风等。

6. 治疗

（1）非药物治疗：休息和锻炼、理疗和减轻体重能缓解症状、改善功能。

（2）药物治疗：非甾体抗炎镇痛药物，关节腔内注射透明质酸钠，软骨保护剂。

（3）手术治疗：①游离体摘除术；②通过关节镜行关节清理术；③截骨术；④关节融合术和关节置换术等。

临床病案分析

患者，女性，68 岁。右膝关节疼痛 8 年，加重伴活动受限 1 年。查体：右膝关节内翻屈曲挛缩畸形。X 线检查示右膝内侧关节间隙狭窄，髌骨关节面不平整。

思考

1. 首先考虑的诊断是什么？
2. 首选的治疗方法是什么？

解析

1. 右膝关节骨关节炎。
2. 人工膝关节置换。

二、强直性脊柱炎

重点	强直性脊柱炎的病因、临床表现、诊断
难点	强直性脊柱炎的临床表现及诊断
考点	强直性脊柱炎的诊断

1. 病因

与组织相容性抗原 HLA-B27 有关，强直性脊柱炎患者中 88%～96%可以测到 HLA-B27。

2. 病理

原发性、慢性、血管翳破坏性的炎症，主要见于滑膜、关节囊、肌腱、韧带的附着点。病变一般始发于骶髂关节，缓慢地沿脊柱延伸，累及椎间关节的滑膜和关节囊，以及脊椎周围的软组织。晚期整个脊柱周围的软组织骨化，呈“竹节样”。

3. 临床表现

（1）症状和体征：发病年龄 16～30 岁，早期下腰背部、骶髂关节及髋关节疼痛，腰部僵硬不能久坐，阴雨天加重，保暖或休息则减轻。疼痛由下向上发展，累计肋椎关节时出现胸廓呼吸幅度减小及胸部束带状疼痛，累及颈椎时整个脊柱完全僵硬。晚期脊柱僵硬可导致躯干和髋关节屈曲畸形。此外，可有神经根性疼痛，尚有虹膜炎、主动脉炎及肺炎纤维化等表现。

（2）实验室检查：HLA-B27 阳性，类风湿因子大部分为阴性。

（3）X 线表现：双侧骶髂关节下 1/3 骨质脱钙、疏松，关节轮廓模糊、间隙不规则增宽，关节软骨下方有毛玻璃样密度增生带，偶有串珠样空洞；脊柱晚期呈“竹节样”改变。

4. 鉴别诊断

椎间盘突出症、Scheuermann’s 病、骨关节炎、腰肌劳损、髂骨致密性骨炎等。

5. 治疗

早期疼痛时可给予非甾体类抗炎药物。手术指征为固定屈曲畸形造成的功能损害。

临床病案分析

患者，男性，28 岁，腰背痛 10 年入院，10 年前无诱因出现腰骶部疼痛并向双臀部放射。曾诊断为腰椎间盘突出症，未予治疗。后腰骶部痛减轻，背部加重，并逐渐出现驼背畸形，双髋活动部分受限，上楼后气喘，呼吸困难。查体：脊柱活动明显受限。肺活量明显减少，Thomas 征阳性，床边试验阳性，血液检查 RF（–），HLA-B27（+），ASO 200U/ml，ESR 54 mm/h。

思考

1. 最可能的诊断是什么？

2. 鉴别诊断是什么？

解析

1. 强直性脊柱炎。

2. 椎间盘突出症、Scheuermann's 病、骨关节炎、腰肌劳损等。

三、类风湿关节炎

重点	类风湿关节炎的病理、临床表现、诊断和鉴别诊断
难点	类风湿关节炎的临床表现及诊断
考点	类风湿关节炎诊断和鉴别诊断

1. 病因

（1）遗传因素。

（2）感染因素。

（3）内分泌和免疫因素。

2. 病理

基本病理变化为关节滑膜的慢性炎症，早期滑膜充血，中性白细胞大量渗出，进入滑液，使滑液成为浑浊的乳状液，后期关节面间肉芽组织逐渐纤维化，形成纤维性强直，进一步发展为骨性强直。

3. 临床表现

（1）症状和体征

1）关节疼痛和肿胀。

2）晨僵现象。

3）多个关节受累。

4）关节活动受限或畸形。

5）关节外表现：①起病时可有发热、无力、全身肌肉酸痛、食欲不振、贫血等。②皮下结节。③眼部病变：干性结膜角膜炎、巩膜炎、角膜周边性溃疡等。④血管炎：滑膜下小血管炎、手指小动脉炎、肠壁小动脉炎等。⑤肺部疾病：胸膜炎、间质纤维化、肺炎、肺动脉炎等。⑥Filty 综合征：类风湿关节炎伴有脾大，中性粒细胞减少，腿部色素沉着或溃疡。

（2）实验室检查：急性发作期白细胞计数增高、继发性贫血、C 反应蛋白（CRP）增高、血沉加快、血清中可见抗核抗体、RF 等条件自身抗体；70%～80%的病例类风湿性因子阳性；还可能出现免疫球蛋白的异常。关节液浑浊，黏性降低，糖含量降低，细菌培养阴性。

（3）X 线：分为骨质疏松期、关节破坏期、严重破坏期、强直期。

（4）MRI 检查：可分辨关节软骨、滑膜、软骨下骨组织和关节周围软组织损坏程度。

4. 诊断

美国风湿病协会修订的诊断标准为：①晨僵至少 1 小时（≥6 周）。②3 个或 3 个以上关节肿胀（≥6 周）。

③腕、掌指关节或近侧指间关节肿胀（≥6 周）。④对称性关节肿胀（≥6 周）。⑤皮下类风湿结节。⑥手和腕关节的 X 线片有明确的骨质疏松或骨侵蚀。⑦类风湿因子阳性（滴度>1:32）。具备以上 4 条或 4 条以上可诊断为本病。

5. 鉴别诊断

（1）强直性脊柱炎。

（2）骨关节炎和类风湿关节炎。

（3）其他关节炎症性关节炎。

6. 治疗

（1）非药物治疗：包括健康教育、心理治疗、加强营养、合理工作和休息。

（2）药物治疗：①第一线药物为缓解症状的抗风湿性药物，包括水杨酸类和其他非甾体抗炎药。②第二线药物为改善病情药物，主要有羟基氯喹（HCQ）、青霉胺、金制剂、柳氮磺吡啶（SSZ）、甲氨蝶呤（MTX）和来氟半特（LEF）等。③第三线药物为激素。

（3）手术治疗：早期可行滑膜切除术；在关节镜下行关节清理，滑膜切除术；晚期可根据病情做关节成形融合或全关节置换术。

临床案例分析

女，54 岁。双腕、双手近端指间关节、掌指关节肿痛 3 年，晨僵 1 小时。查体：双腕、双手 2～4 掌指关节及 3～4 近端指间关节肿胀，压痛（+），ANA（－）。

思考

1. 最可能的诊断是什么？

2. 该疾病的诊断标准是什么？

解析

1. 类风湿关节炎。

2. 美国风湿病协会修订的诊断标准为：①晨僵至少 1 小时（≥6 周）。②3 个或 3 个以上关节肿胀（≥6 周）。③腕、掌指关节或近侧指间关节肿胀（≥6 周）。④对称性关节肿胀（≥6 周）。⑤皮下类风湿结节。⑥手和腕关节的 X 线片有明确的骨质疏松或骨侵蚀。⑦类风湿因子阳性（滴度>1:32）。具备以上 4 条或 4 条以上可诊断为本病。

第六十八章　骨肿瘤

一、概述

重点	骨肿瘤的临床表现，恶性骨肿瘤的主要 X 线征象
难点	骨肿瘤的 Enneking 外科分期
考点	骨肿瘤的临床表现，恶性骨肿瘤的主要 X 线征象

骨肿瘤是发生在骨骼系统的肿瘤，有原发和继发两类。每年原发骨肿瘤的发生率为（2～3）/10 万，约占全部肿瘤的 2%。其中又分为良性、恶性和中间性肿瘤。继发性肿瘤是身体其他组织或器官的肿瘤转移到骨骼，其发生率可以是原发恶性骨肿瘤的 30～40 倍。

1. 临床表现及实验室检查

（1）疼痛是恶性骨肿瘤的主要症状，夜间疼痛明显。骨样骨瘤的疼痛可以用阿司匹林缓解，这个特点有诊断意义。

（2）逐渐长大的包块。可有皮温增高和静脉曲张，有关节肿胀和活动受限。位于盆腔的肿瘤可引起机械性梗阻，有便秘与排尿困难。

（3）轻微外伤引起病理骨折常是良性骨肿瘤的首发症状，也是恶性骨肿瘤、骨转移癌的常见并发症。

（4）恶性骨肿瘤的晚期可有贫血、食欲不振、体重下降、体温升高等。远处转移多数为血行转移，少数疾病亦经淋巴道转移。

（5）年龄对骨肿瘤的诊断极其重要，不同年龄组可有不同的肿瘤发生。性别对原发骨肿瘤的诊断意义不大。

（6）实验室检查方面，碱性磷酸酶（ALP）升高可帮助诊断骨肉瘤和肿瘤切除后的复发。ALP 升高，钙磷代谢障碍可以帮助诊断棕色瘤。血沉增快，血、尿中本–周蛋白增高（Bence-Jones 蛋白）可提示骨髓瘤的存在。血 PSA（前列腺特异性抗原）增高对前列腺癌骨转移有意义。

2. 影像学检查

（1）X 线检查：是诊断与鉴别骨肿瘤最常用及最直接的检查方法，是骨肿瘤影像学诊断的基础。

1）良性骨肿瘤的主要 X 线征象：①骨皮质完整：生长于髓内的肿瘤，皮质膨胀变薄但完整。生长于皮质的肿瘤，皮质骨破坏的同时，有骨内、外膜新生骨形成，皮质增厚。②骨破坏边界清晰锐利，多数有硬化环包绕，病变与正常骨分界清晰。③大部分没有骨膜反应。④多数无骨外的软组织肿块阴影。

2）恶性骨肿瘤主要 X 线征象：①恶性骨肿瘤在皮质或髓内均呈浸润状骨破坏，被破坏的骨皮质在肿瘤内，没有膨胀，边缘不规则。X 线片对骨皮质的破坏较髓内骨破坏更容易发现；②恶性骨肿瘤无确切的破坏边界，无硬化环包绕，肿瘤与正常骨间逐渐移行；③恶性骨肿瘤多数有形态各异的骨膜反应，如葱皮样、梳状、多层状等；④恶性骨肿瘤生长迅速，皮质极易被突破而向软组织内浸润，形成软组织肿块影，并与周围界限不清。

（2）骨肿瘤的其他影像学检查。

1）CT 和 MRI 检查：显示肿瘤的范围、血供情况、侵袭性和与邻近组织的关系，协助制定治疗方案和手术切除方法。

2）DSA 检查。

3）ECT 检查：显示骨肿瘤发生的可能性。

4）超声检查：超声检查可显示软组织肿瘤和破出骨外的肿瘤情况。

3. 病理检查

（1）闭合活检：又称穿刺活检，包括抽吸和取芯两种。

（2）切开活检：是传统的取材方法，由于能在直视下切取肿瘤组织，获得准确、可靠的最后诊断。

4. 肌肉、骨骼系统肿瘤的外科分期

（1）Enneking 外科分期：外科分期系统包括肿瘤良恶性程度分级用 G（grade）表示；肿瘤解剖定位用 T（territory）表示以及有无局部与远处转移用 M（metastasis）表示。肿瘤病理分级反映肿瘤的生物学行为和侵袭性程度。可分为 G_0 为良性，G_1 为低度恶性，G_2 为高度恶性。解剖定位是指病变是否限制在包膜内，或破出包膜进入解剖间室，或进入屏障外间室。分为 T_0 示囊内，T_1 示囊外间室内，T_2 示囊外间室外。有无局部和远处转移，用 M_0 和 M_1 表示。

良性肿瘤外科分期用阿拉伯数字 1、2、3 表示。1 期为静止性病变，2 期为活动性病变，3 期为侵袭性病变。恶性肿瘤外科分期用罗马数字Ⅰ、Ⅱ、Ⅲ表示（表 68－1）。每一期又分为 A（间室内），B（间室外）两组，以区分位于自然屏障的内与外。

表 68－1　肌肉、骨骼肿瘤外科分期表

分类	分期
良性	1. 静止性　$G_0T_0M_0$ 2. 活动性　$G_0T_0M_0$ 3. 侵袭性　$G_0T_{1-2}M_{0-1}$
恶性	Ⅰ. 低度恶性无转移 A. 间室内　$G_1T_1M_0$　B.间室外　$G_1T_2M_0$ Ⅱ. 高度恶性无转移 A.间室内　$G_2T_1M_0$　B.间室外　$G_1T_2M_0$ Ⅲ. 低度或高度恶性有转移 A.间室内　$G_{1-2}T_1M_1$　B.间室外　$G_{1-2}T_2M_1$

（2）依据外科分期制定手术方案：进行外科分期的目的是为了更好地选择手术方式，即选择适当的手术边界进行肿瘤局部切除或截肢。

5. 恶性骨肿瘤的化疗

新辅助化疗，即术前化疗-手术-术后化疗，多用于骨肉瘤、尤文肉瘤，提高生存率和保肢率。

6. 外科治疗

（1）良性骨肿瘤的手术治疗

1）肿瘤刮除与植骨或骨水泥填充：刮除术是进入病灶内切除肿瘤，属于囊内切除，边界虽然遗留肿瘤组织，但是多年来一直是治疗良性骨肿瘤的常用方法，治愈了许多患者。

2）肿瘤边缘性切除：骨软骨瘤的边缘性切除应包括突出皮质外的骨质、软骨帽和软骨外膜。

（2）肢体恶性骨肿瘤的保肢治疗：由于有效的化疗的实施使得某些恶性骨肿瘤，如骨肉瘤的 5 年生存率由过去的10%～20%提高到大于60%，恶性骨肿瘤的保肢治疗已经在国内外普遍应用，但是实施保肢术必须具备一定条件。

（3）截肢术：尽管对恶性骨肿瘤已能成功地进行保肢治疗，但对于就诊较晚、破坏广泛、对其他辅助治疗无效或没有条件进行化疗的骨与软组织恶性肿瘤（Ⅱa期），为了挽救生命，解除病人痛苦，截肢术至今仍是一种重要有效的治疗方法。

临床病例分析

患者，19岁，右股骨下端疼痛3月，夜间尤甚。查体：右股骨下端偏内侧限局限性隆起，皮温略高，皮肤浅静脉怒张。明显压痛，膝关节运动受限。X片，股骨下端溶骨性骨破坏，可见Codman三角。

思考

1. 诊断可能是什么？
2. 请问现代骨肉瘤的治疗理念是什么？

解析

1. 诊断可能为骨肉瘤。
2. 新辅助化疗的理念为术前化疗，手术，术后继续化疗。

二、良性骨肿瘤

重点	骨肿瘤的临床表现，良性骨肿瘤的主要X线征象
难点	骨肿瘤的Enneking外科分期，治疗原则
考点	骨肿瘤的临床表现，良性骨肿瘤的主要X线征象

1. 骨样骨瘤

骨样骨瘤是一种以疼痛为主，成骨源性的良性肿瘤，瘤巢界限清楚，周围为硬化的反应骨，瘤巢小于2 cm。大多数在长骨，多见于胫骨、股骨干，其次为脊柱的附件。

（1）临床表现：疼痛为常见症状，典型表现是持续性钝痛，夜间加重，服用水杨酸制剂可缓解，这点可作为诊断依据。

（2）影像学表现：X线平片显示病变位于骨皮质，为透亮的圆形溶骨性破坏，皮质骨增生变厚，纵向波及数厘米。

（3）治疗：属于$G_0T_0M_0$，水杨酸制剂对缓解症状有效。手术的目的是切除瘤巢。

2. 成骨细胞瘤

成骨细胞瘤又称骨母细胞瘤，是由骨母细胞发生的具有成骨功能的肿瘤，由丰富的成骨细胞及骨样组织组成，临床经过良好。常见于椎体附件、长骨干和手足骨。

（1）临床表现：主要症状为局部疼痛，水杨酸药物不能缓解。

（2）影像学表现：X线平片显示为溶骨性破坏，皮质膨胀变薄，边缘清晰，溶骨区内可有不规则点状骨化与钙化，无骨膜反应。侵袭性强者，可有明显的骨质破坏和软组织阴影。

（3）治疗：外科治疗应采用广泛完整切除病灶，同时重建功能，预后较好。囊内切除复发率高达20%。少数病例有恶变，尤其复发者更应重视。

3. 骨软骨瘤

骨软骨瘤是指在骨的表面被覆软骨帽的骨性隆起物，好发于长骨干骺端的软骨源性的良性肿瘤。发病年龄多在11～20岁，多见于股骨与胫骨，其次为手足短管状骨和肱骨。

（1）临床表现：通常儿童发病，生长缓慢，无症状，无意中发现无痛骨性包块。

临床上出现疼痛加重与肿物突然增大，应警惕恶变为继发性软骨肉瘤。

（2）X线表现：好发部位在长骨的干骺端，单发或多发，是从皮质突向软组织的骨性突起，以窄小或宽广的蒂与长骨相连，彼此髓腔相通，皮质相连续，突起表面为软骨帽，薄厚不一，不显影，有时有钙化影。

（3）治疗：属于$G_0T_0M_0$，无症状或发展缓慢者保守观察。如出现疼痛，影响关节活动，挤压周边血管神经，或者短期增大，则应手术切除。

4. 软骨瘤

软骨瘤是透明软骨组织构成的良性骨肿瘤，根据部位可分为内生软骨瘤和外生性软骨瘤。

（1）内生性软骨瘤发生于髓腔内，主要在四肢长骨和手、足短管状骨内，肿瘤膨胀性生长，扩大的髓腔病变使皮质变薄。分为单发、多发，多发又伴有畸形者称Ollier病。Ollier病合并血管瘤病称Maffucci综合征。内生软骨瘤占原发骨肿瘤的8.11%，占良性肿瘤14.57%。男女之比为1.73:1，发病年龄多在21～30岁，多见于指骨，其次为肱骨和股骨。近心端长骨的内生软骨瘤应警惕恶变为软骨肉瘤。

1）临床表现：无痛性肿块和畸形为主要临床表现。

2）影像学表现：X线平片为溶骨性破坏，位于干骺端或骨干，边缘清晰，皮质膨胀变薄，病灶内可有不同程度的钙化，有时在其中有一些疏松区。骨皮质极薄者，常有病理性骨折。多发者可有肢体的畸形。

3）治疗：内生软骨瘤外科分级属$G_0T_0M_0$或$G_0T_1M_0$，可采用局部刮除和植骨。若发生于近心的长骨或骨盆，单纯切除极易复发，应考虑作整块的超边缘性切除。若有可疑恶变应做切开活检，明确性质后再作适当处理。

（2）骨膜性或外生性软骨瘤是从骨膜发生的软骨性肿瘤，多见于手足短骨，可侵入皮质骨，但不穿入髓腔。局部有隆起的骨性包块，可以无疼痛或仅有轻微疼痛。做连同碟形硬化骨在内的肿瘤整块切除，预后较好。

临床案例分析

男性，30岁。左手中指近节指骨疼痛，可及压痛。查体：左手中指近节指骨膨隆，皮肤颜色正常，轻微压痛，关节运动不受限。

思考

可能性最大的诊断是什么，进一步如何处理？

解析

指骨肿瘤，膨胀性生长，不影响关节，考虑内生软骨瘤。手术刮除和植骨，同时刮除肿瘤送病理检查。

三、骨巨细胞瘤

重点	骨巨细胞瘤的临床表现，好发部位，X 线表现
难点	骨巨细胞瘤的病理分期
考点	骨巨细胞瘤的临床表现，好发部位，X 线表现

骨巨细胞瘤（GCT）是常见的原发骨肿瘤，多数为良性，具有侵袭性生长和切除后容易复发的倾向，少数患者可有远处转移。发病年龄为 20～40 岁，发生于长骨的干骺端，多见于股骨远端及胫骨近端，其次为桡骨远端、肱骨上端和脊柱骨盆。

（1）临床表现：主要症状为疼痛、局部肿胀、压痛和关节活动受限。脊椎或骶骨的肿瘤常会出现神经症状。

（2）X 线表现：长骨骨端溶骨性破坏，偏心位，皮质膨胀变薄，界限清晰，病灶周围无反应骨。肿瘤可破出骨皮质，有软组织肿块影。单从 X 线片来识别骨巨细胞瘤的良恶性是很困难的。

（3）病理表现：肿瘤由单核基质细胞及多核巨细胞组成。基质细胞为真正的肿瘤细胞；多核巨细胞的核多，细胞体积大，细胞界限清楚。良性骨巨细胞瘤单核基质细胞分化好或有轻度异性，可有轻度核分裂像，多核巨细胞体积可大可小，数量或多或少。恶性骨巨细胞瘤单核基质细胞大小不一，有明显异形性，核分裂增多，出现纤维肉瘤形态，巨细胞变小，数量变少。

（4）治疗：骨巨细胞瘤多数是良性的，彻底的囊内切除首选的手术方法，骨水泥填充可获得边缘切除的效果。肿瘤广泛破坏骨端时才采用瘤段截除和功能重建。

临床病例分析

患者 42 岁，男性。股骨下端疼痛，膝关节活动轻微受限。查体：股骨下端偏外侧局限性隆起，压痛皮温略高。X 线片：股骨外侧髁可见偏心性生长的骨吸收病灶，皮质向外膨隆，变薄，无骨膜反应。

思考

请问该患者诊断为什么，下一步处理是什么？

解析

该患者诊断为骨巨细胞瘤，该病好发于 20～40 岁，股骨下端病变，膨胀性生长。符合骨巨细胞瘤表现。治疗方法是彻底的囊内切除，辅以骨水泥填充。

四、恶性骨肿瘤

重点	恶性骨肿瘤的临床表现，好发部位，X 线表现
难点	恶性骨肿瘤的病理分期
考点	恶性骨肿瘤的 X 线表现

1. 骨肉瘤

骨肉瘤是一组原发于骨的高度恶性的肿瘤，特点是肿瘤细胞能直接产生骨样基质，即使是数量很少，是最常见的恶性骨肿瘤。

骨肉瘤分为原发与继发两种。继发性骨肉瘤是指在良性骨肿瘤和瘤样病变或某些骨疾病的基础上发生恶变而成的骨肉瘤。原发骨肉瘤可根据生长部位不同分为中心型、表面型等若干亚型。中心型骨肉瘤包括传统性、毛细血管扩张性、小细胞性、低度恶性中心性。表面型骨肉瘤包括骨旁肉瘤、骨膜骨肉瘤和高度恶性表面骨肉瘤。继发者相对少见，病理改变和原发肿瘤相同。这里介绍的是最常见的传统性中心型骨肉瘤。

骨肉瘤发病率为每年（1～3）/百万，男女之比为 1.4:1。好发年龄为骨骼发育旺盛时期，绝大多数发病在 10～25 岁，10 岁以下很少，40 岁以上多为继发性。本病可发生在任何骨的任何部位，但好发于股骨远端、胫骨近端与肱骨近端，短骨、躯干骨少见。

（1）临床表现：最早症状是关节周围的疼痛，初为间歇性，后为持续性逐渐加重夜间明显，服用止痛药无效。早期患部感觉不适，数周数月后可有肿胀和触及肿块，就医晚者肿胀明显，局部皮温升高，静脉明显或曲张，部分病人可有关节积液、关节活动受限和病理骨折。碱性磷酸酶（ALP）和乳酸脱氢酶（LDH）可以升高，其他化验均正常。只有在晚期患者才出现发热、消瘦、贫血和血沉加快。碱性磷酸酶可因肿瘤被切除而降至正常，并可因为肿瘤的复发而再度升高。

（2）影像学表现：X 线平片显示为成骨性、溶骨性和二者兼有的混合性破坏三种。其典型表现为：在长骨干骺端，偏一侧，有局限或广泛溶骨或成骨，或二者相混的阴影，形状不一，边界模糊不清。骨皮质破坏，不膨胀，被肿瘤穿破；有骨膜反应，表现为骨膜被生长肿瘤掀起呈三角形，称 Codman 三角，骨膜反应为瘤骨阴影呈针状或平行或垂直于骨干排列，成为葱皮样和日光放射状。瘤骨阴影可为质地疏松、边缘不清的棉絮状、片状或散在，也可为象牙质骨，范围较广，质地致密，边界清楚。二者均不能看到正常骨小梁结构。常规做胸部平片检查及肺 CT 检查可早期发现肺转移。

（3）治疗：属于 $G_2T_{1\text{-}2}M_{0\text{-}1}$，应采取综合治疗。

患者入院后通过针吸活检或切开活检获得组织学诊断，明确病理诊断后，即应进行新辅助化疗，即在手术前进行化疗。根据术前化疗的情况决定手术方案。术后仍然需要进行系统正规的大剂量化疗。

外科治疗包括保肢和截肢。保肢治疗应根据术前化疗效果，行完整地广泛性肿瘤切除和人工假体或异体骨重建。近年来由于早期诊断和化疗的迅速发展，骨肉瘤的 5 年生存率提高至 60%以上。

2. 软骨肉瘤

软骨肉瘤是常见的恶性骨肿瘤。特点为肿瘤细胞产生软骨。肿瘤常伴有钙化、骨化、黏液变。年龄 30～60 岁多见，常见部位为骨盆、股骨和胫骨，其次为肱骨和肩胛骨。

（1）临床表现：疼痛和肿胀是主要症状，形成巨大硬性肿块，有的可以有液化。巨大肿瘤可有压迫症状。

（2）影像学表现：中央型软骨肉瘤 X 线表现为溶骨性破坏，边界不清，少数边缘有硬化，相邻骨皮质有膨胀变薄，穿破骨皮质形成软组织肿块，肿瘤中可见环形、点状、棉絮状钙化影与斑点状软骨内骨化。

（3）治疗：属于 $G_2T_{1\text{-}2}M_{0\text{-}1}$，手术切除是主要的治疗方法，化疗与放疗效果较差。软骨肉瘤 5 年治愈率为 40%～50%。

3. 骨的纤维肉瘤

纤维肉瘤是纤维组织发生的骨原发恶性肿瘤。好发 30～40 岁青壮年，多见于下肢长管状骨与肱骨，好发长骨干骺端偏干处，躯干骨少见。

（1）临床表现：主要症状是疼痛，发生在骨膜的肿瘤可表现为肿块，伴有压痛。

（2）影像学表现：X 线平片上髓腔内纤维肉瘤主要发生在长骨干骺端，溶骨性破坏，偏心位，皮质变薄，很少有骨膜反应。

（3）治疗：按术前外科分期进行广泛性或根治性切除或截肢。化疗效果不肯定。肺转移病灶应予以切除。放疗无效。有报道术后 5 年存活率为 34%。

4. 尤文肉瘤

尤文肉瘤是骨的原发性恶性肿瘤，由紧密排列一致的小圆形细胞组成，细胞内含丰富的糖原。好发于 11～

20岁。多见于骨盆及下肢长管状骨干骺端偏心位；在骨干多在中心位。

（1）临床表现：多数患者有发热、贫血、白细胞增多和血沉加快等全身表现。最常见的局部症状是疼痛、肿胀和炎症浸润。转移以肺转移最多见。

（2）影像学表现：X线平片上主要表现为溶骨性破坏。发生在长骨骨干的病变溶骨性破坏呈梭形，外有葱皮样骨膜反应。

（3）治疗：尤文肉瘤对放射治疗敏感，对化疗敏感，全身性化疗可消除微小转移。病灶可行广泛或根治性切除。预后较好。五年生存率达50%以上。

5. 骨的恶性淋巴瘤

骨的恶性淋巴瘤指发生在骨而不发生在淋巴结的淋巴瘤。多发生于中老年，多见于股骨及脊柱。

（1）临床表现：局部疼痛、肿胀和发热。大多数患者血清碱性磷酸酶增高。

（2）影像学表现：X线表现为弥漫性斑块状阴影，破坏广泛，界限不清，偶尔可见少量略似葱皮样骨膜反应，溶骨性破坏同时可伴有骨硬化，有时可见"溶冰征"，诊断较为困难。病理性骨折在骨淋巴瘤较为常见。

（3）治疗：放疗为首选治疗方法。特别是病变为原发，无远处转移及无全身发病时，放疗是唯一的治疗方法。外科治疗可用于处理病理骨折。五年存活率40%～50%。

6. 骨髓瘤

骨髓瘤是浆细胞异常过度增生所致的恶性肿瘤，属造血系统疾病。多见于中老年，常侵犯扁骨如颅骨、脊椎骨、盆骨、肋骨等。

（1）临床表现：多样。骨痛是最早出现和最主要的症状，可造成病理性骨折。肾功能损害，晚期可有高钙血症及氮质血症，危及生命。

单发骨髓瘤的诊断应取慎重态度。

（2）影像学表现：X线表现：多发的溶骨性破坏，椎体呈溶骨性破坏，类似骨质疏松，可有楔形病理骨折。易与转移癌的影像学表现相混淆。

（3）治疗：多发者以化疗和放疗为主，可以改善患者的预后。出现病理骨折、单发灶和脊柱病变有神经压迫症状者需外科治疗。

7. 脊索瘤

脊索瘤是低度恶性肿瘤，由胚胎残留的脊索组织发展而成。男性多见。肿瘤好发于脊椎两端，即颅底与骶骨。脊索瘤出现转移的有肺部、眼睑及阴茎等。

（1）临床表现：临床症状决定于肿瘤发生的部位，枕、蝶部肿瘤可产生头痛、颅神经受压症状。骶骨肿瘤压迫可出现慢性腰腿疼。肛门指诊是早期发现骶骨肿瘤的常规检查。

（2）影像学特点：骶骨脊索瘤X线平片表现为溶骨性破坏，好发于下部骶骨或全骶骨，前后位片在骶骨中央，侧位片在前方，偏心位生长者少见。骶骨脊索瘤的骨扫描检查常为密度减低或冷结节。CT可清晰显示脊索瘤骨破坏和软组织阴影与周围组织的关系。

（3）治疗：多数患者能获得治愈，因此骶骨脊索瘤的治疗中外科切除是主要的治疗方法。

临床案例分析

患者，男性，19岁，右股骨下端疼痛3月，夜间尤甚。查体：右股骨下端偏内侧局限性隆起，皮温略高，皮肤浅静脉怒张。明显压痛，膝关节运动受限。X片，股骨下端溶骨性骨破坏，可见Codman三角。

思考

1. 诊断可能是什么？

2. 后续的治疗如何？

解析

1. 最大的可能为骨肉瘤。青少年患者，病变位于股骨下端，有骨破坏，可见 Codman 三角，首先考虑骨肉瘤。

2. 进一步 CT 和 MRI 明确病灶的性质、大小及周围的关系，ECT 明确有无转移。活检明确病理，手术前进行化疗，根据术前化疗的情况决定手术方案。术后仍然需要进行系统正规的大剂量化疗。

五、转移性骨肿瘤

重点	转移性骨肿瘤好发部位，诊断和治疗
难点	转移性骨肿瘤的诊断
考点	转移性骨肿瘤的治疗原则

1. 早期诊断早期治疗

病灶穿刺活检是明确诊断最快最好的方法。检查明确单发与多发，选择合适的治疗，配合术前术后辅助治疗。

2. 临床表现

癌和肉瘤都可发生骨转移，癌转移多见，其中乳腺癌、前列腺癌、肺癌、甲状腺癌和肾癌最多。骨转移癌好发于中老年，40～60 岁居多。大约有 1/3 患者用现代的仪器检查都查不到原发肿瘤。骨转移癌一般是由血行播散而来。脊柱、骨盆和长骨干骺端是好发部位。骨转移癌常为多发，极少为单发。病理骨折常为骨转移癌的首发症状。大部分骨转移癌为溶骨性破坏，前列腺癌、膀胱癌和少部分乳癌和肺癌的骨转移是成骨性破坏。

3. 影像诊断

转移性骨肿瘤的 X 线所见分为溶骨性、成骨性及混合型三种。ECT 检查对骨转移诊断非常重要，不容易漏诊。CT、MRI 可清楚显示病灶大小范围和与周围组织器官的关系。病理活检很重要，可以帮助发现原发肿瘤，指导治疗。

4. 治疗原则

骨转移癌的治疗目的是解除痛苦，改善生活质量，延长生存期。若患者年龄相对不大，全身情况好，估计治疗后可较长时间存活者，应积极进行手术治疗。

临床案例分析

患者，女性，59 岁，乳腺癌术后 1 年，近日胸背部疼痛，夜间明显，翻身困难。查体：局部无畸形，深压痛明显压痛，叩击痛明显。

思考

1. 结合该患者病史，该患者胸背痛首先考虑什么疾病？

2. 下一部如何明确？

解析

1. 首先考虑乳腺癌骨转移，脊柱转移瘤常见的来源是乳腺癌，肺癌，前列腺癌，胃肠道癌及甲状腺癌。女性脊柱转移瘤一半以上是来自乳腺癌，应该尤其注意。

2. 下一步应行椎体穿刺活检，取得病理明确。

六、骨的瘤样病变

重点	骨瘤样病损的种类和X线表现
难点	骨囊肿的诊断和治疗
考点	骨的瘤样病损的诊断

1. 单纯性骨囊肿

单纯性骨囊肿为骨内膨胀性病变形成单个囊腔，囊内充满淡黄色浆液。好发年龄为11～20岁，好发部位为肱骨及股骨近端的干骺端。

（1）临床表现：患者多无症状，无意查体或发生病理性骨折时才被发现。约2/3的患者发生病理骨折，骨折经治疗后可正常愈合。临床上将骨囊肿分为两型。

1）活动型（活动期）：囊肿与骨骺线接近，距离小于0.5cm，年龄在10岁以下。治疗后易复发，约50%。

2）潜伏型（静止期）：囊肿距离骺线较远，距离大于0.5cm，年龄10岁以上。此期治疗后的复发率较低。

（2）影像学表现：X线表现为长管状骨干骺端溶骨性破坏，周围有薄的反应骨，单房或多房。病理性骨折后有骨膜反应骨痂形成。

（3）治疗：年幼活动型患者手术治疗容易复发，可注射类固醇，观察以求自愈。若有病理骨折应制动观察，病变可自愈。骨折愈合而病变未愈者可重复保守治疗。病变静止（8～13岁后）的患者可行刮除植骨术。

2. 动脉瘤样骨囊肿

动脉瘤样骨囊肿中受累骨呈偏心膨胀性破坏，纤维性囊壁内充满不凝固血液。好发于长骨干骺端，切除不彻底容易复发。

（1）临床表现：病程发展较快，受累骨肿胀、疼痛、关节活动受限，偶尔发生病理骨折。发生在脊柱的病变可引起神经症状，甚至截瘫。

（2）影像学表现：X线表现为在长骨肿瘤累及干骺端或骺端，单房或多房的溶骨性破坏，呈偏心性、皮质膨胀变薄，无骨膜反应。在脊椎骨一侧附件广泛溶骨，明显膨胀。

（3）治疗：长管状骨可行局部刮除和植骨，效果较好，复发也较少。脊椎肿瘤切除术后容易复发，应尽力行彻底切除并配合术后放疗或单纯进行放疗。

3. 骨的嗜酸性肉芽肿

骨的嗜酸型肉芽肿、Hand-Christian-Schuller病和Letterer-Siwe病三者总称为组织细胞增生症X。骨的嗜酸性肉芽肿占组织细胞增生症X的多数。

（1）临床表现：局部症状以疼痛为主，常为持续性钝痛，局部包块并不常见。

（2）影像学表现：发生在长管状骨者，多位于骨干，病变位于髓腔，骨皮质膨胀，晚期侵犯骨皮质，有葱皮样骨膜反应。

（3）治疗：嗜酸性肉芽肿有自愈倾向，较大者可注射甲基强的松龙。单发者可行外科刮除，多发者可行放射治疗，化疗效果不肯定。

临床病例分析

患者，女性，19 岁，因右肩部酸胀 2 月就诊，拍片发现，右肱骨内以卵圆形的骨质缺损。1 年后复查，该缺损增大，并破坏骨皮质。

思考

1. 该患者下一部如何明确诊断？

2. 手术中发现该腔内为淡黄色清亮液体，考虑什么疾病？

解析

1. 穿刺活检明确病灶性质。

2. 考虑单纯骨囊肿。为骨内膨胀性病变形成单个囊腔，囊内充满淡黄色浆液。好发年龄为 11～20 岁，好发部位为肱骨及股骨近端的干骺端。